职业教育智慧健康养老服务与管理专业模块化教材

老年人基础照护理论

主　编◎于海萍　孙　渊　焦　艳

副主编◎杜佳奇　苏国明　孙　伟

宁玉蓉

中国财富出版社有限公司

图书在版编目（CIP）数据

老年人基础照护理论 / 于海萍，孙渊，焦艳主编．— 北京：中国财富出版社有限公司，2024.6

（职业教育智慧健康养老服务与管理专业模块化教材）

ISBN 978-7-5047-7958-8

Ⅰ．①老…　Ⅱ．①于…②孙…③焦…　Ⅲ．①老年人－护理学－教材　Ⅳ．①R473.59

中国国家版本馆CIP数据核字（2023）第114270号

策划编辑	杨白雪	**责任编辑**	敬　东　杨白雪	**版权编辑**	李　洋
责任印制	尚立业	**责任校对**	孙丽丽	**责任发行**	董　倩

出版发行	中国财富出版社有限公司		
社　　址	北京市丰台区南四环西路188号5区20楼	**邮政编码**	100070
电　　话	010-52227588转2098（发行部）		010-52227588转321（总编室）
	010-52227566（24小时读者服务）		010-52227588转305（质检部）
网　　址	http://www.cfpress.com.cn	**排　　版**	宝蕾元
经　　销	新华书店	**印　　刷**	宝蕾元仁浩（天津）印刷有限公司
书　　号	ISBN 978-7-5047-7958-8/R・0108		
开　　本	787mm×1092mm　1/16	**版　　次**	2024年8月第1版
印　　张	24	**印　　次**	2024年8月第1次印刷
字　　数	583千字	**定　　价**	59.00元

编委会

总主编

王　燕　　潍坊护理职业学院

主　编

于海萍　　潍坊护理职业学院

孙　渊　　青岛颐德康复医院

焦　艳　　山东圣翰财贸职业学院

副主编

杜佳奇　　山东第二医科大学附属医院

苏国明　　滨州职业学院

孙　伟　　聊城职业技术学院

宁玉蓉　　成都市第二社会福利院

编　委

侯明杰　　济南护理职业学院

杜金凤　　青岛颐德康复医院

刘明霞　　山东欣悦健康科技有限公司

马凤海　　青岛内分泌糖尿病医院

周　丹　　上海城建职业学院

于凯伦　　山东欣悦健康科技有限公司

张　瑞　　潍坊护理职业学院

朱艳梅　　上海城建职业学院

李文秀　　潍坊护理职业学院

主　审

滕丽丽　　上海市第一社会福利院

谭美青　　青岛市长期照护协会

总策划

李彩琴　　中国财富出版社有限公司

前言

现如今应对人口老龄化已上升为国家战略，国家全面导向“老有所养、老有所医、老有所为、老有所学、老有所乐”的高品质养老目标，实现这一目标必然需要高素质技术技能型人才。2020年，中共中央、国务院印发了《深化新时代教育评价改革总体方案》，明确提出了“教育评价事关教育发展方向，有什么样的评价指挥棒，就有什么样的办学导向”的指导性纲领。2022年，习近平总书记在党的二十大报告中明确提出“推动实现全体老年人享有基本养老服务”。为落实国家职业教育改革实施方案中“三教”改革，教育部办公厅印发了《“十四五”职业教育规划教材建设实施方案》，明确指出开发服务国家战略和民生需求紧缺领域专业教材。

养老事关民生福祉。自1999年我国进入人口老龄化社会，国家发展和改革委员会、人力资源和社会保障部、民政部、全国老龄工作委员会、国家卫生健康委员会、地方各级政府部门等发布养老涉老文件逾千项，涉及服务标准、行业标准、国家标准等，而智慧健康养老服务与管理专业涉及的学科有医学、护理学、管理学、心理学、社会学、经济学、法学等。本教材编写人员从浩瀚的多学科知识体系中提炼出符合智慧健康养老服务与管理专业专科学生所需要的岗位能力框架，搭建由浅入深、由易到难、岗位能力梯级递进的知识层阶，总结了十余年教学及参加各类大赛积累的经验，形成了《老年人能力评估》《老年人生活照护理论》《老年人生活照护技术》《老年人基础照护理论》《老年社会工作》《养老机构管理与经营》等一系列按照职业功能工作内容组成的模块化教材。

本教材主要具备以下特点：

1.落实立德树人育人根本，强基铸魂

本教材编写以强化基础，落实“立德树人”这一教育的根本宗旨，在强调指导性和实用性的同时，在设立教学目标时，增添了思政目标，让学生学习基础照护理论知识的同时，在潜移默化中树立以老年人为中心，增强尊老、爱老、敬老的养老职业道德情操。

2.校企深度融合，解构、重构相关课程内容实现教材模块化

教材编写由来自职业院校、养老机构、养老服务培训中心的专家，行业专家及相关人员协同开发。对接岗位能力，依照系统结构，关注整体照护，整理分析相关资料，并对其进行解构、重构。教材按照评估、诊断、计划、实施、评价环环相扣，层层深入，对应老年人的实际基础照护工作过程，形成了体征观测、给药照护、风险应对与急救、护理协助、感染及防控、特殊照护六大模块内容。

3.以职业岗位能力培养为本位，教材内容体现职业功能

从养老岗位的实际需要出发是本教材的编写特色，根据老年人的实际需求情况，将养老服务人才应具备的职业核心能力按照职业功能要求进行分类、分层。其中，在编写老年人常见疾病时，增加了正常人体基本结构和生理功能，以及随年龄增长而出现的衰老改变，增强学生对老年常见疾病的发生、发展过程的理解，为学生掌握好相应的技能操作奠定理论基础。

4.附带资源形式多样、内容丰富、实用性强

本教材除正文内容外，附带知识链接和以二维码形式出现的拓展阅读和测试题等，既可满足职业院校智慧健康养老服务与管理专业学生自学使用，也可供公办及民办养老机构、老年公寓、养老社区和居家养老护理员使用；同时，教材还带有授课课件可供从事老年人基础照护培训的教学人员学习和参考。

本教材由潍坊护理职业学院于海萍、青岛颐德康复医院孙渊、山东圣翰财贸职业学院焦艳任主编，山东第二医科大学附属医院杜佳奇、滨州职业学院苏国明、聊城职业技术学院孙伟、成都市第二社会福利院宁玉蓉任副主编，济南护理职业学院侯明杰、青岛颐德康复医院杜金凤、山东欣悦健康科技有限公司刘明霞、青岛内分泌糖尿病医院马凤海、上海城建职业学院周丹、山东欣悦健康科技有限公司于凯伦、潍坊护理职业学院张瑞、上海城建职业学院朱艳梅、潍坊护理职业学院李文秀参与编写。其中，第一模块由杜金凤、孙伟、周丹、朱艳梅、焦艳、孙渊共同编写，第二模块由侯明杰、马凤海共同编写，第三模块由刘明霞、于凯伦共同编写，第四模块由张瑞负责编写，第五模块由杜佳奇、苏国明负责编写，第六模块与附录由于海萍、宁玉蓉、苏国明共同编写。思政课堂由李文秀编写。

尽管我们在教材编写过程中做出了许多努力，但是由于本教材内容对接最新版的国家标准，加之编写团队水平有限，致使本教材在一些具体问题的处理上难免不尽如人意。敬请广大读者批评指正，以促使我们不断进步、完善！

本教材编写组
2024年6月

目 录

绪论

人体的器官系统与健康评估的方法

课程资源

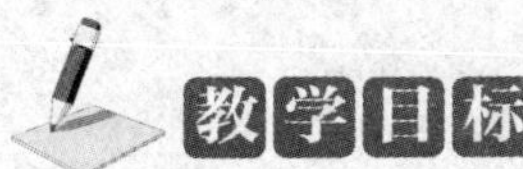

案例导入

患者，女，69岁。15天前如厕时发现大便呈黑色，约1周前出现上腹部疼，近3天疼痛加重，无恶心呕吐、无反酸呃逆。请思考：

为明确患者患有什么疾病该如何对其进行健康评估？

教学目标

知识目标：

1. 掌握问诊的内容和健康评估的方法。
2. 熟悉人体的器官系统。
3. 了解健康评估的其他方法。

能力目标：

1. 能够为老年人实施问诊。
2. 能够对老年人进行健康评估。

素质目标：

1. 具有关心、尊重、理解老年患者疾苦，主动为其缓解不适的职业意识与态度。
2. 具有严谨、认真的学习态度和职业素养。

思政目标：

1. 在为老年人服务的过程中，谨记“以老年人的生命健康为中心”的服务理念。
2. 具备养老服务人员应具备的职业素质。

老年人基础照护理论是养老服务中的一门重要学科，它包含了体征监测、给药照护、风险应对与急救、护理协助、感染及防控和特殊照护六个模块，同时包含呼吸系统、循环系统、内分泌系统以及感觉器官的解剖结构及生理功能改变、健康评估、常见的症状和体征以及相关疾病的护理等内容，对养老护理职业能力和职业素养的培养，尤其是相关理论知识的培养起到关键的支撑和促进作用。

一、人体的器官系统

人体的诸多器官按功能的不同，分别组成9大系统：

（1）运动系统。执行躯体的运动功能,包括人体的骨骼、关节（骨连结）和骨骼肌。

（2）消化系统。主要具有消化食物、吸收营养物质和排出代谢产物的功能。

（3）呼吸系统。执行气体交换功能，吸进氧气排出二氧化碳，并具有一定的内分泌功能。

（4）泌尿系统。排出机体内溶于水的代谢产物如尿素、尿酸等。

（5）生殖系统。主要执行繁衍后代的功能。

（6）循环系统。输送血液和淋巴液，使其在体内周而复始流动，执行物质运输，包括心血管系统和淋巴系统；感受器，感受机体内、外环境刺激并产生兴奋的结构。

（7）神经系统。调控人体全身各系统和器官活动的协调和统一。

（8）内分泌系统。协调全身各系统的器官活动。

（9）免疫系统。在维持人体内环境的稳态中有举足轻重的作用，神经—免疫—内分泌网络将人体各系统有机整合起来，在全面调节人体各种功能活动中发挥着既相互制约又相互协调的关键性调控作用。

在老年人基础照护理论中，重点学习老年人呼吸系统、循环系统和内分泌系统解剖结构及生理功能的改变。

二、健康评估的方法

老年人基础照护理论在体征监测中涉及针对呼吸系统、循环系统和内分泌系统的健康评估。健康评估是指对患者相关的健康资料进行有计划且系统的收集，再将收集的资料进行分析、判断，最后根据评估结果进行诊断，并为制订、实施护理计划提供依据。健康评估的基本方法包括问诊、体格检查及其他方法。

（一）问诊

问诊是发生在检查者与患者之间的，目的明确而有序的交谈过程，通过问诊所获得的有关患者的健康资料统称为健康史。

1.问诊的目的

问诊是采集健康史的重要手段。其目的有以下几方面：①获取完整的健康史资料，为临床判断和诊断性推理提供基础；②为体格检查提供线索；③获取有助于确立护理诊断的重要依据；④为检查者与患者之间建立积极的治疗性关系提供机会。

2.问诊的内容

问诊的内容一般包括一般资料、主诉、现病史、既往史、个人史、婚姻史、月经史、生育史、家族史等。

（二）体格检查

体格检查是指检查者运用自己的感官或借助简便的检查用具，客观地评估患者身体状况的方法。常用的评估工具有体温计、血压计、听诊器、笔形手电筒、叩诊锤等。

体格检查一般于采集完健康史后开始，其目的是进一步验证问诊中所获得的有临床意义的症状，发现患者存在阳性体征，为确认护理诊断寻找客观依据。

体格检查的注意事项：①检查环境应安静、舒适且具有私密性，室内温度及湿度应适宜，最好以自然光线为照明。②检查者仪容整洁，仪表端庄，态度和蔼。③检查前先向患者说明自己的身份、检查的目的与要求，取得患者的配合。④体格检查前尽可能在患者面前洗手，以避免医源性交叉感染。⑤患者应充分暴露受检部位，检查者站在患者右侧，按照一定的顺序进行检查，以避免不必要的重复或遗漏。⑥检查过程中动作应规范、准确、轻柔，内容应完整而有侧重点。⑦检查结束后应根据检查结果向患者做必要的解释和说明。

体格检查的基本方法包括视诊、触诊、叩诊、听诊和嗅诊。为使检查结果准确可靠，必须在丰富的医学基础知识与护理专业知识的指导下，通过反复练习和实践来熟练掌握和运用这些方法。

1. 视诊

视诊是用视觉观察患者全身或局部表现的诊断方法。视诊的适用范围很广，既适用于观察全身一般状态，如性别、年龄、发育、营养、意识状态等；也适用于局部体征的观察，如皮肤、黏膜、毛发、五官、头颅、胸部等。但对特殊部位需用特殊仪器（如耳镜、检眼镜、内镜等）帮助检查。

2. 触诊

触诊是检查者通过手接触被检查部位的感觉来进行判断的一种方法。触诊可进一步确定视诊所见，又能补充视诊所不能察觉的一些体征，如体温、湿度、震颤等。触诊的适用范围很广，可遍及身体各部，尤以腹部最为重要。由于手指指腹对触觉较为敏感，掌指关节部掌面皮肤对震动较为敏感，手背皮肤对温度较为敏感，因此，触诊时多用这些部位。根据目的不同，触诊可分为浅部触诊法和深部触诊法。

（1）浅部触诊法：用一手轻轻放在被检查部位上，利用掌指关节和腕关节的协同动作以旋转或滑动方式轻压触摸。注意被检查部位有无压痛、抵抗感、搏动、包块和某些肿大脏器等。浅部触诊法适用于体表浅在病变（胸部、腹部、皮肤、关节、软组织的浅在病变等）的检查和评估。浅部触诊法可触及的深度为1~2cm。

（2）深部触诊法：用一手或两手重叠由浅入深、逐渐加压，触摸深部脏器或病变，可更精确地确定病变部位和性质。深部触诊法触及的深度常常在2cm以上，有时可达4~5cm，主要用于腹部检查。根据检查目的和手法不同可分为以下几种：

①滑行触诊法：一般需患者以腹式呼吸进行配合。检查时嘱患者张口平静呼吸，或与患者谈话以转移其注意力，尽量使腹肌松弛。以右手并拢的二、三、四指末端逐渐压向腹腔的脏器或包块，在被触及的脏器或包块上作上下左右的滑动触摸，如为肠管或条索状包块，则应作与长轴相垂直方向的滑动触摸。深部滑行触诊法主要适用于腹腔深部包块和胃肠病变的检查。

②双手触诊法：右手置于被检查部位，左手置于被检查脏器或肿块的后背部，左手将被检查脏器或肿块推向右手，此时右手趁脏器或肿块被固定且更接近体表的机会认真触摸。双手触诊法主要适用于肝、脾、肾和腹腔肿物的检查。

③深压触诊法：以一个或两个并拢的手指在腹壁被检查部位上逐渐用力按压，以了解被检查部位深部组织及脏器状况，常用于探测腹腔深处病变的部位或确定腹腔压痛点，如阑尾压痛点、胆囊压痛点、输尿管压痛点等。检查反跳痛时，可在深压的基础上迅速将手抬起，并询问患者是否感觉疼痛加重或察看面部是否出现痛苦表情。

④冲击触诊法：又称浮沉触诊法。以右手并拢的三四个手指放在被检查部位，与其呈70°～90°角，做数次急速而有力的冲击动作，通过指端感触有无浮动肿块或脏器。这种方法只适用于大量腹腔积液时腹内脏器或肿块难以触及者。因急速冲击可使腹腔内积液在冲击处暂时移去，并使肝、脾等脏器或腹腔肿块随之浮起，使指端易于触及。冲击触诊会使患者感到不适，操作时应避免用力过猛。

3.叩诊

叩诊是用手指叩击身体表面某一部位，使之震动而产生音响，根据震动和声响的特点，结合人体各部位的质地、密度来判断被检查部位的脏器状态有无异常的一种检查方法。叩诊多用于确定脏器（如肺、心、肝、脾等）的边界，浆膜腔（腹腔、胸腔等）内有无液体及液体量，以及子宫、卵巢、膀胱有无肿大等情况。根据叩诊的目的和手法不同，可分为直接叩诊法和间接叩诊法。

（1）直接叩诊法：右手手指轻微自然弯曲，用中间三指的掌面直接拍击被检查部位，借拍击的音响和指下的振动感来判断病变情况的方法。直接叩诊法适用于胸部或腹部面积较广泛的病变，如大量的胸腔积液或腹腔积液等。

（2）间接叩诊法：为应用最多的叩诊方法。叩诊时左手中指第二指节紧贴于叩诊部位，其他手指稍微抬起，勿与体表接触；右手手指自然弯曲，以中指指端叩击左手中指远端指间关节处或第二节指骨的远端，因为该处易于与被检查部位紧密接触，而且对被检查部位的震动比较敏感。叩诊方向应与叩诊部位的体表垂直。叩诊时应以腕关节与掌指关节的活动为主，避免肘关节及肩关节参与运动。叩击动作要灵活、短促、富有弹性。叩击后右手中指应立即抬起，以免影响音响的振幅与频率。在一个部位叩诊时，每次连续叩击2～3下，如未能获得明确印象，可再连续叩击2～3下，但不可连续不断地叩击，否则叩诊音反而不易分辨。叩击的力量要均匀适中，使叩诊产生的音响一致，以便正确判断叩诊音的变化。

4.听诊

听诊是指直接用耳或借助听诊器，在被检查者体表听取体内脏器运动时所产生的声响，并根据声响大小、强弱、性质、变化和传导性能等来推测脏器状态的一种检查方法。

广义的听诊包括听身体各部分所发出的任何声音，如语声、呼吸声、咳嗽声、啼哭及肠鸣音等，这些声音均可提供有价值的诊断线索。听诊可分为直接听诊法与间接听诊法两种。

（1）直接听诊法：是听诊器发明以前使用的听诊法。检查者用耳郭直接贴附于被检查者体表，倾听内部发出的音响。该法有感觉面较大、听诊音保持原来的性质、方法迅速及简单等优点。但因该法存在不卫生、不方便且听到的声音微弱等缺点，所以仅在某些特殊紧急情况下使用。

（2）间接听诊法：是用听诊器在被检查者体表进行听诊的检查方法。该法对听诊音有放大作用，任何体位都可使用，有时还可与触诊、叩诊等方法配合使用。适用范围广泛，除心、肺、腹部，还适用于身体其他部位的血管音、皮下捻发音、肌束收缩音、骨折面摩擦音等的听诊。

5.嗅诊

嗅诊是以嗅觉来判断发自被检查者的异常气味与疾病的关系的一种检查方法。异常气味的来源主要是机体的分泌物、渗出物、呕吐物、排泄物、脓液、血液、呼出的气体等。嗅诊时检查者用手将被检查者散发的气味扇向自己的鼻部，然后仔细判断气味的性质。嗅诊往往能够迅速提供有重要意义的诊断线索，如肝臭对肝性脑病、刺激性蒜味对有机磷中毒都有极重要的临床意义。

（三）其他方法

健康评估的方法除了问诊和体格检查，临床上常采用的评估方法还有实验室检查和器械检查。

1. 实验室检查

实验室检查是通过物理学、化学和生物学等实验方法，对患者的血液、体液、排泄物、组织标本和细胞取样等进行检查，从而获得病原学、病理形态学或器官功能状态等资料，再结合健康史和临床表现进行分析的检查方法。

实验室检查的主要内容包括以下几项。

（1）临床一般检查：多用定性或定量分析的方法，主要检查来自血液及各种排泄物、分泌物和体液标本的理化性状以及标本中的有形成分。

（2）临床血液学检查：主要针对原发于血液系统疾病的专门检查，以及对非造血组织疾病所致的血液学变化的检查。

（3）临床生物化学检查：对血液及体液中生化物质、治疗药物等浓度的定量检查。

（4）临床病原生物学检查：利用微生物学或分子生物学方法对各种病原体进行检测，其检查结果有确诊疾病的作用。

（5）临床免疫学检查：包括病原血清学检查在内的各种特异性或非特异性免疫功能检查。

（6）临床遗传学检查：主要是指针对遗传性疾病染色体及基因的检查。

2. 器械检查

器械检查是评估患者各系统生理功能的常用方法，临床上常用的器械检查手段有心电图检查、影像学检查、内镜检查等。

心电图检查是一种常规检查方法，不仅对心脏疾病，而且对其他疾病的诊断、病情判断以及重症监护都具有很重要的作用。影像学检查包括放射学检查、核医学检查和超声检查。内镜检查可在直视下发现病变。诸多项目检查前的准备与护理关系密切，因此，作为护理员，在了解各项检查原理的基础上，还应掌握各项检查前的准备工作，以保证检查的顺利实施，检查结果的客观、准确。

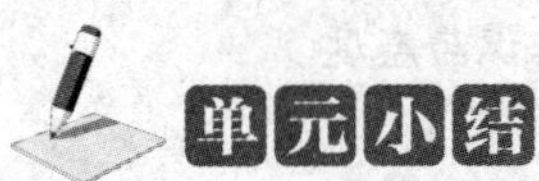

护理员在对老年人实施生活照护前需了解老年人的身体健康状况，并可运用健康评估的方法对其进行身体评估。健康评估的方法主要包括问诊、体格检查及实验室检查、器械仪器检查等其他检查方法。

思政课堂

思维导图

模块一　体征监测

课程一　呼吸系统的变化和常见疾病的护理

课程资源

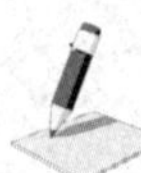
案例导入

患者，男，68岁。吸烟40余年，每天吸烟约20支。三天前出现咳嗽、咳痰、痰中带血，无发热。胸部CT示左肺上叶肺门处可见一肿块阴影，呈分叶状，边缘毛糙。请思考：

1. 患者的初步诊断是什么？
2. 患者身体的哪个系统出现了问题？
3. 呼吸系统病理功能改变有哪些？常见症状、体征有哪些？如何评估及护理？

教学目标

知识目标：

1. 掌握呼吸系统常见症状、体征及护理方法。
2. 熟悉呼吸系统常用的评估方法。
3. 了解呼吸系统的解剖结构和呼吸系统的生理功能变化。

能力目标：

学会呼吸系统常用的评估方法，能识别呼吸系统的症状、体征，并实施正确的护理措施。

素质目标：

具有关心、尊重、理解老年患者疾苦，主动为其缓解不适的职业意识与态度。

思政目标：

在服务过程中，谨记“以老年人为中心”的服务理念。

单元1　呼吸系统解剖结构及生理功能改变

一、呼吸系统概述

（一）呼吸系统的解剖结构

呼吸系统由呼吸道和肺组成（见图1-1-1）。呼吸道包括鼻、咽、喉、气管及各级支气管，其壁内均有骨或软骨作为支架，以维持呼吸道的通畅。临床上把鼻、咽和喉称为上呼吸道，把气管及各级支气管称为下呼吸道。肺由肺实质（肺内各级支气管和肺泡）和肺间质（结缔组织、血管、神经、淋巴管、淋巴结等）组成，表面包有脏胸膜。呼吸系统功能除主要进行气体交换外，还有嗅觉和发音功能。

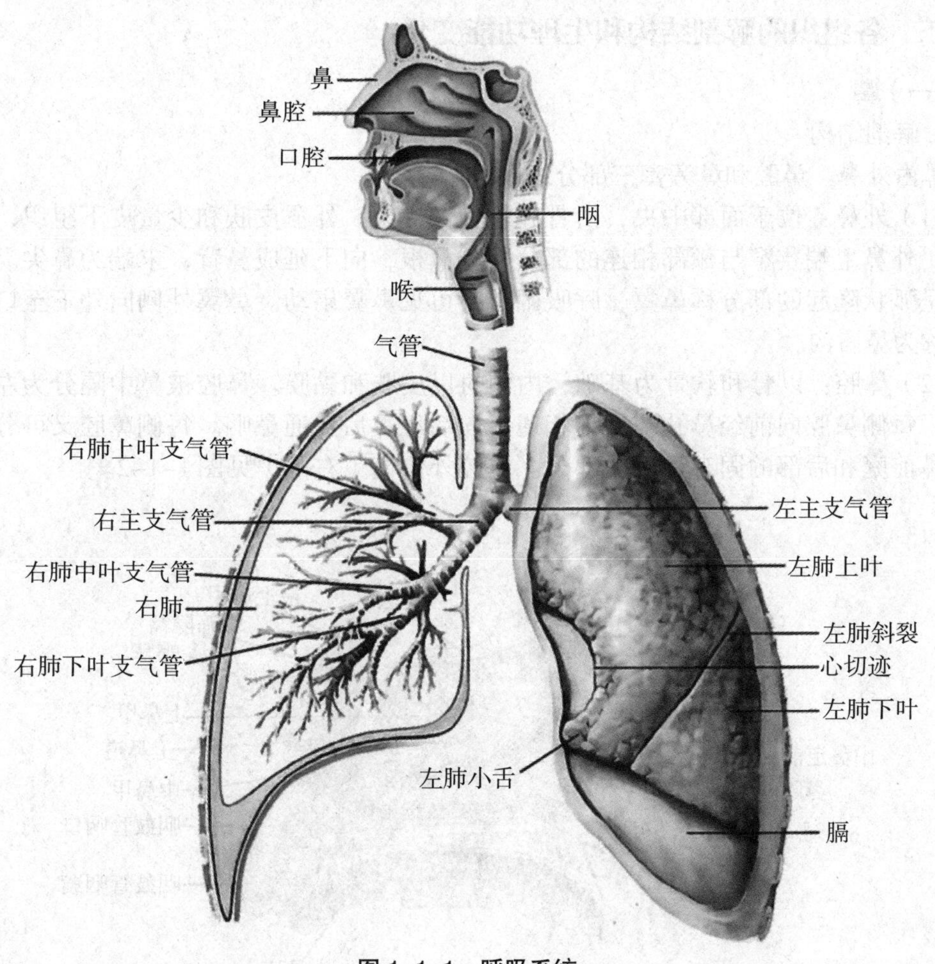

图 1–1–1 呼吸系统

（二）呼吸系统的生理功能

1. 呼吸系统的呼吸功能

呼吸系统的主要功能之一是呼吸功能，机体通过呼吸可从外界环境摄取机体新陈代谢所需要的O_2，并向外界排出代谢所产生的CO_2。呼吸功能是机体维持正常代谢和生命活动所必需的基本功能之一。呼吸系统的功能与血液循环系统的功能紧密相连，气体在肺部与外界环境之间进行交换依赖于肺循环，而全身器官组织与细胞进行交换则依赖于体循环。另外，呼吸系统和肾脏共同调节机体的酸碱平衡，维持内环境的稳定。

2. 呼吸系统的防御功能

正常成人每天接触的空气量高达15000L，期间会受到经血液循环带来的机体代谢产生的有害物质的侵害。为防止各种微生物、毒素和粉尘等的侵袭，肺与呼吸道共同构成了完善的防御机制。

呼吸系统的防御功能可受到经口呼吸、理化刺激、气管切开或气管插管、缺氧、高浓度吸氧及某些药物（如糖皮质激素、免疫抑制剂及麻醉药物）等因素的影响而降低，为病原体入侵创造条件。

二、各组织的解剖结构和生理功能变化

（一）鼻

1. 解剖结构

鼻由外鼻、鼻腔和鼻旁窦三部分组成。

（1）外鼻：位于面部中央，由骨和软骨做支架，外覆皮肤和少量皮下组织，内覆黏膜。外鼻上端狭窄与额部相连的部分称为鼻根，向下延成鼻背，末端为鼻尖。鼻尖两侧呈弧状隆起的部分称鼻翼，呼吸困难时可见鼻翼扇动。鼻翼外侧向外下至口角的浅沟称为鼻唇沟。

（2）鼻腔：以骨和软骨为基础，内面衬以皮肤和黏膜。鼻腔被鼻中隔分为左、右两腔。每侧鼻腔向前经鼻孔与外界相通，向后经鼻后孔通鼻咽。每侧鼻腔又可分为前部的鼻前庭和后部的固有鼻腔两部分。鼻腔外侧壁（右侧）见图1-1-2。

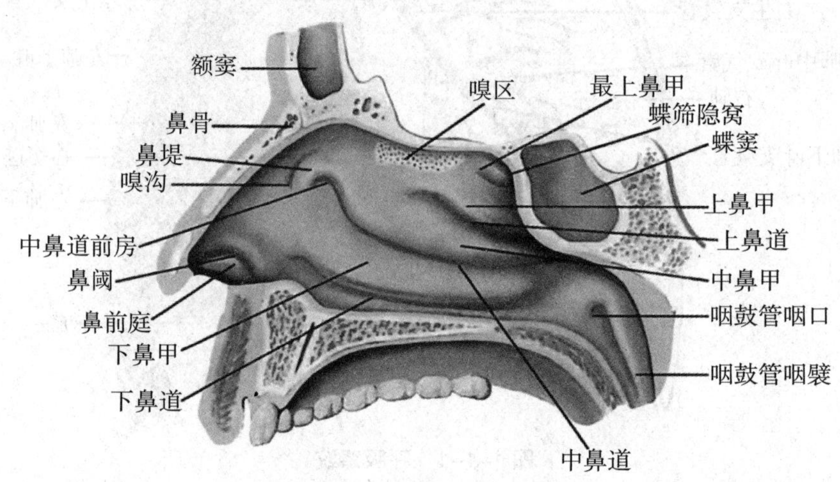

图 1-1-2　鼻腔外侧壁（右侧）

（3）鼻旁窦：又称副鼻窦。由同名骨性鼻旁窦衬以黏膜而成，均开口于鼻腔。额窦、上颌窦、前筛窦、中筛窦开口于中鼻道；后筛窦开口于上鼻道；蝶窦开口于蝶筛隐窝。上颌窦因其开口位置高于窦底，故当其炎症化脓时，引流不畅易致积脓，临床上常经下鼻道前端，对骨质较薄的上颌窦内侧壁进行穿刺。

2. 生理功能变化

（1）鼻是呼吸道的起始部分，也是嗅觉器官。外鼻的鼻翼和鼻尖处皮肤含丰富的皮脂腺和汗腺，是痤疮及酒糟鼻的好发部位。鼻前庭内的鼻毛可阻挡灰尘吸入，固有鼻腔内的鼻中隔的前下部黏膜内含有丰富的毛细血管，该处是鼻出血的好发部位，称为易出血区（又称Little区）。鼻黏膜按其生理功能分为呼吸区和嗅区，上鼻甲内侧面

以及与其相对的鼻中隔部分的鼻黏膜内含有嗅细胞，称为嗅区；而其余的大部分称为呼吸区，黏膜在正常情况下呈红色，表面光滑湿润，黏膜内含丰富的血管、黏液腺和纤毛，对吸入的空气有加温、湿润和净化等作用。鼻旁窦能温暖与湿润空气，对发音起共鸣作用。

（2）老年人鼻黏膜变薄，嗅觉功能减退；腺体萎缩，分泌功能减退；鼻道变宽，鼻黏膜的加温、加湿和防御功能下降。因此，老年人容易患鼻窦炎及呼吸道感染；加之血管脆性增加，容易导致血管破裂而发生鼻出血。

（二）咽

1. 解剖结构

咽呈前后略扁的漏斗状管道。位于颈椎前方，上端起自颅底，下至第6颈椎体下缘连于食管。两侧与颈部大血管、神经相邻。咽的前壁不完整，由上向下分别与鼻腔、口腔和喉腔相通。咽按其前壁的毗邻分为鼻咽、口咽和喉咽。

2. 生理功能变化

（1）咽是呼吸道和消化道的共同通道。鼻咽的后上壁黏膜内有淋巴组织积聚，称为咽扁桃体，幼儿较发达，到6~7岁后开始萎缩。腭扁桃体由淋巴组织构成，能产生淋巴细胞和抗体，参与机体的免疫功能，但腭扁桃体也易受病菌的侵袭而发炎。腭扁桃体、咽鼓管扁桃体、咽扁桃体和舌扁桃体，共同形成咽淋巴环，对消化道和呼吸道具有防御功能。

（2）老年人由于咽黏膜和淋巴组织萎缩，特别是腭扁桃体明显萎缩，易患呼吸道感染。由于咽喉黏膜、肌肉发生退行性变或神经通路障碍，防御反射变得迟钝，因而出现吞咽功能失调，易发生呛咳、误吸甚至窒息。

（三）喉

1.解剖结构

喉位于颈前部正中部位，舌骨下方。成人喉的位置平对第4~第6颈椎。喉的活动性大，可随吞咽或发音而上下移动。喉的上方借韧带与舌骨相连，下续气管。喉的前面为舌骨下肌群，后面为咽，两侧为颈部的大血管、神经及甲状腺侧叶。喉由软骨、软骨连结、喉肌和黏膜组成。

2.生理功能变化

（1）喉既是呼吸道组成部分，又是发声器官。环状软骨是喉软骨中唯一完整的环形软骨，对维持呼吸道通畅有重要作用。当吞咽时，喉上提，会厌关闭喉口，防止食物误入喉腔。喉腔中最狭窄的部位是声门裂。声带由声韧带、声带肌和喉黏膜构成，功能与发音有关。

（2）老年人喉部肌肉和弹性组织萎缩，声带弹性下降，故老年人发音的洪亮度减弱。

（四）气管与主支气管

1. 解剖结构

气管与主支气管（见图1–1–3）是连接喉和肺之间的通道。它们以“C”形的气管软骨为支架，以保持其开张状态，其缺口向后，并由平滑肌和结缔组织构成的膜封闭。相邻软骨间借环韧带连接在一起。

（1）气管：气管上端平对第6颈椎下缘处起于环状软骨下缘，向下达胸骨角平面，

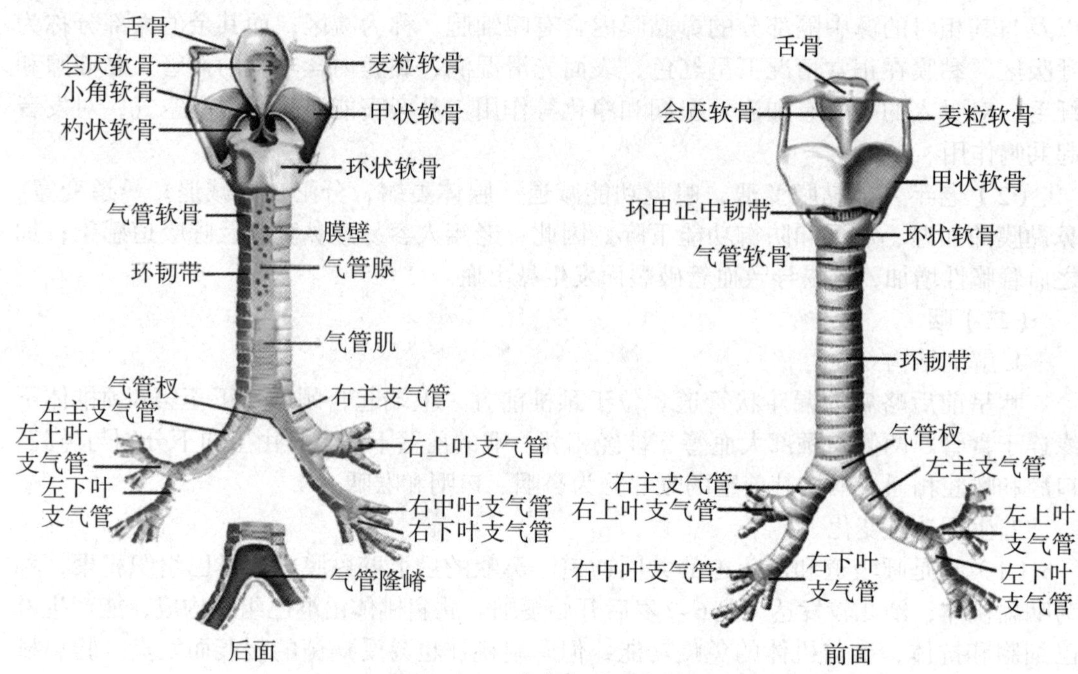

图1–1–3 气管与主支气管

分为左、右主支气管，分叉处称为气管杈，气管杈内面形成向上凸的纵嵴，呈半月状，称为气管隆嵴，常偏向左侧，是气管镜检查的重要方位标志。左、右主支气管下方形成的夹角为60°~80°。

根据气管的行程与位置，可分为颈、胸两部。颈部短而表浅，沿颈前正中线下行，在颈静脉切迹处可触及，当肺和胸膜疾患时，气管颈部可发生偏位，具有诊断价值。颈部前面除有舌骨下肌群外，在第2~第4气管软骨环前方有甲状腺峡；两侧有颈部大血管、神经和甲状腺侧叶；后方与食管相邻。临床上遇急性喉阻塞时，常在第3~第5气管软骨环处沿正中线作气管切开术。胸部较长，位于上纵隔内，其前方有胸腺、左头臂静脉、主动脉弓等；后方紧邻食管。

（2）主支气管：主支气管为气管杈到肺门之间的管道。左、右各一，由气管在胸骨角平面分出。左主支气管细长，长4~5cm，走行近于水平，经左肺门入肺。右主支气管短粗，长2~3cm，走行较垂直，经右肺门入肺。由于右主支气管的走行及形态特点，以及气管隆嵴常偏左侧，因此异物易坠入右主支气管。

2.生理功能变化

老年人气管软骨钙化，弹性降低。气管和支气管黏膜上皮萎缩、鳞状上皮化生，部分纤毛倒伏和功能减退。小气道杯状细胞数量增多，分泌亢进，黏液–纤毛转运功能减退。加之有效咳嗽反射功能减退，从而容易导致黏液潴留，小气道管腔变窄，气流阻力增加，故老年人易发生呼吸道感染及呼气性呼吸困难。

（五）肺

1.解剖结构

（1）肺的位置和形态：肺位于胸腔内，纵隔的两侧，膈以上，左右各一。右肺因膈下有向上隆突的肝，故右肺宽而短，左肺狭而长。肺的外形近似圆锥体形，具有一尖、一底、两面（肋面、内侧面）和三缘（前缘、后缘和下缘）。

肺尖呈钝圆形，经胸廓上口向上伸入颈根部，高出锁骨内侧1/3上方2~3cm。肺底与膈相邻，向上凹陷，又称膈面；肋面圆凸，与胸壁内面贴近；内侧面与纵隔毗邻，又称纵隔面。内侧面中部有一长圆形的凹陷，称肺门，是主支气管、肺动静脉、淋巴管和神经出入肺的部位，这些结构被结缔组织包绕在一起，统称为肺根，把肺连于纵隔。肺根内的结构排列自前向后为：肺静脉、肺动脉、主支气管。肺的前缘薄而锐，左肺前缘的下部有一明显的凹陷，称心切迹，心切迹的下方有一伸向前内方的舌状突出部，为左肺小舌。肺的后缘厚而圆钝，贴于脊柱两侧。肺的下缘较薄锐，伸向胸壁与膈的间隙内。

肺被叶间裂分为数叶。左肺被由从后上斜向前下的一条斜裂分为上、下两叶。右肺除斜裂外，还有一条近于水平方向的水平裂，它们把右肺分成上、中、下三叶。

（2）肺内支气管和肺段支气管：左、右主支气管在肺门处分出肺叶支气管，肺叶支气管入肺后再分为若干肺段支气管，并在肺内反复分支，呈树枝状，称支气管树。支气管分支可达23~25级，最后连于肺泡。每个肺段支气管及其分支分布的肺组织构成一个肺段——支气管肺段。按肺段支气管的分支分布，一般将肺分为18个肺段。临床上常以肺段为单位进行定位诊断及肺切除术。

肺的形态和肺段支气管分别见图1–1–4和图1–1–5。

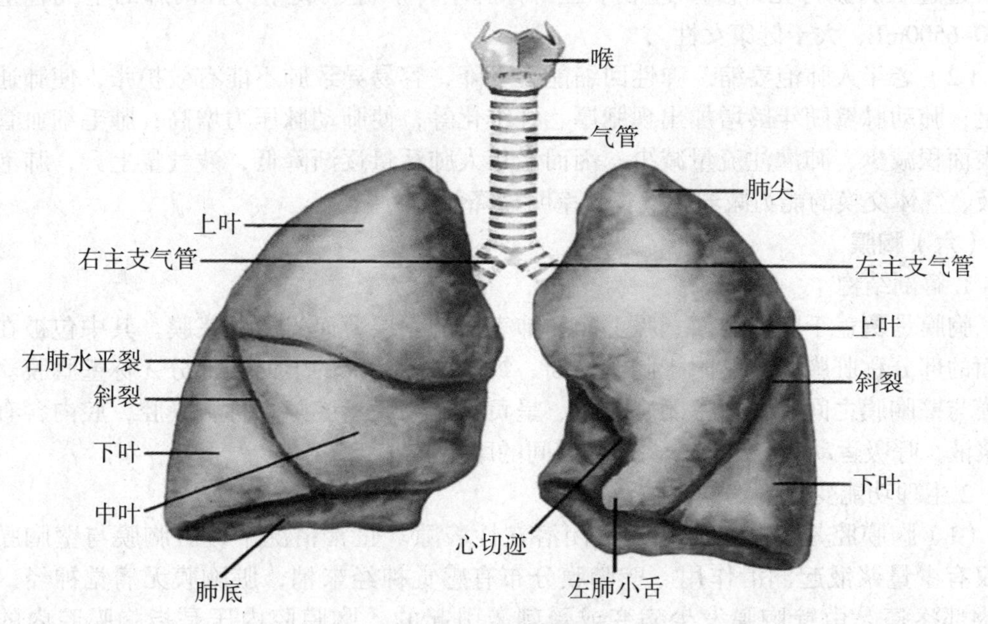

图 1–1–4　肺的形态

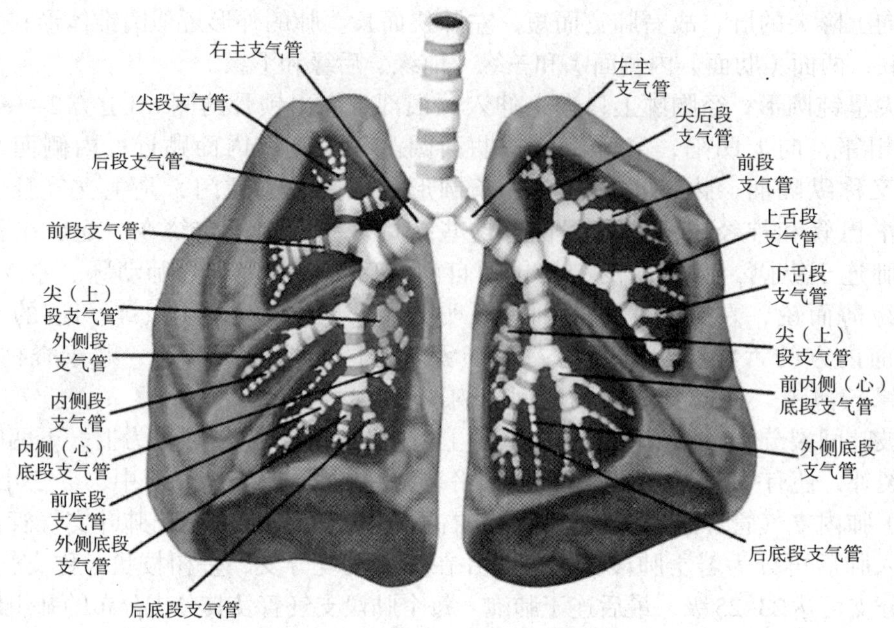

图 1–1–5　肺段支气管

2. 生理功能变化

（1）肺是气体交换的器官，呈海绵状，富有弹性，表面因覆有脏胸膜而光滑润泽，透过脏胸膜可见许多多边形小区，称肺小叶。健康成年男性两肺的空气容量为 5000~6500mL，大于健康女性。

（2）老年人肺泡萎缩、弹性回缩能力下降，容易导致肺不能有效扩张，使肺通气不足；肺动脉壁随年龄增加出现肥厚、纤维化等，使肺动脉压力增高；肺毛细血管黏膜表面积减少，肺灌注流量减少，因而老年人肺活量逐渐降低，残气量上升，肺泡与血液、气体交换的能力减弱，换气效率明显降低。

（六）胸膜

1. 解剖结构

胸膜是覆盖于胸壁内面、膈上面和肺表面的一层薄而光滑的浆膜。其中包被在肺表面的部分称脏胸膜；贴附于胸壁内面、纵隔两侧和膈的上面的部分，称壁胸膜。脏胸膜与壁胸膜之间是一个密闭、狭窄、呈负压的浆膜囊腔隙，称胸膜腔，腔内含有少量浆液，呼吸运动时，可减少两层胸膜间的摩擦。

2. 生理功能变化

（1）胸膜腔是由胸膜围成的密闭潜在性腔隙。正常情况下，脏胸膜与壁胸膜之间仅有少量浆液起润滑作用。壁胸膜分布有感觉神经末梢，脏胸膜无痛觉神经，因此胸部疼痛是由壁胸膜发生病变或受刺激引起的。胸膜腔内压是指胸膜腔内的压力，正常人为负压。例如，气体进入胸膜腔内（气胸），使胸内负压减小，甚至转为正压，则可造成肺萎陷，不仅影响呼吸功能，还会影响循环功能，甚至危及生命。

（2）老年人由于普遍患有骨质疏松，造成椎体下陷、脊柱后突、胸骨前突，引起胸腔前后径增大，易出现桶状胸。肋软骨钙化使胸廓顺应性变小，从而导致呼吸费力。肋间肌和膈肌弹性降低，进一步影响胸廓运动，从而使肺通气和呼吸容量下降。因此，老年人易出现胸闷、气短，咳嗽、排痰动作减弱，致使痰液不易咳出，造成呼吸道阻塞。同时，分泌型免疫球蛋白A（SIgA）、非特异性核蛋白合成分泌减少，纤毛受损，局部防御屏障减弱，免疫防御功能降低，加上伴有肺气肿，肺功能差，故老年人容易发生肺部感染，导致肺功能的进一步损害，严重时甚至会引起呼吸衰竭。

（七）纵隔

1.解剖结构

纵隔是左、右纵隔胸膜之间全部器官、结构和结缔组织的总称。其前界为胸骨，后界为脊柱胸段，两侧为纵隔胸膜，上界为胸廓上口，下界为膈。成人纵隔位置略偏左侧。

2.生理功能变化

（1）纵隔将左、右肺隔离，同时膈肌是主要呼吸肌肉，起到帮助肺组织完成收缩和舒张的作用，且可协助排便，增加腹压。正常情况下，纵隔位置比较固定，一侧发生气胸时，纵隔会向对侧移位。纵隔位于胸腔内、两肺之间，纵隔是左右两肺之间的一堵墙，起分隔作用，里面有心脏、气管、支气管、食管和大血管。

（2）老年人由于膈肌弹性降低，从而影响胸廓运动，使肺的通气和呼吸容量下降；另因腹压的降低，老年人易发生便秘。

单元2　呼吸系统疾病常用的评估方法

一、病史评估

（一）患病及治疗经过

1. 患病经过

了解患者患病的起始时间、主要症状及伴随症状，如咳嗽、咳痰、呼吸困难、咯血、胸痛等；询问有无诱因、症状加剧和缓解的相关因素或规律性等。

2. 治疗经过

询问患者曾做过何种检查，结果如何；曾用药物的名称或种类、用法、末次用药的时间，是否为医生处方后用药及用药后症状改善情况；支气管哮喘患者是否会正确使用吸入性药物；患病期间有无采取特殊治疗方法，如慢性阻塞性肺疾病患者的长期氧疗。

3. 目前状况

患病对患者日常生活及自理能力造成的影响。例如，夜间频繁咳嗽、咳痰可影响睡眠质量，剧烈咳嗽易造成老年妇女压力性尿失禁，呼吸困难可影响患者日常进食、休息、排泄，以及生活自理能力下降。

4. 相关病史

与呼吸系统疾病有关的疾病史，如过敏性疾病、麻疹、百日咳及心血管系统疾病等。

（二）心理–社会状况

1. 对疾病的认识

患者对疾病的发生、病程、预后及健康保健是否了解。例如，慢性支气管炎患者对影响疾病发生、发展知识的了解情况，肺结核患者对疾病转归的了解等。

2. 心理状况

持续存在咳嗽、胸痛、呼吸困难等症状，可能使患者产生不良情绪。例如，大量咯血可造成患者的恐惧心理，因呼吸功能损害而引起的工作及活动能力下降可使患者产生自卑、抑郁等心理。

3. 社会支持系统

应了解患者的家庭组成、经济状况、教育背景等基本情况；还应询问患者的主要照护者对患者所患疾病的认识及对患者的关怀和支持程度；明确医疗费用的来源或医疗负担水平及出院后继续就医的条件，包括居住地有无比较完备的初级卫生保障服务等资源。

（三）生活史与家族史

1. 个人史

出生地和居住地环境情况、生活条件、工作环境。重点询问居住地是否长期处于污染环境中，如矿区；家庭、工作环境中是否有被动吸烟的情况；近期有无相关的传染病接触史。

2. 生活方式

了解患者日常生活、工作、学习等是否规律。患者日常的活动量及活动耐力，能否胜任目前的工作，患病后角色功能、社会交往、性功能等是否发生改变。例如，慢性阻塞性肺疾病患者逐渐丧失工作能力，可能影响家庭经济来源，甚至影响日常生活的自理能力。

3. 吸烟史

吸烟与呼吸系统疾病关系密切。应询问吸烟史、吸烟量，以及是否戒烟或准备戒烟。

二、身体评估

（一）全身状态、皮肤、淋巴结评估

呼吸系统疾病多与感染有关，患者常有体温升高、脉率增快；肺性脑病患者可出现意识障碍；慢性呼吸衰竭、肺结核患者可有消瘦或体重下降；缺氧时患者会出现皮肤及黏膜的发绀；存在二氧化碳潴留时，患者皮肤潮红；肺癌淋巴结转移时，可触及肿大的淋巴结。

（二）头、颈部评估

有无鼻翼扇动、鼻窦压痛；牙龈、扁桃体、咽部有无充血、红肿；颈静脉充盈状况；气管位置是否居中等。

（三）胸部评估

应注意胸廓外形、两肺呼吸运动是否一致；肺部触诊有无语音震颤改变和胸膜摩擦感；肺部叩诊音变化；听诊呼吸音变化，有无干、湿啰音及其分布，有无胸膜摩擦音。

（四）腹部及四肢评估

注意有无肝大、肝颈静脉回流征等。四肢评估注意有无杵状指（趾）。如慢性肺心病引起右心衰竭可有肝大及肝颈静脉回流征阳性，支气管肺癌、肺脓肿可见杵状指（趾）。

三、实验室及其他检查

（一）血常规

患者存在细菌感染时血常规结果多表现为白细胞计数增加，中性粒细胞核左移，有时可见中毒颗粒。与过敏、寄生虫有关的疾病，如支气管哮喘患者可有嗜酸性粒细胞增多。大咯血时可导致血红蛋白降低。

（二）痰液检查

痰液检查是诊断呼吸系统疾病病因、进行疗效观察及判断预后的重要项目。

1. 一般检查

观察并记录痰液的量、颜色、性质和气味等。例如，痰液呈现红色通常提示痰中含有血液或血红蛋白；若呼吸道化脓性感染则咳出黄脓痰。合并厌氧菌感染时痰液有恶臭味，常见于肺脓肿、支气管扩张症患者。

2. 显微镜检查

常做痰涂片染色检查。革兰染色法，可见致病菌包括葡萄球菌、肺炎链球菌等；抗酸染色法，查找结核分枝杆菌；巴氏染色法，检查肺癌患者痰中脱落的癌细胞等。

3. 细菌培养及药敏试验

根据所患疾病有目的地进行细菌、真菌和支原体培养，并做药敏试验，为临床提供病原学诊断的依据并指导临床治疗选药。

留取痰标本应尽可能在使用（或更换）抗生素前进行，采集来自下呼吸道的分泌物。怀疑普通细菌感染，需留取痰量>1mL，真菌和寄生虫3~5mL，分枝杆菌5~10mL。痰标本的采集方法主要有两种。①自然咳痰法：最为常用，留取方法简便。护理员应教会患者正确留取痰标本的方法。患者需于晨起后首先以清水漱口数次，以减少口腔杂菌污染；之后用力咳出深部第一口痰，并留于加盖的无菌容器中；标本留好后尽快送检，一般不超过2小时。若患者无痰，可用高渗盐水超声雾化吸入导痰。②经环甲膜穿刺气管吸引或经纤维支气管镜防污染双套管毛刷留取痰标本：可防止咽喉部定植菌污染痰标本，对肺部感染的病因判断及药物选用有重要价值。

（三）动脉血气分析

动脉血气分析对于判断机体的通气状态与换气状态，是否存在呼吸衰竭及呼吸衰竭的类型，机体的酸碱平衡状态，酸碱失衡的类型及代偿程度等有十分重要的价值。

（四）影像学检查

包括胸部X线正侧位胸片检查、CT，以及磁共振成像（MRI）等，这些检查可为明确病变部位、性质、气管和支气管的通畅程度等提供依据。例如，造影、增强CT对淋巴结肿大、肺栓塞、肺内占位性病变有重要的诊断和鉴别诊断意义；MRI对纵隔疾病和肺血栓栓塞症的诊断有较大帮助；肺动脉造影适用于肺血栓栓塞症和各种先天性或获得性血管病变的诊断；支气管动脉造影和栓塞术对咯血有较好的诊治价值。

(五)纤支镜和胸腔镜

纤支镜能深入亚段支气管内，直接窥视黏膜有无水肿、充血、溃疡、肉芽肿、异物等，检查的同时可以对黏膜进行刷检或钳检，用于组织病理学检查；应用纤支镜做支气管肺泡灌洗，对灌洗液进行微生物学、细胞学和免疫学等检查，有助于明确病原和得出病理诊断；纤支镜还可以引导气管插管，在呼吸系统疾病的诊断和治疗中均起到非常重要的作用。胸腔镜应用于胸膜活检和肺活检。

(六)肺功能检查

通过对肺通气和肺换气功能进行测定，以了解呼吸系统疾病对肺功能损害的程度和性质的检查方法，临床最常用的是肺通气功能检查。

1. 肺活量（VC）

肺活量也称慢肺活量，是尽力吸气后缓慢而完全呼出的最大气量，正常成年男性约为3500mL，女性约为2500mL。

2. 残气量（RV）

残气量是指深呼气后，肺内剩余的气量。正常成年男性约为1500mL，女性约为1000mL。残气量受肺弹性回缩力的影响，肺气肿时肺弹性回缩力降低，残气量增加。功能残气量（FRC）平静呼气后肺内残留的气量。功能残气量增高见于气道阻力增加，降低见于肺顺应性下降。

3. 肺总容量（TLC）

肺总容量是指深吸气后肺内所能容纳的总气量，由肺活量和残气量组成。正常成年男性约为5000mL，女性约为3500mL。肺总容量主要取决于呼吸肌收缩能力、肺和胸廓的弹性以及有效的肺泡通气数目等。

4. 用力肺活量（FVC）

用力肺活量是指尽力最大吸气后，尽力尽快呼气所能呼出的最大气量。

开始呼气第1秒内的呼出气量为第1秒用力呼气容积（FEV_1），而FEV_1与FVC的比值是评估肺功能的重要指标，常用FEV_1/FVC%表示。FEV_1/FVC%正常时应≥75%。正常人FEV_1实测值应为预计值的80%~120%，低于80%预计值表明存在气道阻塞性通气障碍，如支气管哮喘。

临床上通过对肺功能检查的各项指标进行综合分析以评价患者的肺功能状况，并为疾病的诊断和治疗提供依据。FRC和RV的升高见于气道阻力增加，降低常见于肺顺应性下降。TLC、FVC、RV降低，残气量占肺总容量的比例（RV/TLC%）正常或增加，提示弥散功能下降，见于限制性通气损害，多为肺间质纤维化、胸腔积液、胸膜增厚等的早期表现。RV、RV/TLC%明显增加，是阻塞性通气功能障碍的表现，常见于慢性阻塞性肺疾病（COPD）。

单元3　呼吸系统的常见症状、体征及护理

一、咳嗽与咳痰

（一）症状体征及病因

1. 咳嗽

咳嗽是因咳嗽感受器受到刺激后引起的突然剧烈的呼气运动，是一种反射性防御动作，具有清除呼吸道分泌物和气道内异物的作用。但长期且频繁的咳嗽对人体不利，会促使呼吸道内感染扩散；剧烈的咳嗽可导致呼吸道出血，甚至诱发自发性气胸等。咳嗽分为干性咳嗽和湿性咳嗽两类：干性咳嗽为无痰或痰量甚少的咳嗽，常见于咽炎及急性支气管炎、早期肺癌等疾病；湿性咳嗽为有痰的咳嗽，常见于慢性支气管炎及支气管扩张症。

2. 咳痰

咳痰是借助支气管黏膜上皮的纤毛运动、支气管平滑肌的收缩及咳嗽反射，将呼吸道分泌物经口腔排出体外的动作。

3. 引起咳嗽和咳痰的病因

引起咳嗽和咳痰的病因很多，常见致病因素如下。

（1）感染因素：如上呼吸道感染、支气管炎、支气管扩张症、肺炎、肺结核等。

（2）理化因素：肺癌生长压迫支气管、误吸各种刺激性气体或粉尘。

（3）过敏因素：过敏体质者吸入致敏物，如过敏性鼻炎、支气管哮喘等。

（4）其他：例如，胃食管反流病导致咳嗽、服用β受体阻断药或血管紧张素转换酶抑制药后咳嗽、习惯性及心理性咳嗽等。

（二）常见护理诊断/问题

（1）清理呼吸道无效：与呼吸道分泌物过多、痰液黏稠滞留呼吸道或患者疲乏、胸痛、意识障碍导致咳嗽无效、不能或不敢咳嗽有关。

（2）营养不良：低于机体需要量。与长期频繁咳嗽所致能量消耗增加、营养摄入不足有关。

（3）睡眠形态紊乱：与夜间频繁咳嗽有关。

（4）潜在并发症：自发性气胸。

（三）护理措施

1. 一般护理

（1）环境与休息：为患者提供安静、舒适的病室环境，保持室内空气清新、洁净，注意通风。维持室温（夏季室温以26℃~30℃为宜，冬季室温以18℃~22℃为宜）和湿度（50%~60%），以充分发挥呼吸道的自然防御功能。防止感染，按规定消毒病房环境，避免呼吸道交叉感染。使患者保持舒适体位，采取坐位或半坐位有助于改善呼吸和咳嗽排痰。

（2）饮食：慢性咳嗽使能量消耗增加，应给予足够热量的饮食。适当增加蛋白质和维生素，尤其是维生素C及维生素E的摄入；避免油腻、辛辣刺激的食物。如患者无

心、肾功能障碍应给予充足的水分，使每天饮水量达到1.5~2L，有利于呼吸道黏膜的湿润，使痰液稀释容易排出。

2.病情观察

密切观察咳嗽、咳痰情况，详细记录痰液的颜色、量和性质。

3.对症护理

（1）深呼吸和有效咳嗽：深呼吸是指胸腹式呼吸联合进行，以排出肺内残气及其代谢产物、增加有效通气的一种呼吸方式。有效咳嗽是指在咳嗽时通过加大呼气压力，增强呼气流速以提高咳嗽的效率，适用于神志清醒，一般状况良好并能够配合的患者。注意事项：①应指导患者掌握深呼吸和有效咳嗽的正确方法。患者尽可能采用坐位，先进行深而慢的腹式呼吸5~6次，然后深吸气至膈肌完全下降，屏气3~5秒，继而缩唇，缓慢地经口将肺内气体呼出，再深吸一口气，屏气3~5秒，身体前倾，从胸腔进行2~3次短促有力的咳嗽，咳嗽同时收缩腹肌，或用手按压上腹部，帮助痰液咳出。也可让患者采用屈膝俯卧位，借助膈肌、腹肌收缩，增加腹压，咳出痰液。②经常变换体位有利于痰液咳出。

（2）减轻咳嗽时的疼痛：对胸痛不敢咳嗽的患者，应采取相应措施防止因咳嗽加重疼痛。例如，胸部有伤口可用双手或枕头轻压伤口两侧，使伤口两侧的皮肤及软组织向伤口处皱起，避免咳嗽时胸廓扩展牵拉伤口而引起疼痛。

（3）气道湿化：适用于痰液黏稠不易咳出者。气道湿化包括湿化治疗法和雾化治疗法。湿化治疗法是通过湿化器装置，将水或溶液蒸发成水蒸气或小液滴，以提高吸入气体的湿度，达到湿润气道黏膜、稀释痰液的目的。雾化治疗法又称气溶液吸入疗法，是应用特制的气溶液装置将水分和药物形成气溶胶的液体微滴或固体颗粒，使之吸入并沉积于呼吸道和肺内，达到治疗疾病、改善症状的目的。雾化治疗法同时也具有一定的湿化稀释气道分泌物的作用。

气道湿化注意事项：①防止窒息。干结的分泌物湿化后膨胀易阻塞支气管，治疗后要帮助患者翻身、拍背，以及时排出痰液，尤其是体弱、无力咳嗽者。②避免湿化过度。湿化过度可引起黏膜水肿和气道狭窄，使气道阻力增加，甚至诱发支气管痉挛，还可引起水中毒、肺水肿（对心肾功能不全患者应注意）。湿化时间不宜过长，一般以10~20分钟为宜。③控制湿化温度。一般将湿化温度控制在35℃~37℃。在加热湿化过程中，既要避免温度过高灼伤呼吸道和损害气道黏膜纤毛运动，也要避免温度过低诱发哮喘及寒战反应。④注意吸入氧浓度。超声雾化吸入因喷雾压力和气流湿度增高可造成吸入空气量减少，使血氧饱和度降低，患者感觉胸闷、气促加重，因此，在给予患者超声雾化吸入时，可提高吸氧浓度或改用氧气驱动的喷射式雾化吸入。

（4）胸部叩击：是一种借助叩击所产生的振动和重力作用，使滞留在气道内的分泌物松动并移行到中心气道，最后通过咳嗽排出体外的方法。该方法特别适用于久病体弱、长期卧床、排痰无力者。禁用于未经引流的气胸、肋骨骨折、有病理性骨折史、咯血、低血压及肺水肿等患者。方法：患者侧卧位或在他人协助下取坐位，叩击者两手手指弯曲并拢，使掌侧呈杯状，以手腕力量，从肺底自下而上、由外向内、迅速而有节律地叩击胸壁，每一肺叶叩击1~3分钟，叩击时发出一种空而深的拍击音则表明叩击手法正确。注意事项：①评估。叩击前听诊肺部有无呼吸音异常及干、湿啰音，明确痰液潴留部位。②叩击前准备。用单层薄布覆盖叩击部位以防止直接叩击引起皮肤发红，但覆盖物不宜过厚，以免降低叩击效果。③叩击要点。叩击时避开乳房、心脏、骨突部位（如脊椎、肩胛骨、胸骨）及衣服拉链、纽扣等。叩击力量应适中，以患者不感到疼痛为宜。老年人皮肤保护功能减弱，皮肤变薄，且血管脆性变大，容易破裂出血。因此每次叩击时根据老人的身体状况斟力叩击。每次叩击时间以3~5分钟为宜，应安排在餐后2小时或餐前30分钟完成，以避免叩击中引发呕吐，叩击时应密切注意患者的反应。④操作后。嘱患者休息并协助做好口腔护理，去除痰液气味。询问患者的感受，观察痰液情况，复查生命体征、肺部呼吸音及啰音变化。

（5）体位引流：体位引流是利用重力作用使肺、支气管患者内分泌物排出体外的胸部物理疗法之一，又称重力引流。适用于肺脓肿、支气管扩张症等患者有大量痰液排出不畅时。禁用于有明显呼吸困难和发绀、近1~2周内曾有大咯血史、严重心血管疾病或年老体弱不能耐受的患者。

（6）机械吸痰：适用于痰液黏稠无力咳出、意识不清或建立人工气道者。可经患者的口、鼻腔、气管插管或气管切开处进行负压吸痰。注意事项：①每次吸引时间应少于15秒，两次抽吸间隔时间应大于3分钟；②吸痰动作要迅速、轻柔，将不适感降至最低；③在吸痰前、后适当提高吸入氧浓度，避免吸痰引起低氧血症；④严格执行无菌操作，避免呼吸道交叉感染。

4. 用药护理

遵医嘱给予抗生素、止咳及祛痰、止疼药物，用药期间注意观察药物的疗效及不良反应。向湿性咳嗽及排痰困难患者解释并说明部分强镇咳药会抑制咳嗽反射，加重痰液的积聚，切勿自行服用。

二、肺源性呼吸困难

（一）症状体征

1. 呼吸困难

呼吸困难指患者主观上感到空气不足、呼吸费力。严重时可出现张口呼吸、鼻翼扇动、端坐呼吸，甚至发绀。

2. 肺源性呼吸困难

肺源性呼吸困难是由于呼吸系统疾病引起通气和（或）换气功能障碍，造成机体缺氧和（或）二氧化碳潴留。呼吸困难根据其临床特点分为以下三种类型。

（1）吸气性呼吸困难：患者吸气时呼吸困难显著，其发生与大气道的狭窄和梗阻有关，发生时常伴有干咳及高调吸气性哮鸣音。多见于喉头水肿、喉气管炎症、肿瘤或异物引起的上呼吸道机械性梗阻。重症患者可出现“三凹征”，即胸骨上窝、锁骨上窝和肋间隙明显凹陷。

（2）呼气性呼吸困难：表现为呼气费力、缓慢及呼气时间延长，常伴有呼气期哮鸣音。

（3）混合性呼吸困难：吸气与呼气均感费力，呼吸频率增快、深度变浅，常伴有呼吸音减弱或消失。是由于肺部病变广泛使呼吸面积减少，影响了换气功能所致。临床常见于重症肺炎、重症肺结核、广泛性肺纤维化、大量胸腔积液和气胸等。

（二）常见护理诊断/问题

1. 气体交换障碍

与呼吸道痉挛、呼吸面积减少、换气功能障碍有关。

2. 活动无耐力

与呼吸功能受损导致的机体缺氧状态有关。

3. 低效性呼吸形态

与上呼吸道梗阻或肺功能不全有关。

4. 自理能力缺陷

与呼吸困难有关。

（三）护理措施

1.一般护理

（1）环境与休息：保持病室环境安静舒适、空气洁净，以及温度和湿度适宜。患者休息时尽量减少不必要的护理操作，以避免影响其休息。患者休息采取的体位以其自觉舒适为原则，对于因呼吸困难而不能平卧者可采取半卧位或坐位身体前倾，并使用枕头、靠背架或床边桌等支撑物以增加患者的舒适度。指导患者穿着宽松的衣服并避免盖被过厚而造成胸部压迫等加重不适。哮喘患者所处室内应避免湿度过高或存在过敏原，如尘螨、刺激性气体、花粉等。病情严重者应住重症监护病房，以便及时观察并处理病情变化。

（2）饮食：给予清淡、高维生素、高蛋白食物；根据老年人心、肺、肾功能情况，适量饮水，有利于口腔的清洁和痰液的稀释。老年人因其咀嚼功能降低，可将食物烹制软烂，利于咀嚼，促进消化吸收。

（3）生活协助：根据患者自理能力的评定，留陪护人员给予日常生活照料。

2.病情观察

判断呼吸困难类型并动态评估患者呼吸困难的严重程度。有条件的可监测血氧饱和度变化。

3.对症护理

（1）保持呼吸道通畅：协助患者清除呼吸道分泌物及异物，指导患者正确使用支气管舒张药以缓解支气管痉挛造成的呼吸困难，必要时需建立人工气道以保证气道通畅。

（2）氧疗和机械通气的护理：根据呼吸困难类型、严重程度不同，进行合理氧疗或机械通气，以缓解呼吸困难症状。密切观察氧疗的效果及不良反应，记录吸氧方式（鼻塞、鼻导管、面罩、呼吸机）、吸氧浓度及吸氧时间，若吸入高浓度氧或纯氧要严格控制吸氧时间，一般连续给氧不超过24小时。

（3）逐步提高活动耐力：在保证充足睡眠的基础上，与患者协商并制订日间休息与活动计划，以不感觉疲乏为宜。如果病情允许，可有计划地逐步增加每天活动量并鼓励患者尝试一些适宜的有氧运动，如室内走动、室外散步、快走、慢跑、太极拳、体操等，以逐步提高肺活量和活动耐力。

4.用药护理

遵照医嘱应用支气管舒张药、呼吸兴奋药等，观察药物疗效和不良反应。

5. 心理护理

呼吸困难会使患者产生烦躁不安、焦虑，甚至恐惧等不良情绪反应，从而进一步加重呼吸困难。医护人员应安慰患者，在患者呼叫时及时出现在患者身边并给予心理支持以增强其安全感，保持其情绪稳定。

三、咯血

（一）症状体征

咯血指喉与喉以下呼吸道及肺组织的血管破裂导致的出血，并经咳嗽动作从口腔排出。咯血主要由呼吸系统疾病引起，也见于循环系统及其他系统疾病。咯血最常见的三大病因是肺结核、支气管扩张和肺癌。炎症和肿瘤破坏支气管黏膜或病灶处的毛细血管，使黏膜下血管破裂或毛细血管通透性增加引起的咯血，咯血量一般较小；病变直接侵蚀小血管引起血管破溃，可造成中等量咯血；病变引起小动脉瘤、小动静脉瘘、曲张的黏膜下静脉破裂，以及严重且广泛的毛细血管炎症造成血管破坏或通透性增加而导致的咯血，多为大咯血。咯血持续时间长短不一，除有原发病的体征外，还有出血部位呼吸音的减弱和湿啰音。

先是突发胸痛及呼吸困难，而后出现咯血者，应警惕肺血栓栓塞。咯血者常有胸闷、喉痒和咳嗽等先兆症状，咯出的血色多数鲜红，混有泡沫或痰，呈碱性。应注意将咯血与呕血相鉴别。根据咯血量，临床将咯血分为痰中带血、少量咯血（每天<100mL）、中等量咯血（每天100~500mL）和大量咯血（每天>500mL，或1次>300mL）。大咯血后常有持续数天的血痰，患者常伴有紧张不安等表现。

咯血的并发症有窒息、肺不张、肺部感染等。窒息是咯血直接致死的主要原因，应及时识别与抢救。窒息发生时患者可表现为咯血突然减少或中止，表情紧张或惊恐，大汗淋漓，两手乱动或手指喉头（示意空气吸不进来），继而出现发绀、呼吸音减弱、全身抽搐，甚至心搏、呼吸停止而导致死亡。

（二）常见护理诊断/问题

1. 有窒息的危险

与出现大量血凝块，堵塞气管有关。

2. 有压疮的危险

与患者咯血需要被迫体位和卧床有关。

3. 焦虑与恐惧

与出现咯血和对疾病知识的缺乏有关。

（三）护理措施

1. 一般护理

（1）休息与卧位：动态监测咯血的量、颜色。少量咯血要卧床休息，大量咯血要绝对静卧，尽量避免搬动患者。让患者采取患侧卧位，可以减少患侧胸部活动度，既防止病灶向健侧扩散，同时也有利于健侧肺的通气功能。

（2）饮食：大咯血者应禁食；少量咯血者宜进少量温或凉的流质饮食，因过冷或过热食物均易诱发或加重咯血。多饮水，多食富含纤维素的食物，以保持排便通畅，避免排便时腹压增高而引起再度咯血。

2. 病情观察

密切观察患者咯血的量、颜色、性质，以及出血的速度，观察生命体征及意识状态的变化，有无胸闷、气促、呼吸困难、发绀、面色苍白、出冷汗、烦躁不安等窒息征象，有无阻塞性肺不张、肺部感染及休克等并发症的表现。

3. 对症护理

（1）安排专人护理并安慰患者。保持口腔清洁，为咯血后患者漱口，擦净血迹，防止因口咽部异物刺激引起剧烈咳嗽而诱发的咯血。及时清理患者咯出的血块及污染的衣物、被褥，有助于稳定患者情绪，增加安全感，避免因精神过度紧张而加重病情。

（2）保持呼吸道通畅。痰液黏稠无力咳出者，可经鼻腔吸痰。重症患者在吸痰前后应适当提高吸氧浓度，避免吸痰引起低氧血症。指导并协助患者将气管内痰液和积血轻轻咳出，保持气道通畅。咯血时轻轻拍击健侧背部，嘱患者不要屏气，以免诱发喉头痉挛，使血液引流不畅形成血块，导致窒息。

（3）窒息的抢救。对大咯血及意识不清的患者，应在病床旁备好急救设备，一旦患者出现窒息征象，应立即取头低脚高45°俯卧位，面向一侧，轻拍背部，迅速排出在气道和口咽部的血块，或直接刺激咽部以咳出血块。必要时用吸痰管进行负压吸引，给予高浓度吸氧。做好气管插管或气管切开的准备与配合工作，以解除呼吸道阻塞。

4. 用药护理

（1）垂体后叶素可收缩小动脉，减少肺血流量，从而减轻咯血。但也能引起子宫、肠道平滑肌收缩和冠状动脉收缩，故冠心病、高血压患者及孕妇忌用。静脉滴注时速度勿过快，以免引起恶心、便意、心悸、面色苍白等不良反应。

（2）年老体弱、肺功能不全者在应用镇静药和镇咳药后，应注意观察呼吸中枢和咳嗽反射受抑制情况，以及时发现因呼吸抑制导致的呼吸衰竭和不能咯出血块而引发的窒息。

单元小结

呼吸系统疾病在老年人群体中患病率较高，熟练掌握呼吸系统疾病常见症状体征，准确提出护理问题并采取有效护理措施，对老年人呼吸系统疾病的病情好转和预防并发症至关重要。

单元4　急性呼吸道感染患者的护理

案例导入

患者，男，76岁，入住养老机构，半自理老人。4月16日14:00，家属陪老人到户外活动约1小时。当天晚上先出现咽干，有烧灼感，随后有鼻塞、流鼻涕的症状。第二天早上出现发热，体温38℃，咽喉痛，鼻涕变稠。初步诊断：急性上呼吸道感染。请思考：

1.什么是急性呼吸道感染和急性上呼吸道感染？该患者发生急性上呼吸道感染的病因是什么？如何预防？

2.如何为患者进行健康指导？

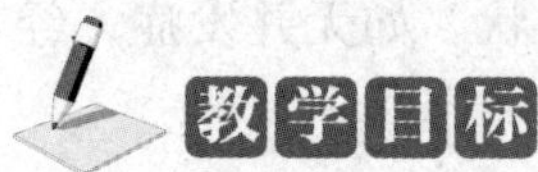

知识目标：

1.掌握急性呼吸道感染疾病的护理诊断和护理措施。

2.熟悉急性呼吸道感染的常见疾病的病因和临床表现。

3.了解急性呼吸道感染的常见疾病的辅助检查和治疗要点。

能力目标：

了解急性呼吸道感染的临床表现并掌握护理措施，能正确实施整体护理，能为急性呼吸道感染老年人提供健康指导。

素质目标：

具有关心、尊重、理解老年患者疾苦，主动为其缓解不适的职业意识与态度。

思政目标：

在服务过程中，谨记"以老年人为中心"的服务理念。

急性呼吸道感染是指鼻腔、咽、喉、气管–支气管黏膜的急性炎症的总称。按临床患者发病部位和症状表现，可分为急性上呼吸道感染和急性气管–支气管炎。

一、急性上呼吸道感染

急性上呼吸道感染简称上感，是鼻腔、咽或喉部急性炎症的总称。常见病原体为病毒，少数由细菌引起。本病具有较强的传染性，多数预后良好，少数可引起严重并发症。

本病全年均可发生，冬、春季多发。可通过含有病毒的飞沫或被污染的手和用具传播，多为散发，但在气候突然变化时可引起局部小规模的流行。由于病毒表面抗原易发生变异，产生新的亚型，不同亚型之间无交叉免疫，因此同一个人1年内可多次发病。

（一）病因与发病机制

急性上呼吸道感染有70%~80%由病毒引起，其中，主要包括鼻病毒、流感病毒（甲、乙、丙）、副流感病毒、呼吸道合胞病毒、腺病毒、埃可病毒、柯萨奇病毒、麻疹病毒、风疹病毒等。细菌感染占20%~30%，可直接或继发于病毒感染后发生，病原菌以口腔定植菌溶血性链球菌最为多见，其次为流感嗜血杆菌、肺炎链球菌和葡萄球菌等，偶见革兰阴性杆菌。接触病原体后是否发病，取决于传播途径和人群易感性，当机体或呼吸道局部防御功能降低时（如受凉、过度疲劳等），原已存在于上呼吸道或从外界侵入的病毒、细菌可迅速繁殖引起本病。

（二）临床表现

1.症状

主要表现为普通感冒，俗称“伤风”，本病起病较急，初期出现咳嗽、咽干、咽痒或烧灼感，甚至鼻后滴漏感，继而出现鼻塞、喷嚏、流涕，2~3天后清水样鼻涕变稠，可伴有咽痛、呼吸不畅、流泪、头痛、声嘶等，如引起咽鼓管炎可出现听力减退。患者一般无发热及全身症状，严重者有发热、轻度畏寒和头痛等症状。如无并发症，经5~7天后痊愈。

2.体征

急性上呼吸道感染体征，主要体现在鼻、咽、喉部黏膜充血、水肿、有分泌物，以及扁桃体、颌下淋巴结、局部淋巴结肿大且伴有触痛，有时可闻及喉部喘息声。

急性上呼吸道感染如未予及时恰当的治疗，部分患者可并发急性鼻窦炎、中耳炎、气管–支气管炎。在以咽炎为表现的上呼吸道感染中，部分患者可继发溶血性链球菌感染引起的风湿热、肾小球肾炎，少数患者可并发病毒性心肌炎，应予以警惕。

（三）辅助检查

1.血常规

病毒感染时，白细胞计数多为正常或偏低，淋巴细胞比例升高；细菌感染时，可见白细胞计数和中性粒细胞增多，并有核左移现象。

2.病原学检查

主要采用咽拭子进行微生物检测。细菌培养可判断细菌类型和药物敏感试验；病毒分离、病毒抗原的血清学检查等有利于判断病毒类型。

（四）治疗要点

对于呼吸道病毒感染，尚无特异的治疗药物。一般以对症处理为主，辅以中医治疗，并防治继发细菌感染。

1.病因治疗

普通感冒和单纯的病毒感染不必应用抗菌药物。例如，并发细菌感染可尝试经验用药，常选用青霉素类、头孢菌素、大环内酯类抗菌药物口服，极少需要根据病原菌和药敏试验选用抗菌药物。存在免疫缺陷的病毒感染者，可考虑早期应用抗病毒药物。广谱抗病毒药利巴韦林对流感病毒、呼吸道合胞病毒等均有较强的抑制作用。

2.对症治疗

头痛、发热、全身肌肉酸痛可用解热镇痛药；鼻塞可用1%的麻黄碱滴鼻；频繁喷嚏、流涕可用抗过敏药；咽痛可用口含清咽滴丸等药或作咽喉药物雾化治疗；干咳可用喷托维林等镇咳药。

3.中医治疗

可选用具有清热解毒和抗病毒作用的中药，如正柴胡饮、小柴胡冲剂和板蓝根等。

（五）常见护理诊断/问题

（1）舒适度减弱：鼻塞、流涕、咽痛、头痛与病毒、细菌感染有关。

（2）体温过高：与病毒、细菌感染有关。

（六）护理措施

1.一般护理

（1）环境和休息：病室应尽可能保持安静，并维持室内温、湿度适宜和空气流通。症状较轻者应适当休息，病情较重或年老者应以卧床休息为主。高热患者应卧床休息，以减少氧耗量，缓解头痛、肌肉酸痛等症状。

（2）饮食：选择清淡、富含维生素、易消化的食物，并保证足够热量。发热者应根据患者体温情况适当增加饮水量。给高热的老年人提供足够热量、蛋白质和维生素的流质或半流质食物，以补充高热引起的营养物质消耗。鼓励患者多饮水，以保证足够的摄入量并有利于稀释痰液。

2.病情观察

观察患者生命体征及主要症状，并准确及时记录各项生命体征的变化，以及发热、咽痛、咳嗽等症状的变化。

3.对症护理

（1）口腔护理：进食后漱口或按时给予口腔护理，防止口腔感染。口唇疱疹者局部涂抗病毒软膏，防止继发感染。

（2）防止交叉感染：注意隔离患者，减少探视，以避免交叉感染。指导患者咳嗽或打喷嚏时应避免对着他人，并用双层纸巾捂住口鼻。患者使用过的餐具、痰盂等用品应按规定及时消毒。

（3）高热护理：可采用温水擦浴、冰袋、冰帽等物理降温措施，以逐渐降温为宜，防止虚脱。患者大汗时，及时协助擦拭和更换衣服，避免受凉。必要时遵医嘱使用退热药或静脉补液，补充因发热而丢失的水分和电解质，加快毒素排泄和热量散发。对于心脏病患者和老年人，应注意补液速度，避免过快导致急性肺水肿。

4.用药护理

遵医嘱用药且注意观察药物的疗效及不良反应。为减轻使用马来酸氯苯那敏（扑尔敏）或苯海拉明等抗过敏药者的头晕、嗜睡等不良反应，指导患者宜在临睡前服用。驾驶员和高空作业者应避免使用。服用头孢唑林钠（先锋Ⅴ号）可出现发热、皮疹、胃肠道不适等不良反应；服用喹诺酮类药物（如氧氟沙星、环丙沙星）偶见皮疹、恶心等不良反应；服用氨基糖苷类抗生素有肾、耳毒性，老年人或肾功能减退者应特别注意有无耳鸣、头晕、唇舌发麻等不良反应，患者一旦出现严重不良反应，应及时与医生沟通，并作相应处理。

（七）健康指导

1.疾病预防指导

指导患者生活规律、劳逸结合，并坚持做适量的运动，以增强体质，提高抗寒能力和机体的抵抗力。保持室内空气流通，避免受凉、过度疲劳等感染的诱发因素。在呼吸道传染病高发季节，尽量少去人群密集的公共场所。

2.疾病知识指导

采取措施避免本病传播，防止交叉感染。患病期间注意休息、多饮水，并遵医嘱用药。出现下列情况应及时就诊：

（1）经药物治疗后症状不缓解。

（2）出现耳鸣、耳痛、外耳道流脓等中耳炎症状。

（3）恢复期出现胸闷、心悸、眼睑水肿、腰酸、关节疼痛等症状。

二、急性气管–支气管炎

急性气管–支气管炎（acute tracheo-bronchitis）是气管–支气管黏膜的急性炎症性疾病。根据2005年欧洲呼吸病学会定义，急性气管–支气管炎是在无慢性肺部疾病基础上发生的一种急性病症，其症状包括咳嗽和提示下呼吸道感染（咳痰、气急、喘息、胸部不适/疼痛）的其他症状或体征，而不能以鼻窦炎或哮喘来解释。

（一）病因与发病机制

感染是最主要病因，过度劳累和受凉是常见诱因。

1.感染

病毒和细菌感染是急性气管–支气管炎最常见的病因。既可由病毒、细菌直接感染，或由急性上呼吸道病毒、细菌感染迁延而来，也可在病毒感染后继发细菌感染。常见的病毒包括腺病毒、呼吸道合胞病毒、流感病毒等；常见的细菌感染包括肺炎球菌、流感嗜血杆菌、链球菌和葡萄球菌。近年来，支原体和衣原体感染引起的急性气管–支气管炎有所上升。

2.理化因素

过冷空气、粉尘、刺激性气体或烟雾（如氨气、氯气、二氧化硫、二氧化氮等）均可刺激气管–支气管黏膜而引起急性气管–支气管炎。

3.过敏反应

花粉、有机粉尘、真菌孢子等的吸入，寄生虫（如钩虫、蛔虫的幼虫）移行至肺，或对细菌蛋白质过敏等，均可引起本病。

（二）临床表现

1.症状

好发于寒冷季节或气候突变时，临床主要表现为咳嗽和咳痰。起病较急，常先有鼻塞、流涕、咽痛、声音嘶哑等急性上呼吸道感染症状，继之出现咳嗽、咳痰，开始为频繁干咳或少量黏液痰，2~3天后痰由黏液性转为黏液脓性，痰量亦增多，偶有痰中带血。全身症状一般较轻，可有低或中等度发热伴乏力等，3~5天后恢复正常。累及气管可在深呼吸和咳嗽时感胸骨后疼痛；伴有支气管痉挛时，可出现胸闷和气促。咳嗽、咳痰可延续2~3周，吸烟者则更长，少数可演变为慢性支气管炎。

2.体征

两肺呼吸音粗，可闻及散在干、湿啰音，啰音部位常不固定，咳嗽后可减少或消失。支气管痉挛时可闻及哮鸣音。

（三）辅助检查

病毒感染时，血常规白细胞计数多正常；细菌感染较重时，白细胞计数和中性粒细胞增高。痰涂片或培养可发现致病菌。胸部X线检查多无异常，或仅有肺纹理增粗、紊乱。

（四）治疗要点

1.病因治疗

避免吸入粉尘和刺激性气体，及时应用药物控制气管–支气管内炎症。细菌感染可给予青霉素类、头孢菌素、大环内酯类等，或根据细菌培养和药敏试验结果选用敏感抗生素控制感染。给药以口服为主，必要时可经注射给药。

2.对症治疗

一是止咳、祛痰。剧烈干咳者可选用喷托维林、氢溴酸右美沙芬等止咳药，有痰患者则不宜给予可待因等强力镇咳药；痰液不易咳出者，既可用溴己新、复方氯化铵合剂或盐酸氨溴索，也可给予雾化治疗帮助祛痰，还可选用兼有镇咳和祛痰作用的复方甘草合剂。二是平喘。喘息时加用氨茶碱等止喘药。

（五）常见护理诊断/问题

（1）清理呼吸道无效：与呼吸道感染、痰液黏稠有关。

（2）气体交换障碍：与过敏炎症引起支气管痉挛有关。

（3）活动无耐力：与年龄、发烧、呼吸困难有关。

（4）疼痛：胸痛与咳嗽、气管炎症有关。

（六）护理措施

1.一般护理

（1）环境和休息：为患者提供安静、舒适的病室环境，保持室内空气清新、洁净，注意通风。维持室温（夏季室温以26℃~30℃为宜，冬季室温以18℃~22℃为宜）和湿度（50%~60%），以充分发挥呼吸道的自然防御功能。使患者保持舒适体位，采取坐位或半坐位有助于改善呼吸和咳嗽排痰。哮喘患者室内避免湿度过高及存在过敏原（如尘螨、刺激性气体、花粉等）。病情严重者应住重症监护病房，以便于及时观察并处理病情变化。

（2）饮食：慢性咳嗽使能量消耗增加，应给予足够热量的饮食。适当增加蛋白质和维生素，尤其是维生素C和维生素E的摄入；避免油腻、辛辣刺激的食物。如患者无心、肾功能障碍，应给予充足的水分，使每天饮水量达到1.5~2L，有利于呼吸道黏膜的湿润，使痰液稀释容易排出。

2.病情观察

密切观察咳嗽、咳痰情况，详细记录痰液的颜色、量和性质。判断呼吸困难类型，并动态评估患者呼吸困难的严重程度。有条件的可监测血氧饱和度变化。

3.对症护理

（1）有效清理呼吸道促进有效排痰，包括深呼吸、有效咳嗽、胸部叩击、体位引流和机械吸痰等一组胸部物理治疗措施（具体护理见模块一课程一单元3呼吸系统的常见症状、体征及护理中“一、咳嗽与咳痰”的“（三）护理措施”）。

（2）保持呼吸道通畅促进气体有效交换，提高活动耐力等护理措施（具体护理见模块一课程一单元3呼吸系统的常见症状、体征及护理中“二、肺源性呼吸困难”的“（三）护理措施”中的“3.对症护理”）。

4.用药护理

遵医嘱给予抗生素、止咳及祛痰药、支气管舒张药、呼吸兴奋药、止疼药等，并在用药期间注意观察药物的疗效及不良反应。向湿性咳嗽及排痰困难患者解释说明可待因等强镇咳药会抑制咳嗽反射，加重痰液的积聚，切勿自行服用。

5.心理护理

呼吸困难、疼痛会使患者产生烦躁不安、焦虑甚至恐惧等不良情绪反应，从而进一步加重呼吸困难和疼痛感。医护人员应安慰患者，在患者呼叫时及时出现在患者身边，并给予心理支持以增强其安全感，使其保持情绪稳定。

（七）健康指导

1.疾病预防指导

预防急性上呼吸道感染等诱发因素。增强体质，可选择合适的体育活动（如健身操、太极拳、跑步等），可进行耐寒训练（如冷水洗脸、冬泳等）。

2.疾病知识指导

患病期间增加休息时间，避免劳累；饮食宜清淡、富于营养；按医嘱用药，如2周后症状仍持续应及时就诊。

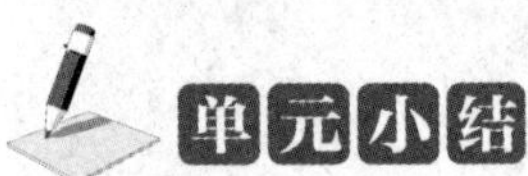

单元小结

急性呼吸道感染在日常生活中较为多见，有季节性和传染性。对于老年人来说重在预防，当患病时应及时治疗、对症护理，其中，预防并发症的发生为重点护理内容。

单元5　支气管哮喘患者的护理

案例导入

患者，男，62岁，体重63kg。20年前无明显诱因出现全身痒疹，有鼻炎、喘憋症状，于当地医院诊断为“过敏性鼻炎、过敏性哮喘”，经治疗后症状缓解，但症状反复。近半个月症状逐渐加重，并伴有呼吸困难、周身肌肉酸痛、关节痛，时有头晕、干呕症状。目前诊断：重度哮喘。请思考：

1.该患者发生哮喘的病因是什么，如何治疗？

2.关于哮喘患者有哪些护理问题，应采取哪些护理措施进行护理？

3.如何为支气管哮喘患者做健康指导？

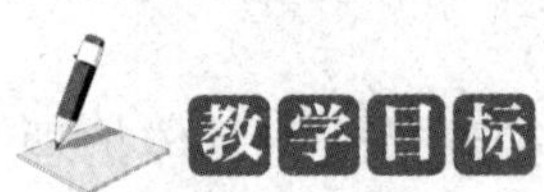

教学目标

知识目标：

1.掌握支气管哮喘的概念和临床表现。

2.掌握支气管哮喘的常见护理诊断/问题和护理措施。

3.掌握支气管哮喘患者的健康指导。

4.熟悉支气管哮喘的诊断要点、治疗要点、实验室及其他检查结果。

5.了解支气管哮喘的病因和发病机制。

能力目标：

能正确实施整体护理，能为支气管哮喘的老年人提供健康指导。

素质目标：

具有关心、尊重、理解老年患者疾苦，主动为其缓解不适的职业意识与态度。

思政目标：

在服务过程中，谨记“以老年人为中心”的服务理念。

支气管哮喘

支气管哮喘简称哮喘，是由多种细胞（如嗜酸性粒细胞、肥大细胞、T淋巴细胞、中性粒细胞、气道上皮细胞等）和细胞组分参与的气道慢性炎症性疾病。主要特征包括气道慢性炎症、气道对多种刺激因素呈现的高反应性、广泛多变的可逆性气流受限，以及随病程延长而产生的一系列气道结构的改变（即气道重塑）。临床表现为反复发作的喘息、气急、胸闷、咳嗽等症状，常在夜间及凌晨发作和加重，多数患者可自行缓解或经治疗后缓解。全球哮喘防治创议（GINA）是国际公认的防治哮喘的重要组织，其为全球提供了权威的哮喘管理和预防策略。根据全球和我国哮喘防治指南提供的资料，经过长期规范化治疗和管理，80%以上的患者达到哮喘的临床控制。

（一）病因与发病机制

1.遗传因素

哮喘是一种复杂的具有多基因遗传倾向的疾病，其发病具有家族集聚现象，亲缘关系越近，患病率越高。近年来，全基因组关联研究（GWAS）的发展给哮喘易感基因研究带来了革命性的突破。目前采用GWAS鉴定了多个哮喘易感基因位点。具有哮喘易感基因的人群发病与否受环境因素的影响较大，深入研究基因、环境的相互作用将有助于揭示哮喘发病的遗传机制。

2.环境因素

（1）变应性因素：室内变应原（如尘螨、家养宠物、蟑螂）、室外变应原（如花粉、草粉）、职业变应原（如油漆、饲料、活性染料）、食物变应原（如鱼、虾、蛋类、牛奶）、药物变应原（如阿司匹林、抗生素）。

（2）非变应性因素：大气污染、吸烟、运动、肥胖等。

3.气道免疫-炎症机制

（1）气道慢性炎症：是由多种炎症细胞、炎症介质和细胞因子参与、相互作用的结果。外源性变应原通过吸入、食入或接触等途径进入机体后引起变态反应，导致气道慢性炎症。

（2）气道高反应性：是指气道对各种刺激因子（如变应原、理化因素、运动、药物等）呈现的高度敏感状态，表现为患者接触上述刺激因子时气道出现过强或过早的收缩反应。

（3）气道重塑：是哮喘的重要病理特征，多出现在反复发作、长期没有得到良好控制的哮喘患者。气道重塑使哮喘患者对吸入激素的敏感性降低，出现不可逆气流受限，以及持续存在的AHR。其发生主要与持续存在的气道炎症和反复的气道上皮损伤或修复有关。

4. 神经调节机制

神经因素也被认为是哮喘发病的重要环节。支气管受复杂的自主神经支配，有胆碱能神经、肾上腺素能神经和非肾上腺素能非胆碱能神经系统（NANC）。支气管哮喘与β-肾上腺素受体功能低下和迷走神经张力增加有关。NANC能释放舒张和收缩支气管平滑肌的神经递质，两者平衡失调，则可引起支气管平滑肌收缩。此外，神经源性炎症能通过局部轴突反射释放感觉神经肽而引起哮喘发作。

（二）临床表现

1. 症状

典型表现为发作性伴有哮鸣音的呼气性呼吸困难。症状可在数分钟内发作，持续数小时至数天，应用平喘药物后缓解或自行缓解。夜间及凌晨发作和加重是哮喘的重要临床特征。临床上还存在没有喘息症状的不典型哮喘，表现为发作性咳嗽、胸闷等症状。以咳嗽为唯一症状的不典型哮喘称为咳嗽变异性哮喘；以胸闷为唯一症状的不典型哮喘称为胸闷变异性哮喘。此外，还有些患者（尤其青少年）的哮喘症状表现为运动时出现胸闷、咳嗽和呼吸困难，称为运动性哮喘。

2. 体征

（1）哮喘发作时，典型的体征为双肺可闻及广泛的哮鸣音，呼气音延长。但非常严重的哮喘发作时，哮鸣音反而减弱，甚至完全消失，表现为“沉默肺”，是病情危重的表现。

（2）并发症包括气胸、肺气肿、肺不张，长期反复发作或感染可并发慢肺、支气管扩张和肺源性心脏病。

（三）辅助检查

1. 痰液检查

痰涂片可见嗜酸性粒细胞增多。

2. 肺功能检查

（1）通气功能检测：哮喘发作时呈阻塞性通气功能障碍表现，FEV_1、$FEV_1/FVC\%$和呼气峰值流速（PEF）均下降，残气量及残气量与肺总量比值增加。其中，$FEV_1/FVC\%<70\%$或FEV_1低于正常预计值的80%为判断气流受限的最重要指标。缓解期上述通气功能指标逐渐恢复。病变迁延、反复发作者，其通气功能可逐渐下降。

（2）支气管激发试验（BPT）：用以测定气道反应性。常用吸入激发剂为醋甲胆碱和组胺，激发试验只适用于FEV_1，占正常预计值的70%以上或非哮喘发作期的患者。使用吸入激发剂后如FEV_1下降≥20%为激发试验阳性，提示存在气道高反应性。

（3）支气管舒张试验（BDT）：用以测定气道的可逆性改变。常用的吸入支气管舒张药包括沙丁胺醇、特布他林等。吸入支气管舒张药20分钟后重复测定肺功能，FEV_1较用药前增加≥12%，且其绝对值增加≥200mL为舒张试验阳性，提示存在可逆性的气道阻塞。

（4）PEF及其变异率测定：哮喘发作时PEF下降。监测PEF变异率有助于哮喘的诊断和病情评估。昼夜PEF变异率≥20%，提示存在可逆性的气道改变。

3.影像学检查

哮喘发作时胸部X线可见双肺透亮度增加，呈过度充气状态，缓解期多无明显异常。部分患者在胸部CT可见支气管壁增厚、黏液阻塞。

4.特异性变应原的检测

外周血变应原特异性IgE增高，结合病史有助于病因诊断。血清总IgE增高的程度可作为重症哮喘使用抗IgE抗体治疗的依据。

5.动脉血气分析

严重哮喘发作时可有PaO_2降低。由于过度通气可使$PaCO_2$下降，pH上升，表现为呼吸性碱中毒。如病情恶化，可出现缺氧和CO_2潴留，表现为呼吸性酸中毒。当$PaCO_2$较前升高，即使在正常范围也可能发生严重气道阻塞。

（四）治疗要点

目前哮喘无特效的治疗方法，但长期规范化治疗可使大多数患者达到良好或完全的临床控制。哮喘治疗的目标是长期控制症状、预防未来风险的发生，即在使用最小有效剂量药物治疗或不用药物的基础上，使患者能够与正常人一样生活、工作和学习。

1.确定并减少危险因素接触

部分患者能找到引起哮喘发作的变应原或其他非特异刺激因素，使患者脱离并长期避免接触危险因素是防治哮喘最有效的方法。

2.药物治疗

哮喘治疗药物分为控制性药物和缓解性药物。控制性药物指需要长期使用的药物，主要用于治疗气道慢性炎症，使哮喘维持临床控制，亦称抗炎药；缓解性药物指按需使用的药物，能迅速解除支气管痉挛从而缓解哮喘症状，亦称解痉平喘药。

3.急性发作期的治疗

哮喘急性发作期的治疗目标是尽快缓解气道痉挛、纠正低氧血症、恢复肺功能、预防进一步恶化或再次发作，以及防治并发症。对所有急性发作的患者都要制订个体化的长期治疗方案。

4.慢性持续期的治疗

哮喘慢性持续期的治疗应在评估和监测患者哮喘控制水平的基础上，定期根据长期治疗分级方案调整，以维持患者的控制水平。

5.免疫疗法

分为特异性和非特异性两种，特异性免疫治疗又称脱敏疗法。采用特异性变应原（如尘螨、花粉、猫毛等）配制成各种不同浓度的提取液，通过皮下注射、舌下含服或其他途径给予对其过敏的患者，使其免疫耐受性增高。非特异性免疫治疗（如注射卡介苗、转移因子和疫苗等）有一定的辅助疗效。

6.教育与管理

哮喘患者的教育与管理是提高疗效、减少复发、提高患者生活质量的重要措施。

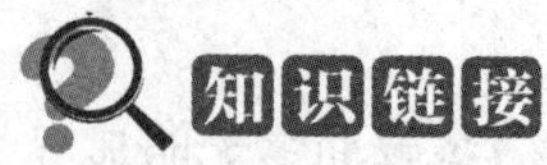

知识链接

哮喘的有效管理方法

尽管哮喘尚不能根治，但通过有效的哮喘管理，通常可以实现哮喘控制。成功的哮喘管理目标：①达到并维持症状的控制；②维持正常活动，包括运动能力；③维持肺功能水平尽量接近正常；④预防哮喘急性加重；⑤避免因哮喘药物治疗导致的不良反应；⑥预防哮喘导致的死亡。具体方法如下：

（1）建立护患之间的合作关系是实现有效哮喘管理的首要措施，其目的是指导患者自我管理，对治疗目标达成共识，制订个体化的书面计划，包括自我监测、对治疗方案和哮喘控制水平周期性评估，在症状和（或）PEF 提示哮喘控制水平变化的情况下，针对控制水平及时调整治疗以达到并维持哮喘控制。

（2）对患者进行哮喘教育是最基本的环节，哮喘教育必须成为护患之间所有互助关系中的组成部分。对医院、社区、专科医生、全科医师及其他医务人员进行继续教育，通过培训哮喘管理知识，提高与患者沟通技巧，做好患者及家属教育。患者教育的目标是增加理解、增强技能、增加满意度、增强自信心、增加依从性和自我管理能力、增进健康，以及减少卫生保健资源使用。

（3）哮喘控制在哮喘长期管理治疗过程中，必须采用评估哮喘控制方法、提供并连续监测可重复的客观指标，从而调整治疗，确定维持哮喘控制所需的最低治疗级别，以便维持哮喘控制，降低医疗成本。

（五）常见护理诊断/问题

（1）气体交换障碍：与支气管痉挛、气道炎症、气道阻力增加有关。

（2）清理呼吸道无效：与支管黏膜水肿、分泌物增多、痰液黏稠、无效咳嗽有关。

（3）活动无耐力：与缺氧、呼吸困难有关。

（4）焦虑：与长期存在且反复急性发作有关。

（5）知识缺乏：缺乏正确使用定量雾化吸入制剂的相关知识。

（6）潜在并发症：呼吸衰竭、纵隔气肿。

（六）护理措施

1.一般护理

（1）环境与休息：有明确过敏原者应尽快脱离至安静、舒适、温湿度适宜的环境中，并保持室内清洁、空气流通。病室不宜摆放花草，避免使用皮毛、羽绒和蚕丝织物等。保证充分的休息，患者休息时尽量减少不必要的护理操作。采取的休息体位以患者自觉舒适为原则，对于因哮喘发作而不能平卧者可采取半卧位或坐位身前倾，并使用枕头、靠背架或床边桌等支撑物增加患者的舒适度。指导患者穿着宽松的衣服，并避免盖被过厚而造成胸部压迫等加重不适。

（2）饮食：大约20%的成年患者和50%的患儿由不适当饮食而诱发或加重哮喘，应提供清淡、易消化、足够热量的饮食，避免进食硬、冷、油煎的食物。若能找出与哮喘发作有关的食物，如鱼、虾、蟹、蛋类、牛奶等，应避免食用。某些食物添加剂（如酒石黄、亚硝酸盐）可诱发哮喘发作，应当引起注意。有烟酒嗜好者应戒烟酒。

2.病情观察

注意观察患者生命体征的变化，重点监测患者咳嗽、咳痰以及哮喘发作时，患者的意识状态，呼吸频率、节律、深度，是否有辅助呼吸肌参与呼吸运动等，监测呼吸音、哮鸣音、痰鸣音的变化，监测动脉血气分析和肺功能情况。了解病情前驱症状，如鼻咽痒、喷嚏、流涕、眼痒等黏膜过敏症状。哮喘严重发作时，如经治疗病情无缓解，须做好机械通气的准备工作。加强对急性期患者的监护，尤其夜间和凌晨是咳嗽、咳痰，以及哮喘易发作的时间，应严密观察有无病情变化。

3.对症护理

（1）口腔与皮肤护理：哮喘发作时，患者常会大量出汗，应每天进行温水擦浴，勤换衣服和床单，保持皮肤的清洁、干燥和舒适。协助并鼓励患者咳嗽后用温水漱口，保持口腔清洁。

（2）促进排痰：痰液黏稠者可定时给予蒸汽或氧气雾化吸入。指导患者进行有效咳嗽，协助叩背，以促进痰液排出。无效者可用负压吸引器吸痰。

（3）补充水分：哮喘急性发作时，患者呼吸加快、出汗，常伴脱水、痰液黏稠，形成痰栓，阻塞小支气管，加重呼吸困难。应鼓励患者每天饮水2500~3000mL，以补充丢失的水分，稀释痰液。重症者应建立静脉通道，遵医嘱及时充分补液，纠正水、电解质和酸碱平衡紊乱。

（4）逐步提高活动耐力：在保证充足睡眠的基础上，与患者协商并制订日间休息与活动计划，以不感觉疲乏为宜。如病情允许，可有计划地逐步增加每天活动量并鼓励患者尝试一些合适的有氧运动，如室内走动、室外散步、快走、慢跑、太极拳、体操等，以逐步提高肺活量和活动耐力。

（5）氧疗护理：重症哮喘患者常伴有不同程度的低氧血症，应遵医嘱给予鼻导管或面罩吸氧。吸氧流量为1~3L/min，吸入氧浓度一般不超过40%。为避免气道干燥和寒冷气流的刺激而导致气道痉挛，吸入的氧气应尽量温暖湿润。在给氧过程中，监测动脉血气分析。如哮喘严重发作，经一般药物治疗无效，或患者出现神志改变，当PaO_2<60mmHg，$PaCO_2$>50mmHg时，应准备进行机械通气。

4.用药护理

观察药物疗效和不良反应。

（1）糖皮质激素：吸入药物治疗的全身性不良反应少，少数患者可出现口腔念珠菌感染和声音嘶哑，指导患者吸药后及时用清水含漱口咽部，选用干粉吸入剂或加用除雾器可减少上述不良反应。口服用药宜在饭后服用，以减少对胃肠道黏膜的刺激。气雾吸入糖皮质激素可减少其口服量，当用吸入剂替代口服剂时，通常需同时使用2周后再逐步减少口服量，指导患者不得自行减量或停药。

（2）β_2受体激动药：①指导患者按医嘱用药，不宜长期、规律、单一、大量使用，因为长期应用可引起 β_2受体功能下降和气道反应性增高，出现耐药性；②指导患者正确使用雾化吸入器，以保证药物的疗效；③用药过程观察有无心悸、骨骼肌震颤、低血钾等不良反应。

（3）茶碱类药物：静脉注射时，浓度不宜过高，速度不宜过快，注射时间宜在10

分钟以上，以防中毒症状发生。不良反应有恶心、呕吐、心律失常、血压下降，以及多尿，偶有呼吸中枢兴奋，严重者可致抽搐甚至死亡。由于茶碱的治疗窗窄，以及茶碱代谢存在较大的个体差异，用药时监测血药浓度可减少不良反应的发生，其安全浓度为6~15 μg/mL。发热、妊娠、小儿或老人、有心肝肾功能障碍，以及甲状腺功能亢进者不良反应增加。合用西咪替丁、喹诺酮类、大环内酯类药物可影响茶碱代谢而使其排泄减慢，应减少用药量。茶碱缓（控）释片有控释材料，不能嚼服，必须整片吞服。

（4）其他：抗胆碱药吸入后，少数患者可有口苦或口干感。酮替芬有镇静、头晕、口干、嗜睡等不良反应，对高空作业人员、驾驶员、操纵精密仪器者应予以强调。白三烯调节剂的主要不良反应是轻微的胃肠道症状，少数有皮疹、血管性水肿、转氨酶升高，停药后可恢复。

5.心理护理

缓解焦虑情绪。哮喘新近发生和重症发作的患者，通常会出现紧张，甚至惊恐不安的情绪，应多巡视患者，耐心解释病情和治疗措施，给予心理疏导和安慰，消除焦虑情绪，这对减轻哮喘发作症状和控制病情有重要意义。

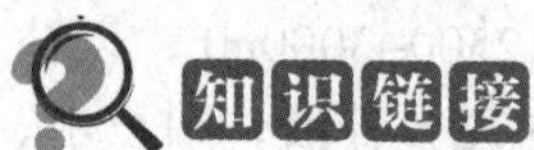

定量雾化吸入器及其使用方法

1.定量雾化吸入器（MDI）

MDI（见图1-1-6）的使用需要患者协调呼吸动作，正确使用是保证吸入治疗成功的关键。使用MDI需注意：①介绍雾化吸入器具。根据患者文化层次、学习能力，提供雾化吸入器的学习资料。② 演示 MDI 的使用方法。打开盖子，摇匀药液，深呼气至不能再呼时张口，将MDI 喷嘴置于口中，双唇包住咬口，以慢而深的方式经口吸气，同时以手指按压喷药，至吸末屏气10秒，使较小的雾粒沉降在气道远端，然后缓慢呼气，休息3分钟后可再重复使用1次。③反复练习使用。护士演示后，指导患者反复练习，直至患者完全掌握。④特殊 MDI 的使用。对不易掌握MDI吸入方法的儿童或重症患者，可在MDI上加储雾罐（spacer），可以简化操作，增加吸入下呼吸道和肺部的药物量，减少雾滴在口咽部沉积引起刺激，增加雾化吸入疗效。

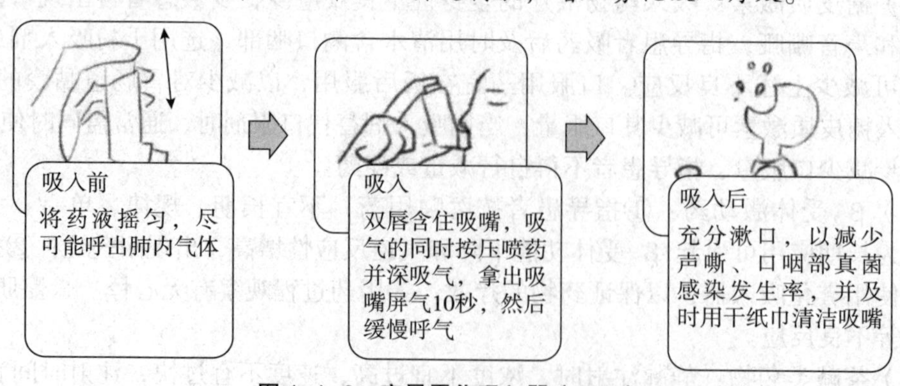

图1-1-6　定量雾化吸入器（MDI）

2. 准纳器（见图 1–1–7）

常用的有舒利迭（沙美特罗卡松吸入粉雾剂）等。指导患者准纳器的使用方法：①一手握住准纳器外壳，另一手拇指向外推动准纳器的滑动杆直至发出“咔哒”声，表明准纳器已做好吸药的准备；②握住准纳器并使其远离嘴部，在保证平稳呼吸的前提下，尽量呼气；③将吸嘴放入口中，深长、平稳地吸气，将药物吸入口中，屏气 10 秒；④ 拿出准纳器，缓慢恢复呼气，关闭准纳器（听到“咔哒”声表示关闭）。

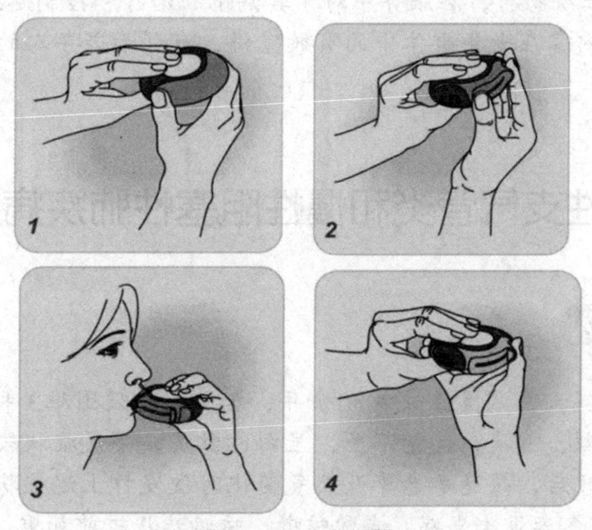

图 1–1–7　准纳器

（七）健康指导

（1）疾病知识指导：指导患者增加对哮喘的激发因素、发病机制、控制目的及效果的认识，以提高患者的治疗依从性。稳定期的维持治疗是哮喘患者疾病长期管理的重点内容，使患者懂得哮喘虽不能彻底治愈，但长期规范化治疗可以使大多数患者达到良好甚至完全的临床控制，即患者可达到没有或仅有轻度症状，使患者能够与正常人一样生活、工作和学习。

（2）避免诱因指导：针对个体情况，指导患者有效控制可诱发哮喘发作的各种因素。例如，避免摄入易引起过敏的食物；避免强烈的精神刺激和剧烈运动；避免持续的喊叫等过度换气动作；不养宠物；避免接触刺激性气体及预防呼吸道感染；戴围巾或口罩，避免冷空气刺激；在缓解期应加强体育锻炼、耐寒锻炼及耐力训练，以增强体质。

（3）用药指导：哮喘患者应了解自己所用各种药物的名称、用法、用量，以及注意事项，了解药物的主要不良反应及如何采取相应的措施来避免。指导患者及家属掌握正确的药物吸入技术，遵医嘱使用 β_2受体激动药和（或）糖皮质激素吸入剂。

（4）心理指导：精神心理因素在哮喘的发生发展过程中起重要作用，培养良好的情绪与战胜疾病的信心是哮喘治疗和护理的重要内容。哮喘患者的心理反应包括抑郁、焦虑、恐惧、性格改变等，应给予心理疏导，使患者保持规律生活和乐观情绪，积极参加体育锻炼，最大限度保持劳动能力，从而有效减轻患者的不良心理反应。此外，患者常有社会适应能力下降、自信心下降、交际减少等表现，应指导患者充分利用社会支持系统，动员患者家属及朋友参与对哮喘患者的管理，为其身心康复提供各方面的支持。

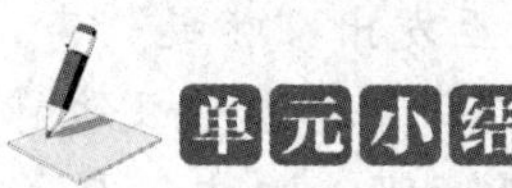

支气管哮喘在老年群体中发病率相对是较高的，因此，支气管哮喘发作时的护理诊断和护理措施的正确执行，在服务中对于其病情的治疗和控制起到至关重要的作用。同时，健康指导的内容在老年群体中的有效宣讲，有利于老年人的维持治疗和预防并发症的发生。

单元6　慢性支气管炎和慢性阻塞性肺疾病患者的护理

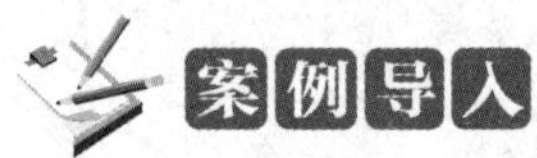

患者，男，72岁，因“慢性咳嗽30余年，加重伴呼吸困难3年”就诊。患者于30年前受凉后出现咳嗽、咳痰，痰量不多，呈白色黏痰，早晨症状较重，自行服用止咳药物症状可缓解。此后，每逢冬春季及天气变化时便发作上述症状，服用药物后症状均可缓解。3年前，冬季再次发病，自觉咳嗽、咳痰症状较前加重，咳黄痰，伴有呼吸困难、胸闷症状，活动后加剧。目前患者为进一步诊治，遂来医院就诊，门诊以慢性阻塞性肺疾病伴急性加重收住入院。

入院查体：T 36.4℃，P 84次/分，R 20次/分，BP 140/85mmHg，W 65kg，患者神志清，精神可。自主体位，查体合作，问答切题。胸廓对称无畸形，双侧呼吸活动度一致，语音震颤无增减，叩诊双肺呼吸音清，未闻及干、湿啰音。心前区无异常隆起。请思考：

1. 如何对该患者制订完善的照护计划？
2. 如何对该患者进行预防指导？

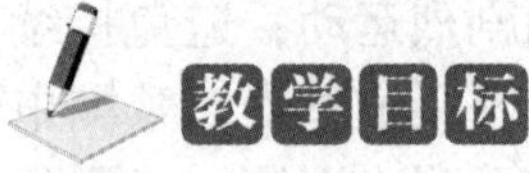

知识目标：

1. 掌握慢性支气管炎的诊断标准。
2. 掌握慢性阻塞性肺疾病常见的临床表现和护理措施。
3. 熟悉慢性阻塞性肺疾病的治疗要点与常见护理诊断问题。
4. 了解慢性阻塞性肺疾病的病因及发病机制，辅助检查。

能力目标：

学会慢性阻塞性肺疾病的临床表现及护理措施，能正确实施整体护理，能为慢性阻塞性肺疾病老年人提供健康指导。

素质目标：

具有关心、尊重、理解老年患者疾苦，主动为其缓解不适的职业意识与态度。

思政目标：

1.在服务过程中，谨记“以老年人为中心”的服务理念。

2.通过学习，学生能学会正确的呼吸功能锻炼方法，养成正确的生活习惯，远离烟草。

一、慢性支气管炎

慢性支气管炎是指气管、支气管黏膜及其周围组织的慢性非特异性炎症。临床上以咳嗽、咳痰为主要症状，或伴有喘息，每年发病持续3个月，连续2年或2年以上，排除具有咳嗽、咳痰、喘息症状的其他疾病即可诊断。

（一）病因及发病机制

1.理化因素

（1）吸烟：吸烟是最重要的环境发病因素。烟草中的焦油、尼古丁和氢氰酸等化学物质具有多种损伤效应，使气道净化能力下降、黏液分泌增多、气道阻力增加，诱发肺气肿形成。

（2）职业粉尘和化学物质：接触烟雾、变应原、工业废气，以及室内空气污染等浓度过高或时间过长，均可能促进支气管黏膜损伤，诱发炎症。

（3）空气污染：大气中的有害气体（如二氧化硫、二氧化氮、氯气等）使气道净化能力下降、黏液分泌增多，为细菌感染创造了条件。

2.生物因素

病毒、支原体、细菌等感染是慢性支气管炎发生发展的重要原因之一。常见的病毒感染包括流感病毒、鼻病毒、腺病毒和呼吸道合胞病毒。细菌感染常继发于病毒感染，常见病原体为肺炎链球菌、流感嗜血杆菌、卡他莫拉菌和葡萄球菌等。这些感染因素同样造成气管、支气管黏膜的损伤和慢性炎症。

3.其他因素

机体因素（如免疫功能紊乱、气道高反应性、年龄增大等）和环境因素（如气候等）均能促进支气管的慢性炎症。如老年人肾上腺皮质功能减退、细胞免疫功能下降、溶菌酶活性降低，容易造成呼吸道的反复感染。寒冷空气可以刺激腺体增加黏液分泌，纤毛运动减弱，黏膜血管收缩，局部血液循环障碍，易引起继发感染。

（二）临床表现

1.症状

缓慢起病，病程长，反复急性发作且病情加重。主要症状为咳嗽、咳痰，或伴有喘息。急性加重指咳嗽、咳痰、喘息等症状突然加重，其主要原因是病毒、细菌、支原体或衣原体等引起呼吸道感染。

（1）咳嗽：一般为晨间咳嗽，睡眠时有阵咳或排痰。

（2）咳痰：一般为白色黏液和浆液泡沫性痰，偶见痰中带血。清晨排痰较多，起床或体位变动可刺激排痰。

（3）喘息：喘息明显者称为喘息性支气管炎，部分可能伴发支气管哮喘。若伴有肺气肿可表现为劳动或活动后气急。

2.体征

早期多无异常体征。急性发作期可在背部或双肺底听到干、湿啰音，咳嗽后可减少或消失，如伴发哮喘可闻及广泛哮鸣音并伴有呼气期延长。

3.并发症

阻塞性肺气肿、支气管肺炎、支气管扩张症等。

（三）辅助检查

1. X线检查

早期无异常。反复发作者表现为肺纹理增粗、紊乱，呈网状或条索状、斑点状阴影，双下肺野明显。

2. 呼吸功能检查

早期无异常。如有小气道阻塞时，最大呼气流速－容量曲线在75%和50%的肺容量时，流量明显降低。

3. 血液检查

细菌感染时偶可出现白细胞总数和（或）中性粒细胞增高。

4. 痰液检查

可培养出致病菌。涂片可发现革兰阳性菌或革兰阴性菌，或大量破坏的白细胞和杯状细胞。

（四）治疗要点

1.急性加重期的治疗

（1）控制感染：多根据患者所在地常见病原菌经验性选用抗生素，一般口服，病情严重时静脉给药。

（2）镇咳祛痰：可用复方甘草合剂、复方氯化铵、溴己新等药物。

（3）平喘：有气喘者可加用支气管舒张药。

2.缓解期的治疗

（1）戒烟：避免吸入有害气体和其他有害颗粒。

（2）反复呼吸道感染者可试用免疫调节剂（如流感疫苗、卡介菌多糖核酸、胸腺肽等）或中药。

二、慢性阻塞性肺疾病

慢性阻塞性肺疾病（COPD）简称慢阻肺，是以持续性气流受限为特征的可以预防和治疗的疾病，其气流受限多呈进行性发展，与气道和肺组织对香烟、烟雾等有害气体或有害颗粒的异常慢性炎症反应有关。COPD与慢性支气管炎及肺气肿密切相关。肺气肿是肺部终末细支气管远端结构出现异常持久扩张，并伴有肺泡壁和呼吸细支气管的破坏，而无明显的肺纤维化。当慢性支气管炎和肺气肿患者功能检查出现气流受限时，则可诊断为COPD。如患者只有慢性支气管炎和（或）肺气肿，而无持续气流受限，则不能诊断为COPD。

COPD是老年人呼吸系统疾病中的常见病和多发病，患病率和病死率均居高不下。

COPD可引起肺功能进行性减退，严重影响老年人的劳动力和生活质量，从而造成巨大的社会和经济负担。

（一）病因及发病机制

慢性阻塞性肺疾病的病因与慢性支气管炎相似，可能是多种环境因素与机体自身因素长期相互作用的结果。该病的发病机制包括以下几个方面。

1. 炎症机制

气道、肺实质及肺血管的慢性炎症是慢阻肺的特征性改变，中性粒细胞、巨噬细胞、T淋巴细胞等均参与慢阻肺的发病过程。

2. 蛋白酶–抗蛋白酶失衡机制

蛋白酶对组织有损伤和破坏作用，抗蛋白酶对弹性蛋白酶等多种蛋白酶有抑制功能，其中 α_1–抗胰蛋白酶（α_1–AT）是活性较强的一种。蛋白酶增多或抗蛋白酶不足均可导致组织结构破坏，导致肺气肿。

3. 氧化应激机制

氧化物可直接作用并破坏许多生化大分子如蛋白质、脂质和核酸等，导致细胞功能障碍或细胞死亡。

4. 其他机制

自主神经功能紊乱、营养不良、气温变化等都有可能参与慢阻肺的发生、发展。

（二）临床表现

1. 症状

（1）慢性咳嗽：常为早晨咳嗽明显，夜间有阵咳或伴有排痰，随病程发展可终身不愈。

（2）咳痰：一般为白色黏液或浆液性泡沫样痰，偶可带血丝，清晨排痰较多。急性发作期痰量增多，可有脓性痰。起床或者体位变动时可以刺激排痰。

（3）气短或呼吸困难：慢性咳嗽咳痰患者在出现气流受限时表现为气短或呼吸困难是COPD的标志性症状。早期在较剧烈活动时出现，逐渐加重，以致在日常活动甚至休息时也感到气短。可用改良版英国医学研究委员会呼吸困难问卷（mMRC问卷）评估（表1–1–1）。

表1–1–1　　mMRC问卷

mMRC分级	呼吸困难症状
0级	剧烈运动时出现呼吸困难
1级	平地快步行走或上缓坡时出现呼吸困难
2级	由于呼吸困难，平地行走比同龄人步行慢或需要停下来休息
3级	平地行走100米左右或数分钟后需要停下来喘气
4级	因严重呼吸困难而不能离开家或穿脱衣服即出现呼吸困难

（4）喘息和胸闷：部分患者特别是重度患者或急性加重时可出现喘息。

（5）其他：晚期患者有体重下降、食欲减退等症状。

2.体征

早期可无异常，随疾病进展出现以下体征：视诊有桶状胸，有些患者呼吸变浅、频率增快。严重者可有缩唇呼吸、触诊语颤减弱等。叩诊呈过清音，心浊音界缩小，肺下界和肝浊音界下降。听诊两肺呼吸音减弱、呼气期延长，部分患者可闻及湿啰音和（或）干啰音。

3.病程分期

COPD的病程可以根据患者症状和体征变化分为以下内容。

（1）急性加重期：指在疾病发展过程中短期内出现咳嗽、咳痰、气短和（或）喘息加重、痰量增多，呈脓性或黏液脓性痰，可伴有发热等症状。

（2）稳定期：指患者咳嗽、咳痰、气短等症状稳定或较轻的阶段。

4.并发症

慢性呼吸衰竭、自发性气胸和慢性肺源性心脏病等。

（三）辅助检查

1.肺功能检查

是判断持续气流受限的主要客观指标，吸入支气管舒张药后$FEV_1/FVC\%<70\%$可确定为持续气流受限。第一秒用力呼气容积占预计值的百分比（FEV_1预计值）是评估慢性阻塞性肺疾病严重程度的依据，具体见慢阻肺患者气流受限严重程度的GOLD分级（见表1–1–2）。

表1–1–2　慢阻肺患者气流受限严重程度的GOLD分级

肺功能分级	分级标准
1级：轻度	$FEV_1 \geq 80\%$ 预计值
2级：中度	$50\% \leq FEV_1<80\%$ 预计值
3级：重度	$30\% \leq FEV_1<50\%$ 预计值
4级：极重度	$FEV_1<30\%$ 预计值

2.影像学检查

COPD早期胸片可无异常变化，以后可出现肺纹理增粗、紊乱等非特异性改变，X线胸片改变对COPD诊断的特异性不高。胸部CT检查可见COPD患者小气道病变的表现，随着病情进展可出现桶状胸，胸廓前后径增宽，两肺透光度增加，肺纹理减少或者肺大疱等肺气肿的表现。

3.动脉血气分析

对确定发生低氧血症、高碳酸血症、酸碱平衡失调以及判断呼吸衰竭的类型有重要价值。

（四）治疗要点

1.避免诱发因素

教育与劝导患者戒烟，因职业或者环境粉尘、刺激气体所致者，应脱离污染环境。

2.长期家庭氧疗

长期家庭氧疗可延缓疾病的进展，防止肺动脉高压及肺心病，提高生活质量和生存率。一般采用鼻导管吸氧，流量为1~2L/min，避免氧浓度过高而引起二氧化碳麻醉，时间一般要保持在15 h/d。

3.积极控制感染

根据致病菌和药物敏感情况选用抗生素治疗，如给予β内酰胺类、第二代头孢菌素类、大环内酯类等。

4.促进气道通畅

使用支气管扩张药和祛痰药，痰液黏稠者应给予雾化治疗，喘息明显的患者可给予糖皮质激素。不宜使用镇咳药，不利于痰液咳出。

三、慢性阻塞性肺疾病的护理

（一）常见护理诊断/问题

（1）气体交换障碍：与气道阻塞、通气不足、呼吸肌疲劳、分泌物过多和肺泡呼吸面积减少有关。

（2）清理呼吸道无效：与分泌物增多而黏稠、气道湿度降低和无效咳嗽有关。

（3）焦虑：与健康状况的改变、病情、经济状况有关。

（二）护理措施

1.一般护理

（1）环境：经常通风换气，保持安静整洁、阳光充足。温湿度适宜，一般温度为22℃~24℃，相对湿度为50%~60%。

（2）休息与活动：处于中度以上慢性阻塞性肺疾病急性加重期的患者应卧床休息，取舒适体位，并经常变换体位。根据病情，患者可以适当增加活动，以不加重症状或不感到疲劳为宜。消除影响睡眠的因素，如体位不适、环境吵闹等，保证患者充足的睡眠时间，使其具有良好的精神状态。

（3）饮食：老年人因消化功能下降和疾病干扰，而且多数慢性阻塞性肺疾病患者体弱消瘦、营养不良，故应合理调配饮食，增加其营养摄入。给予患者清淡易消化的高蛋白、高热量、高维生素的流质或半流质饮食。少食辛辣刺激、油腻和易致过敏的食物，如鱼、虾、蟹等。此外，患者肠蠕动功能减弱，活动减少，为防止便秘，宜多吃蔬菜瓜果等富含纤维素的食物。

2.病情观察

观察体温、脉搏、呼吸、血压，重点观察呼吸，评估呼吸困难的程度，及时发现病情变化，特别是及时发现呼吸衰竭、心力衰竭、休克等严重并发症，以便早期处理。长期卧床的患者应观察其皮肤情况，对于营养状况不佳、末梢血液循环不良的患者，应做好压力性损伤的预防，经常变换体位，对受压部位进行按摩。

3.对症护理

（1）呼吸功能锻炼：COPD患者需要增加呼吸频率来代偿呼吸困难，这种代偿多数依赖于辅助呼吸肌参与呼吸，即胸式呼吸。然而胸式呼吸的效能低于腹式呼吸，患者容易疲劳，因此，应指导患者进行缩唇呼吸、膈式或腹式呼吸的训练，以加强胸、膈呼吸肌的肌力和耐力，改善呼吸功能。

①缩唇呼吸：缩唇呼吸的技巧是通过缩唇形成的微弱阻力来延长呼气时间，增加气道压力，延缓气道塌陷。患者闭嘴经鼻吸气，然后通过缩唇（吹口哨样）缓慢呼气，同时收缩腹部，吸气与呼气时间比为1∶2或1∶3。缩唇的程度与呼气流量以能使距口唇15~20cm处、与口唇等高水平的蜡烛火焰随气流倾斜又不至于熄灭为宜。

②膈式或腹式呼吸：患者可取立位、平卧位或半卧位，两手分别放于前胸部和上腹部。用鼻缓慢吸气时，膈肌最大限度下降，腹肌松弛，腹部凸出，手感到腹部向上抬起。呼气时经口呼出，腹肌收缩，膈肌松弛，膈肌随腹腔内压增加而上抬，推动肺部气体排出，手感到腹部下降。腹式呼吸需要增加能量消耗，因此只能在疾病恢复期进行训练。

（2）保持呼吸道通畅。

①湿化气道：痰多黏稠、难以咳出的患者需多饮水，以达到稀释痰液的目的。也可遵医嘱每天进行雾化吸入。

②有效咳痰：如晨起时咳嗽，排出夜间聚积在肺内的痰液，睡前咳嗽排痰有利于患者的睡眠。咳嗽时，患者取坐位，头略前倾，双肩放松，屈膝，前臂垫枕，如有可能，应使双足着地，有利于胸腔的扩展，增加咳痰的有效性。咳痰后恢复坐位，进行放松性深呼吸。

③协助排痰：护理员或家属给予胸部叩击或体位引流，有利于分泌物的排出。也可用特制的按摩器协助排痰。

4.用药护理

严格遵医嘱控制药物剂量、给药速度和给药途径，告知患者正确服药，不能随意更改或终止药物服用。观察药物是否起到作用及有无不良反应的出现。如需肌内、静脉给药，要注意保护注射部位及血管。

5.心理护理

COPD老年患者因病程长，容易发生焦虑和抑郁的情绪，对自己的生活满意度下降，容易对治疗失去信心，要主动安慰、鼓励患者，并解释疾病的治疗特点，定期进行呼吸肌功能锻炼，坚持合理用药，增强其继续治疗的信心，提高患者的生活质量。

（三）健康指导

1.健康知识指导

戒烟是预防COPD 的重要措施，应对吸烟者采取多种宣教措施劝导戒烟，吸烟者戒烟能有效延缓肺功能进行性下降。控制职业和环境污染，减少有害气体或粉尘、烹饪油烟或燃料烟雾的吸入。防治呼吸道感染对预防COPD也十分重要。对于患有慢性支气管炎等COPD高危人群应定期进行肺功能监测，尽可能及早发现COPD 并及时采取干预措施。

2.康复知识指导

教会患者及其家属依据呼吸困难与活动之间的关系，或采用呼吸困难问卷判断呼吸困难的严重程度，以便合理安排生活。使患者理解康复锻炼的意义，发挥患者的主观能动性，制订个体化锻炼计划，进行腹式呼吸或缩唇呼吸训练等，以及步行、慢跑、气功等体育锻炼。

3.生活知识指导

指导患者识别使病情恶化的因素，在呼吸道传染病流行期间尽量避免到人群密集的公共场所。潮湿、大风、严寒气候时避免室外活动，根据气候变化及时增减衣物，避免受凉感冒。呼吸做功的增加可使热量和蛋白质消耗增多，导致营养不良，应制订热量和蛋白质足够的饮食计划。正餐进食量不足时，应安排少量多餐，避免在餐前和进餐时过多饮水。腹胀的老年患者应进软食。避免进食产气食物，如汽水、啤酒、豆类、马铃薯和胡萝卜等；避免易引起便秘的食物，如油炸食物、干果、坚果等；避免摄入高碳水化合物和高热量饮食，以免产生过多二氧化碳。

4.用药知识指导

根据患者个体情况及综合评估选择支气管扩张剂，一般优先选择吸入剂，尤其是吸入性的β受体激动剂应作为首选。短效β受体激动剂如沙丁胺醇等，吸入后数分钟可缓解症状，须教会患者吸入的方法。

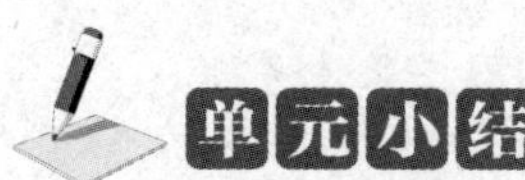

慢性支气管炎是气管、支气管黏膜及其周围组织的慢性非特异性炎症。临床上以咳嗽、咳痰为主要症状，或有喘息，每年发病持续3个月或更长时间，连续2年或2年以上，并排除具有咳嗽、咳痰、喘息症状的其他疾病。吸烟是引起慢性支气管炎最重要的环境发病因素。慢性支气管炎和慢阻肺有密切的关系，当慢性支气管炎患者肺功能检查出现持续气流受限时，则能诊断为慢阻肺；如患者只有慢性支气管炎而无持续气流受限时，则不能诊断为慢阻肺。诊断有无气流受限的主要检查是肺功能检查，当吸入支气管舒张药后$FEV_1/FVC\%<70\%$时，可确定为持续气流受限。预防慢性支气管炎及慢性阻塞性肺疾病最重要的措施是戒烟，防止出现急性加重的最重要的措施是预防呼吸道感染，改善COPD患者呼吸功能的最重要措施是帮助患者学会缩唇呼吸、腹式呼吸。

单元7　慢性肺源性心脏病患者的护理

案例导入

患者，男，79岁，因“咳嗽、咳痰、胸闷、气短30余年，加重12天”就诊。患者入院前感冒受凉后易出现胸闷、气短，伴有喘息，且夜间为甚，休息或端坐后可缓解，偶有咳嗽、咳痰，为黄痰，量多不易咳出，未进行规律诊断及治疗。入院前10余天受凉后再次出现上述症状，且咳嗽、胸闷、气短、喘息阵发性加重，伴有乏力、食欲减退、眼睑浮肿、夜间阵发性呼吸困难，端坐位可缓解，双下肢水肿进行性加重，无畏寒、发热、胸痛等不适。现患者为进一步诊治，遂来医院就诊，门诊以“慢性肺源性心脏病”收住入院。

入院查体：T 36.5℃，P 80 次/分，R 16 次/分，BP 135/89mmHg，W68kg，胸廓对称无畸形，双侧呼吸活动度一致，触觉语颤减弱，叩诊双肺过清音，听诊双肺呼吸音粗，肺底可闻及湿啰音。胸部X线显示：肺源性心脏病、双肺间质性改变。24 小时动态心电图示：异常心律，心房扑动，偶发室性期前收缩，持续性 ST 段改变。请思考：

1. 应对该患者采取哪些照护措施？

2. 如何对该患者进行预防指导？

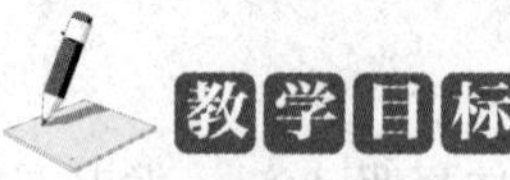

知识目标：

1. 掌握慢性肺源性心脏病常见的临床表现及护理措施。
2. 熟悉慢性肺源性心脏病的治疗要点与常见护理诊断问题。
3. 了解慢性肺源性心脏病的病因及发病机制，辅助检查。

能力目标：

学会慢性肺源性心脏病的临床表现及护理措施，能正确实施整体护理，能为慢性肺源性心脏病老年患者提供健康指导。

素质目标：

在为老服务过程中，能及时发现老年患者的病情变化，及时汇报，采取正确有效的措施。

思政目标：

具有准确、敏锐的观察力和正确的判断力。

慢性肺源性心脏病

肺源性心脏病简称肺心病，是指由于支气管-肺组织、胸廓或肺血管病变引起肺血管阻力增加，产生肺动脉高压，继而引发右心室结构和（或）功能改变的疾病。根据起病缓急和病程长短，可分为急性和慢性肺心病两类，急性肺心病常见于急性大面积肺栓塞，本节重点论述慢性肺心病。该病多由慢性阻塞性肺疾病所致，患病率存在地区差异，北方地区高于南方地区，农村高于城市，并随年龄增长而增加。吸烟者比不吸烟者患病概率更高，男女无明显差异。冬春季节和气候骤变时，易出现急性发作。

（一）病因及发病机制

1.病因

（1）支气管、肺疾病：最多见于慢阻肺，占 80% ~90%，其次为支气管哮喘、支气管扩张、肺结核、间质性肺炎等。

（2）胸廓运动障碍性疾病：较少见，严重胸廓或脊椎畸形以及神经肌肉疾患均可引起胸廓活动受限、肺受压、支气管扭曲或变形，导致肺功能受损。气道引流不畅，肺部反复感染，并发肺气肿或纤维化。

（3）肺血管疾病：特发性或慢性栓塞性肺动脉高压、肺小动脉炎均可引起肺血管阻力增加、肺动脉压升高和右心室负荷加重，发展为慢性肺心病。

（4）其他：原发性肺泡通气不足及先天性口咽畸形、睡眠呼吸暂停低通气综合征等均可产生低氧血症，引起肺血管收缩，导致肺动脉高压，发展成慢性肺心病。

2.发病机制

不同疾病所致肺动脉高压的机制不完全一样，本节主要讨论低氧性肺动脉高压，尤其慢阻肺所致肺动脉高压的机制。

（1）肺动脉高压的形成：缺氧、高碳酸血症和呼吸性酸中毒导致肺血管收缩、痉挛是形成肺动脉高压的最重要因素；各种慢性胸肺疾病导致的肺血管解剖结构变化引起的肺循环血流动力学障碍也是导致肺动脉高压的一大因素；同时，慢性缺氧产生继发性红细胞增多，血液黏度增加也会使肺动脉压升高。

（2）心脏病变和心力衰竭：肺循环阻力增加导致肺动脉高压，右心发挥代偿作用以克服肺动脉压升高的阻力，发生右心室肥厚。随着病情进展，肺动脉压持续升高，右心失代偿而致右心衰竭。由于缺氧、高碳酸血症、酸中毒、相对血流量增多等因素，使左心负荷加重，如病情进展，甚至导致左心衰竭。

（3）其他重要器官的损害：缺氧和高碳酸血症可导致重要器官如脑、肝、肾、胃、肠及内分泌系统、血液系统的病理改变，引起多器官的功能损害。

（二）临床表现

本病发展缓慢，临床上除原有疾病的各种症状和体征外，主要是逐步出现肺、心功能障碍以及其他器官功能损害的表现。可按其功能分为代偿期和失代偿期。

1.肺、心功能代偿期

（1）症状：病情相对稳定，主要临床表现为咳嗽、咳痰、气促，活动后可有心悸、呼吸困难、乏力和活动耐力下降。急性感染可加重上述症状。少有胸痛或咯血。

（2）体征：可有不同程度的发绀和肺气肿体征，干、湿啰音，右心室肥厚的体征，部分患者可有颈静脉充盈，或肝下界下移。肺动脉瓣区第一心音亢进提示肺动脉高压。

2.肺、心功能失代偿期

（1）呼吸衰竭。

①症状：呼吸困难加重，端坐呼吸，夜间为甚，常伴有头痛、失眠、食欲下降、白天嗜睡，甚至出现表情淡漠、神志恍惚、谵妄等肺性脑病的表现。

②体征：明显发绀，球结膜充血、水肿，严重时出现颅内压升高的表现，腱反射减弱或消失，出现病理反射。可出现皮肤潮红、多汗。

（2）右心衰竭。

①症状：明显气促、心悸、食欲缺乏、腹胀、恶心等。

②体征：发绀更明显，颈静脉怒张，心率增快，可出现心律失常，剑突下可闻及收缩期杂音，甚至出现舒张期杂音。肝大并有压痛，肝颈静脉回流征阳性，下肢水肿，重者可有腹水。少数患者可出现肺水肿及全心衰竭的体征。

3.并发症

肺性脑病、电解质及酸碱平衡紊乱、心律失常、休克、消化道出血和弥散性血管内凝血等。

（三）辅助检查

（1）影像学检查：为诊断慢性肺源性心脏病的主要依据，除原有的胸、肺基础疾病及急性感染表现外，尚有肺动脉高压和右心室肥大的征象。

（2）心电图检查：电轴右偏、肺性P波等作为肺源性心脏病诊断的参考。

（3）超声心动图：测量左右心室内径、右肺动脉内径等，有助于肺源性心脏病的确诊。

（4）血气分析：动脉PaO_2<60mmHg、动脉$PaCO_2$> 50mmHg提示呼吸衰竭。

（四）治疗要点

1.肺、心功能代偿期

采用中西医结合的综合治疗措施，延缓基础疾病进展，预防感染，减少或避免急性加重的发生，需要时长期家庭氧疗或家庭无创呼吸机治疗等。

2.肺、心功能失代偿期

治疗原则为积极控制感染，保持呼吸道通畅，改善呼吸功能，纠正缺氧和二氧化碳潴留，控制呼吸衰竭和心力衰竭，防治并发症。

（1）控制感染：有效控制呼吸道感染是治疗慢性肺源性心脏病的关键之一，可做痰细菌培养及药敏试验。没有培养结果时，根据感染的环境及痰涂片结果选用抗生素。常用的抗生素有青霉素类、氨基糖苷类、喹诺酮类及头孢菌素类药物。注意继发真菌感染的可能。

（2）保持呼吸道通畅：给予扩张支气管、祛痰等治疗，合理氧疗，必要时给予正压通气治疗。

（3）控制心力衰竭：慢性肺心病患者一般经过积极控制感染，改善呼吸功能，纠正缺氧和二氧化碳潴留后，心力衰竭便能得到改善。治疗无效者可适当选用利尿药、正性肌力药或扩血管药。

（五）常见护理诊断/问题

（1）气体交换障碍：与肺血管阻力增高引起肺淤血、肺血管收缩导致肺血流量减少有关。

（2）清理呼吸道无效：与呼吸道感染、痰多而黏稠有关。

（3）活动无耐力：与心、肺功能减退有关。

（4）体液过多：与心排血量减少、肾血流灌注量减少有关。

（5）潜在并发症：肺性脑病。

（六）护理措施

1.一般护理

（1）休息与活动：在心肺功能失代偿期，应绝对卧床休息，协助患者采取舒适体位，如半卧位或坐位，以减少机体耗氧量，减慢心率和减轻呼吸困难。在心、肺功能代偿期，可鼓励患者进行适量活动，活动量以不引起疲劳、不加重心肺不适症状为宜。例如，下肢交替抬离床面，使肌肉保持紧张几秒后，松弛平放床上。鼓励患者进行呼吸功能锻炼，提高活动耐力。

（2）饮食：清淡易消化的高蛋白、高纤维、高热量的流质或半流质饮食，避免便秘和腹胀。避免食用含糖高的食物，以免引起痰液黏稠。若患者出现水肿或尿少，要限制钠盐的摄入，每天摄入量不超过3g。少食多餐，必要时遵医嘱静脉补充营养。

2.病情观察

观察患者呼吸频率、节律、深度，呼吸浅伴有嗜睡时要警惕严重缺氧、二氧化碳潴留；呼吸深大且嗜睡可能为代谢性酸中毒；呼吸浅快且兴奋、谵妄等，可能为代谢性碱中毒。此外，还要注意监测患者生命体征，定期监测动脉血气分析，观察有无右心衰竭的表现。

3.对症护理

（1）缺氧：低流量、低浓度、持续给氧，吸入气氧流量一般为1~2L/min，吸入气氧浓度为25%~29%。避免高浓度吸氧，以防呼吸抑制，加重肺性脑病。

（2）皮肤水肿：观察全身水肿情况，有无压力性损伤。因老年慢性肺源性心脏病患者易营养不良且伴有水肿，故指导其穿宽松、柔软的衣服，定时更换体位，受压部位垫气垫、海绵垫或使用气垫床。

4.用药护理

（1）对二氧化碳潴留、呼吸道分泌物多的重症患者慎用镇静药、麻醉药、催眠药，如必须用药，使用后注意观察是否有抑制呼吸和咳嗽反射减弱的情况。

（2）应用利尿药后易出现低钾、低氯性碱中毒而加重缺氧；过度脱水引起血液浓缩、痰液黏稠不易排出等不良反应，应注意观察及预防。使用排钾利尿药时，督促患者遵医嘱补钾。利尿药尽可能在白天给药，避免夜间频繁排尿而影响患者睡眠。

（3）使用洋地黄类药物时，应询问有无洋地黄用药史，遵医嘱准确用药，注意观察药物毒性反应。

（4）应用血管扩张药时，注意观察患者心率及血压情况。血管扩张药在扩张肺动脉的同时也扩张体循环动脉，往往造成血压下降、反射性心率增快、氧分压下降、二氧化碳分压升高等不良反应。

（5）使用抗生素时，注意观察感染控制的效果、有无继发性感染。

5.心理护理

慢性肺源性心脏病需长期治疗，难以根治，且经常反复发作住院，经济负担沉重，这易造成老年患者丧失治疗信心、情绪低落，甚至不配合、放弃治疗，特别是危重患者，往往容易有悲观情绪。护理员应积极主动、耐心地与患者交谈，查找心理问题的根源，解除影响因素；要做好心理疏导，多安慰、鼓励患者积极配合治疗，提高其生活质量。

（七）健康指导

1.疾病预防指导

由于慢性肺心病是各种原发肺胸疾病晚期的并发症，应对高危人群进行宣传教育，劝导戒烟，积极防治COPD等慢性支气管肺疾病，以降低发病率。

2.疾病知识指导

使患者和家属了解疾病发生、发展过程，减少反复发作的次数。积极防治原发病，避免和防治各种可能导致病情急性加重的诱因，坚持家庭氧疗等。加强饮食营养，以保证机体康复的需要。病情缓解期应根据肺、心功能及体力情况进行适当的体育锻炼和呼吸功能锻炼，如散步、气功、太极拳和腹式呼吸、缩唇呼吸等，改善呼吸功能，提高机体免疫功能。

3. 病情监测指导

告知患者及家属病情变化的征象，如体温升高、呼吸困难加重、咳嗽剧烈、咳痰不畅、尿量减少、水肿明显，或发现患者神志淡漠、嗜睡、躁动、口唇发绀加重等，均提示病情变化或加重，需及时就诊。

单元小结

慢性肺源性心脏病是我国呼吸系统的常见病。多种呼吸系统疾病最终均可导致肺心病的发生，最常见的原因是慢性阻塞性肺疾病。慢阻肺引起的肺心病主要是通过多种机制如缺氧、肺血管解剖结构变化及血液黏稠度增加引起肺动脉压力升高作为始动环节，继而右心发挥代偿作用而发生右心室肥厚，最终出现右心衰竭。在慢性肺心病的代偿期，患者除原发疾病症状外可无明显其他表现，因此代偿期的治疗主要是延缓基础疾病的进展，避免急性加重的发生；在失代偿期，患者主要表现为原发疾病症状加重引起的呼吸衰竭和体循环淤血为主要表现的右心衰竭，其治疗主要为控制呼吸衰竭和右心衰竭，防治并发症。在对慢性肺源性心脏病患者的护理过程中，能及时识别患者的病情变化，采取积极有效的措施，对于挽救患者生命，降低急性发作时的死亡率具有积极作用。

单元8　肺部感染患者的护理

案例导入

患者，男，74岁，因“间断咳嗽、咳痰10天，加重1天”就诊。患者于10天前因感冒受凉后出现间断咳嗽、咳痰，痰为白色黏痰，量少，易咳出，伴有发热、盗汗，体温最高可达39℃，伴有畏寒、寒战，无恶心、呕吐等不适，查胸部CT示双肺间质性改变，左下肺渗出性改变。现患者为进一步诊治，遂来医院就诊，门诊“肺炎”收入院。入院查体：T 36.5℃，P78次/分，R 20次/分，BP 132/79mmHg，W68kg。患者自发病以来，神志清，精神可，饮食、睡眠可，大小便正常，近期体重无明显增减。既往体健，自主体位，查体合作，问答切题。胸廓对称无畸形，双侧呼吸活动度一致，呼吸音粗，左下肺可闻及湿啰音。请思考：

1. 说出该患者所患疾病及病因。

2. 如何对该患者进行照护？

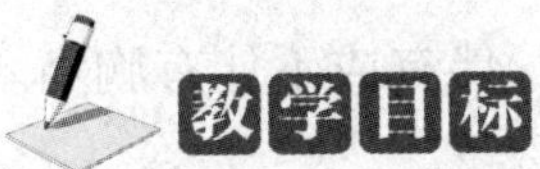

知识目标：

1. 掌握肺炎常见的临床表现及护理措施。

2. 熟悉肺炎的治疗要点与常见护理诊断/问题。

3. 了解肺炎的病因及发病机制，辅助检查。

能力目标：

学会肺炎的临床表现及护理措施，能正确实施整体护理，能为肺炎老年人提供健康指导。

素质目标：

具有关心、尊重、理解老年患者疾苦，主动为其缓解不适的职业意识与态度。

思政目标：

在服务过程中，谨记“以老年人为中心”的服务理念。

肺炎

肺炎是指终末气道、肺泡和肺间质的炎症，可由多种病因引起，如感染、理化因素、免疫损伤等。病原微生物感染是引起肺炎极为常见的原因。老年肺炎常因无明显临床表现而被忽视，病情进展快，易致重症肺炎，死亡率高。

（一）病因及发病机制

1. 细菌性肺炎

细菌性肺炎是最常见的肺炎，病原菌包括肺炎链球菌、金黄色葡萄球菌、甲型溶血性链球菌等需氧革兰氏阳性球菌；肺炎克雷伯杆菌、流感嗜血杆菌、铜绿假单胞菌等需氧革兰氏阴性杆菌；棒状杆菌、梭形杆菌等厌氧杆菌。

2. 非典型病原体所致肺炎

非典型病原体所致肺炎常由支原体、军团菌和衣原体等引起。

3. 病毒性肺炎

病毒性肺炎常由冠状病毒、腺病毒、呼吸道合胞病毒、流感病毒等引起。

4. 真菌性肺炎

真菌性肺炎常由白念珠菌、曲菌、放线菌等引起。

5. 其他病原体所致肺炎

其他病原体所致肺炎常由立克次体、弓形虫、原虫（如卡氏肺囊虫）、寄生虫（如肺包虫、肺吸虫）等引起。

6. 理化因素所致肺炎

理化因素所致肺炎如放射性损伤可引起放射性肺炎，胃酸吸入可引起化学性肺炎，吸入刺激性气体、液体等化学物质亦可引起化学性肺炎。

（二）临床表现

1. 症状

一般急性起病，典型表现为突然畏寒、发热，或先有短暂“上呼吸道感染”史，随后咳嗽、咳痰或原有呼吸道症状加重，并出现脓性痰或血痰，伴有或不伴有胸痛。病变范围大者可有呼吸困难、发绀。

2.体征

早期肺部体征不明显，典型体征为肺实变体征、湿啰音。

（三）辅助检查

1.血常规

细菌性肺炎会导致白细胞计数和中性粒细胞增高，并有核左移，或细胞内见中毒颗粒。年老体弱、酗酒、免疫功能低下者白细胞计数可不增高，但中性粒细胞比例仍高。病毒性肺炎和其他类型肺炎，白细胞计数可无明显变化。

2.胸部X线

胸部X线对肺炎的诊断具有重要价值。如呈斑片状浸润影，高度提示为细菌性肺炎；呈斑片状或条索状非均匀片状阴影，密度不均匀，沿支气管分布，则多见于由细菌或病毒引起的支气管肺炎。

（四）治疗要点

1.抗感染治疗

抗感染治疗是肺炎治疗的最主要环节。开始可采用经验治疗，后根据临床反应、细菌培养和药物敏感试验结果调整抗生素。

2.对症和支持治疗

包括祛痰、降温、吸氧、维持水电解质平衡、改善营养及加强机体免疫功能等。

3.预防并及时处理并发症

肺炎球菌肺炎、葡萄球菌肺炎、革兰阴性杆菌肺炎等出现严重脓毒血症可并发感染性休克，应及时给予抗休克治疗。并发肺脓肿、呼吸衰竭等给予相应治疗。

（五）常见护理诊断/问题

（1）体温过高：与肺部感染有关。

（2）清理呼吸道无效：与气道分泌物多、痰液黏稠、胸痛、咳嗽无力等有关。

（3）潜在并发症：感染性休克。

（六）护理措施

1.一般护理

（1）休息与活动：早期卧床休息，避免劳累，注意变换体位，可采用半卧位以增加通气量，减轻呼吸困难。

（2）饮食护理：鼓励患者多饮水，应给予清淡、易消化、高热量、高蛋白、高维生素的食物，增强患者体质，加强机体免疫功能。保持口腔清洁卫生，防止感染，增进食欲。

2.病情观察

监测患者血压、脉搏、体温、呼吸、神态等变化，一旦出现体温骤升骤降、面色苍白、脉搏细速、呼吸浅、少尿等早期休克征象时，应及时告知医师。

3.对症护理

（1）高热：给予物理降温，如头部或大动脉处放置冰袋等，因老年人对冷热敏感程度低，要注意观察，防止冻伤。

（2）寒战：要注意保暖。

（3）脱水：及时补液，以维持水和电解质的平衡。

（4）呼吸困难：保持呼吸道通畅，给予吸氧。

（5）咳痰：鼓励深呼吸、咳嗽，或叩击背部，促进排痰，严重者遵医嘱可为其做雾化吸入。

（6）感染性休克：使患者取仰卧中凹位，以增加心排血量，利于呼吸，并注意保暖。迅速给予高流量吸氧，同时迅速建立静脉通路，遵医嘱给药且注意观察抗休克治疗的效果。抗休克治疗的有效指标是皮肤转为红润，脉搏逐渐恢复，呼吸平稳，血压回升，尿量增多。

4.用药护理

遵医嘱用药，应注意药物疗效和不良反应。

（1）氨基糖苷类抗生素有耳毒性、肾毒性。

（2）头孢菌素类抗生素可出现皮疹甚至过敏性休克。

（3）大环内酯类抗生素有胃肠道反应，要密切观察。

（4）静脉给药时应注意对血管的合理利用和保护。

5.心理护理

老年肺炎患者多伴有其他基础疾病，容易情绪低下，要重视对其的心理照护。应鼓励患者正确地面对困难，关心安慰患者，帮助其消除焦虑、恐惧心理及悲观情绪，使其心态积极地接纳并应对疾病。

（七）健康指导

1.疾病知识指导

指导患者和护理员了解老年肺炎的基本知识、主要危险因素，告知本病的早期症状、就诊时机、治疗知识及自我照护的方法。

2.康复知识指导

指导患者和护理员腹式呼吸的方法，指导护理员为患者翻身拍背、排痰、保持呼吸道通畅，尤其是卧床的患者要勤翻身、勤叩背。同时，循序渐进地进行散步、体操等有氧运动。

3.生活方式指导

指导患者合理饮食，戒烟、限酒，改变不良的生活方式，保持口腔的清洁卫生。保持室内空气新鲜与适宜的温度、湿度，注意天气的变化，随时增减衣物，避免诱发肺炎的因素，如淋雨、受凉等。

4.用药指导

遵医嘱服药，注意观察药物的不良反应。

5.病情观察指导

严密观察病情变化，若发生高热、呼吸困难等异常表现时及时协助就诊。

单元小结

肺炎是老年人呼吸系统的常见病。发病隐匿、病情进展快、易导致重症肺炎，因此死亡率高。引起老年人肺炎的主要原因是微生物感染，最常见的是细菌感染。因此，肺炎治疗的最主要环节是抗感染治疗。最常见的临床表现是发热、咳嗽、咳痰和呼吸困难。胸部X线对肺炎的诊断具有重要价值，可为肺炎的发生部位、严重程度和病原学提供重要线索。最严重的并发症是感染性休克，能及时发现并积极抢救对于挽救感染性休克患者十分重要。

单元9　呼吸衰竭患者的护理

案例导入

患者，男，73岁，因“咳嗽、咳痰、气喘20年，加重4天，意识不清2小时”入院。查体：T 38.8℃，P 102次/分，R 28次/分，BP 136/82mmHg，神志清楚，颈静脉怒张，桶状胸，语颤减弱，双肺叩诊呈过清音，听诊双肺呼吸音减弱，散在湿啰音，剑突下心搏明显，心率 102 次/分，心律整齐，各瓣膜区无杂音，肝颈静脉回流征阳性，腹软，肝肋下2cm，质软，触痛，脾未触及，腹水征阴性，双下肢凹陷性浮肿。辅助检查：血常规示WBC 15×10^9/L，嗜中性粒细胞 0.88；血气分析示PaO_2 52mmHg，$PaCO_2$ 64mmHg。门诊以“慢性支气管炎急性发作，慢性阻塞性肺疾病，肺心病（失代偿）右心功能不全，Ⅱ型呼吸衰竭”收入院。请思考：

1.什么是Ⅱ型呼吸衰竭，该患者发生呼吸衰竭的病因是什么？如何避免？

2.如何为患者进行健康指导？

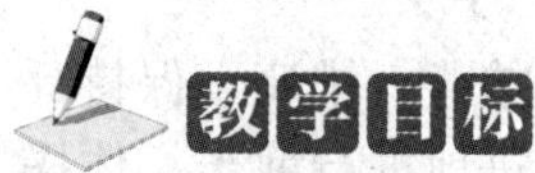

知识目标：

1. 掌握呼吸衰竭常见的临床表现及护理措施。
2. 熟悉呼吸衰竭的治疗要点与常见护理诊断/问题。
3. 了解呼吸衰竭的病因及发病机制，辅助检查。

能力目标：

学会呼吸衰竭的临床表现及护理措施，能正确实施整体护理，能为呼吸衰竭老年人提供健康指导。

素质目标：

具有关心、尊重、理解老年患者疾苦，主动为其缓解不适的职业意识与态度。

思政目标：

1.在服务过程中，谨记“以老年人为中心”的服务理念。

2.通过Ⅰ型和Ⅱ型呼吸衰竭的对比学习，能辩证地分析问题。

呼吸衰竭

呼吸衰竭，简称呼衰，是指各种原因引起的肺通气和（或）换气功能严重障碍，以致在静息状态下亦不能维持足够的气体交换，导致低氧血症伴（或不伴）高碳酸血症，进而引起一系列病理生理改变和相应临床表现的综合征。由于临床表现缺乏特异性，明确诊断需依据动脉血气分析，若在海平面、静息状态、呼吸空气条件下，动脉血氧分压（PaO_2）<60mmHg，伴或不伴二氧化碳分压（$PaCO_2$）>50mmHg，即可诊断为呼吸衰竭。

（一）病因及发病机制

1.病因

呼吸过程由外呼吸、气体运输和内呼吸三个环节组成，当参与外呼吸（肺通气和肺换气）的任何一个环节发生严重病变，都可导致呼吸衰竭。

（1）气道阻塞性病变：慢性阻塞性肺疾病、重症哮喘等疾病引起肺通气不足，导致缺氧和二氧化碳潴留，发生呼吸衰竭。

（2）肺组织病变：严重肺炎、肺气肿、肺水肿等疾病，均可导致有效弥散面积减少、肺顺应性降低、通气/血流比例失调，造成缺氧或合并二氧化碳潴留。

（3）心脏疾病：缺血性心脏病、严重心脏瓣膜病等可导致通气和换气功能障碍，从而导致缺氧和（或）二氧化碳潴留。

（4）胸廓与胸膜病变：胸外伤造成的连枷胸、胸廓畸形、广泛胸膜增厚、气胸等，造成通气减少和吸入气体分布不均，导致呼吸衰竭。

（5）神经肌肉病变、脑血管疾病、脊髓颈段或高位胸段损伤、重症肌无力等均可累及呼吸肌，造成呼吸肌无力或麻痹，导致呼吸衰竭。

2.发病机制

各种病因通过引起肺泡通气不足、弥散障碍、肺泡通气/血流比例失调、肺动-静脉分流增加和氧耗量增加五个主要机制，使通气和（或）换气过程发生障碍，导致呼吸衰竭。临床上往往是多种机制并存。

（二）分类

1.按动脉血气分析分类

可分为Ⅰ型呼吸衰竭和Ⅱ型呼吸衰竭。Ⅰ型呼吸衰竭又称缺氧性呼吸衰竭，无二氧化碳潴留，血气分析特点为PaO_2<60mmHg，$PaCO_2$降低或正常，见于换气功能障碍疾病，即通过引起通气/血流比例失调、弥散功能损害和肺动-静脉分流导致的呼吸衰竭；Ⅱ型呼吸衰竭又称高碳酸性呼吸衰竭，既有缺氧，又有二氧化碳潴留，血气分析特点为PaO_2<60mmHg，$PaCO_2$>50mmHg，见于通气功能障碍疾病。

2.按发病急缓分类

可分为急性呼吸衰竭和慢性呼吸衰竭。急性呼吸衰竭是指由于多种突发致病因素使通气或换气功能迅速出现严重障碍，在短时间内发展的呼吸衰竭。因机体不能很快代偿，如不及时抢救，将危及患者生命。慢性呼吸衰竭是指由于呼吸和神经肌肉系统的慢性疾病，导致呼吸功能损害逐渐加重，经过较长时间发展的呼吸衰竭。由于缺氧和二氧化碳潴留逐渐加重，在早期机体可以代偿适应，一般能耐受轻工作及日常活动，此时称为代偿性慢性呼吸衰竭。若在此基础上并发呼吸系统感染或气道痉挛等疾病，可出现急性加重，在短时间内动脉血氧分压明显下降、二氧化碳分压明显升高，则称为慢性呼吸衰竭急性加重。其临床表现兼有急性呼吸衰竭的特点。

3.按发病机制分类

可分为泵衰竭和肺衰竭。泵衰竭是指由呼吸泵（驱动或制约呼吸运动的神经、肌肉和胸廓）功能障碍引起，以Ⅱ型呼吸衰竭表现为主的呼吸衰竭；肺衰竭是指由肺组织及肺血管病变或气道阻塞引起的呼吸衰竭，可表现为Ⅰ型或Ⅱ型呼吸衰竭。

（三）临床表现

除引起呼吸衰竭的原发疾病的症状、体征，主要表现为缺氧和二氧化碳潴留所致的呼吸困难和多器官功能障碍。

1.呼吸困难

多数患者有明显的呼吸困难，急性呼吸衰竭早期表现为呼吸频率增加，病情严重时出现呼吸困难，辅助呼吸肌活动增加，可出现三凹征。慢性呼吸衰竭时表现为呼吸费力伴有呼气延长，严重时呼吸浅快，并发二氧化碳麻醉时，出现浅慢呼吸或潮式呼吸。

2.发绀

发绀为缺氧的典型表现。当动脉血氧饱和度低于90%时，出现口唇、指甲和舌发绀。另外，发绀的程度与还原型血红蛋白含量相关，因此红细胞增多者发绀明显，而贫血患者则不明显。

3.精神–神经症状

急性呼吸衰竭可迅速出现精神紊乱、躁狂、昏迷、抽搐等症状。慢性呼吸衰竭随着动脉血二氧化碳分压升高，出现先兴奋后抑制症状。兴奋症状包括烦躁不安、昼夜颠倒，甚至谵妄；抑制症状表现为表情淡漠、肌肉震颤、间歇抽搐、嗜睡，甚至昏迷等。

4.循环系统表现

多数患者出现心动过速，严重缺氧和酸中毒时，可引起周围循环衰竭、血压下降、心肌损害、心律失常甚至心搏骤停。二氧化碳潴留者出现体表静脉充盈、皮肤潮红、温暖多汗、血压升高；慢性呼吸衰竭并发肺心病时可出现体循环淤血等右心衰竭表现。

5.消化和泌尿系统表现

急性严重呼吸衰竭时可损害肝、肾功能，并发肺心病时出现尿量减少。部分患者可引起应激性溃疡而发生上消化道出血。

（四）辅助检查

1.动脉血气分析

PaO_2<60mmHg，伴有或不伴有 $PaCO_2$>50mmHg，pH可正常或降低。

2.影像学检查

X线胸片、胸部CT等可协助分析呼吸衰竭的原因。

3.其他检查

肺功能检查能判断通气功能障碍的性质以及是否合并有换气功能障碍，并对通气和换气功能障碍的严重程度进行判断。纤维支气管镜检查可以明确大气道情况和取得病理学证据。

（五）治疗要点

呼吸衰竭的治疗原则是保持呼吸道通畅，迅速纠正缺氧、改善通气，积极治疗原发病、消除诱因，加强一般支持治疗和其他重要脏器功能的监测，预防和治疗并发症。

（1）保持呼吸道通畅：①清除呼吸道分泌物及异物。②昏迷患者采用仰头提颏法打开气道并将口打开。③用支气管舒张药如 β_2 肾上腺素受体激动药、糖皮质激素等缓解支气管痉挛。④建立人工气道。如上述方法不能有效地保持气道通畅，可采用简易人工气道或气管内导管（气管插管和气管切开）建立人工气道，简易人工气道主要有口咽通气道、鼻咽通气道和喉罩，是气管内导管的临时替代方式。

（2）氧疗：Ⅱ型呼吸衰竭给予低浓度（<35%）持续吸氧；Ⅰ型呼吸衰竭则可给予较高浓度（>35%）吸氧。急性呼吸衰竭的给氧原则为在保证 PaO_2 迅速提高到60mmHg或 SpO_2 达90%以上的前提下，尽量降低吸氧浓度。

（3）增加通气量、减少 CO_2 潴留：①呼吸兴奋药通过刺激呼吸中枢或外周化学感受器，增加呼吸频率和潮气量，改善通气。常用药物有尼可刹米、洛贝林、多沙普仑等。②对于呼吸衰竭严重、经上述处理不能有效地改善缺氧和二氧化碳潴留的患者，需考虑机械通气。

（4）病因治疗：在解决呼吸衰竭本身造成危害的前提下，针对不同病因采取适当的治疗措施是治疗呼吸衰竭的根本所在。

（5）一般支持疗法：包括纠正酸碱平衡失调和电解质紊乱、加强液体管理、维持血细胞比容保证充足的营养及能量供给等。

（6）重要脏器功能的监测与支持：预防和治疗肺动脉高压、肺源性心脏病、肺性脑病、肾功能不全和消化道功能障碍，尤其要注意预防多器官功能障碍综合征的发生。

（六）常见护理诊断/问题

（1）潜在并发症：重要器官缺氧性损伤。

（2）清理呼吸道无效：与呼吸道感染、分泌物过多或黏稠、咳嗽无力及大量液体和蛋白质漏入肺泡有关。

（3）低效性呼吸形态：与不能进行有效呼吸有关。

（4）焦虑：与呼吸窘迫、疾病危重以及对环境和事态失去自主控制有关。

（5）自理缺陷：与严重缺氧、呼吸困难、机械通气有关。

（6）营养失调：低于机体需要量。与气管插管和代谢增高有关。

（7）语言沟通障碍：与建立人工气道、极度衰弱有关。

（七）护理措施

1.一般护理

（1）休息与活动：帮助患者采取舒适且有利于改善呼吸状态的体位，一般呼吸衰竭的患者取半卧位或坐位，趴伏在床桌上，借此增加辅助呼吸肌的效能，促进肺膨胀。为减少体力消耗，降低氧耗量，患者需卧床休息，并尽量减少自理活动和不必要的操作。

（2）饮食：高蛋白、高热量、易消化饮食，多食用新鲜的蔬菜，如菠菜、萝卜，以及百合、木耳等食材，对祛痰、平喘、润肺等都有一定功效。禁止抽烟、喝酒以及食用辛辣、寒凉的食物。

2.病情观察

呼吸衰竭应收住ICU进行严密监护，监测内容：①呼吸状况。呼吸频率、节律和深度，使用辅助呼吸肌呼吸的情况，呼吸困难的程度。②缺氧及二氧化碳潴留情况。观察有无发绀、球结膜水肿，肺部有无异常呼吸音及啰音。③循环状况。监测心率、心律及血压，必要时进行血流动力学监测。④意识状况及神经精神状态。观察有无肺性脑病的表现，如有异常应及时通知医生。昏迷者应评估瞳孔、肌张力、腱反射及病理反射。⑤液体平衡状态。观察和记录每小时尿量和液体出入量，有肺水肿的患者需适当保持负平衡。⑥实验室检查结果。监测动脉血气分析和生化检查结果，了解电解质和酸碱平衡情况。

3.缺氧对症护理

氧疗是低氧血症患者的重要处理措施，应根据其基础疾病、呼吸衰竭的类型和缺氧的严重程度选择适当的给氧方法和吸入氧浓度。Ⅰ型呼吸衰竭和急性呼吸窘迫综合征患者需吸入较高浓度（FiO_2>50%）氧气，使PaO_2迅速提高到60mmHg或SaO_2>90%。Ⅱ型呼吸衰竭的患者一般在PaO_2<60mmHg时才开始氧疗，应给予低浓度（FiO_2<35%）持续给氧，使PaO_2控制在60mmHg或SaO_2在90%或略高，以防因缺氧完全纠正，使外周化学感受器失去低氧血症的刺激而导致呼吸抑制，加重缺氧和二氧化碳潴留。

4.用药护理

按医嘱及时准确给药，并观察疗效和不良反应。患者使用呼吸兴奋剂时应保持呼吸道通畅，适当提高吸入氧浓度，静脉滴注时速度不宜过快，注意观察呼吸频率、节律、神志变化以及动脉血气的变化，以便调节剂量。如出现恶心、呕吐、烦躁、面色潮红、皮肤瘙痒等现象，需减慢滴速。若经4~12小时未见疗效，或出现肌肉抽搐等严重不良反应时，应及时通知医生。

5.心理护理

呼吸衰竭患者因呼吸困难，预感病情危重、可能危及生命等，常会产生紧张、焦虑情绪。应多了解和关心患者的心理状况，特别是对建立人工气道和使用机械通气的患者，应经常巡视，让患者说出或写出引起或加剧焦虑的因素，指导患者应用放松、分散注意力或引导性想象等方式缓解紧张和焦虑情绪。

（八）健康指导

1.生活方式指导

指导并教会患者及家属合理使用家庭氧疗方法，并告知其注意事项。鼓励患者进行耐寒锻炼和呼吸功能锻炼，如用冷水洗脸等，以提高呼吸道抗感染的能力。避免吸入刺激性气体，劝告吸烟患者戒烟并避免二手烟。告诉患者尽量少去人群拥挤的地方，避免与呼吸道感染者接触，减少感染的机会。与患者一起回顾日常生活中所从事的各项活动，根据患者的具体情况指导患者制订合理的活动与休息计划，教会患者避免氧耗量较大的活动，并在活动过程中增加休息。指导患者合理安排膳食，加强营养，改善体质。避免劳累、情绪激动等不良因素刺激。

2.疾病知识指导

向患者及家属讲解疾病的发生、发展和转归。可借助简易图片进行讲解，使患者理解康复保健的意义与目的。教会患者有效呼吸和咳嗽、咳痰技术，如缩唇呼吸、腹式呼吸、体位引流、叩背等方法，提高患者的自我护理能力，延缓肺功能恶化。

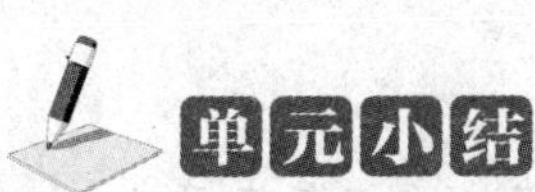

呼吸衰竭是指各种原因引起的肺通气和（或）换气功能严重障碍，以致在静息状态下亦不能维持足够的气体交换，导致低氧血症伴（或不伴）高碳酸血症，进而引起一系列病理、生理改变和相应临床表现的综合征。其明确诊断主要依据动脉血气分析：海平面、静息状态、呼吸空气条件下，动脉血氧分压（PaO_2）<60mmHg，伴有或不伴有二氧化碳分压（$PaCO_2$）>50mmHg，即可诊断为呼吸衰竭。根据有无二氧化碳潴留可分为Ⅰ型呼吸衰竭和Ⅱ型呼吸衰竭。Ⅰ型呼吸衰竭又称缺氧性呼吸衰竭，无二氧化碳潴留，见于换气功能障碍疾病；Ⅱ型呼吸衰竭既有缺氧，又有二氧化碳潴留，见于通气功能障碍疾病。呼吸衰竭的临床表现除原发疾病的症状、体征外，主要表现为缺氧和二氧化碳潴留所致的呼吸困难和多器官功能障碍。呼吸衰竭的治疗主要为保持呼吸道通畅，迅速纠正缺氧、改善通气，积极治疗原发病、消除诱因，加强一般支持治疗和其他重要脏器功能的监测，预防和治疗并发症。氧疗是低氧血症患者的重要处理措施，应根据呼吸衰竭的类型和缺氧的严重程度选择适当的给氧方法和吸入氧浓度。Ⅰ型呼吸衰竭患者需吸入较高浓度氧气，Ⅱ型呼吸衰竭的患者给予低浓度持续给氧，吸氧过程中应注意观察患者的病情变化，同时指导并教会患者及家属合理使用家庭氧疗方法，并告知其注意事项。

单元10　肺癌患者的护理

案例导入

患者，男，65岁，2个月前无明显诱因出现刺激性咳嗽，痰少、白色，偶有血丝，近1周咳嗽加重、痰量增多，应用抗生素后效果不佳。胸部X线检查示：右肺上叶团块状阴影。自发病以来体重下降。请思考：

1.该患者最主要的护理问题是什么？

2.应采取哪些护理措施？

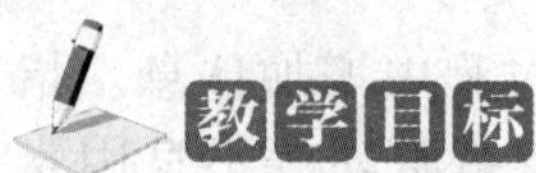

教学目标

知识目标：

1. 掌握肺癌常见的临床表现及护理措施。
2. 熟悉肺癌的治疗要点与常见护理诊断/问题。
3. 了解肺癌的病因及发病机制，辅助检查。

能力目标：

学会肺癌的临床表现及护理措施，能正确实施整体护理，能为肺癌术后老年患者提供健康指导。

素质目标：

具有关心、尊重、理解老年患者疾苦，主动为其缓解不适的职业意识与态度。

思政目标：

1. 在为老服务过程中，谨记“以老年人为中心”的服务理念。
2. 通过学习，能树立爱伤观念。

肺癌

肺癌多数起源于支气管黏膜上皮，也称支气管肺癌。近年来，全世界肺癌的发病率和死亡率明显增高，在工业发达国家和我国大型城市中，肺癌的发病率已居男性恶性肿瘤的首位。发病年龄多在40岁以上，以男性多见，近年来女性肺癌的发病率也明显增加。

（一）病因及发病机制

肺癌的病因至今尚未完全明确，一般认为与下列因素有关。

1. 吸烟

吸烟是肺癌的重要危险因素。烟草中含有苯并芘等多种致癌物质。吸烟量越多、开始吸烟的年龄越早、吸烟年限越长，发病概率越高。

2. 化学物质

已确认的化学致癌因素包括石棉、无机砷化合物、二氯甲醚、铬及某些化合物、镍、氡及其子体、芥子体、氯乙烯、煤烟、焦油和石油中的多环芳烃等。

3. 空气污染

包括室内污染和室外污染。室内污染包括燃料（如煤、天然气等）燃烧和烹调过程中产生的致癌物；室外污染包括汽车废气、工业废气、公路沥青等，其中都含有致癌物质，主要为苯并芘。

4. 人体内在因素

如免疫状态、代谢活动、遗传因素、肺部慢性感染等，也可能与肺癌的发病有关。

5. 其他因素

长期、大剂量电离辐射可引起肺癌。癌基因或肿瘤抑制基因的丢失与肺癌的发病有密切关系。

（二）临床表现

1.症状

肺癌的症状与癌肿的部位、大小、是否压迫和侵犯邻近器官及有无转移等密切相关。

（1）咳嗽：最常见，为刺激性干咳或少量黏液痰，抗感染治疗无效。当癌肿继续增大引起支气管狭窄时，咳嗽加重，呈高调金属音。若继发肺部感染，可有脓痰，痰量增多。

（2）血痰：以中心型肺癌多见，通常为痰中带血丝或少量咯血，大量咯血较少见。

（3）胸闷和发热：当较大的支气管有不同程度阻塞时，可出现胸闷、哮鸣、气促和发热等症状。

（4）胸痛：由肿瘤侵犯胸膜、胸壁、肋骨及其他组织引起，多为胸部不规则隐痛或钝痛，可随呼吸、咳嗽加重。癌肿侵犯胸膜时可出现尖锐胸痛，侵及肋骨可出现固定压痛。

（5）晚期症状：除了食欲减退、体重减轻、倦怠等全身症状，还可出现癌肿压迫、侵犯邻近器官、组织或发生远处转移的症状。①压迫或侵犯喉返神经。声带麻痹、声音嘶哑。②压迫上腔静脉。面部、颈部、上肢和上胸部静脉曲张，皮下组织水肿。③侵犯胸膜。胸膜腔积液，常为血性；大量积液可引起气促。④侵犯胸膜或胸壁。有时可引起持续性剧烈胸痛。⑤侵入纵隔，压迫食管。引起吞咽困难。⑥上叶顶部肺癌。亦称Pancoast肿瘤，可以侵入纵隔和压迫位于胸廓上口的器官或组织。如肿瘤压迫颈部交感神经，可引起患侧眼睑下垂、瞳孔缩小、眼球内陷、面部无汗等颈交感神经麻痹综合征（又称Horner综合征）。⑦肺癌可以转移至淋巴结、脑、肝脏、骨骼和其他器官。锁骨上淋巴结是肺癌转移的常见部位，淋巴结固定而坚硬，多无痛感；脑转移时出现头痛、呕吐、眩晕、视觉障碍及人格改变等；肝转移时出现肝区疼痛、黄疸、腹水、肝功能异常等；转移至骨骼可以引起骨痛、病理性骨折或出现脊髓压迫症状。

（6）副肿瘤综合征（副癌综合征）：少数肺癌病例，由于癌肿产生内分泌物质，临床上呈现非转移性的全身症状，如杵状指、骨关节病、骨膜增生等骨关节综合征、库欣（Cushing）综合征、重症肌无力、男性乳房发育、多发性肌肉神经痛等，称为副肿瘤综合征。这些症状在切除癌肿后可能消失。

2.体征

早期一般无明显体征，可闻及局限性哮鸣音，多在吸气阶段出现；晚期侵犯邻近器官或发生远处转移时，可出现声音嘶哑、吞咽困难、上腔静脉综合征、Horner综合征等。

（三）辅助检查

1.痰细胞学检查

痰细胞学检查是肺癌普查和诊断的一种简便有效的方法。肺癌表面脱落的癌细胞可随痰液咳出，痰细胞学检查找到癌细胞，即可确诊。中心型肺癌，特别是伴有血痰者，痰中易发现癌细胞。

2.影像学检查

（1）X线检查：是发现肺癌的重要方法。早期中心型肺癌X线检查可无异常征象，当癌肿阻塞支气管后出现肺不张、肺炎征象，周围型肺癌表现为肺野周围孤立性或椭圆形块状阴影，轮廓不规则，边缘模糊毛糙。X线检查可辨认直径大于0.5cm的周围型肺癌。

（2）CT检查与MRI检查：可发现X线检查隐藏区（如肺尖、膈上、脊柱旁、心脏后、纵隔等处）的早期病变，还能显示肿瘤有无侵犯邻近器官，能发现直径大于0.3cm的病灶，对转移癌的发现率较高。MRI检查在明确肿瘤与大血管之间的关系方面明显优于CT检查。

（3）正电子发射型计算机断层显像（PET）检查：在肿瘤的早期发现、分期及监测治疗效果方面是非常有用的诊断方法，对于鉴别肺内肿块的良恶性、纵隔淋巴结有无转移有帮助。

（4）骨扫描：采用^{99m}Tc标记的双膦酸盐进行骨代谢显像是肺癌骨转移筛查的重要手段。

3.纤维支气管镜检查

诊断中心型肺癌阳性率较高。可直接观察到肿瘤大小、部位及范围，并可钳取或穿刺病变组织做病理学检查，刷取肿瘤表面组织或取支气管内分泌物进行细胞学检查。

4.其他检查

如胸腔镜、纵隔镜、经胸壁穿刺活组织检查、转移病灶活组织检查、胸腔积液检查、肿瘤标志物检查等。

（四）治疗要点

一般采用个体化多学科的综合治疗。非小细胞肺癌以手术治疗为主，辅以化学治疗、放射治疗、中药和免疫治疗等；小细胞肺癌以化学治疗和放射治疗为主。

1.手术治疗

手术治疗的目的是彻底切除肺部原发病灶和局部及纵隔淋巴结，尽可能保留健康的肺组织。肺切除的范围取决于病变的部位和大小。周围型肺癌，施行肺叶切除加淋巴结清扫术；中心型肺癌，施行肺叶或一侧全肺切除加淋巴结清扫术。若癌肿位于一个肺叶内，但已侵及局部主支气管或中间支气管，为保留正常的邻近肺叶，避免行一侧全肺切除术，可切除病变的肺叶及一段受累的支气管，再吻合支气管上下端，称为支气管袖状肺叶切除术；若相伴的肺动脉局部受侵，也可行部分切除、端–端吻合，称为支气管袖状肺动脉袖状肺叶切除术。

2.放射治疗

放射治疗是肺癌局部治疗的一种手段，主要用于术后残余病灶的处理、局部晚期病例或配合化学治疗。早期肺癌患者不能耐受手术者、晚期或肿瘤复发者采用姑息性放射治疗可减轻症状。小细胞肺癌对放射治疗敏感性较高，鳞癌次之，腺癌和细支气管肺泡癌最低。

3.化学治疗

化学治疗可单独用于晚期肺癌患者以缓解症状，或与手术、放射治疗综合应用，以防止癌肿转移复发，提高治愈率。化疗对小细胞肺癌（鳞癌）的疗效无论早期或晚期均较肯定，甚至有约1%的早期小细胞肺癌通过化疗治愈。

4.靶向治疗

靶向治疗针对肿瘤特有的基因异常进行的治疗。目前，在肺癌领域得到应用的靶点主要有表皮生长因子受体（EGFR）、血管内皮生长因子（VEGF）和间变性淋巴瘤激酶（ALK）。

5.中医中药治疗

用于改善患者的症状、减轻患者放射治疗和化学治疗的不良反应，提高机体抵抗力，增强疗效并延长生存期。

6.免疫治疗

（1）特异性免疫疗法。用经过处理的自体肺癌细胞或加用佐剂后，行皮下接种治疗。

（2）非特异性免疫疗法。用卡介苗、短小棒状杆菌、转移因子、干扰素、胸腺素等生物制品或左旋咪唑等药物，以激发和增强人体免疫功能，抑制肿瘤生长，增强机体对化学治疗药物的耐受性而提高疗效。

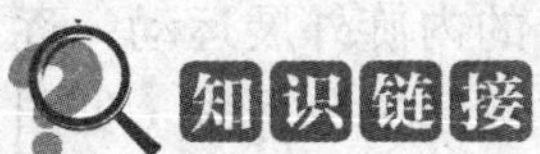

早期肺癌胸腔镜肺叶切除术

肺叶切除术是治疗肺部疾病较常用的手术方法之一。从1933年Graham的全肺切除术，到1942年Blades和Kent的解剖性肺叶切除术，再到如今，肺叶切除的手术技术已经相当成熟，但经典的解剖性肺叶切除方法变化不大。1992年Lewis率先介绍了胸腔镜下肺叶切除术，1993年Kirby完成了第一例胸腔镜下解剖性肺叶切除术，这是一种全新的肺切除手术方法。这种手术具有创伤微小、手术视野好、术后恢复快、并发症减少，以及对美容破坏小等优点，在世界范围内日益受到胸外科医师和患者的欢迎。

胸腔镜下肺叶切除治疗早期原发性肺癌曾一度存在争议。争议的焦点在于胸腔镜手术能否完成标准的解剖性切除（包括肺血管的处理和区域淋巴结的清扫）。近来，越来越多的临床病例和文献报道证实，胸腔镜下肺门及纵隔淋巴结清扫术是完全可行且行之有效的方法，因而部分周围型T_2N_1和T_2N_2的肺癌病例行胸腔镜下的根治性切除在技术上是完全可行的，但为了保证治疗效果，目前国际上仍认为Ⅱa期以上的肺癌最好不要在胸腔镜下行肺叶切除。但相信，随着手术技术和手术器械的进一步发展、提高，手术适应证会进一步放宽。

（五）常见护理诊断/问题

（1）气体交换受损：与肺组织病变、肿瘤阻塞支气管、手术、麻醉、肺膨胀不全、呼吸道分泌物潴留等有关。

（2）营养失调：低于机体需要量。与肿瘤引起的机体代谢增加、手术创伤等有关。

（3）疼痛：与手术、癌症晚期有关。

（4）焦虑/恐惧：与久咳不愈、咯血及担心手术和预后有关。

（5）潜在并发症：出血、肺不张、肺感染、急性肺水肿、心律失常、支气管胸膜瘘等。

（六）护理措施

1.一般护理

（1）休息与活动。

①体位。患者未清醒前取平卧位，头偏向一侧，以免呕吐物、分泌物吸入而窒息或造成吸入性肺炎。麻醉清醒、血压平稳后改为半坐卧位，以利呼吸和引流。

②早期活动可预防肺不张，改善呼吸循环功能。术后第1日，生命体征平稳后，协助患者床上坐起，坐在床边、双腿下垂或床旁站立。术后第2日起，可协助患者床旁活动或室内行走，以后可根据患者情况逐渐增加活动量，以患者能耐受为宜，如出现心动过速、气急、出汗等症状应停止活动。

③手臂和肩关节运动可预防术侧胸壁肌肉粘连、肩关节僵硬及失用性萎缩。患者清醒后，可协助其进行臂部、躯干和四肢的轻度活动，每4小时1次；术后第1日开始指导患者做肩、臂的主动运动，如术侧手臂上举、爬墙及肩关节的内旋外展运动，逐渐增加活动量，使肩关节活动范围逐渐恢复至术前水平，防止术侧肩关节下垂（见图1–1–8）。

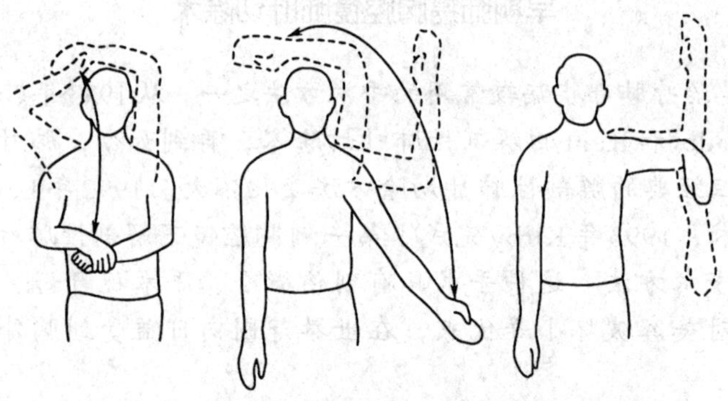

图 1–1–8　开胸术后手臂与肩关节的运动训练

（2）饮食。

①严格控制输液的量和速度：防止前负荷过重导致肺水肿。全肺切除术后应控制钠盐摄入量，24小时补液量不超过2000mL，速度以20～30滴/分为宜，严格记录出、入液量，维持液体平衡。

②补充营养：全麻清醒术后6小时内禁食水，以防恶心、呕吐，肠蠕动恢复后，可开始进食清淡流质、半流质饮食，若患者进食后无任何不适可改为普食。饮食宜为高蛋白、高热量、丰富维生素、易消化食物，以保证营养，提高机体抵抗力，促进伤口愈合。

2.病情观察

术后2～3小时，每15分钟测量生命体征1次，稳定后改为30分钟至1小时测量1次。定时观察呼吸并呼唤患者，防止因麻醉副作用引起呼吸暂停和二氧化碳潴留，注意观察有无呼吸窘迫，如有异常及时通知医师。严密观察肢端温度，甲床、口唇及皮肤颜色，周围静脉充盈情况等，注意有无血容量不足和心功能不全的发生。

3.对症护理

（1）吸氧：肺切除术后患者会有不同程度的缺氧，常规给予鼻塞或面罩吸氧，注意监测血氧饱和度和血气分析结果。密切观察呼吸的频率、幅度及节律，有无气促、发绀、低血氧饱和度等情况，听诊肺部呼吸音，注意有无痰鸣音，如有异常及时通知医师，全肺切除者检查气管位置是否居中。

（2）深呼吸和有效咳嗽：患者清醒后鼓励并协助其进行深呼吸和有效咳嗽，每1～2小时1次。咳嗽前给患者叩背，顺序由下向上，由外向内轻叩震荡，频率约100次/分。患者咳嗽时，协助固定伤口，以减轻震动引起的疼痛，方法如下：①护理员站在患者健侧，双手紧托伤口部位以固定胸部伤口，固定胸部时，手掌张开，手指并拢。②护理员站在患者术侧，一手放在术侧肩膀上并向下压，另一手置于伤口下协助支托胸部（见图1–1–9）。当患者咳嗽时，护理员的头在患者身后，既可保护自己避免被咳出的分泌物溅到，也可按压刺激胸骨上窝处的颈部气管以诱发患者的咳嗽反射。

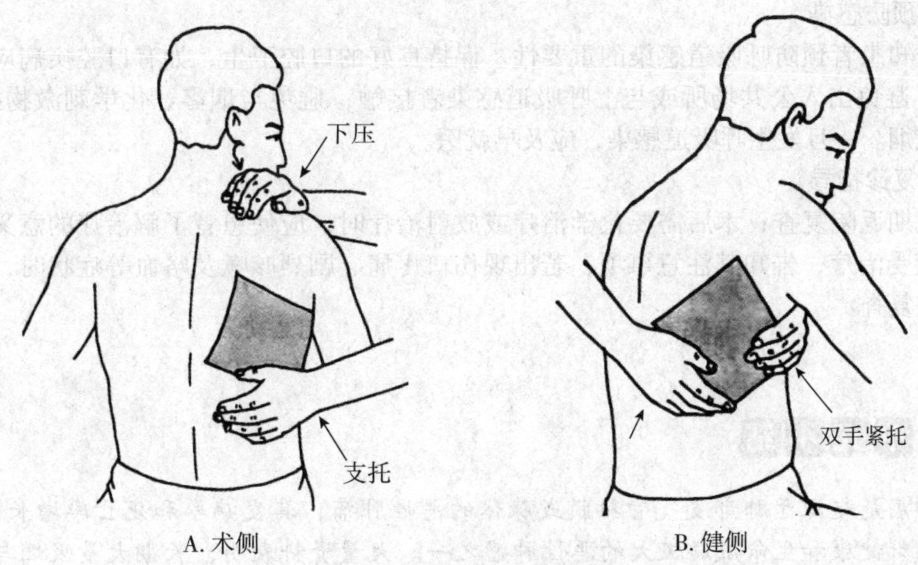

图 1–1–9　协助排痰固定患者的正确姿势

（3）稀释痰液：呼吸道分泌物黏稠者，可用祛痰剂、支气管扩张剂等药物行氧气雾化或超声雾化，以达到稀释痰液、解痉、抗感染的目的。

（4）吸痰：对于咳痰无力，呼吸道分泌物滞留者予以吸痰。全肺切除术后，因其支气管残端缝合处在隆突下方，行深部吸痰时容易刺破，故操作时吸痰管进入长度以不超过气管的1/2为宜，以免堵塞气道。必要时行纤维支气管镜吸痰。

4.疼痛护理

（1）遵医嘱应用镇痛药，并注意观察是否出现呼吸抑制及镇痛效果，根据需要适当调整。

（2）胸带约束可减轻咳嗽时切口的张力，减轻疼痛。

（3）咳嗽时协助固定胸廓。

5. 心理护理

患者常因手术、放化疗而产生紧张、焦虑和恐惧心理，护理员应给予解释与安慰，多与患者沟通以减少其负面情绪，同时告知患者发病的原因及通过自我护理和保健减少复发次数的方法。

（七）健康指导

1. 早期诊断

40岁以上人群应定期行胸部X线检查，尤其是反复呼吸道感染、久咳不愈或咯血痰者，应提高警惕，做进一步的检查。

2. 休息和营养

保持良好的营养状况，保证充分的休息与活动，半年不得从事重体力活动。

3. 康复锻炼

指导患者出院后数周内，仍需进行腹式呼吸及有效咳嗽，逐渐增加活动量，以不出现心悸、气短、乏力为宜；继续进行手臂和肩关节运动，以预防术侧肩关节僵直。

4. 预防感染

告知患者预防呼吸道感染的重要性。保持良好的口腔卫生，如有口腔疾病应及时治疗；避免出入公共场所或与上呼吸道感染者接触；避免与烟雾、化学刺激物接触，鼓励戒烟。一旦发生呼吸道感染，应及早就医。

5. 复诊指导

定期返院复查；术后需要化学治疗或放射治疗时，应使患者了解治疗的意义，并按时接受治疗，告知其注意事项；若出现伤口疼痛、剧烈咳嗽及咯血等症状时，应及时返院复查。

单元小结

肺癌是起源于肺部支气管黏膜或腺体的恶性肿瘤，其发病率和死亡率增长最快，是对人群健康和生命威胁极大的恶性肿瘤之一。大量资料表明，长期大量吸烟与肺癌的发生有非常密切的关系。已有的研究证明，长期大量吸烟者患肺癌的概率是不吸烟者的10～20倍，开始吸烟的年龄越小，患肺癌的概率越高。此外，吸烟不仅直接影响本人的身体健康，还对周围人群的健康产生不良影响，导致被动吸烟者肺癌患病率明显增加。城市居民肺癌的发病率比农村高，这可能与城市大气污染和烟尘中含有致癌物质有关。

肺癌既是可以预防的，也是可以控制的。已有的研究表明，西方发达国家经过控烟和保护环境后，近年来肺癌的发病率和死亡率已明显下降。肺癌的预防可分为三级：一级预防是病因干预；二级预防是肺癌的筛查和早期诊断，达到肺癌的早诊早治；三级预防为康复预防。

单元11 肺结核患者的护理

案例导入

患者，女，67岁，咳嗽、咳痰、胸痛、咯血伴低热、盗汗、乏力1个月，确诊为肺结核。近一个月患者出现咳嗽、咳痰、胸痛、少量咯血，痰中带血丝，伴有低热，体温最高达37.5℃，多于午后潮热、盗汗，夜间明显乏力、食欲减退。无明显呼吸困难。既往糖尿病史10余年。请思考：

1. 什么是肺结核？肺结核有哪些典型的临床表现？如何预防交叉感染？
2. 如何为患者进行咳嗽、咳痰指导？

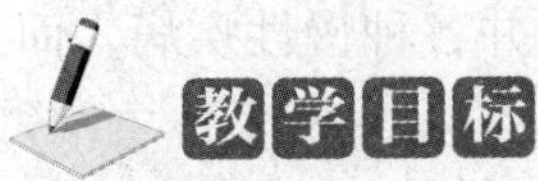

教学目标

知识目标：

1. 掌握肺结核常见的临床表现及护理措施。
2. 熟悉肺结核的治疗要点与常见护理诊断/问题。
3. 了解肺结核的病因及发病机制，辅助检查。

能力目标：

学会肺结核的临床表现及护理措施，能正确实施整体护理，能为肺结核老年患者提供健康指导。

素质目标：

具有关心、尊重、理解老年患者疾苦，主动为其缓解不适的职业意识与态度。

思政目标：

1. 在服务过程中，谨记“以老年人为中心”的服务理念。
2. 通过学习，能树立科学的消毒隔离观。

结核

结核是由结枝分枝杆菌引起的慢性呼吸道传染病。结核杆菌侵入人体后，可累及各个器官，但以肺结核为最多见，约占90%。

（一）病因及发病机制

1. 结核分枝杆菌

结核菌属分枝杆菌，包括人型、牛型、非洲型和鼠型四类，其中对人类致病的主要是人型菌，大约占90%，其次为牛型菌。

结核菌生长缓慢，在37℃环境下，培养时间为2~8周。结核菌对外界环境抵抗力较强，能耐寒、耐干燥、耐潮湿，在干燥环境中可存活数月或数年，在阴湿处可生存

5个月以上。但对热和紫外线照射的耐受力很弱，如采取烈日下曝晒 2~7 小时，或煮沸5分钟，病房或实验室利用10W 紫外线灯具以0. 5~1m 照射物体，照射30分钟等措施均能杀灭结核菌。常用杀菌剂中，以70%的乙醇为最好，一般在接触 2分钟内即可杀死结核菌。

2.流行环节

（1）传染源：痰结核分枝杆菌阳性的肺结核患者是结核传播的主要来源。消毒不严的牛奶也可成为牛型结核分枝杆菌的传染源。

（2）传播途径：主要通过呼吸道传播。健康人吸入患者咳嗽、打喷嚏时喷出的带菌飞沫可引起肺部结核杆菌感染。患者随地吐痰，痰液干燥后结核分枝杆菌随尘埃飞扬，也可造成吸入感染。饮用未消毒的带菌牛奶易引起消化道感染，经皮肤伤口及泌尿生殖道等途径感染则很少见。

（3）易感人群：人体对结核分枝杆菌的自然抵抗力可能由巨噬细胞介导并受遗传基因控制。生活贫困、居住拥挤、营养不良等社会经济因素也是结核的重要易患因素。婴幼儿、青春后期、老年人结核患病率较高。老年人由于容易合并各种慢性疾病，而且细胞介导的免疫功能减退，因此容易发生肺结核。

3.人体反应性

（1）免疫力：人体对结核菌的免疫力包括自然免疫力（非特异性）和获得性免疫力（特异性）两种，后者是通过接种卡介苗或感染结核菌后所获得的免疫力，其免疫力强于自然免疫力，但两者对机体保护作用都是相对的，与全身状况和营养状态关系密切。当量少、毒力弱的结核菌侵入机体，且机体免疫力较强时，可防止结核的发生或病变程度较轻。相反，当机体受到数量大、毒力强的结核菌侵袭，且人体免疫力低下时，则可导致结核的发生或使已稳定的病灶重新活动。

（2）变态反应：变态反应是指结核分枝杆菌侵入人体后4~8 周，身体组织对结核菌及其代谢产物所产生的反应，属于Ⅳ型（迟发型）变态反应。结核病的发生、发展与转归取决于侵入人体的结核菌数量、毒力、机体免疫力与变态反应的强弱。免疫对机体可起到保护作用，当多种原因造成机体抵抗力低下时，结核即可不断发展。相反，若机体抵抗力较强，则即使存在结核菌感染，也不易发病或病变程度较轻。

（二）临床表现

肺结核的临床表现不一，其轻重与病变的性质、范围及机体反应性有关。

1.症状

（1）全身中毒症状：午后低热、盗汗、疲乏、体重下降、面部潮红、心悸、失眠等。少数患者可有高热。女性患者可出现月经不调，甚至闭经等自主神经功能紊乱症状。常见肺结核发热具有3个主要特点：长期发热；热型多样，表现为午后低热；多不伴有畏寒或寒战。老年人常无发热，但出现乏力、食欲缺乏、体重减轻时应引起重视。

（2）呼吸系统症状。

①咳嗽：是肺结核的最常见症状。咳嗽较轻，干咳或少量黏液痰。有空洞形成时，痰量增多，若合并其他细菌感染，痰可呈脓性。如合并支气管结核，表现为刺激性咳嗽。

②咯血：是肺结核患者常见的症状，有 1/3~1/2 的患者可反复咯血，咯血量不等，

轻者痰中带血丝，重者可大量咯血。但肺结核咯血并不代表病情加重。咯血后持续高热常提示病灶播散。大咯血时可出现失血性休克，有时血块阻塞大呼吸道，引起窒息。

③胸痛：当胸膜受累时可有相应部位的胸痛，为胸膜性胸痛，随呼吸运动和咳嗽加重。

④呼吸困难：慢性重症肺结核患者呼吸功能明显减退时可出现渐进型的呼吸困难。并发大量胸腔积液时，可有急骤发生的呼吸困难。干酪样肺炎也出现呼吸困难。

（3）变态反应。

有些肺结核患者有变态反应的表现，出现类似风湿热症状，表现为结节性红斑及环形红斑，以前者多见，好发于四肢伸侧及踝关节附近，间歇出现。

2.体征

病变范围、病变部位及病程不同，体征也不一样。早期病灶小或肺组织深部，多无异常体征。病变范围较大时，则患侧呼吸运动减弱，叩诊浊音，听诊有支气管呼吸音；纤维空洞病变为主且病程长时，可表现为患侧胸廓塌陷，气管移位，叩诊浊音，听诊呼吸音降低或闻及湿啰音，对侧可有肺气肿的体征。

（三）辅助检查

1.痰结核菌检查

是确诊肺结核最可靠的方法。痰菌阳性说明病灶是开放性的，患者目前有传染性，应予以呼吸道隔离。

2.胸部X线检查

为早期诊断肺结核的重要方法，在确定病变部位、范围、性质，了解其演变，选择治疗方案、评估预后等方面具有重要价值。X线可显示云雾状、边缘模糊的浸润性病灶；密度较高、浓度不一、呈片状阴影的干酪性病灶；有环形边界透光区的空洞；斑点、结节状、密度较高、边缘清楚的纤维钙化病灶；粟粒状结核病灶及胸腔积液等。

3.结核菌素试验

本试验应用较多，如调查感染率、选择卡介菌接种对象等，而在结核病的诊断和鉴别诊断中的应用价值有限，只是对儿童及青少年的结核病诊断有一定参考意义。世界卫生组织与国际防痨和肺病联合会推荐使用纯蛋白衍化物（PPD），以提高敏感性，减少非特异性反应的发生，同时利于各国之间结核感染率的比较。

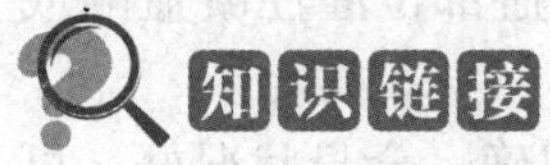

结核菌素试验

通常取0.1mL（5IU），在左前臂屈侧做皮内注射。试验后 48~72小时观察局部反应，测定皮肤硬结直径，并记录结果。

结果观察：硬结直径＜5mm为阴性（－）；5~9 mm为弱阳性（＋）；10~19mm为阳性（++），≥20mm或虽＜20 mm，但局部皮肤出现水疱、淋巴管炎及组织坏死，均为强阳性（+++）。本试验反应越强，对结核病的诊断，特别是对婴儿结核病的诊断越重要。

一般来讲，儿童结核菌素试验阴性表明未曾受到结核菌感染，可除外结核病。3岁以下婴幼儿呈强阳性反应者，即使无症状，也应视为活动性肺结核。而成人结核菌素试验出现阳性反应仅表示曾受到结核菌感染或接种过卡介苗，并不表示一定患病。结核菌素试验阴性除提示没有结核菌感染外，还可见于变态反应前期（4～8周前）、重症结核、使用糖皮质激素或免疫抑制剂、严重营养不良、HIV 感染、恶性肿瘤、年老体弱及危重患者。

（四）治疗要点

1.抗结核药物

活动性结核的化疗应遵循早期、联合、规律、适量、全程五大原则。常见抗结核药物有异烟肼、利福平、链霉素、吡嗪酰胺、乙胺丁醇、对氨基水杨酸钠等。抗结核新药有利福喷丁、氟奎诺酮类，以及利福平与异烟肼复方制剂等。

2.化疗方法

根据抗结核药物和细菌的相互作用，化疗通常分成两个阶段。第一阶段为强化治疗，目的在于杀灭正在生长繁殖的结核菌，使痰菌转阴，病灶吸收，以迅速控制病情。第二阶段为维持治疗或称巩固治疗，在于消除生长代谢缓慢的结核菌，以达到灭菌、减少复发和彻底治愈的目的。

3.肾上腺糖皮质激素

重症肺结核或结核性渗出性胸膜炎伴有高热等严重中毒性症状时，可在有效抗结核药物应用前提下，加用糖皮质激素，如泼尼松，以改善中毒症状，加速渗透吸收，减少胸膜粘连。

4.防治咯血

（1）镇静止咳：情绪紧张可给予地西泮口服，咳嗽剧烈者可应用镇咳剂减轻咳嗽，减少咯血，如可待因、复方桔梗片，但禁用吗啡，防止抑制呼吸中枢和咳嗽反射。

（2）止血：小量咯血可口服卡巴克洛、云南白药，静脉注射酚磺乙胺、维生素 K_1、巴曲酶等；中量、大量咯血用垂体后叶素5～10单位加入25%的葡萄糖注射液 20~40 mL中，缓慢静脉推注，必要时静脉滴注维持治疗。

（3）输血：大量咯血时可少量多次输新鲜血，有助止血，失血性休克时输血以补充血容量。

（4）经纤维支气管镜止血：既可在支气管镜直视下，对出血部位灌注凝血酶或1∶2000去甲肾上腺素；也可采用球囊压迫性止血。

（5）手术治疗：反复大量咯血，内科治疗无效，出血部位明确，全身状况好，可行手术治疗。

（五）常见护理诊断/问题

（1）疲乏（活动无耐力）：与结核分支杆菌引起的毒血症、机体消耗增加等因素有关。

（2）气体交换受损：与肺结核导致的肺功能降低有关。

（3）营养失调：与结核感染机体消耗增加有关。

（4）知识缺乏：与认知水平的限制，或因各种原因未能获得疾病的相关知识及医护人员指导等有关。

（5）潜在并发症有感染的风险：与抵抗力下降有关。

（6）潜在并发症有窒息的危险：与大咯血造成气道阻塞有关。

（六）护理措施

1.一般护理

（1）环境：居室应注意定时通风换气，保持室内空气清新，调节适宜的温度、湿度。有条件者建议独居一室，室内保持良好通风。可选择空气新鲜、气候温和的地方疗养，以促进身体的康复，增加抵抗疾病的能力。

（2）饮食：肺结核是一种慢性消耗性疾病，应为患者制订全面的饮食营养计划。应注意丰富和充足的营养，给予高热量、高蛋白、高维生素的饮食，以增强抵抗力和机体修复能力，促进病灶愈合。牛奶、鸡蛋、大豆、鱼肉、新鲜蔬菜和水果都对康复有利，同时要注意增进食欲和膳食搭配。戒烟、酒，监测体重，每周测体重并记录，判断患者营养状况是否改善。

（3）休息。

①肺结核患者症状明显，有咯血、高热等严重结核病毒性症状，或结核性胸膜炎伴大量胸腔积液者，应卧床休息，不可劳累。

②恢复期可适当增加户外活动，如散步、打太极拳、做保健操等，加强体质锻炼，充分调动人体内在的自身康复能力，增强机体免疫功能，提高机体的抗病能力。

③轻症患者在坚持化学治疗的同时，可进行正常工作，但应避免劳累和重体力活动，保持足够的睡眠和休息，做到劳逸结合。

④痰涂片阴性和经有效抗结核治疗4周以上的患者，没有传染性或只有极低的传染性，应鼓励患者过正常的家庭和社会生活，有助于减轻肺结核患者的社会隔离感和因患病引起的焦虑情绪。

2.病情观察

注意体温、脉搏、呼吸等变化，若持续高热不退、脉搏快速、呼吸急促，均提示病情加重，应加强护理。注意室内通风换气，有盗汗者应及时用温毛巾帮助擦干身体，并更换潮湿衣服，棉被不宜太厚，有条件者可每天沐浴。

3.对症护理

保护易感人群，加强体育锻炼，增强体质以提高机体抵抗力，注意营养的摄取。对未受过结核菌感染，如新生儿以及结核菌素试验阴性的儿童，应及时接种卡介苗，使机体对结核菌产生获得性免疫力。

（1）咳嗽咳痰：应观察记录痰液的颜色、性质和量，痰液黏稠、咳痰费力者可适量多饮水，并采取适宜的排痰方法。

（2）胸痛：应卧床休息，可给予患侧卧位，指导患者避免剧烈咳嗽。

（3）呼吸困难：注意观察呼吸形态和生命指标，卧床休息，给予合理氧疗。

（4）发热：卧床休息，监测体温变化，高热时给予物理降温。

4.用药护理

抗结核药物治疗的疗程长，坚持按规定的化疗方案进行治疗，同时注意药物的不良反应。口服对消化道有刺激作用的药物时，可在餐中给药；异烟肼可引起周围神经炎及皮疹，可同时服用维生素B_6，避免乙醇、奶酪等饮食，不与抗酸药同时服用，合并糖尿病者应注意观察糖尿病有无恶化表现；链霉素可引起听神经及肾损害，要保证足够的液体补充，定期检查尿常规及肾功能及听力，老年人及有肾疾病的患者慎用；乙胺丁醇易引起视神经炎及皮疹，定期复查视力及颜色分辨力；对氨基水杨酸钠可引起胃肠不适及肝损害，应餐后给药；利福平应空腹口服，不与米汤、牛奶同服，服用后体液及分泌物会呈橘红色，使隐形眼镜永久变色，服药期间监测肝功能。一旦发现异常，及时与医师联系，及早停药。

5.咯血患者的护理

咯血是肺结核的主要严重并发症，而窒息是大咯血致死的主要原因，护理中应注意观察有无咯血等先兆征象以便及时处理。疼痛时采取患侧卧位，必要时给予止痛药缓解疼痛。

（1）观察病情：应观察咯血的量、颜色、性质，尤其应注意出血速度。测量血压、脉搏等生命体征，观察患者神志的改变，准确记录尿量。

（2）体位：小量咯血时应卧床休息。发生大量咯血时应绝对卧床，病室内保持安静，协助患者取患侧卧位，以减少患侧呼吸动度，同时有利于健侧通气。

（3）大咯血患者的护理。

①保持呼吸道通畅：鼓励患者在咯血时轻轻将血咯出，不可屏气，以免诱发喉头痉挛，导致窒息的发生。一旦患者出现胸闷、憋气、唇甲发绀、面色苍白、冷汗淋漓、烦躁不安等窒息征象，应立即取头低足高位，头偏向一侧，并轻拍背部，以促进呼吸道和口咽部血块的排出，必要时可行机械吸引，并做好建立人工呼吸道的准备。尽量减少患者的翻动，进行护理操作时动作要轻柔。

②建立静脉通路：遵医嘱使用神经垂体后叶素等止血药物。

③心理疏导：守护并安慰患者，解除其紧张、恐惧心理。对精神紧张者可遵医嘱给予小量镇静剂，如地西泮等，禁用吗啡。

6.心理护理

结核是一种慢性传染性疾病，给患者及家属造成很大的心理负担，疾病的转归也直接影响患者的家庭和社会生活能力。由于需要住院隔离治疗，家人和朋友不能与患者密切接触，加上疾病带来的痛苦，患者常感到孤独。病程长、长期服药进展不大时，易产生悲观情绪。当出现咯血时，患者会因此而感到紧张、恐惧。护理员要观察患者是否有不良的心理反应，及时了解患者的心理状态，给予疏导，避免情绪波动，消除焦虑、孤独等不良心理反应。使患者对疾病有正确的认识，树立战胜疾病的信心。要给患者以心理支持，创造良好的环境，使其树立战胜疾病的信心，安心休养，积极配合治疗，直至真正治愈。患者应选择力所能及且适合自己身体状态的娱乐、锻炼、学习方式和内容，注意劳逸结合，建立健康的生活方式，以最佳的心理状态接受治疗。同时做好患者家属和亲友的工作，不能冷淡和歧视患者，既要注意消毒隔离，又要关心爱护患者，给患者以精神支持。

（七）健康指导

1.指导老年人预防疾病

合理安排休息与活动，增强体质，提高抗病能力，并促进康复。合理饮食，保证足够营养。注意环境舒适、心情愉悦。应让患者单独居住，没有条件的要做到分床，禁止同床共枕，对70岁以上的老年人应做到与患者分室居住。尽量做到患者不与家人同桌共餐。照顾患者时应戴口罩，定期进行胸部X线检查。若患者出现午后低热、周身乏力、胸闷、咳嗽、食欲减退、盗汗、消瘦等症状时，及时就诊。对痰中结核菌阳性的患者，应配置专用用具，并定时消毒。

2.指导老年人自我病情监测

定期到医院复查胸片、痰菌检查、肝肾功能检查等，以了解病情变化，及时调整治疗方案。在全程、适量、联合用抗结核药的过程中，使用的抗结核药物都有不同程度的副作用和毒性，特别是肝损害，因此，嘱患者必须按医生的要求按时来院复查，如出现食欲缺乏、恶心、呕吐、肝区不适、皮肤瘙痒等诸多不适时，应及时返院复查。

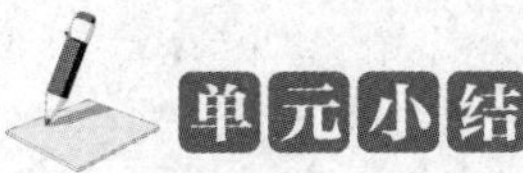

肺结核是一种严重危害人类健康的传染病，是我国政府重点控制的疾病之一。患肺结核后如果不能彻底治疗，可能会完全丧失劳动能力，而且还会传染他人，对个人和家庭都会带来极大的危害。要有计划、有目的地向患者及家属逐步介绍有关疾病及药物治疗的知识。强调早期、联合、适量、规律、全程化学治疗的重要性，使患者积极配合治疗，督促患者遵医嘱服药，建立按时服药的习惯，鼓励患者坚持全程化学治疗。

思政课堂

思维导图

课程二　循环系统的变化和常见疾病的护理

课程资源

单元1　循环系统解剖结构及生理功能改变

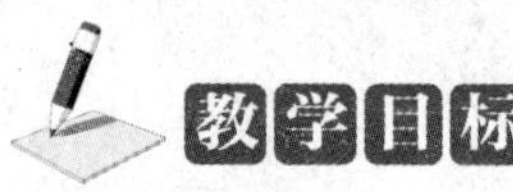

教学目标

知识目标：

1. 掌握循环系统的组成及功能。
2. 掌握心脏和血管的结构和功能。
3. 知道老年人循环系统的特点和生理变化。

能力目标：

1. 能够描述循环系统的组成和结构功能。
2. 能够描述老年人循环系统的生理变化。

素质目标：

1. 具有严谨求实的工作态度和崇高的职业道德，操作规范、方法正确。
2. 具备护理循环系统疾病老年人的职业能力和为老服务的理念。

思政目标：

培养学生尊重老年人，关爱老年人，正视人的老化过程。

一、循环系统的组成

概述

循环系统是一套密闭的管道系统，由心血管系统（心脏、血管）和淋巴系统组成（见图1-2-1）。其生理功能是为全身组织器官运输血液，通过血液将氧、营养物质和激素等供给组织，并将组织代谢废物运走，以保证人体正常新陈代谢的进行。

1. 心血管系统

（1）心脏：是血液循环的动力器官；心脏每分钟搏动的次数称为心率。

（2）血管：血管是运送血液的管道；动脉是血液由心脏射出后流向全身器官的血管；静脉是负责把全身各器官的血液导回心脏的血管；血液流动时对血管壁的侧压力称为血压。

2. 淋巴系统

（1）淋巴管：毛细淋巴管分布于全身组织间隙。

（2）淋巴结：在淋巴管道上有许多大小不等的圆形或椭圆形小体，称为淋巴结。

人体容易摸到的淋巴结部位有耳后、枕部、颌下、颈部、腋窝、腹股沟等。

（3）脾脏：在胚胎时期是造血器官。脾脏又是人体最大的淋巴器官，能够产生抗体，能识别、吞噬和清除异物及已破坏的血细胞。

（4）扁桃体：位于咽后壁两侧，与机体免疫功能有密切关系。

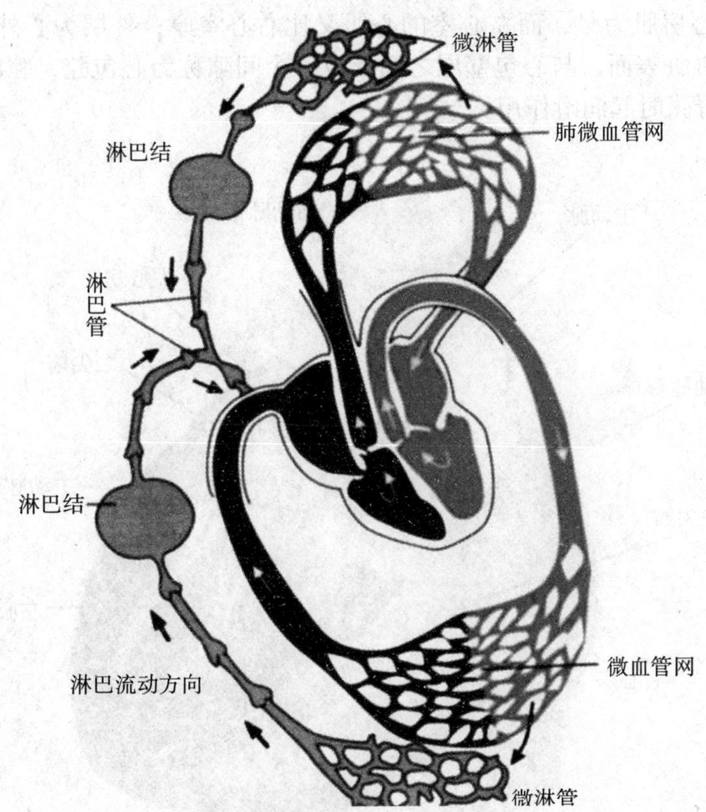

图 1-2-1　循环系统的组成

近年发现，心肌细胞和血管内皮细胞能分泌心钠素、内皮素、内皮依赖性舒张因子等活性物质，说明循环系统也具有内分泌功能。循环系统疾病包括心脏病和血管疾病，统称心血管疾病。1949年以来，我国人民生活条件逐渐改善，卫生事业不断发展，平均期望寿命明显延长，心血管疾病逐渐成为常见病。在我国城乡居民中，心血管疾病的死亡率不断上升。

二、循环系统的结构功能

1. 心脏

心脏是一个中空的肌性器官，外形似前后略扁的圆锥体，位于胸腔中纵隔内，其2/3部分居左侧，1/3部分在右侧。心尖部位于左前下方，主要由左心室构成，而心底部位于右后上方，由大动脉、大静脉组成。

（1）心脏的组织结构（见图1-2-2）：心脏由四个心腔构成，即左心房、左心室、右心房、右心室。同侧房室间有房室瓣相通，左心房室之间的瓣膜称二尖瓣，右心房室之间的瓣膜称三尖瓣，两侧的房室瓣均有腱索与心室乳头肌相连。左、右心室与大血管之间亦有瓣膜相通，位于左心室与主动脉之间的称主动脉瓣，位于右心室与肺动脉之间的称肺动脉瓣。心瓣膜的功能是防止心房和心室在收缩或舒张时出现血液反流。在左右心房之间、左右心室之间各有肌性的房间隔和室间隔，故心脏左右两侧互不相通。心脏壁可分为三层：内层为心内膜，由内皮细胞和薄层结缔组织构成；中层为肌层，心室肌较心房肌为厚，而左心室的心肌又比右心室厚；外层为心外膜，即心包的脏层，紧贴于心脏表面，与心包壁层之间形成一个间隙称为心包腔，腔内含少量浆液，在心脏收缩和舒张时起润滑作用。

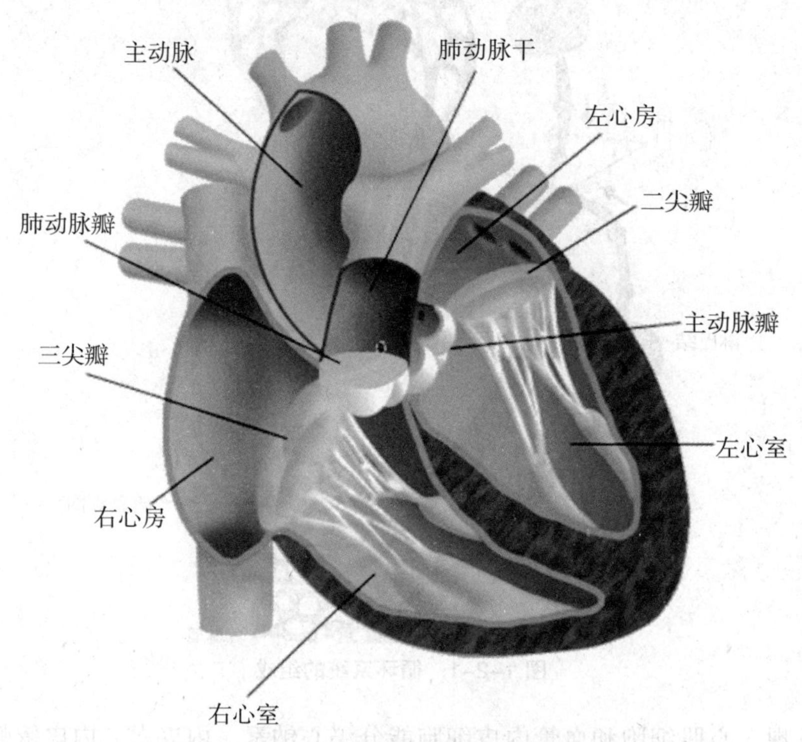

图 1-2-2　心脏组织结构（心脏瓣膜）

（2）心脏的传导系统：由负责正常冲动形成与传导的特殊心肌细胞组成。传导系统包括窦房结、结间束、房室结、希氏束、左右束支及其分支和浦肯野纤维。

（3）心脏的血液供应：营养心脏的血管称冠状动脉，有左、右两支，分别起源于主动脉根部的左、右动脉窦上方。冠状动脉的大分支分布于心肌表面，小分支则由外向里进入心肌，经毛细血管网汇成心脏静脉，最后形成冠状静脉窦，进入右心房。左冠状动脉有两个分支，即前降支和回旋支：前降支主要负责心脏前壁、左室前侧壁及室间隔前2/3部位心肌的血液供应；回旋支主要负责左室侧壁、后侧壁及高侧壁部位心肌的血液供应。而右冠状动脉主要供养右心室、左心室下壁、后壁及室间隔的后1/3部位心肌。窦房结及房室交界区的供血多来自右冠状动脉。当冠状动脉中的某一支血管发生慢性闭塞时，其他两支有可能通过侧支形成来维持其供血区心肌的营养，但侧支形成的能力受多种自身和外界因素的影响，个体差异很大。

2. 血管

循环系统的血管分动脉、毛细血管和静脉三类。动脉的主要功能为输送血液到组织器官，其管壁有肌纤维和弹力纤维，能保持稳定的张力和弹性，并能在各种血管活性物质的作用下收缩和舒张，改变外周血管的阻力，故又称阻力血管。毛细血管是血液与组织液交换营养物质和代谢产物的场所，故又称功能血管。静脉的主要功能是汇集从毛细血管来的血液，将血液从组织器官送回心脏，其容量大，故又称容量血管。阻力血管与容量血管对维持和调节心脏功能有重要作用。

三、老年人循环系统的生理变化

1. 解剖学特征

（1）心肌变化：心肌细胞老化典型表现有脂褐素沉积，现已证明其为线粒体破坏所致，可引起细胞内蛋白质合成障碍。心肌间质易发生结缔组织增生、脂肪浸润及淀粉样变，主要累及心房肌和心室肌，传导系统和冠状动脉，易引起房室传导阻滞、心房纤颤及心力衰竭。

（2）心包、心内膜、瓣膜变化：老年人心包膜下的脂肪沉着增加，分布不均匀，心包增厚僵硬，致使老年人左室舒张期顺应性降低。老年人心内膜可发生进行性增厚钙化，在80岁左右的老年人中，90%有老年性多瓣膜关闭不全。

（3）心脏传导系统变化：心脏传导系统随增龄而表现为细胞成分减少，脂肪浸润及纤维组织增生。40岁前，窦房结起搏细胞占70%，到70岁后则减少至10%~30%。房室结老化和房室瓣环钙化易引起房室传导阻滞、室内传导阻滞、窦性停搏及心率减慢。

（4）血管变化：①主动脉周径随增龄而增大。②主动脉弹性及伸展性随年龄增加而降低。③管壁增厚伴有延长屈曲下垂。④主动脉中层细胞数减少，平滑肌变性。⑤间质中基质样沉着物随年龄增加而增加。⑥硬化的血管内壁所承受的负荷增加易诱发内膜损伤，导致动脉壁内膜脂质沉积。静脉系统的变化主要表现为静脉内膜增厚、弹性减退、管腔增大，使血管床扩大而全身静脉压降低。

2. 心脏老化的生理变化

（1）心脏顺应性降低：老年人心肌肥厚、心肌间质纤维化、淀粉样变、脂肪浸润及心包增厚等原因均可导致心室顺应性降低。

（2）心肌收缩功能降低：①心肌肥大，氧及代谢产物的扩散距离增大；②冠状动脉供氧能力降低；③心肌细胞线粒体老化，ATP生成减少，使心肌收缩功能随增龄而逐渐降低，每年降低1%。

（3）心排出量的变化：心排出量是评定心功能的基本指标。静息状态下，老年人的心搏出量和心排出量不受年龄的影响。

（4）心瓣膜功能改变：各瓣膜的老年性病理生理改变将在老年人心瓣膜病中详述。

（5）窦房结功能减退：由于窦房结老化，其自律性降低，表现为最大心率及固有心率随增龄而降低。

3. 老年人血管生理变化

（1）血压及其调节的变化：静息状态下，血压随年龄增大有升高趋势，尤其是收缩压。多数人动脉僵硬度随年龄增大而逐渐增加，老年人动脉扩张度差，反射波在收缩期即迅速回至中心动脉，使收缩压进一步升高，而舒张压降低。

（2）中心静脉压调节的变化：中心静脉压的稳定需要静脉系统对血容量和血流的分布做出及时的代偿性调整。随年龄增大，静脉压调节功能减退，因此，老年人易发生直立性低血压。

（3）冠脉循环的增龄性变化：①冠脉流量减少，心肌的血液供应主要发生于舒张期。随年龄增大，心脏舒张功能障碍，必然导致心肌供血不足。②冠脉血流灌注速度减慢，冠脉的血流量60%~80%是舒张期流入的。由于心肌顺应性降低，射血时间延长，舒张期充盈时间延长，因此充盈速度减慢。当心率加快时，心脏舒张期缩短，会加重冠脉灌注不足。③心肌内冠脉血管床减少，在正常情况下，心肌内冠脉的毛细血管密度非常大，可达2500个/mm^3，所以冠脉的储备能力相当大。由于冠状动脉的动脉和静脉的血氧差很大，应激时只能靠冠脉的扩张提高冠脉血流量。但老年人由于心肌纤维化、硬化及小冠状动脉硬化致血管床减少，冠脉储备能力降低。因此，当机体突然增加活动量时，在短期内心肌耗氧量明显增加就会产生明显的缺血缺氧。

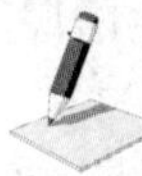

单元小结

循环系统由心血管系统和淋巴系统两大部分组成，老年人随着年龄的增长，循环系统的生理功能发生退行性改变，护理员应具有严谨求实的工作态度和崇高的职业道德，正视人的老化过程。掌握老年人循环系统的生理变化和功能特点，为老年人循环系统疾病的护理打好理论基础。

单元2　循环系统疾病常用的评估方法

教学目标

知识目标：

1.掌握循环系统常见疾病的定义。

2.掌握循环系统疾病的护理评估方法。

能力目标：

1.能为心力衰竭的老年人进行护理评估。

2.能为心律失常的老年人进行护理评估。

3.能为冠心病老年人进行护理评估。

4.能对外周血管病变进行评估。

素质目标：

1.关心、尊重、理解老年人。

2.具有“以人为本”的照护职业观，以高度的责任心、爱心、细心、耐心为老年人提供专业的服务。

思政目标：

培养学生尊重、关爱老年人的职业素养。

一、循环系统疾病的护理评估

循环系统疾病的护理评估应在全面收集患者主、客观资料的基础上，着重注意以下内容。

（一）病史评估

1.患病及治疗经过

（1）了解患者患病的起始时间，有无明显的诱因，主要症状及其特点（如症状出现的部位、严重程度持续时间、发作的频率、加剧或缓解因素），有无伴随症状（如心绞痛发作时是否伴有恶心、呕吐、大汗，有无血压、心率、心律改变），是否出现并发症。

（2）患者目前的主要不适及病情变化，是否呈进行性加重，对饮食睡眠、大小便有无影响，体重、营养状况有无改变。

（3）既往检查、治疗经过及效果，是否遵从医嘱治疗。目前用药情况，包括药物种类、药量和用法、是按医嘱用药还是自行购药使用。有无特殊饮食医嘱及遵从情况，如心力衰竭患者应低盐饮食，冠心病及原发性高血压患者应低脂饮食。

（4）有无与循环系统疾病相关的疾病，如糖尿病、甲状腺功能亢进症、贫血、风湿热，有无反复多次链球菌感染史等。

2.心理-社会状况

（1）患病对患者日常生活、学习或工作的影响，是否能适应角色转变，正确面对现实。

（2）患者的文化程度，对疾病的性质、过程、预后及防治知识的了解程度。

（3）有无焦虑、恐惧、抑郁、悲观等心理反应及其严重程度。循环系统疾病多数为慢性病，在患病急性期，患者常因疾病引起的严重症状如呼吸困难、疼痛伴有濒死感而产生恐惧或焦虑。在急性期过后的康复期，部分患者常由于患病带来生活上的限制、病情的反复、职业的改变或提前退休、在家中角色地位的改变、家人过分保护等因素而感到自尊受到威胁，进而产生抑郁、悲观。

（4）患者的性格特征，是否容易情绪激动，有无精神紧张。研究证实，A型性格是冠心病的危险因素之一，在对急性心肌梗死诱因的统计中也发现，情绪激动和精神紧张是引起疼痛发作的常见诱因。

（5）患者的家庭成员，家庭经济、文化、教育背景中对患者所患疾病的认识，对患者的关心和支持程度；患者工作单位所能提供的支持，有无医疗保障；患者出院后的就医条件，居住地的社区保健资源如何。

3.生活史及家族史

（1）患者的居住地在城市还是农村，居住条件是宽敞、干燥，还是拥挤、潮湿，有无充足的阳光；从事的职业是脑力劳动还是体力劳动，是否需要高度集中注意力或久坐少动。原发性高血压、冠心病多见于城市居民和脑力劳动者；风湿性心脏病则在农村较常见，在住房拥挤、环境潮湿的居民中发病率明显增高。

（2）要求患者列举每日的食谱和摄入量，是否经常摄入高热量、高胆固醇、高脂肪、含盐或含咖啡因过多的食物，是否经常暴饮暴食，有无烟酒嗜好，每日吸烟、饮酒的量及持续年限，是否已戒烟酒。这些因素往往是某些循环系统疾病的危险因素或诱发因素。

（3）日常生活是否有规律，生活能否自理及自理的程度；有无定时排便的习惯，有无便秘，排尿有无异常；是否有规律地进行体育锻炼，主要的运动形式及运动量，是否知道限制最大活动量的指征。

（4）家族史患者的直系亲属中有无与遗传相关的心血管疾病，如肥厚型心肌病、原发性高血压、冠心病等。

（二）身体评估

1.生命体征

包括体温高低；脉搏的速率、节律、强弱及两侧是否对称，有无交替脉、奇脉；呼吸的频率、节律、深度；血压及脉压差是否正常。

2.一般状态

身高、体重、皮下脂肪厚度；精神意识状态；面容与表情；体位；皮肤颜色、温度和湿度，有无发绀，有无身体低垂部位水肿，有无杵状指（趾），是否有颈静脉充盈或怒张等。肥胖与原发性高血压和冠心病的发病密切相关，营养不良甚至恶病质可见于晚期心力衰竭；严重二尖瓣狭窄的患者可有“二尖瓣面容”；感染性心内膜炎患者皮肤黏膜可见瘀点、Osler结节、Janeways结。

3.胸部检查

注意有无干、湿啰音，其部位、与体位变化的关系；有无胸腔积液的体征。

4.心脏检查

有无心前区隆起、抬举性心尖搏动或心尖搏动移位；心前区触诊有无震颤和心包摩擦感；叩诊判断心脏大小和形状；听诊心率、心律、心音强弱，有无脉搏短绌，有无奔马律、二尖瓣开放拍击音及心包摩擦音。评估各瓣膜区有无病理性杂音及杂音的性质、强度、传导方向，杂音出现在收缩期还是舒张期等。

5.腹部检查

肝脾的大小，有无腹水及肝颈静脉反流征。肝脾大、腹水和肝颈静脉反流征阳性提示静脉压升高，为右心衰竭的征象。

6.周围血管检查

有无水冲脉、毛细血管搏动征和动脉血管杂音等。

（三）实验室及其他检查

1.血液检查

如血常规检查、血脂分析、血清心肌酶和肌钙蛋白、电解质尿素氮、肌酐、血糖、血培养等。

2.心电图

心电图是循环系统疾病患者最常采用的无创性检查之一。对各种心律失常的诊断分析有肯定价值；特征性心电图改变和动态演变是诊断急性心肌梗死的可靠而实用的方法；还可用于电解质紊乱的判断及了解某些药物对心脏的影响。

3.动态心电图

能记录受检者连续24小时甚至更长时间内日常生活或工作状态下的心电信息，有效解决了常规心电图仅能静态短时间记录的不足。结合患者的自觉症状和活动日记，可分析患者的活动，症状与其心电图变化之间的关系。故检查前应告诉患者，为了取得可靠的资料，应将自己24小时内的活动状况、出现的症状按时间顺序做详细记录。

4.心电图运动试验

可用于早期冠心病的诊断和心脏功能的评价。目前临床上常采用的运动方式是平板或踏车运动。

5.超声心动图

包括M型二维彩色多普勒血流显像和经食管超声心动图等。

6.选择性心血管造影术

如选择性左右心室造影、冠状动脉造影、主动脉和肺动脉造影等。其目的是明确诊断心脏和大血管病变的部位与性质，病变是否引起了血流动力学改变及其程度，为采用介入性治疗或外科手术提供依据。

7.气囊漂浮导管检查术

利用气囊血流导向导管即漂浮导管（Swan–Ganz导管），在床边通过静脉置入，送抵肺动脉。进行右心各部压力和肺毛细血管楔压的测量并利用热稀释法原理测定心排血量。

8.经食管心房调搏术（TEAP）

即经食管插入特制的电极导管，放置于邻近左心房部位，可用于检查窦房结功能、房室传导功能，心动过速的诊断和鉴别诊断重症心动过速以及临时食管内左心房起搏等。

二、心力衰竭的评估

心力衰竭（心衰）的全面评估是准确诊断和有效治疗的前提。评估目标：是否存在心衰、心衰的病因及诱因、严重程度和预后。首先，应根据症状体征、心电图和胸片判断心衰的可能性；其次，检测利钠肽和超声心动图明确心衰诊断及分类，再进一步检查确定心衰的病因和诱因；最后，评估病情的严重程度及预后。

1.症状和体征

心衰的症状和体征可分为四大方面。

（1）体循环淤血：包括全身下垂部位水肿、胸腹水、肝大、颈静脉怒张、肝颈静脉回流征阳性，其中肝颈静脉回流征对右心衰诊断较特异。

（2）肺循环淤血：包括劳力性呼吸困难、夜间阵发性呼吸困难、端坐呼吸、咳粉红色泡沫样痰、双肺底干湿啰音等，对心衰诊断具重要意义。

（3）心输出量不足：包括乏力、腹胀、食欲缺乏、肢端发冷等。

（4）心脏的表现：包括心慌、心率快、第三心音奔马律，心尖搏动弥散，后二者对心衰诊断具特异性。

2.病史采集

病史采集主要包括既往心脏疾病史、心衰的危险因素（高血压、糖尿病）、累及心脏的全身疾病（如淀粉样变性、遗传性神经肌肉疾病、结节病）、有无使用心脏毒性药物、药物依赖、近期有无病毒感染等，这对心衰病因诊断具有重要的价值。

根据典型的症状、体征、结合病史，即可做出临床疑诊。但对于老年人、肥胖和慢性肺疾病的患者，诊断的可靠性较差。由于心衰的症状和体征具有较大的个体差异，还需借助辅助检查明确诊断。

3.心电图

心衰患者一般均有心电图异常，完全正常的可能性极低，故心电图是心衰的首选评估措施。心电图异常对心衰不具备确诊意义，但可提供病因线索及合并症诊断。比如左室高电压提示高血压、瓣膜性心脏病或者肥厚型心肌病。右室高电压，提示原发性或继发性肺动脉高压。低电压提示心肌浸润性疾病或心包积液。病理性Q波提示陈旧性心肌梗死的可能。新发或可逆性ST段改变提示急性心肌缺血。窦性心动过速见于严重心衰交感神经异常激活。QRS时限是确定心脏同步化治疗的适应证和心电图标准。QT间期延长亦很常见，提示可能存在电解质紊乱、心肌病变或者抗心律失常药物的影响，有发生尖端扭转型室性心动过速的风险，用于指导心衰治疗药物的选择。

4. X线胸片

胸部X线检查可提供肺淤血/水肿和心脏增大的信息，识别或排除肺部疾病或其他引起呼吸困难的疾病。特征性“鹿角征”“克利B线”“蝴蝶样肺水肿影”对心衰诊断具特异性。但其敏感性和特异性较低，X线胸片正常并不能排除心衰。胸部X线检查也为心衰的病因学查找提供线索。左房不成比例的扩大提示二尖瓣狭窄可能，右室增大不伴有其他心脏扩大时，需怀疑肺动脉高压引起的右心衰竭。

5.生物标志物

利钠肽，包括B型利钠肽（BNP）和N末端B型利钠肽原（NT-proBNP）。用于心衰预防、诊断和鉴别诊断、病情严重程度及预后评估。对于有发生心衰风险的人群，根据利钠肽水平进行管理，可预防左室功能异常或心衰的发生。在心衰诊断方面，利钠肽的敏感性高于特异性，主要用于心衰的排除诊断。BNP<100ng/L和（或）NT-proBNP<300 ng/L通常可排除急性心衰。BNP<35ng/L和（或）NT-proBNP<125 ng/L通常可排除慢性心衰，但其敏感性和特异性较急性心衰低。测定入院时基线和出院前利钠肽水平，有助于评估心衰患者的预后。需要注意的是，以利钠肽水平调整治疗，对心衰预后并无明显益处，反而增加了疾病治疗的成本。除利钠肽外，其他指标，如反映心肌损伤的标志物（如心脏肌钙蛋白），反映心肌纤维化、炎症的标志物（如可溶性ST2、半乳糖凝集素3及生长分化因子15），也有助于心衰患者的危险分层和预后评估。

6.超声心动图

超声心动图在心衰的诊断中占据非常重要的地位，可提供房室容量、左右心室收缩和舒张功能、室壁厚度、瓣膜功能、肺动脉压力和血流动力学参数的信息，是评估心脏结构和功能的首选方法。可评价收缩功能的指标，包括左室射血分数（LVEF）、短轴缩短率（FS）、每搏输出量和心排血指数。LVEF是目前普遍接受的评价左室收缩功能的指标，对心衰的临床结局具有预测价值。近年来，组织多普勒和变形成像技术的可行性已被证实，在检测心室收缩功能轻微改变方面具有优势，相关指标包括二尖瓣环和心肌组织收缩期速度、应变率等。

超声心动图是目前临床上唯一可判断舒张功能不全的成像技术，是诊断射血分数保留心衰（HFpEF）的重要依据；超声心动图另一个优势是无创评估右心压力，评价右室结构和功能。还有助于明确心衰的病因，包括瓣膜病、心肌病和心包疾病。左室壁节段性运动异常可能提示陈旧性心肌梗死，左室向心性肥厚伴主动脉扩张，提示高血压心脏病。

7.其他特殊检查

其他特殊检查包括心脏核磁共振、心脏CT、冠脉造影、核素心室造影及核素心肌灌注和（或）代谢显像、心肌活检、基因检测等。主要用于进一步明确病因和病情评估。

8.心衰的预后评估

许多指标与心衰死亡和再入院率相关，包括临床变量（NYHA心功能分级、心衰病程、6分钟步行距离、静息心率、低血压、外周低灌注）、实验室化验指标（血清钠、BNP水平、血浆肾素活性、醛固酮水平、内皮素-1、肌酐、炎症标志物、心肌损伤标志物、血细胞比容）、其他检查指标（LVEF下降、左室扩张、严重的左室舒张功能不全、左室充盈压、二尖瓣反流、右心功能不全、肺动脉高压、QRS波宽度）、临床合并症（房颤、室性心律失常、卒中、糖尿病、肾脏疾病、肝功不全、贫血）。但单一指标对预后判断的准确性不高，多变量预测模型较单一指标更为准确，近年来，已有多种预后评分模型，针对不同人群对心衰患者预后进行评估。

三、老年常见心律失常的评估

（一）概述

心律失常是指心脏冲动的频率、节律、起源部位、传导速度与激动次序的异常。当心脏传导系统的自律性和传导性发生异常改变或存在异常传导组织时，可发生各种心律失常。

心脏传导系统是由特殊心肌纤维组成的，其心肌细胞具有形成冲动和传导冲动的作用，包括窦房结、结间束、房室结、希氏束、左束支、右束支及浦肯野纤维等部分。

窦房结是心脏的正常起搏点，冲动形成后由结间束和普通心房肌传至房室结和左心房。冲动在房室结内传导的速度缓慢，抵达房室束后传导加速，经左束支、右束支传至浦肯野纤维网。浦肯野纤维传导极为敏捷，几乎同时使全部心室肌被激动。

心肌传导系统受交感神经和迷走神经的支配。迷走神经兴奋抑制窦房结的自律性和传导性，延缓窦房结和房室结的传导时间与不应期；交感神经作用与迷走神经作用相反。

按照心律失常的发病机制，可分为冲动形成异常和冲动传导异常；按照心律失常发生时心率的快慢，将其分为快速性心律失常和缓慢性心律失常。前者包括期前收缩、心动过速、扑动和颤动等，后者包括窦性心动过缓、房室传导阻滞等。

（二）护理评估

1.健康史

询问患者有无器质性心脏病、肺栓塞、心力衰竭、慢性阻塞性肺疾病、甲状腺功能减退等病史；了解患者有无情绪激动、烟酒嗜好；是否应用β受体拮抗剂、洋地黄等药物；是否存在代谢障碍、电解质紊乱等。

2. 身体状况

评估患者心律失常的类型及临床表现，询问患者心律失常发作时，有无胸闷、心悸、乏力、头晕、晕厥等症状；评估有无意识障碍及血流动力学改变等；心脏听诊有无异常等。

3. 心理–社会状况

由于心律失常反复发作，出现心悸、乏力、头晕、心跳停顿感等不适，缺乏心律失常的相关知识，患者常感到紧张、情绪低落。评估患者及家属对疾病及其后果的认识，对心律失常预防知识的掌握程度，以及家庭和社会对患者的支持等。

4. 辅助检查

心电图检查是诊断心律失常最重要的无创性检查，记录12导联心电图。其他检查包括动态心电图、运动试验、食管心电图、信号平均技术等。

5. 治疗原则及主要措施

（1）药物治疗：常用抗心律失常药物有奎尼丁、普鲁卡因胺、利多卡因、美西律、普萘洛尔、胺碘酮、维拉帕米、腺苷等。

（2）介入治疗：行心脏起搏、电复律；快速性心律失常用导管射频消融或外科手术等。

四、老年冠心病评估

（一）概述

冠状动脉粥样硬化性心脏病指因冠状动脉粥样硬化使血管腔狭窄或阻塞，导致心肌缺血缺氧或坏死而引起的心脏病，与冠状动脉功能性改变（痉挛）所致者统称冠状动脉性心脏病，简称冠心病，亦称缺血性心脏病。

冠状动脉粥样硬化性心脏病是动脉粥样硬化导致器官病变的最常见类型，也是严重危害人类健康的常见病。本病在欧美发达国家常见，我国的发病率近年来呈增长趋势，《中国心血管健康与疾病报告2021》发布：每5例因病死亡病例中有2例死于血管病。

（二）护理评估

1. 健康史

询问患者有无高血压、糖尿病、吸烟、高脂血症等；有无过度劳累、情绪激动等诱发因素。

2. 身体状况

（1）症状：以发作性胸痛为主要表现。

①部位：主要位于胸骨体中、上段，可波及心前区，界限不很清楚，常放射至左肩、左臂内侧达无名指和小指，或至颈、咽或下颌部。

②性质：常为压迫感、憋闷感或紧缩感，也可有烧灼感，偶伴濒死感。发作时，患者往往被迫停止原来的活动，直至症状缓解。

③诱因：常由体力活动、情绪激动等诱发，饱餐、寒冷、吸烟、心动过速或休克等亦可诱发。疼痛多发生于体力活动或情绪激动的当时，而不是其后，且常在相似的条件下重复发生。

④持续时间：疼痛出现后常逐渐加重，持续3～5分钟，一般不超过15分钟。

⑤缓解方式：休息或含服硝酸甘油可迅速缓解。可数天或数周发作1次，亦可1天内发作多次。

（2）体征：心绞痛发作时，患者心率加快、血压升高、面色苍白、出冷汗，心尖区听诊时出现奔马律，可闻及短暂收缩期杂音。

3.心理–社会状况

心绞痛如长期、反复发作，使体力活动受限，影响生活和工作，患者易焦虑、烦躁、抑郁。另外，高昂的医疗费用会加重家庭经济负担，家人因照顾患者时间过长、支持能力有限而易忽视患者的心理感受。

4.辅助检查

（1）心电图检查：是诊断心绞痛最常用的方法。

（2）静息心电图：约有半数患者正常，也可有陈旧性心肌梗死的改变或非特异性ST段和T波异常。

（3）心绞痛发作时心电图：大多数患者可出现暂时性心肌缺血引起的ST段移位。因心内膜下心肌更易缺血，故常见反映心内膜下心肌缺血的ST段压低（≥0.1mV），发作缓解后恢复。有时出现T波倒置。

（4）心电图负荷试验：常用运动负荷试验。运动可增加心脏负荷，激发心肌缺血。运动方式主要有分级活动平板或踏车，前者较为常用。运动中出现典型心绞痛的心电图改变，主要以ST段水平型或下斜型压低≥0.1mV（J点后60～80ms）持续2分钟为运动试验阳性标准。

（5）心电图连续动态监测（Holter）：通过连续记录并自动分析24小时的心电图，可提高缺血性心电图的检出率。

（6）放射性核素检查：放射性核素^{201}TI（铊）随冠状动脉血流很快被正常心肌细胞摄取，心肌显像可显示心肌缺血的部位和范围，对心肌缺血诊断较有价值。

（7）冠状动脉造影：为有创性检查，目前仍是诊断冠心病较准确的方法。选择性冠状动脉造影可显示冠脉狭窄的部位及程度，一般认为，管腔直径减少70%～75%以上会严重影响血供。此外，冠脉造影还可用于选择治疗方案、判断预后。

（8）超声心动图检查：二维超声心动图可探测到缺血区或坏死区心室壁的异常运动，亦可测定左心室功能，射血分数降低者预后较差。

五、外周血管的评估

血管是复杂的弹性管道系统，是由储存血管（主动脉和大动脉）、分配血管（中等动脉、小动脉、微动脉）、交换血管（毛细血管网）和容量血管（小静脉、中静脉、大静脉）形成的管道网络。除毛细血管，血管由内膜、中膜和外膜3层结构组成。血管也会随着年龄的增加而出现老化，血管系统的老化和病理变化在人体衰老和疾病的发生、发展中占有非常重要的地位。

（一）血管的老化

1.血管老化的概念

血管老化的概念有时较难明确。在老年人身体中，年龄增加所致的动脉老年性退行性改变与病理过程的粥样硬化常合并存在，两者在理论上固然可以区别，但实际上难以区分，易将血管老化误认为动脉粥样硬化，而动脉粥样硬化却是病理形态学上的概念。另外，血管老化是生理学的功能上的概念，一般指随着年龄增加血管发生的构造上和功能上的变化。生理上的发育完成后，随着年龄增加，血管长度和横断面内径不断增加，内腔逐渐增大，最终这种构造上的变化引起功能上的变化，使富有弹性的动脉壁伸展性降低，即管壁的硬化，进而使营养全身各脏器的富有弹性的动脉血管的功能下降，使脏器功能随着年龄增加逐渐降低。随着年龄增加，血管可以发生从组织构成、形态到功能上的变化。

2.动脉的老化

人体主动脉内膜从出生到衰老要经过几度变迁而呈现肥厚。出生1个月以内，内膜急剧增厚，以后缓慢增厚，20岁以后又出现第二阶段的肥厚，这种肥厚弥漫而不局限于某些特定部位。动脉老化的形态学特点：①主动脉周径随年龄增加而增大。②主动脉的弹性、伸展性随年龄增加而降低。总的变化是，人体的大动脉随年龄增加而出现周径增大，伸展性降低，管壁增厚，并可见长度延长、屈曲、下垂。

3.毛细血管网的老化

随着年龄增加，毛细血管网也有明显的结构变化。单位面积内有功能的毛细血管数量减少，组织学上常出现毛细血管袢区消失或秃发区，毛细血管完全闭塞，常见毛细血管周围水肿，动、静脉支及毛细血管袢弯曲；动、静脉支延长，常有动脉瘤样扩张；动脉支弯曲度增大，毛细血管血流减慢；随着年龄增加，毛细血管壁弹性降低，脆性增加。这些功能障碍的基础是毛细血管内皮细胞数量减少、细胞间距离扩大，从而导致毛细血管通透性降低。因此，这些微循环系统的变化被认为是衰老的一个原因，它可造成机体多个器官供氧不足。

4.静脉系统的老化

静脉系统的老化表现是血管壁增厚，有着与动脉老化相似的组织及生化改变。静脉老化的结果使血管床扩大，静脉壁张力和弹性降低，全身静脉压降低。年龄增加使大动脉血管弹性降低，阻力增加，静脉系统压力降低，正常心脏血管间的血流动力学关系受到影响，心脏为推动血液循环耗能增多，可引起左心室代偿性肥大。

（二）外周血管病变的评估方法

1.动脉栓塞

是指血块或进入血管内的异物成为栓子，随着血流冲入并停留在口径与栓子大小相似的动脉腔内，造成血流阻塞，引起急性缺血的临床表现。该病起病急，症状明显，进展迅速，预后严重，需积极处理。动脉栓塞主要由血栓造成，其中心源性较常见，下肢比上肢常见，老年人多见。其评估方法如下。

（1）临床表现：典型表现为5“p”征，即疼痛、感觉异常、麻痹、无脉和苍白。凡有心脏病史伴有心房纤颤或其他心源性疾病，突然出现上述症状，即可作出临床诊断，并且可以估计栓塞的部位。

（2）皮肤测温试验：栓塞远侧肢体皮温降低并有冰冷感觉，用手指从指（趾）端向近侧检查，常可扪到骤然改变的变温带。

（3）多普勒检查：探测肢体主干动脉搏动突然消失的部位，可对栓塞平面做出诊断。

（4）D-二聚体检查：正常酶联免疫吸附试验（ELISA）测定值＜200μg/L，D-二聚体升高对诊断血栓形成有一定参考价值。

（5）实验室检查：若栓塞导致肢体缺血性坏死，引起严重的代谢障碍，可有高钾血症、肌红蛋白尿、代谢性酸中毒，最终导致肾衰竭。

（6）动脉造影：能了解栓塞部位，远侧动脉是否通畅，侧支循环状况，以及是否有继发血栓形成等。

2.原发性下肢静脉曲张

系指单纯涉及大（小）隐静脉，浅静脉伸长、迂曲而呈曲张状态，多发生于从事持久站立工作、体力活动强度高或久坐少动的人；老年人多见。根据临床表现，诊断并不困难。其一般医学评估方法如下。

（1）一般检查：①Trendelenburg试验。阳性可提示瓣膜功能不全或交通静脉瓣膜关闭不全。②Perthes试验。阳性可提示深静脉不通畅。③Pratt试验。阳性可提示有关闭不全的交通静脉。

（2）多普勒检查：诊断下肢静脉曲张的常用方法，配合屏气试验更有助于临床检查。

（3）下肢活动静脉压测定：正常时，站立位活动后足背浅静脉压为10～30mmHg，原发性下肢静脉曲张为25～40mmHg。

（4）静脉造影检查：见到明显扩张、伸长、迂曲的静脉，可更准确判断病变性质。

3.深静脉血栓形成（DVT）

是指血液在深静脉腔内不正常凝结，阻塞静脉腔，导致静脉回流障碍，全身主干静脉均可发病，尤其多见于下肢。一侧肢体突然发生肿胀，伴有胀痛、浅静脉扩张，都应疑有下肢深静脉血栓形成。根据不同部位DVT的评估方法如下。

（1）多普勒检查：采用多普勒检测仪，利用压力袖阻断肢体静脉，放开后记录静脉最大流出率，可以判断下肢主干静脉是否有阻塞。双功能彩色多普勒可显示管腔内强回声。静脉不能压缩，或无血流等为血栓形成的征象。

（2）放射性核素检查：静脉注射125碘纤维蛋白原，能被新鲜血栓摄取，含量超过等量血液摄取量的5倍，因而能检测出早期形成的静脉血栓。可用于高危患者的筛选检查。

（3）下肢静脉顺行造影：能直接显示静脉形态做出确定诊断。

（4）双侧下肢周径测量：进行大、小腿周径的测量点分别为髌骨上缘以上15cm处和10cm处。双侧相差＞1cm即考虑有临床意义。

（5）D-二聚体检查：敏感性高而特异性差。急性肺栓塞时升高。正常ELISA测定值＜500μg/L，有重要的排除诊断价值。

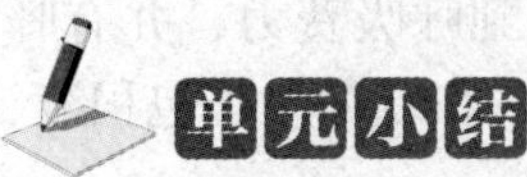

单元小结

老年人的循环系统由于年龄的增长会发生一系列生理学的老化改变，从而影响其正常的生理功能，这是导致老年人循环系统疾病发病率较高的主要原因。对循环系统的正确评估是开展循环系统疾病护理的基础，应在全面收集患者主、客观资料的基础上，对循环系统疾病患者进行护理评估。主要包括心力衰竭、老年常见心律失常、老年冠心病和外周血管的评估，通过循环系统评估方法的学习，了解循环系统状态，识别存在和潜在的问题。

单元3　循环系统的常见症状、体征及护理

案例导入

患者，女，64岁。5年前，过度劳累时感觉到心悸、气短，休息后缓解，未经任何治疗，能胜任一般日常工作。间断咯血史5年。近1年来，反复出现双下肢水肿，在当地医院使用利尿药治疗后，水肿消退。最近2天由于着凉出现心悸、气短症状，双下肢水肿加重，遂来院就诊。请思考：

1. 患者目前存在哪些护理问题？应采取哪些护理措施？

2. 出院时应指导患者避免哪些诱发因素？

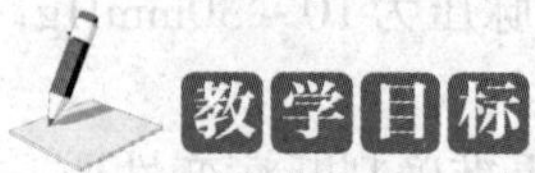

知识目标：

1. 掌握循环系统疾病老年人常见的症状和体征。
2. 掌握常见循环系统疾病症状的护理。

能力目标：

1. 能为心源性呼吸困难、心源性水肿、心悸、心源性晕厥和心前区疼痛的老年人进行护理。
2. 能为心源性呼吸困难、心源性水肿、心悸、心源性晕厥和心前区疼痛的老年人及家属进行健康宣教。

素质目标：

1. 具有严谨求实的工作态度和崇高的职业道德，操作规范、方法正确。
2. 具备维护老年人及家属的尊严和权利的职业理念。

思政目标：

培养学生的同理心、与患病老人共情的能力。

一、心源性呼吸困难

心源性呼吸困难是指由于各种心血管疾病引起患者呼吸时感到呼吸费力，并有呼吸频率、深度与节律的异常。最常见的病因是左心衰竭，亦见于右心衰竭、心包积液、心脏压塞征。

（一）护理评估

1.心源性呼吸困难的特点

（1）劳力性呼吸困难：为左心衰竭最早出现的症状。其特点是在体力活动时发生或加重，休息后缓解或减轻。引起呼吸困难的活动包括上楼、步行、穿衣、洗漱、吃饭、讲话等。

（2）夜间阵发性呼吸困难：患者在夜间入睡后因胸闷、气急而突然憋醒，惊恐不安，被迫采取坐位，呼吸深快，伴有咳嗽。轻者于端坐休息数分钟至数十分钟后症状逐渐减轻、自行缓解；重者高度气喘、皮肤发绀、大汗，伴有哮鸣音，咳粉红色泡沫样痰，两肺底有较多湿啰音，心率增快，有奔马律。此种呼吸困难又称心源性哮喘。

（3）端坐呼吸：为严重心功能不全的表现。患者在静息状态下仍自觉呼吸困难，不能平卧，被迫采取高枕卧位、半坐卧位或端坐位，甚至需双下肢下垂。

2.评估要点

评估呼吸的频率、节律、深度；脉搏、心率、血压；意识状况、面容与表情、营养状况、体位；皮肤黏膜有无水肿、发绀、颈静脉充盈程度；两侧肺底是否闻及湿啰音或哮鸣音；是否有心率、心律、心音的改变及奔马律等。

3.心理–社会状况

由于病情反复发作而影响日常生活、活动耐力及睡眠质量，患者易产生焦虑、烦躁、痛苦、悲观等心理反应。因此，应评估患者是否有紧张、焦虑和抑郁情绪，家庭情况，经济状况，文化程度，以及家庭和社会支持状况等。

4.辅助检查

血氧饱和度（SaO_2）、血气分析检查，判断缺氧程度及酸碱平衡状况；胸部X线及心电图检查，了解疾病的性质和变化。

（二）常见护理诊断/问题

（1）气体交换受损：与肺淤血、肺水肿或伴有肺部感染有关。

（2）活动无耐力：与呼吸困难所致体力消耗增加、组织供氧不足有关。

（三）护理目标

（1）呼吸困难减轻或消失。

（2）活动耐力逐渐增加，活动后无明显不适。

（四）护理措施

1.一般护理

（1）休息与活动：明显呼吸困难者应卧床休息，以减轻心脏负担，利于心功能恢复；劳力性呼吸困难者，减少活动量，其活动以不引起症状为度；夜间阵发性呼吸困难者，应加强夜间巡视，协助患者坐起；端坐呼吸者，加强生活护理，协助大小便，衣服宽松，盖被轻软，减轻憋闷感。

（2）体位：根据呼吸困难的类型和程度采取适当体位，如高枕卧位或端坐位等，使横膈下移，增加肺活量；双腿下垂可减少回心血量，有利于改善呼吸困难。注意患者体位的舒适与安全，必要时加用床挡，防止坠床。

（3）氧疗：遵医嘱给氧，选择合适的氧流量和湿化液。一般氧流量为2～4L/min；急性左心衰竭患者应高流量（6～8L/min）鼻导管给氧或面罩加压给氧，咳粉红色泡沫样痰时，20%～30%乙醇湿化给氧；肺心病患者宜低流量（1～2L/min）持续给氧。

2.病情观察

密切观察生命体征和病情变化，如呼吸困难、皮肤发绀、肺部湿啰音等是否好转；监测血气分析结果，若病情加重，及时通知医生。

3.增强活动耐力

（1）制订活动计划：按照循序渐进的原则，与患者及家属一起确定活动量，如卧床休息—床边活动—病室内活动—病室外活动—上下楼梯；根据身体状况和活动时反应，确定活动的持续时间和频率。

（2）监测活动过程中的反应：若活动中出现心悸、心前区不适、呼吸困难、头晕、视物模糊、面色苍白、极度疲乏，应停止活动，就地休息，以此作为限制最大活动量的指征。

（3）协助生活自理：卧床期间，加强床上主动或被动的肢体活动；为患者自理活动提供方便，如抬高床头使患者容易坐起，利用床上小桌，让患者扶桌休息或床上用餐；协助患者使用病房中的辅助设备，如床挡、椅背，以及走廊、厕所及浴室中的扶手等，将经常使用的物品放在患者容易取放的位置；指导患者保存体力、减少耗氧量的技巧，如在较长的活动中穿插休息等。

4.心理护理

积极与患者沟通，适时安慰，稳定情绪，为患者提供与已经康复的病友进行交流的机会，鼓励患者采取积极的态度面对疾病；劝慰家属面对现实，了解患者心理状态，掌握缓解患者紧张、焦虑和抑郁状态的技巧，根据家庭经济状况和社会、文化背景，给患者以经济和精神支持，帮助患者战胜疾病。

5.开展健康指导

（1）疾病知识指导：指导患者及家属按照循序渐进的原则，根据病情和活动时反应，确定每日活动量、活动持续时间及频次；依据居家条件采取适当的活动方式，鼓励患者在保证安全、不出现任何不适的情况下，自主如厕、进餐，逐步恢复生活自理能力；指导患者按时复诊，如有呼吸困难加重且休息后不缓解时，及时就诊。

（2）角色转换指导：加强对患者及家属的心理支持，引导其树立积极、乐观的生活态度，若对既往承担的职业、家庭、社会角色难以胜任时，根据自身活动耐力进行必要的角色转换，从事力所能及的工作和家务劳动。

二、心源性水肿

心源性水肿是指心血管病引起的水肿，由于心功能不全引起体循环静脉淤血，致使机体组织间隙过多的液体积聚。最常见的病因是右心衰竭或全心衰竭，也见于渗液性心包炎或缩窄性心包炎。

（一）护理评估

1.健康史

询问水肿发生的时间、首发部位及发展顺序、加重或减轻的因素；体重是否发生变化；皮肤有无水疱、溃疡及感染；有无与水肿相关的疾病史或用药史。

2.身体状况

（1）心源性水肿的特点：表现为下垂性、凹陷性水肿。水肿首先出现在身体下垂部位，如在长期卧床者的背部、骶尾部、会阴或阴囊部，非卧床者的足踝部、胫前出现。用指端加压水肿部位，局部出现凹陷，称为凹陷性水肿。重者水肿延及全身，出现胸腔积液、腹腔积液。此外，还伴有尿量减少、体重增加等。

（2）评估要点：询问水肿出现的部位、时间、程度、发展速度，水肿与饮食、体位及活动的关系；了解饮水量、摄盐量、尿量、是否使用利尿药等。检查水肿的程度、部位、范围，压之是否凹陷；观察生命体征、体重、颈静脉充盈程度，有无胸腔积液和腹腔积液。

3.心理–社会状况

患者可能会因水肿久不消退或其形象改变而出现焦虑、烦躁，或因病情反复而失去信心。应评估患者对疾病的认知情况、家庭情况、经济状况、文化程度，以及家庭和社会支持状况等。

4.辅助检查

血常规、尿常规、血液生化学等检查，了解有无低蛋白血症及电解质紊乱等。

（二）常见护理诊断/问题

（1）体液过多：与水钠潴留、低蛋白血症有关。

（2）有皮肤完整性受损的危险：与水肿所致组织细胞营养不良、局部长时间受压有关。

（三）护理目标

（1）水肿逐渐减轻或消失。

（2）皮肤完整，无压疮发生。

（四）护理措施

1.一般护理

（1）休息与体位：卧床休息，伴有胸腔积液或腹腔积液者应采取半卧位；下肢水肿者，如无明显呼吸困难，可抬高下肢，以利于静脉回流，增加回心血量，从而增加肾血流量，提高肾小球滤过率，促进水钠排出。保证患者体位舒适，注意安全，必要时加床挡保护。

（2）饮食：给予低盐、低钠、高蛋白、清淡、易消化饮食，少食多餐，减轻腹胀和胃肠道负担；向患者及家属强调低盐、低钠饮食的重要性，钠盐摄入量控制在5g/d以下为宜，限制摄入腌熏制品、香肠、罐头、苏打饼干等含钠高的食物；注意烹饪技巧，通过糖、醋等调味品，增进患者食欲。

（3）皮肤护理：保持床褥柔软、清洁、平整、干燥，加用海绵垫，严重水肿者使用气垫床；嘱患者穿柔软、宽松的衣服和鞋袜；协助患者更换体位，膝部、踝部及足跟等部位垫软枕，以减轻局部压力；会阴部水肿时，保持局部皮肤清洁、干燥，男性患者用托带支托阴囊部；使用便器时，动作轻巧，勿强行推、拉，以免损伤皮肤。

2.病情观察

（1）严格记录24小时液体出入量，如尿量＜30mL/h，及时通知医生。每天于同一时间、同样着装，用同一体重计测量体重，有腹水者每天测腹围1次。

（2）观察水肿部位、范围和程度，用手指按压水肿部位5秒钟后放开，观察凹陷程度。观察水肿部位皮肤有无发红、破溃、感染等现象。

3.用药护理

遵医嘱使用利尿药，观察用药后尿量、血压、心率、体重变化及水肿消退情况，以及有无电解质紊乱。非紧急情况下，利尿药尽量在白天给药，防止夜间频繁排尿而影响睡眠。

4.心理护理

讲解疾病的相关知识，帮助患者认识水肿久不消退、病情反复或形象改变等可以通过积极治疗与护理达到缓解和减轻；鼓励家属在心理及生活上帮助和支持患者，提高患者治疗疾病的自信心。

5.健康指导

根据患者的原发病进行相关知识指导，避免加重水肿的诱因；指导家属给予患者积极支持，帮助患者建立与疾病抗争的信心；指导患者及家属正确用药，每天测量体重，定期随访，发现水肿加重，及时就诊。

三、心悸

心悸是指患者自觉心跳或心慌，伴有心前区不适感。常见的病因包括：①心律失常，如心动过速、心动过缓、期前收缩等。②各种器质性心血管疾病的心功能代偿期。③全身性疾病，如甲状腺功能亢进症、贫血、发热、低血糖反应等，因心脏搏动增强而出现心悸。④心血管神经症。

（一）护理评估

1.健康史

询问患者有无心脏病、内分泌系统疾病（如甲状腺功能亢进症、嗜铬细胞瘤）、呼吸系统疾病（如肺气肿）、血液系统疾病（如贫血）、神经症等病史；了解是否使用肾上腺素、麻黄碱、咖啡因、阿托品等药物；询问有无饮浓茶、咖啡、烟酒等嗜好；有无精神病史；了解心悸对患者日常生活、工作有无影响及影响程度。

2.身体状况

（1）心悸的特点。

①生理性心悸：常见于剧烈活动或精神过度紧张，大量饮酒、咖啡、浓茶；应用某些药物，如麻黄碱、氨茶碱、阿托品等。生理性心悸持续时间较短，伴有胸闷等不适，一般不影响正常活动。

②病理性心悸：常见于各种原因所致的主动脉瓣关闭不全、高血压性心脏病、心肌病等导致左室肥大的循环系统疾病，也见于引起心排血量增加的其他疾病，如甲状腺功能亢进、发热、贫血、低血糖症等。病理性心悸持续时间长或反复发作，常有胸闷、气急、心前区疼痛、晕厥等表现。

③心悸严重程度与病情：心悸的严重程度并不一定与病情成正比。初发、敏感性较强者，夜深人静或注意力集中时心悸明显；久病者，适应后则自感心悸减轻。

（2）评估要点。

了解心悸发作的诱因、频率、持续时间、发作特点；每次发作时有无心前区疼痛、发热、头晕、头痛、晕厥、抽搐、呼吸困难、消瘦、多汗等伴随症状。

3.心理–社会状况

患者由于心悸的反复发作，容易产生紧张、焦虑等心理反应。应评估每次心悸发作时患者的主观感受和发作后的心理状态。

4.辅助检查

心电图检查，了解心悸的病因。

（二）常用护理诊断/问题

（1）活动无耐力：与心悸有关。

（2）焦虑：与心悸反复发作、疗效欠佳有关。

（三）护理措施

1.一般护理

（1）休息与体位：心悸发作时取高枕卧位、半卧位或其他舒适体位，尽量避免左侧卧位，因采取左侧卧位时，患者常会感到心脏的搏动而加重不适感。

（2）活动：无器质性心脏病的心悸患者，鼓励其正常工作和生活，建立健康的生活方式，保持心情舒畅，避免过度劳累；逐渐增加活动量，以不引起心悸为宜。

2.病情观察

密切观察生命体征，同时测量脉率和心率，时间不低于1分钟；严密监测心率、心律、心电图、脉搏、呼吸、血氧饱和度的变化，出现异常变化，立即报告医生，及时处理。

3.心理护理

帮助患者正确面对疾病，提高对疾病的应对能力，缓解紧张和焦虑，积极配合治疗；鼓励家属关心、陪伴患者，稳定患者情绪，使其保持良好的心理状态。

4.健康指导

（1）疾病知识指导：向患者及家属介绍心悸的常见病因、诱因及防治知识。指导患者保持乐观、稳定的情绪，分散注意力，不要过分注意心悸。无器质性心脏病者，鼓励其积极参加运动，调整自主神经功能；有器质性心脏病者，根据心功能情况适当活动。教会患者及家属测脉搏的方法，定期到医院随诊。

（2）生活指导：指导患者生活规律，保证充足的休息与睡眠，保持大便通畅。改变不良的饮食习惯，避免摄入刺激性食物和饮料，如咖啡、可乐、浓茶、烈酒等。

四、心源性晕厥

心源性晕厥是指心脏疾病引起的心排血量骤减或中断，使脑组织一时性缺血、缺氧而导致的突发短暂意识丧失，常伴有肌张力丧失而跌倒的临床征象。一般认为，心脏供血暂停2～4秒产生黑矇，5～10秒出现晕厥，10秒以上除意识丧失外，出现抽搐，称阿–斯综合征，是病情严重而危险的征兆。引起心源性晕厥的常见病因包括严重心律失常（如病窦综合征、房室传导阻滞、室性心动过速）和器质性心脏病（如严重主动脉瓣狭窄、急性心肌梗死、肥厚型梗阻性心肌病）。

（一）护理评估

1.健康史

询问患者有无器质性心脏病、肺栓塞、心力衰竭、慢性阻塞性肺疾病、甲状腺功能减退等病史；向患者及知情者询问晕厥发作前有无诱因及先兆症状；有无情绪激动、烟酒嗜好。

2.身体状况

（1）心源性晕厥的特点：突出表现为劳累性晕厥，晕厥发作时先兆症状不明显，持续时间甚短。大部分预后良好，反复发作的晕厥是病情严重和危险的征兆。

（2）评估要点：了解晕厥发作前的情况，如体位、活动情况、诱发因素，有无前驱症状；了解发作时摔倒的方式、皮肤颜色、意识丧失持续时间、伴随症状等；发作结束时有无后遗症状等。

3.心理–社会状况

由于晕厥反复发作，对疾病感到担心，对下一次晕厥的发生感到恐慌，患者常表现为紧张、情绪低落，对治疗丧失信心，甚至出现焦虑、恐惧等心理。应评估患者及家属对疾病及其后果的认识，对心律失常预防知识的掌握程度，家庭及社会支持状况等。

4.辅助检查

了解心电图、动态心电图、运动试验、食管心电图等检查结果，评估引发心源性晕厥的病因。

（二）常用护理诊断/问题

（1）有受伤的危险：与晕厥发作有关。

（2）恐惧：与晕厥反复发作、疗效欠佳有关。

（三）护理措施

1.一般护理

（1）休息与活动：有晕厥或跌倒史者，在频繁发作时应卧床休息，协助患者做好生活护理；嘱患者减少外出，以防发生意外；避免剧烈活动、快速变换体位、情绪激动或紧张等；一旦有头晕、黑朦等先兆表现时，立即平卧，以免跌伤。

（2）饮食：给予低热量、低脂、高蛋白、高维生素、易消化饮食，少量多餐，避免过饱；戒烟酒，禁食刺激性食物、浓茶、咖啡。

2.病情观察

密切观察病情变化，阿–斯综合征患者要做心电监护，监测生命体征及心电图变化，及时发现严重心律失常，并做好抢救准备。

3.心理护理

向患者及其家属讲解疾病相关知识，介绍病情发展，消除焦虑和恐惧；鼓励患者参与制订护理计划，增强其信心；护理操作前给予解释，操作中保持冷静，增加患者安全感；鼓励家属适当探视，给予患者心理安慰和支持。

4.健康指导

指导患者避免从事危险性工作，头晕时平卧，以免摔伤；遵医嘱用药，不可随意停用、增减或更换药物；教会患者及家属测脉搏的方法，学会自我监测病情。对反复发生严重心律失常、危及生命者，教会家属心肺复苏术，以备应急。定期到医院随诊，发现异常及时就诊。

五、心前区疼痛

心前区疼痛是由于各种原因引起的心前区的疼痛不适。常见于各类型的心绞痛、急性心肌梗死、急性主动脉夹层、急性心包炎、心血管神经症等。

（一）护理评估

1.健康史

询问患者有无心绞痛、心肌梗死、主动脉夹层、心包炎、心血管神经症等病史；了解患者有无肥胖、高血压、糖尿病等危险因素。

2.身体状况

（1）心前区疼痛的特点：不同疾病所致的心前区疼痛部位、性质、诱因、持续时间、缓解方式等不同。①典型心绞痛位于胸骨后，呈阵发性压榨样痛，体力活动或情绪激动时诱发，休息后缓解。②急性心肌梗死呈剧烈而持久的胸骨后或心前区压榨性疼痛，伴有心律、血压等改变。③急性主动脉夹层动脉瘤出现胸骨后或心前区撕裂性剧痛或烧灼痛，向背部放射。④急性心包炎引起的疼痛，因呼吸或咳嗽而加剧。⑤心血管神经症者也可出现心前区疼痛，但与劳累、休息无关，且活动后减轻，常伴有神经衰弱症状。

（2）评估要点：评估心前区疼痛的部位、性质、范围、有无放射、持续时间、程度及其对患者的影响；询问有无大汗、恶心、乏力、头晕等伴随症状；疼痛发生的诱因及加重与缓解方式；评估生命体征、心率、心律、心音的变化，有无心脏杂音及肺部湿啰音；对剧烈疼痛者，评估其意识状况、面容及表情，以及有无心律失常、休克、心力衰竭等表现。

3.心理–社会状况

疼痛反复发作或疼痛程度剧烈会加重患者心理负担，使患者产生焦虑、恐惧感。评估患者对疼痛的耐受程度，对疾病认知情况，以及家庭、社会对患者的支持情况等。

4.辅助检查

了解心电图、心肌酶谱、CT或磁共振等检查结果，必要时连续监测心电图的动态变化，以了解疾病的性质和变化。

（二）常见护理诊断/问题

疼痛：与心肌缺血、缺氧或心肌坏死有关。

（三）护理措施

1.一般护理

避免心前区疼痛的诱因，减少发作次数；疼痛发作时停止活动，卧床休息，协助患者采取舒适体位；安慰患者，解除紧张不安情绪，减少心肌耗氧量；保持大便通畅，避免增加腹压，必要时使用轻导泻药。

2.病情观察

密切观察疼痛发作的时间、性质及伴随症状等；必要时进行心电监护，描记疼痛时心电图；严密监测心率、心律、血压变化，发现异常及时通知医生。

3.疼痛护理

（1）休息：除了心血管神经症患者外，疼痛发作时应立即卧床休息，以减轻疼痛。

（2）避免诱因：心绞痛患者应避免劳累、情绪激动、寒冷刺激、用力排便等易引起心绞痛的因素；心肌梗死者，避免重体力劳动、饱餐（尤其是进食大量高脂肪食物）、情绪激动等诱发因素。

（3）用药：服用硝酸酯类药物，以改善心肌供血，缓解疼痛。如果含服硝酸酯类药物后胸痛不能缓解，应立即通知医生，遵医嘱给予吗啡或哌替啶止痛，并观察用药后有无呼吸抑制等不良反应。

4. 心理护理

疼痛发作时专人陪伴，安慰患者，指导患者深呼吸等放松技术，解释疾病过程与治疗方法，减轻患者的心理负担，缓解焦虑、恐惧心理；鼓励患者表达内心感受，给予相应的心理支持，使患者树立战胜疾病的信心。

5. 健康指导

指导患者避免各种诱发因素，避免精神紧张和长时间工作；合理膳食，少量多餐，戒烟限酒，忌浓茶、咖啡、辛辣等刺激性饮食；鼓励患者适当参加运动，提高活动耐力。

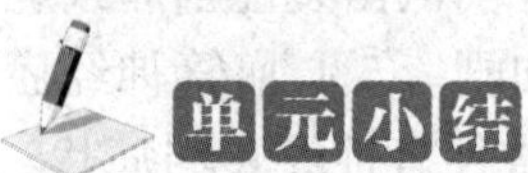

单元小结

心源性呼吸困难、心源性水肿、心悸、心源性晕厥和心前区疼痛是循环系统疾病常见的症状，这些症状给患病老年人带来很大的痛苦，同时降低了老人的生活自理能力，甚至会危及生命，给家庭和社会带来很重的负担。因此，对循环系统疾病患者的护理是循环系统疾病治疗的重要组成部分，良好的生活方式，正确的护理措施和有效的健康宣教可以减少发病的频率，减轻发病时的痛苦，降低发病率、致残率和死亡率。

单元4　原发性高血压患者的护理

案例导入

患者，男，78岁。20年前就诊断为原发性高血压，期间间断服用降压药，血压始终在（140~160）/（90~110）mmHg之间波动。近期出现反复头晕、头痛，2天前自觉加重，无胸闷、心悸等不适，平时睡眠较差，吸烟42年，每天20支，偶尔少量饮酒。遂入院就诊，入院测得血压220/140mmHg。入院诊断为原发性高血压。请思考：

1. 患者按照高血压分级应为几级？按照心血管风险分层患者的等级是几级？

2. 导致患者血压控制不佳的主要因素是什么？作为护理员，你该如何指导患者更好地控制高血压？

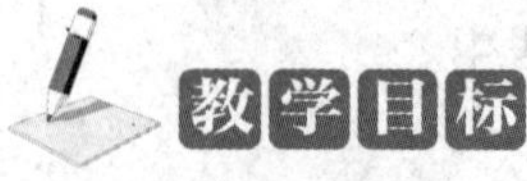

教学目标

知识目标：

1. 掌握原发性高血压的分类和定义，主要的临床表现及护理措施。

2. 熟悉原发性高血压的治疗要点与常见护理诊断/问题。

3. 了解原发性高血压的病因及发病机制，辅助检查。

能力目标：

能运用所学知识为原发性高血压老年人实施整体照护。

素质目标：

能够具备熟练为原发性高血压老年人进行健康指导的能力。

思政目标：

1. 在照护过程中，树立健康中国的观念。

2. 培养以“老年人为中心”的职业照护理念，以及专业、敬业、求精的职业素养。

原发性高血压

原发性高血压是以体循环动脉压增高为主要特征的心血管综合征，简称高血压。高血压是常见的慢性病之一，常累及心、脑、肾等重要脏器，最终导致这些器官的功能衰竭。高血压常与其他心血管病危险因素共存，是心脑血管疾病最重要的危险因素，可损伤心、脑、肾等重要脏器的结构与功能，最终导致这些器官的功能衰竭。在血压偏高的患者中，5%~10% 为继发性高血压，即由某些确定疾病或病因引起的血压升高。

我国原发性高血压发病率低于西方国家，但却呈现明显上升的趋势。我国高血压患者总体的知晓率、治疗率和控制率较低，高血压防治工作非常重要。

高血压定义为诊室采用经核准的水银柱或电子血压计，测量安静休息坐位时上臂肱动脉部位血压，在未使用降压药情况下，一般需非同日3次测量血压值收缩压均≥140mmHg和/或舒张压均≥90mmHg，可诊断为高血压；既往有高血压史，现在服用降压药，虽血压＜140/90mmHg，仍可诊断为高血压。根据血压升高水平，又进一步将高血压分为1、2、3级（见表1-2-1）。

表1-2-1　　血压水平分类和定义　　单位：mmHg

类别	收缩压		舒张压
正常血压	＜120	和	＜80
正常高值	120~139	和/或	80~89
1级高血压（轻度）	140~159	和/或	90~99
2级高血压（中度）	160~179	和/或	100~109
3级高血压（重度）	≥180	和/或	≥110
单纯收缩期高血压	≥140	和	＜90

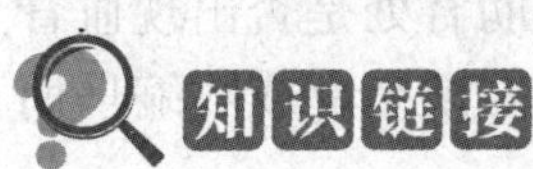

中国高血压防治指南

2023年版《中国高血压防治指南》（以下简称《指南》）基于中国高血压的防治现

状作出一系列更新，新版《指南》中也明确对于心血管高危/很高危以及有合并症的高血压患者，在可耐受的条件下，推荐将降压目标定为130/80mmHg以下；对于年龄在80岁高龄以上的老年高血压患者，推荐将降压目标定为150/90mmHg以下；对于年龄在65~79岁范围内的老年高血压患者，以及无合并症的一般高血压患者，推荐将降压目标定为140/90mmHg以下，如能耐受，可进一步降至理想目标130/80mmHg以下。

（一）病因及发病机制

原发性高血压为多因素导致，尤其是遗传因素和环境因素相互作用的结果。

1.遗传因素

原发性高血压具有明显的家族聚集性，约60%的患者有高血压家族史。其遗传存在主要基因显性遗传和多基因关联遗传两种方式。

2.饮食因素

不同地区人群血压水平和高血压患病率与钠盐平均摄入量呈显著正相关。摄盐量高的地区患病率明显高于摄盐量低的地区。钾的摄入量过高、高蛋白质饮食、摄入过多饱和脂肪酸及过量饮酒都可导致血压升高。

3.精神因素

脑力劳动者高血压患病率高于体力劳动者，从事精神高度紧张的职业和长期生活在噪声环境中患高血压的概率也增加。

4.其他因素

肥胖、吸烟、药物（如口服避孕药、非甾体抗炎药等）、睡眠呼吸暂停低通气综合征（SAHS）等也是重要的危险因素。

（二）临床表现

大多数原发性高血压老年人起病隐匿，病情进展较为缓慢，病程长达十多年甚至数十年。早期缺乏特殊临床表现，偶然于体检时发现有血压升高的表现，少数老年人会在出现心、脑、肾等并发症后才被发现。

1.症状

高血压老年人可有头晕、头痛、疲劳、眼花、耳鸣、健忘、失眠、乏力、心悸等症状，也可出现视物模糊、鼻出血等较重症状。典型的高血压头痛在血压下降后即可消失。部分老年人会出现心前区不适，甚至心绞痛。表现症状与血压水平不一定成正比，初期血压可仅呈现暂时性升高，多在精神紧张或过度劳累时发生，休息后会降至正常。

2.体征

高血压体征一般较少，可在体检时重点检查是否出现周围血管搏动、血管杂音、心脏杂音等，重视颈部、背部两侧肋脊角、上腹部脐两侧、腰部肋脊处是否出现血管杂音，心脏听诊时可闻及主动脉瓣第二心音亢进、主动脉瓣区收缩期杂音或收缩早期呈喀喇音。

3.靶器官损害

心脏和血管是高血压病理生理作用的主要靶器官，早期可无明显病理改变。长期高血压会引起心脏改变，主要表现为左心室肥厚和扩大。全身小动脉病变则主要为壁/腔比值增加和管腔内径缩小，导致重要靶器官如心、脑、肾组织缺血（见表1–2–2）。

表1–2–2　　靶器官损害表现

靶器官	病理	临床疾病
心	左心室肥厚和扩大	高血压性心脏病、冠状动脉粥样硬化
肾	肾小球纤维化、萎缩，肾动脉硬化	慢性肾衰竭
脑	脑动脉粥样硬化	腔隙性脑梗死、微动脉瘤
主动脉	主动脉夹层	主动脉夹层破裂

4. 高血压急症和亚急症

（1）高血压急症：是指患有高血压的老年人在诱因的作用下，血压突然和显著升高（一般可超过180/120mmHg），同时伴有进行性心、脑、肾等重要靶器官功能不全的表现。高血压急症包括高血压脑病、颅内出血、脑梗死、急性心力衰竭、急性冠状动脉综合征、主动脉夹层、动脉瘤等。如果血压不及时控制在合理范围内，会对脏器功能产生严重影响，甚至危及生命。

（2）高血压亚急症：是指血压显著升高但不伴有靶器官损害，老年人可有血压明显升高造成的症状，如头痛、胸闷、鼻出血和烦躁不安等。

5. 高血压并发症

脑血管病：包括脑出血、脑血栓形成、腔隙性脑梗死和短暂性脑缺血发作；心力衰竭和冠心病；慢性肾衰竭；主动脉夹层等。

6. 心血管风险分层

根据血压程度分级，结合患者的心血管危险因素和靶器官损害情况进行心血管风险分层（见表1–2–3）。

心血管危险因素包括高脂血症、糖尿病、吸烟、男性年龄＞55岁、女性年龄＞65岁、心血管疾病家族史等。靶器官损害及合并的临床疾病包括心脏疾病：如心绞痛、心肌梗死、左心室肥大、冠心病、心力衰竭等；脑血管疾病：如短暂性脑缺血发作、缺血性脑卒中、脑出血等；肾脏疾病：如蛋白尿、血肌酐升高、糖尿病肾病等；血管疾病：周围动脉疾病、重度高血压视网膜病变和糖尿病等。

表1–2–3　　高血压患者心血管风险分层

危险因素和病史	1级高血压	2级高血压	3级高血压
无其他危险因素	低危	中危	高危
有1~2个危险因素	中危	中危	很高危
≥3个危险因素或有靶器官损害	高危	高危	很高危
临床并发症或合并糖尿病	很高危	很高危	很高危

（三）辅助检查

1.基本项目

包括血生化检查：如血钾、空腹血糖、血胆固醇、血甘油三酯、肾功能、血尿酸等；全血细胞技术、血红蛋白检查；尿液分析：如尿蛋白、糖和尿沉渣镜检；心电图。

2.推荐项目

24小时动态血压监测、超声心动图、颈动脉超声、餐后2小时血糖、尿蛋白定量、眼底检查、胸片等。

3.选择项目

对疑似继发性高血压的老年人，根据需要可以选择以下检查项目：血和尿皮质醇、血和尿醛固酮、血和尿儿茶酚胺、血浆肾素活性、肾和肾上腺超声、动脉造影、CT或MRI、睡眠呼吸监测等。对有并发症的高血压老年人，应进行相应的心、脑、肾功能检查。

（四）治疗要点

治疗高血压的最终目标是减少高血压老年人心、脑血管病的发生率和死亡率。在治疗高血压的同时，应干预所有其他可逆性心血管危险因素、靶器官损害及各种并存的临床情况。在患者能耐受的情况下，逐步降压至达标，一般老年人，应将血压降至140/90mmHg以下；80岁以上老年人，血压应降至150/90mmHg以下，如果能耐受，可进一步降至140/90mmHg以下；一般糖尿病或慢性肾脏病老年人的血压目标可以再适当降低。

1.非药物治疗

非药物治疗主要是指生活方式干预，健康的生活方式能够预防或缓解高血压的发生，降低并发症的风险，适用于所有高血压老年人。主要措施包括：①合理饮食。尤其要限制钠盐摄入，摄入量不超过5g/d为宜；注意饮食中补充钙和钾盐；减少食物中饱和脂肪酸的含量和脂肪总量。②减轻体重。尤其是肥胖老年人，每日热量的摄入应限制；选择适合老年人的运动方式，以有氧运动为主。③戒烟、限酒。④保持愉悦的心情，减少精神压力，维持心态的平和。

2.药物治疗

（1）用药适应证。

高血压2级或以上的老年人；高血压合并糖尿病，或已有心、脑、肾靶器官损害或并发症老年人；凡血压持续升高，非药物治疗血压仍未得到有效控制者。从心血管危险分层的角度来说，高危、很高危老年人应立即进行服用降压药物治疗，中危、低危老年人可分别随访1个月和3个月，多次测血压如仍≥140/90mmHg，可考虑服用降压药物。

（2）药物种类。

目前常用降压药物可分为五大类，分别是利尿剂、β受体拮抗剂、钙通道阻滞剂（CCB）、血管紧张素转换酶抑制剂（ACEI）和血管紧张素Ⅱ受体拮抗剂（ARB）。

①利尿剂：主要是通过排钠，减少细胞外液容量及降低外周血管阻力，起到降压作用，降压作用缓和，服药2~3周后作用可达高峰。适用于轻、中度高血压，尤其是收缩期高血压及心力衰竭并伴有高血压者。主要药物有噻嗪类：如氢氯噻嗪、氯噻酮等；袢利尿剂：如呋塞米；保钾利尿剂：如氨苯蝶啶；醛固酮拮抗剂：如螺内酯。其中噻

嗪类使用最多，不良反应是低钾血症和影响血脂、血糖、血尿酸代谢，可小剂量使用减少不良反应。

② β 受体拮抗剂：主要是通过抑制中枢和周围肾素–血管紧张素–醛固酮系统（RAAS），抑制心肌收缩力和减慢心率发挥降压效果。降压起效迅速、强力。适用于各种不同程度的高血压老年人。主要药物有美托洛尔、阿替洛尔、普萘洛尔、比索洛尔等。不良反应可导致心动过缓、乏力、四肢发冷等。

③钙通道阻滞剂（CCB）：主要通过阻滞电压依赖的L型钙通道，抑制血管平滑肌及心肌钙离子内流，使血管平滑肌松弛、心肌收缩力降低，从而达到降压目的。降压起效迅速，降压疗效和降压幅度相对较强，剂量和疗效呈正相关。主要适用于合并糖尿病、冠心病或外周血管病的老年人。主要药物有二氢吡啶类：如硝苯地平、硝苯地平缓释片、硝苯地平控释片、氨氯地平等；非二氢吡啶类：如维拉帕米、地尔硫䓬缓释片等。不良反应是此类药物在开始治疗时会有反射性交感神经活性增强，能够引起心率增快、面部潮红、头痛、下肢水肿等。

④血管紧张素转换酶抑制剂（ACEI）：主要通过抑制血管紧张素转换酶，使血管紧张素生成减少，同时还可抑制激肽酶，使缓激肽降解减少，二者可使血管扩张，从而降低血压。降压作用起效缓慢，逐渐增强。主要适用于伴心力衰竭、左心室肥大、心肌梗死、糖耐量减低或糖尿病肾病、蛋白尿等合并症的老年人。主要药物有卡托普利、依那普利、贝那普利等。不良反应是刺激性干咳和血管性水肿，停用后多消失。

⑤血管紧张素Ⅱ受体拮抗剂（ARB）：通过阻滞组织的血管紧张素Ⅱ受体亚型AT1，更充分有效地阻断血管紧张素Ⅱ引起的水钠潴留、血管收缩和组织重构。降压起效缓慢，但持久而平稳，6~8周达到最大作用。主要药物有氯沙坦、厄贝沙坦、替米沙坦等。一般不引起干咳，适用于老年人与ACEI相同。

（3）用药原则。

降压药物治疗整体原则为小剂量开始，优先选择长效制剂，联合应用及个性化。

①从小剂量开始，逐渐加量，达到降压目的后改用维持量，巩固疗效。

②优先选择长效制剂，有效控制夜间血压与晨峰血压，有效预防心脑血管并发症的发生。

③采用联合用药的方法，增强药物的协同作用，减少每种药物的剂量，提高疗效。联合用药原则为当一种首选药物未能达到满意降压效果时，应更换另一种药物或加用第二种药物。我国主要推荐应用的优化联合治疗方案：a.ACEI/ARB+二氢吡啶类CCB；b.ARB/ACEI+噻嗪类利尿剂；c.二氢吡啶类CCB+噻嗪类利尿剂；d.二氢吡啶类CCB+β受体拮抗剂。

④个性化用药，根据患者具体状况、耐受性及个人意愿或经济承受能力等，选择合适的降压药物。

3.高血压急症的治疗

尽快应用降压药物控制血压，并持续监测血压，在短时间内使病情得到缓解，预防进行性或不可逆性靶器官损害，以降低死亡率。紧急情况下，采用静脉途径给药，在几分钟到1小时内迅速降压，血压控制目标为平均动脉压的降低幅度不超过治疗前水平的25%；在随后的2~6小时，将血压降至160/100mmHg的较安全水平；如果病情稳定，在之后的24~48小时，逐渐将血压降至正常范围。

4.高血压亚急症的治疗

可在24~48小时内将血压缓慢降至160/100mHg。大多数高血压亚急症老年人通过口服降压药血压就可以得到控制，如口服CCB、ACEI、ARB等，也可应用袢利尿剂。

（五）常见护理诊断/问题

（1）疼痛：头痛。与血压升高有关。

（2）知识缺乏：缺乏非药物治疗、药物治疗及自我监控血压的相关知识。

（3）焦虑：与血压控制不满意、已发生并发症有关。

（4）潜在并发症：高血压急症。

（六）护理措施

1.一般护理

（1）休息与活动：合理安排休息、工作与活动，运动要适量、适度，持之以恒，循序渐进。

①休息：高血压初期可适当休息，保证充足的睡眠；若血压较高，患者有头晕、视物模糊、耳鸣等症状时，应卧床休息；意识障碍者，应绝对卧床休息。

②运动：根据老年人的年龄及身体状况选择合适的运动，最好是有氧运动，如练太极拳、气功、散步或慢跑等，一般3~5次/周，30~60分钟/次，不可剧烈运动，以避免过度兴奋。

③放松：指导患者使用放松技术，如心理治疗、音乐治疗、缓慢呼吸等，调节紧张情绪。

④出现并发症者，需增加卧床时间，协助做好生活护理。

（2）适宜的环境：保持病室安静，光线柔和，尽量减少探视；护理及照护操作应相对集中，动作轻巧，防止过多干扰患者；避免劳累、情绪激动、精神紧张、吸烟、酗酒、环境嘈杂、不规律服药等。

（3）饮食：高血压饮食原则为低盐、低脂、低胆固醇，限制动物脂肪、内脏、鱼子、甲壳类食物的摄入，补充优质蛋白质，多吃新鲜的蔬菜和水果。①食盐量不超过5g/d为宜。②膳食中脂肪量控制在总热量的25%以下。③每日保证饮用牛奶500mL，新鲜蔬菜400~500g，补充钙400mg和钾1000mg。④每天饮酒量不可超过相当于40g乙醇的量，且以红酒为宜。⑤肥胖者控制体重，将体重指数（BMI）控制在24以内，通过降低每日热量摄入、参加体育活动等方法，达到减轻体重的目的。

2.病情观察

（1）密切监测血压变化：定期监测血压，观察血压变化和用药后的降压反应。每天测量血压2次，必要时进行动态血压监测。

（2）密切监测并发症征象：观察患者的精神状态、语言能力、头痛性质，有无视力改变、肢体活动障碍等症状，有无高血压急症和心、脑、肾等靶器官损害的征象，以便尽早发现并发症。

（3）密切监测低血压反应：观察老年人有无头晕、乏力、出汗、心悸、恶心、呕吐等低血压反应的表现，在联合用药、服用首剂药物或药物加量时尤为注意。

3.高血压急症护理

（1）避免诱因：不良情绪可诱发老年人高血压急症，老年人应保持愉快的心情、稳定的情绪，日常注意遵医嘱服用降压药物，避免过度劳累和寒冷刺激。

（2）病情监测：严密监测生命体征、神志、瞳孔、尿量；静滴降压药的过程中，每5~10分钟测1次血压，发现异常及时与医生联系。一旦发生高血压急症，立即卧床休息，抬高床头，避免一切不良刺激和不必要的活动，协助做好生活护理；稳定患者的情绪，必要时使用镇静剂；保持呼吸道通畅，吸氧。

（3）遵医嘱用药：迅速建立静脉通道，遵医嘱准确给药，密切观察药物疗效和不良反应。严密监测血压，避免出现血压骤降。根据血压及时调整给药速度，如老年人出现出汗、不安、头痛、心悸、胸骨后疼痛等血管过度扩张的表现时，立即报告医生，并停止滴注。若出现脑水肿症状，快速静脉滴注脱水剂，并观察患者意识、尿量，监测电解质变化，防止发生电解质紊乱。

4.用药护理

在药物治疗中强调终身服药、保护靶器官、平稳降压、联合用药、个性化治疗的原则。注意观察用药过程中的疗效及不良反应。预防老年人发生直立性低血压而发生跌倒。在老年人服用降压药物时，应讲解服药后或体位变化时如有晕厥、恶心、乏力等表现，则有可能发生了服药后的直立性低血压，应立即平卧，取头低足高位，以促进静脉回流，增加脑部血流量。指导老年人服药时应平静，服药后需休息一段时间再活动。改变体位时动作要缓慢，服药后站立不能过久，容易导致晕厥而跌倒。

5.心理护理

安慰老年人，减少或排除心理顾虑。血压得到控制后，应根据老年人的性格、生活方式，解释高血压的相关知识、控制不良情绪和改变不良生活方式的重要性，使老年人能够心态平和、情绪稳定。

（七）健康指导

1.知识缺乏指导

向老年人及家属解释引起高血压的因素及高血压对机体的危害，使其重视；鼓励老年人定期进行健康体检，全面掌握自身病情，坚持长期通过饮食、运动、药物控制血压，将血压控制在正常范围，预防和减轻靶器官损害。

2.生活方式指导

（1）控制体重：鼓励老年人通过控制能量的摄入和增加体力活动控制体重。告知老年人高血压与肥胖的相关性，减轻体重可以改善降压药物的效果及降低心血管事件的风险。

（2）控制饮食：摄入优质食物，低盐饮食。高血压老年人钠摄入量应控制在每日70~120mmol，也就是食盐每日1.5~3.0g。

（3）控制烟酒：鼓励老年人做到限酒戒烟，每日饮酒量应不超过40g乙醇。吸烟可以损伤血管内皮、升高血压，且增加血浆纤维蛋白原，高血压老年人应该戒除。在照护过程中，应不断向老年人及家属讲解限酒戒烟的重要性，有计划地减少或戒除。

（4）适当运动：适当运动虽然有一定的降压作用，但对于中重度高血压患者，运动只能作为辅助治疗，不能放弃正规的药物治疗。指导老年人采取适宜的运动方式，合理安排运动量。建议每周进行3~5次、每次30分钟的有氧运动。可采用打太极拳、慢跑、骑自行车、步行、游泳、做体操等。运动强度因人而异，运动时的心率控制在最大心率的60%~80%。最大心率通常可以通过“220-年龄”的公式来估算。例如，一个50岁的人，其最大心率大约为170次/分，那么适宜的运动强度下的心率范围就是102~136次/分。老年人典型的运动计划包括：5~10分钟热身，20~30分钟有氧运动，5分钟放松。

3.用药指导

详细告知老年人服用药物的名称、剂量、用法，以及药物的疗效和不良反应，强调规律服药的重要性，告知老年人不得随意增减药量、停服或漏服等。

4.定期复查

指导老年人定期门诊复查，密切监测血压变化，若有血压突然升高或病情变化应及时就医。

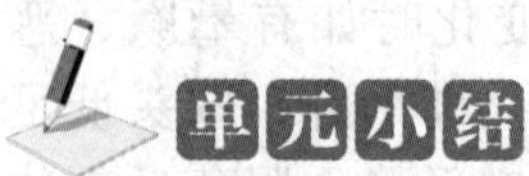

原发性高血压是老年人最常见的慢性病之一，起病隐匿，多不易被发觉，会造成心、脑、肾等重要靶器官的损伤，在老年人群体中危害较大。高血压的防治工作任重道远，应该在照护过程中不断向老年人讲解高血压的疾病知识，提高老年人对高血压的知晓率、治疗率、控制率，提高其终身服药、饮食控制、运动疗法等的依附性，提高高血压老年人的生活质量。

单元5　冠状动脉粥样硬化性心脏病患者的护理

案例导入

患者，男，76岁。近3天感觉心前区不适，今晨5点突感心前区剧烈疼痛，呈压榨样、并向左肩部及后背放射，伴有胸闷、大汗淋漓，无恶心、呕吐，有强烈的濒死感，持续30分钟。其女儿见状立即为患者舌下含服硝酸甘油，但未缓解，紧急呼叫救护车6点20分来院送入急诊科。既往有高血压病史12年，吸烟史20年。查体无异常，心电图示：Ⅱ、Ⅲ、aVF导联出现病理性Q波，ST段弓背向上抬高。经紧急吸氧、扩血管等治疗后，病情仍较重，送入CCU。请思考：

1.该患者的临床诊断是什么？诱发疾病的因素有什么？

2.如何在照护过程中为患者制定健康指导方案？

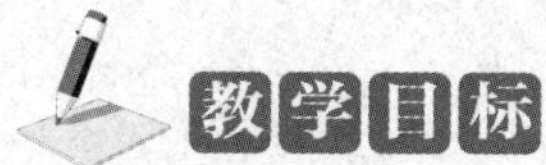

教学目标

知识目标：

1. 掌握冠心病的主要临床表现、护理措施。
2. 熟悉冠心病的治疗要点与常见护理诊断/问题。
3. 了解冠心病的病因及发病机制，辅助检查。

能力目标：

1. 能够在冠心病发病时作出紧急处理。
2. 能运用所学知识为冠心病老年人实施整体照护。

素质目标：

1. 具备能面对冠心病发作稳定老年人情绪，正确处理危机的能力。
2. 能够具备熟练为原发性高血压老年人进行健康指导的能力。

思政目标：

1. 具备沉稳不乱、临危不惧的心理素质。
2. 具有良好的沟通能力，反应敏捷。

一、冠状动脉粥样硬化性心脏病

冠状动脉粥样硬化性心脏病是指因冠状动脉粥样硬化使血管腔狭窄或阻塞，和（或）因冠状动脉痉挛，导致心肌急性缺血缺氧或坏死而引起的心脏病，简称冠心病，亦称缺血性心脏病。冠心病是动脉粥样硬化导致器官病变的最常见类型，也是严重危害人类健康的常见病。

（一）病因及发病机制

冠心病的病因尚未完全明确，目前认为是多种因素（危险因素）作用于不同环节所致。

1. 年龄和性别

冠心病常见于40岁以上的中老年人，男性多于女性。据调查，女性因为雌激素有抗动脉粥样硬化的作用，故女性绝经后发病率会迅速增加。

2. 高血压

血压升高与冠心病关系密切。患有高血压的老年人患冠心病的概率比血压正常者高3~4倍。血压较高会使动脉壁承受更高的压力，内皮细胞更易受损，低密度脂蛋白、胆固醇更易进入动脉壁，刺激平滑肌细胞增生，更易引发动脉粥样硬化。

3. 血脂异常

脂质代谢异常是动脉粥样硬化最重要的危险因素。血清总胆固醇（TC）、甘油三酯（TG）、低密度脂蛋白胆固醇（LDL-C）、极低密度脂蛋白胆固醇（VLDL-C）、载脂蛋白 B（Apo B）增高；高密度脂蛋白胆固醇（HDL-C）、载脂蛋白 A（Apo A）降低都被认为是危险因素。在临床实践中，以总胆固醇和低密度脂蛋白增高最受关注。

4. 吸烟

吸烟老年人其冠心病发病率和死亡率比不吸烟者高2~6倍，且与每天吸烟的量成正比，被动吸烟也是危险因素。

5.糖尿病和糖耐量异常

患有糖尿病的老年人冠心病发病率较无糖尿病者高数倍，且病变进展迅速，冠心病老年人糖耐量减低者也十分常见。研究表明，胰岛素抵抗与动脉粥样硬化的发生有着密切关系。

6.肥胖

肥胖可导致甘油三酯和胆固醇水平增高，并常伴发高血压或糖尿病。研究认为肥胖老年人常伴有胰岛素抵抗，导致动脉粥样硬化的发病率明显增高。

7.饮食

经常摄入高热量、高动物脂肪、高胆固醇、高糖、高盐食物的老年人，更易患冠心病。

8.家族史

有高血压、冠心病、糖尿病、血脂异常家族史者，动脉粥样硬化的发病率明显增高，可比无上述情况老年人高约5倍。

（二）临床分型

根据冠状动脉病变部位、范围、血管阻塞程度和心肌供血不足发生发展的速度、范围和程度的不同，1979年世界卫生组织将冠心病分为五种临床类型，分别为隐匿型或无症状型冠心病、心绞痛、心肌梗死、缺血性心肌病、猝死。近年趋向根据发病特点和治疗原则不同分为两大类：

（1）急性冠状动脉综合征（ACS）：包括不稳定型心绞痛、非ST段抬高性心肌梗死、ST段抬高性心肌梗死及冠心病猝死。

（2）慢性冠脉病（CAD）：亦称慢性缺血综合征（CIS），包括稳定型心绞痛、冠脉正常的心绞痛（如X综合征）、无症状性心肌缺血和缺血性心力衰竭（缺血性心肌病）。

本节重点讨论心绞痛和心肌梗死。

二、心绞痛

心绞痛是指冠状动脉供血不足，心肌急剧的、暂时的缺血缺氧而引起的临床综合征，以发作性胸痛为主要表现。男性多于女性，多数患者年龄在40岁以上。

根据其发作特点，可分为稳定型心绞痛和不稳定型心绞痛。

稳定型心绞痛亦称劳力性心绞痛，是在冠状动脉固定性严重狭窄基础上，由于某些诱因使心脏负荷突然增加，导致心肌急剧的、暂时的缺血缺氧，引起以发作性胸痛或胸部不适为主要表现的临床综合征。

不稳定型心绞痛是除上述典型的劳力性心绞痛以外的缺血性胸痛的统称。主要是由于冠状动脉内不稳定的粥样斑块继发斑块内出血、斑块纤维帽出现裂隙、斑块表面有血小板聚集和（或）刺激冠状动脉痉挛等，使局部的心肌供血明显下降，导致缺血性心绞痛，虽然也因劳力负荷诱发，但劳力负荷终止后胸痛仍不缓解。

（一）病因及发病机制

稳定型心绞痛的发病机制主要是由于冠状动脉存在固定狭窄或部分闭塞，而狭窄或闭塞的冠脉扩张性减弱，血流量减少，心肌的血供相对比较固定，如心肌的血供降低到尚能应付平时的需要时，则休息时可无症状，但在劳累、情绪激动、饱食或受寒等情况下，心脏负荷突然增加，而冠脉的血供却不能相应增加，导致心肌产生急剧的、短暂的缺血缺氧，即可发生心绞痛。

（二）临床表现

1. 稳定型心绞痛

（1）症状：以发作性胸痛为主要表现。

①疼痛部位：主要位于胸骨体中、上段，可波及心前区，界限不清，常放射至左肩、左臂内侧达无名指和小指（见图1-2-3），或至颈、咽或下颌部。

②疼痛性质：常为压迫感、憋闷感、紧缩感，也可有灼烧感，偶伴濒死感。发作时，老年人常被迫停止原来的活动，直至症状缓解。

③诱因：体力活动、情绪激动等可诱发，过食、寒冷刺激、吸烟、心动过速或休克等亦可诱发。疼痛多发生于体力活动或情绪激动的当下，而不是其后，且经常在相似的条件下重复发生。

④持续时间：疼痛出现后常逐渐加重，持续3~5分钟，一般不超过15分钟。

⑤缓解方式：发作时立即休息或含服硝酸甘油可迅速缓解。

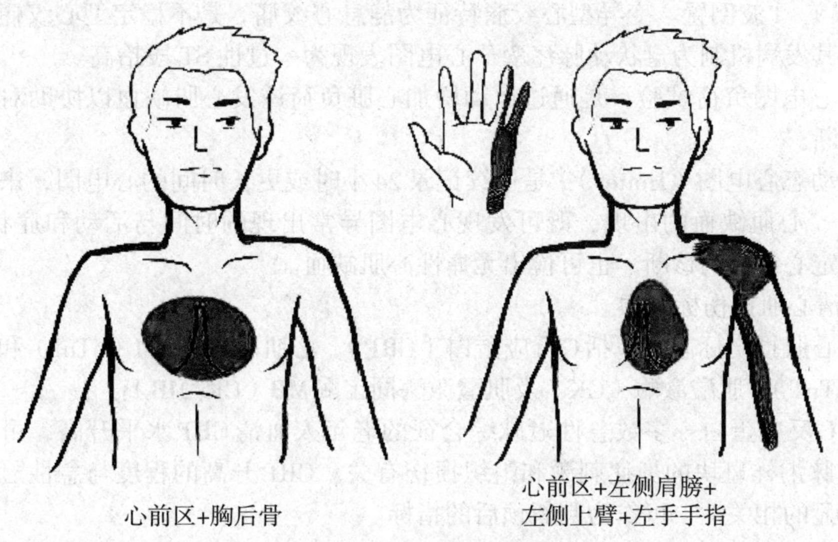

图 1-2-3　心绞痛疼痛部位

（2）体征：平时一般无异常体征。心绞痛发作时，常见心率加快、血压升高、面色苍白、出冷汗、表情焦虑，心尖区听诊时出现奔马律，可闻及短暂收缩期杂音。

2. 不稳定型心绞痛

（1）分类：不稳定型心绞痛根据临床表现可以分为三种。

①静息型心绞痛：发作于休息时，持续时间通常超过20分钟。

②初发型心绞痛：通常在首发症状1~2个月内，很轻的体力活动可诱发。

③恶化型心绞痛：在相对稳定的劳力性心绞痛基础上心绞痛逐渐增强。

（2）症状：不稳定型心绞痛胸部不适的性质与稳定型心绞痛相似，通常程度更重，持续时间更长，胸痛在休息时也可发生，常规休息或舌下含服硝酸甘油只能暂时甚至不能完全缓解。但症状不典型者也较多，尤其在老年女性和患有糖尿病老年人中常见。

（3）体征：与稳定型心绞痛相同。

（三）严重度分级

Ⅰ级：一般体力活动（如步行和登楼）不受限，仅在强、快或持续用力时发生心绞痛。

Ⅱ级：一般体力活动轻度受限。快步、饭后、寒冷、精神应激或醒后数小时内发作心绞痛。一般情况下平地步行200m以上或登楼1层以上受限。

Ⅲ级：一般体力活动明显受限，一般情况下平地步行200m，或登楼1层引起心绞痛。

Ⅳ级：轻微活动或休息时即可发生心绞痛。

（四）辅助检查

1.心电图

心电图是发现心肌缺血、诊断心绞痛最简便、最常用的方法。约半数心绞痛老年人静息心电图多在正常范围。

（1）心绞痛发作时心电图：绝大多数老年人会出现暂时性心肌缺血性ST段压低（≥0.1mV），T波倒置。变异型心绞痛特征为静息心绞痛，是不稳定型心绞痛的一种特殊类型，其发病机制为冠状动脉痉挛，心电图表现为一过性ST段抬高。

（2）心电图负荷试验：是通过运动增加心脏负荷诱发心肌缺血以协助对可疑心绞痛者的诊断。

（3）动态心电图（Holter）：是连续记录24小时或更长时间的心电图，来了解有无心律失常、心肌缺血的出现，既可发现心电图异常出现的时间与活动和症状的关系，有助于确定心绞痛的诊断，也可检出无痛性心肌缺血。

2.血清心肌损伤标志物

血清心肌损伤标志物包括C反应蛋白（CRP）、心肌肌钙蛋白I（cTnI）和心肌肌钙蛋白T（cTnT）、肌酸激酶（CK）及肌酸激酶同工酶MB（CK–MB）。

（1）C反应蛋白：多数急性冠脉综合征的老年人血清CRP水平升高，可能与活动进展期动脉粥样斑块的炎症刺激和组织损伤有关。CRP升高的程度与急性冠脉事件的发生有明显的相关性，可作为判断预后的指标。

（2）心肌肌钙蛋白I和肌钙蛋白T：cTnI和cTnT具有高度心肌特异性和敏感性，不稳定型心绞痛时可轻微升高，是目前临床上判断心绞痛危险程度的重要指标之一。cTnI和cTnT的出现和增高的动态演变是诊断急性心肌梗死的重要依据，是鉴别和诊断是否为非ST段抬高型心肌梗死的重要依据。

（3）肌酸激酶：肌酸激酶是早期诊断心肌梗死的一项敏感指标，于急性心肌梗死发病后3~8小时即明显升高，10~36小时达高峰，3~4日恢复正常。因此，肌酸激酶的检测对于急性心肌梗死的诊断具有重要意义。

（4）肌酸激酶同工酶MB：CK–MB升高2倍以上通常被认为是心肌坏死的确切指标之一，其动态演变是鉴别非ST段抬高型心肌梗死与不稳定型心绞痛的重要依据。

3.冠状动脉造影

冠状动脉造影为有创性检查手段，目前仍然是诊断冠心病准确的方法。

4.多层螺旋CT冠状动脉成像（冠状动脉CTA）

进行冠状动脉二维或三维重建，用于判断冠状动脉管腔狭窄程度和管壁钙化情况，对判断管壁斑块分布范围和性质也有一定意义。冠状动脉CTA有较高阴性预测价值，若未见狭窄病变，一般可不进行有创检查。

5.其他

放射性核素检查、多普勒超声检查等均有助于心绞痛的诊断。

（五）治疗要点

治疗原则：避免诱发因素；改善冠状动脉的血供，减少心肌耗氧量，以减轻症状、减少发作；治疗动脉粥样硬化，预防心肌梗死和猝死。

1.发作时的治疗

（1）休息与给氧：心绞痛发作时立即停止活动，就地休息，过度紧张者可给予小剂量镇静药物，吸氧。

（2）药物治疗：优先选用作用迅速、起效快的硝酸酯制剂，这类药物除可以扩张冠状动脉，增加心肌供血外，还可扩张外周血管，减轻心脏负荷。常用的药物：①硝酸甘油。舌下含化0.3~0.6mg，1~2分钟显效，约30分钟后作用消失。必要时每隔3~5分钟增加0.5mg，连续3次若仍无效，可采用硝酸甘油静脉滴注。②硝酸异山梨酯。舌下含化5~10mg，2~5分钟显效，作用维持2~3小时。

2.缓解期的治疗

（1）一般治疗：避免各种诱发因素，控制各种危险因素。改善心肌功血，预防心肌梗死；调节饮食；戒烟限酒；调整日常生活强度；减轻精神负担；保持适当的体力活动，以不发生疼痛症状为度；一般不需卧床休息。

（2）药物治疗：常规接受抗心肌缺血及改善远期预后的药物，优先选用作用时间长、副作用小、适合长期使用的药物，可单独或交替联合使用。

①硝酸酯制剂：既可扩张冠状动脉增加冠脉血流量，又可扩张外周血管，减低心脏前后负荷和心肌耗氧量，从而缓解心绞痛。常用药物：硝酸甘油、硝酸异山梨醇。

②β受体拮抗剂：能抑制心脏β肾上腺素受体，减慢心率、减弱心肌收缩力、降低血压，从而减低心肌耗氧量以减少心绞痛发作和增加运动耐量，减少心肌梗死的发生，对改善近、远期预后均有重要作用。常用药物：β_1受体拮抗剂，如美托洛尔、比索洛尔。

③钙通道阻滞剂：可有效减轻心绞痛症状，作为治疗持续性心肌缺血的次选药物。钙通道阻滞剂为变异性心绞痛的首选药物，能有效降低心绞痛的发生率。常用药物：硝苯地平控释片、盐酸地尔硫䓬缓释片。

④ACEI或ARB：可以使冠心病老年人的心血管死亡、非致死性心肌梗死等主要终点相对危险性显著降低。在稳定型心绞痛老年人中，合并高血压、糖尿病、心力衰竭或左心收缩功能不全的高危老年人建议使用ACEI。常用药物：依那普利、雷米普利；不能耐受ACEI药物者可换用ARB类药物，常用药物：缬沙坦、氯沙坦等。

⑤他汀类调脂药：能有效降低胆固醇和低密度脂蛋白，还有延缓斑块进展、稳定斑块和抗炎等调脂以外的作用。建议所有冠心病老年人无论血脂水平如何，都应给予他汀

类药物，并根据目标低密度脂蛋白水平调整剂量。常用药物：辛伐他汀、普伐他汀等。

⑥中医中药治疗：如速效救心丸也有一定效果。

3.非药物治疗

（1）合理运动可促进侧支循环的建立，提高运动耐量，减轻症状。

（2）血管重建治疗，如经皮冠状动脉介入治疗（PCI）是一组经皮介入技术，包括经皮冠状动脉腔内成形术（PTCA）、冠状动脉内支架植入术和粥样斑块消蚀技术等。冠状动脉旁路移植术（CABG）即心脏搭桥，取大隐静脉作为旁路移植材料，一端吻合在主动脉，另一端吻合在有病变的冠状动脉段的远端，改善该冠状动脉所供心肌的血流供应。

4.不稳定型心绞痛的治疗

不稳定型心绞痛老年人均应住院卧床休息，密切连续监护心电图、心肌损害的血清标志物，积极进行内科治疗，尽快控制症状，防止发生心肌梗死。胸部剧烈疼痛者可用吗啡、哌替啶，静脉滴注硝酸甘油。尽早使用阿司匹林，首次嚼服300mg，随后75~100mg，每天1次长期维持。严重者考虑抗凝治疗，皮下注射或静脉滴注肝素。

（六）常见护理诊断/问题

（1）急性疼痛：胸痛。与心肌缺血、缺氧有关。

（2）活动无耐力：与心肌氧的供需失调有关。

（3）潜在并发症：心肌梗死。

（4）知识缺乏：缺乏预防心绞痛发作的知识。

（七）护理措施

1.一般护理

（1）饮食：冠心病老年人以低钠、低脂、低胆固醇、高维生素、高纤维素饮食为宜，少量多餐，避免过饱，以免加重心脏负担。避免辛辣刺激性、油腻饮食。戒烟限酒。多进食新鲜蔬菜、水果，适量摄入粗纤维食物，保持大便通畅。

（2）运动照护：合理的运动锻炼有利于提高机体的运动耐量，减轻症状。稳定型心绞痛的老年人可以每天有氧运动30分钟，每周不少于5天。

（3）注意保暖，避免受寒。

2.病情观察

评估心绞痛的部位、性质、程度、持续时间及缓解方式；持续心电监测，描记疼痛发作时的心电图；严密监测心率、心律、血压变化，观察老年人有无面色苍白、大汗、恶心、呕吐等。

3.对症护理

（1）发作时的照护。

①休息：发作时立刻休息，一般患者在停止活动后症状即可消除。

②药物治疗：首选硝酸酯制剂。副作用有头晕、头胀痛、头部搏动感、面红、心悸等，偶有血压下降。因此，第一次用药后，患者宜平卧片刻。

a.硝酸甘油：舌下含化0.3~0.6mg，迅速被唾液溶解而吸收，1~2分钟即开始显效，约30分钟后作用消失。

b.硝酸异山梨酯：舌下含化5~10mg，2~5分钟见效，作用维持2~3小时。

（2）缓解期的照护。

避免各种诱发因素。调节饮食，不宜过饱；避免用力排便；戒烟酒；规律作息，适当运动；减轻精神负担。

a.药物照护：使用作用持久的抗心绞痛药物，防止心绞痛发作，可单独选用、交替应用或联合应用。常用药物：β受体拮抗剂、硝酸酯制剂、钙通道阻滞剂等。

b.运动疗法：谨慎安排适宜的运动锻炼有助于促进侧支循环的形成，提高体力活动的耐受量从而改善症状。

4.心理护理

使用温和的语言安慰心绞痛老年人，解除思想顾虑及紧张不安的情绪，以减少心肌耗氧。

（八）健康指导

1.疾病知识指导

生活方式的改变是冠心病治疗的基础。指导老年人避免各种诱发因素，如情绪激动、过度劳累、进食过饱、用力排便、寒冷刺激等；对于规律发作的劳力性心绞痛，预防性用药，如进餐前、外出前、排便前等含服硝酸甘油；保持良好的心态，保证充足的睡眠，积极预防心血管事件。

2.病情监测指导

教会老年人及家属心绞痛发作时的缓解方法，胸痛发作时应立即停止一切活动，迅速舌下含服硝酸甘油；如含服硝酸甘油不能缓解，或心绞痛的发作频率、程度、时间有所改变，应立即就诊，警惕心肌梗死的发生。指导督促老年人定期复查心电图、血压、血糖、血脂等。

3.药物治疗指导

指导老年人遵医嘱用药，不要擅自增减药量或换药，自我监测药物的不良反应。外出时随身携带硝酸甘油，以备不时之需。硝酸甘油见光易分解，应放在棕色瓶内，放于干燥处，避免见光分解或潮解失效，开瓶后6个月内有效。

三、心肌梗死

心肌梗死（MI）是指在冠状动脉病变的基础上，发生冠状动脉血供急剧减少或中断，使相应的心肌严重而持久的急性缺血而引起心肌坏死，属急性冠脉综合征的严重类型。急性心肌梗死（AMI）临床表现为持久的胸骨后剧烈疼痛、发热、白细胞计数和血清心肌坏死标志物增高及心电图进行性改变，可发生心律失常、休克或心力衰竭。

（一）病因及发病机制

1.病因

因冠状动脉粥样硬化，造成一支或多支血管管腔狭窄和心肌供血不足，而此时侧支循环未充分建立，不稳定的冠状动脉粥样硬化斑块会破溃、出血，管腔内形成血栓，使管腔闭塞；少数为粥样斑块内或其下发生出血或血管持续痉挛，使冠状动脉完全闭塞。一旦血供急剧减少或中断，相应心肌严重而持久的急性缺血达20~30分钟，即可发生急性心肌梗死。

2.诱因

（1）晨起6:00~12:00，交感神经活动增加，机体应激反应会增强，心肌收缩力增强，心率加快，血压增高，冠状动脉张力增加。

（2）进食过饱，特别是进食大量高脂肪餐后，血脂和血液黏度均会增高。

（3）从事重体力活动、情绪激动、血压骤升或用力排便时，左心室负荷明显加重。

（4）休克、脱水、出血、外科手术或严重心律失常使心排出量骤降，冠脉灌注量锐减。

（二）临床表现

1.先兆表现

半数以上老年人发病前数日会有烦躁、乏力、胸部不适、心绞痛等前驱症状，以新发生心绞痛（初发型心绞痛）或原有心绞痛加重（恶化型心绞痛）者最多。心绞痛发作较以往更为频繁、程度更严重、持续时间更久，且舌下含服硝酸甘油疗效差、诱发因素不明显，心电图显示ST段一过性抬高或明显压低，T波倒置或增高。

2.症状

（1）疼痛：是最早出现、最突出的表现，多发生在清晨。

疼痛的性质和部位与心绞痛相似，但诱因多不明显，程度更剧烈，持续时间更长，可达数小时或数天，通过休息和含服硝酸甘油不能缓解，同时多伴有大汗、烦躁不安、恐惧或濒死感。

少数老年人不出现疼痛，一开始就表现为休克或急性心力衰竭。部分老年人疼痛部位会位于上腹部，故易被误诊为胃穿孔、急性胰腺炎等急腹症；也可因疼痛会放射至下颌、颈部、背部而被误诊为其他相关疾病。

（2）全身症状：多在疼痛发生后24~48小时出现，主要表现为发热、心动过速、白细胞增高和红细胞沉降率增快等，由于坏死物质吸收所致。体温一般在38℃左右，较少达到39℃，持续约1周。

（3）胃肠道症状：疼痛剧烈时会伴有恶心、呕吐和上腹胀痛，与迷走神经受坏死心肌刺激和心排血量降低、组织灌注不足等有关。部分老年人会出现肠胀气，严重者会发生呃逆。

（4）心律失常：绝大多数老年人都会出现，多发生在起病1~2天，24小时内最多见。各种心律失常中以室性心律失常最多，尤其是室性期前收缩。室性期前收缩频发可诱发室颤，室颤是急性心肌梗死早期，特别是入院前患者的主要死因。

（5）低血压和休克：疼痛时常伴血压下降，未必是休克。如疼痛缓解而收缩压仍低于80mmHg，同时老年人出现烦躁不安、面色苍白、皮肤湿冷、脉搏细速、大汗淋漓、尿少、反应迟钝，甚至晕厥，则为休克。多在起病后数小时至1周内发生，约20%的老年人可出现，主要为心源性休克，由心肌广泛坏死、心排血量急剧下降所致。

（6）心力衰竭：主要为急性左心衰竭。在起病最初几天内发生，亦可在疼痛、休克好转时出现，常由心肌梗死后心脏收缩力减弱或不协调所致。表现为呼吸困难、咳嗽、发绀、烦躁等，重者出现肺水肿，随后发生颈静脉怒张、肝大、水肿等右心衰竭表现。右心室心肌梗死者，一开始即发生右心衰竭伴血压下降。

3.体征

（1）心脏体征：心脏浊音界增大，心率多增快，少数也可减慢；心尖部第一心音减弱，可能会出现第四心音奔马律，少数患者还可能出现第三心音奔马律。这些心音异常反映了心肌功能的受损情况。10%~20%老年人起病第2~3天出现心包摩擦音，主要为反应性纤维性心包炎所致；心尖区出现收缩期杂音或伴收缩中晚期喀喇音，为二尖瓣乳头肌功能失调或断裂所致。可有各种心律失常。

（2）血压：除极早期会有血压升高外，几乎所有老年人都出现血压下降。起病前有高血压者，血压可降至正常，且可能不再恢复到起病前的水平。

（3）其他：与心律失常、休克或心力衰竭相关的其他体征。

4.并发症

部分老年人可发生乳头肌功能失调，甚至断裂，左心衰竭明显，迅速发生急性肺水肿，甚至死亡。部分老年人还会出现心肌梗死后综合征。

（三）辅助检查

1.心电图检查

常有进行性改变。对心肌梗死的诊断、定位、定范围、估计病情演变和预后都有帮助。

（1）特征性改变：出现ST段弓背向上抬高型MI。①宽而深的Q波（病理性Q波），在面向透壁心肌坏死区的导联上出现。②ST段呈弓背向上抬高，在面向坏死区周围心肌损伤区的导联上出现。③T波倒置，在面向损伤区周围心肌缺血区的导联上出现。

（2）动态演变：①发病数小时内，可无异常或出现异常高大、两肢不对称的T波，为超急性期改变。②数小时后，ST段弓背向上明显抬高，与直立的T波形成单向曲线。数小时至2天内出现病理性Q波，同时R波减低，为急性期改变。③早期如不进行治疗干预，ST段抬高持续数日至两周，逐渐回到基线水平，T波则变为平坦或倒置，为亚急性期改变。④数周至数月后，T波呈V形倒置，两肢对称，波谷尖锐，为慢性期改变。T波可永久导致，也可在数月至数年内逐渐恢复。

2.实验室检查

（1）血液检查：起病24~48小时后白细胞计数增至（10~20）×10^9/L，中性粒细胞增多；红细胞沉降率增快；C反应蛋白增高。上述变化均可持续1~3周。

（2）血清心肌坏死标志物：心肌损伤标志物增高水平与心肌梗死范围及预后明显相关。对心肌坏死标志物的测定应进行综合评价：①肌红蛋白。在急性心肌梗死后出现最早（起病2小时内升高，12小时内达高峰，24~48小时内恢复正常），敏感性很高，但特异性不强。②cTnI或cTnT。出现稍迟（起病3~4小时后升高，cTnI于11~12小时达高峰，7~10天降至正常；cTnT于24~48小时达高峰，10~14天降至正常），但特异性很强、敏感性较高。③肌酸激酶同工酶MB（CK-MB）。起病后4小时内增高，16~24小时达高峰，3~4天恢复正常。其增高的程度能较准确地反映梗死的范围，连续测定可判断溶栓后的治疗效果。

知识链接

心肌损伤标志物综合评价

对心肌损伤的标志物的测定应做综合评价，如肌红蛋白在急性心肌梗死后出现的最早，敏感性也非常高，但特异性不强。而cTnI或cTnT虽然出现的时间稍有延迟，但特异性非常高，敏感性较强。CK-MB虽不如cTnI或cTnT敏感，但对早期急性心肌梗死的诊断有着较为重要的诊断价值。

3.超声心动图

有助于了解心室壁的运动和左心室功能，判断有无室壁瘤和乳头肌功能失调等。

4.放射性核素检查

目前多用单光子发射计算机断层显影（SPECT）检查来显示心肌梗死的部位与范围，观察左心室壁的运动和左心室射血分数，有助于判定心室功能、有无室壁运动失调和心室壁瘤。

（四）治疗要点

心肌梗死的预后与梗死部位和范围、建立侧支循环和及时治疗有关，应尽早发现、尽早入院、尽早治疗，并加强院前急救的就地处理。对于急性ST段抬高型心肌梗死老年人，应在30分钟内收入CCU开始溶栓或90分钟内开始介入治疗。尽快恢复心肌的血液再灌注，挽救濒死的心肌，防止梗死范围扩大或缩小心肌缺血范围，保护和维持心脏功能，及时处理严重心律失常、心力衰竭、休克等并发症，防止猝死。

1.一般治疗

急性期卧床休息，防止便秘，保持环境安静、舒适，减少探视，避免精神上的不良刺激；呼吸困难或血氧饱和度降低者给氧，尽早采用鼻导管吸氧（4~6L/min）或面罩吸氧（6~8L/min）；入住CCU，持续进行心电图、血压、血氧饱和度监测，及时发现心律失常、血流动力学异常和低氧血症。

2.解除疼痛

（1）吗啡2~4mg静脉注射或哌替啶50~100mg肌内注射，必要时重复使用，注意观察有无低血压和呼吸抑制。

（2）硝酸酯类药物：硝酸甘油0.3~0.6mg或硝酸异山梨酯5~10mg舌下含服或静脉滴注，注意有无心率增快和血压降低。

（3）β受体拮抗剂：可缩小梗死面积，减少复发，防治恶性心律失常，从而降低MI急性期病死率。如无禁忌证，应在发病后24小时内尽早服用，可选用阿替洛尔、美托洛尔等。

3.抗血小板治疗

（1）阿司匹林：如无禁忌证，各种类型的急性冠脉综合征（ACS）均需尽早使用阿司匹林，首次口服非肠溶制剂或嚼服肠溶制剂300mg，随后每日一次（75~100mg），长期维持。

（2）ADP受体拮抗剂：与阿司匹林联合应用可提高抗血小板疗效，常用氯吡格雷、普拉格雷、替格瑞洛等。

4. 抗凝治疗

通常用普通肝素、低分子肝素等。

5. 心肌再灌注

起病3~6小时、最多12小时内，使闭塞的冠脉再通，心肌得到再灌注，濒临坏死的心肌可得以存活或使坏死范围缩小，减轻梗死后心肌重塑，改善预后。

（1）经皮冠状动脉介入治疗（PCI）：对符合适应证的老年人，应尽早实施直接PCI，可获得较好的治疗效果。主要包括经皮冠状动脉腔内成形术（PTCA）、冠状动脉内支架植入术和粥样斑块消蚀技术等。实施PCI首先要具备介入治疗条件，并建立急性心肌梗死的急救绿色通道，到医院明确诊断之后，既要给予常规治疗，又要做好PCI术前准备，同时送入心导管室。

（2）溶栓疗法：溶栓是指心肌梗死发病6小时内，不能进行介入治疗者，无禁忌证（如出血、出血倾向或出血史、颅内肿瘤、可疑主动脉夹层），应立即进行溶栓治疗。可用纤维溶酶原激活剂，激活血栓中的纤溶酶原从而溶解冠状动脉内的血栓，常用药物：尿激酶（UK）、链激酶（SK）及重组组织型纤溶酶原激活剂（rt–PA）等。溶栓前常规检查血常规、血小板、出凝血时间和血型。

（3）紧急冠状动脉旁路移植术（CABG）：介入治疗失败或溶栓治疗无效、有手术指征者，宜争取6~8小时内行CABG。

6. 血管紧张素转换酶抑制剂或血管紧张素受体拮抗剂治疗

ACEI可改善血流动力学，减轻心肌重塑，减少心力衰竭，降低死亡率。若无禁忌证，该病患者均应接受ACEI治疗。常用药物：卡托普利、依那普利、福辛普利等，一般从小剂量口服开始，防止首次应用发生低血压，在24~48小时逐渐增加目标剂量。如不能耐受ACEI引起的刺激性干咳，可选用ARB，如氯沙坦、缬沙坦等。

7. 调脂治疗

他汀类药物在急性期应用可促使内皮细胞释放一氧化氮，有类硝酸酯的作用，远期有抗炎和稳定斑块的作用，能降低冠状动脉疾病的死亡率和心肌梗死的发生率。

8. 抗心律失常

一旦发现室性期前收缩或室性心动过速，立即静脉注射利多卡因，必要时重复或维持使用，室性心律失常反复发作者使用胺碘酮；发生室颤者，立即电除颤；缓慢性心律失常者，用阿托品肌内注射或静脉滴注；二度或三度房室传导阻滞者，宜用临时心脏起搏器。

9. 抗休克治疗

发生心源性休克者，应在血流动力学监测下，及时补充血容量，合理使用升压药及血管扩张剂，纠正酸中毒等。

10. 抗心力衰竭治疗

主要是治疗急性左心衰竭，以吗啡和利尿剂为主，亦可选用血管扩张剂，以减轻左心室负荷。心肌梗死发病24小时内，尽量避免使用洋地黄制剂，右心室梗死者慎用利尿剂。

11.其他治疗

（1）钙通道阻滞剂：地尔硫䓬可能有类似β受体拮抗剂的治疗效果，如患者不能使用β受体拮抗剂时可考虑使用。

（2）极化液疗法：氯化钾1.5g、普通胰岛素10U加入10%的葡萄糖溶液500mL中静脉滴注，可促进心肌摄取和代谢葡萄糖，使钾离子进入细胞内，恢复心肌细胞膜的极化状态，有利于心肌的正常收缩，减少心律失常。

（五）常见护理诊断/问题

（1）急性疼痛：胸痛。与心肌缺血性坏死有关。

（2）活动无耐力：与心肌氧的供需失调有关。

（3）恐惧：与发作时的濒死感、陌生环境（监护室）及担心预后等有关。

（4）潜在并发症：猝死、心力衰竭、心律失常等。

（六）护理措施

护理原则是尽快恢复心肌的血液灌注（到达医院后30分钟内开始溶栓或90分钟内开始介入治疗）以挽救濒死的心肌、防止梗死扩大或缩小心肌缺血范围，保护和维持心脏功能，及时处理严重心律失常，泵衰竭和各种并发症，防止猝死。

1.一般护理

（1）休息：急性期卧床休息，保持环境安静。减少探视，防止不良刺激，解除焦虑。

（2）运动：急性期12小时内绝对卧床休息。若无并发症，24小时内应鼓励老年人在床上进行肢体活动；若无低血压，第3天就可在病房内走动；第4~5天，逐步增加活动直至每天3次步行100~150m。病情较为严重的老年人或有并发症者，适当延长卧床时间。

（3）吸氧：呼吸困难或血氧饱和度降低者，给予鼻导管或面罩吸氧，氧流量为2~4L/min。

（4）饮食：发病后4~12小时内，给予流质饮食，逐步过渡到半流质、软质、普食；宜低钠、低脂、低胆固醇、富含维生素C、清淡易消化饮食，少食多餐，避免过饱，以免加重心脏负担。多进食新鲜蔬菜、水果，适量摄入粗纤维食物，保持大便通畅。

（5）预防便秘：向老年人解释预防便秘的重要性，适量饮水，进行腹部按摩；急性期遵医嘱给予缓泻剂，必要时使用开塞露等辅助排便，严禁用力排便，以防猝死。

2.病情观察

（1）AMI老年人需立即送入CCU，连续监测心电图、血压和呼吸等，严密观察心率、心律和心功能情况，备好抢救物品，如除颤仪、体外临时起搏器、抗心律失常药等，保证静脉通道通畅，随时准备抢救。

（2）观察有无并发症，严密观察生命体征、尿量，观察有无呼吸困难、咳嗽、咳痰、少尿、颈静脉怒张、低血压、心率加快等，听诊肺部有无湿啰音等，预防心律失常、心源性休克和心力衰竭；防止电解质紊乱或酸碱平衡失调，以免诱发心律失常。

3.对症护理

对进行PCI治疗的老年人，按照要求做好术前准备、术中配合和术后护理等。

4.用药护理

（1）止痛治疗护理：遵医嘱使用吗啡或哌替啶止痛，注意观察有无呼吸抑制；静脉滴注硝酸酯类药物时，要定时监测血压，维持收缩压在100mmHg以上。

（2）溶栓治疗护理。

①溶栓前准备：询问老年人有无溶栓禁忌证，做好溶栓前血常规、出凝血时间和血型等检查。

②观察不良反应：a.过敏反应：寒战、发热、皮疹等；b.低血压：收缩压低于90mmHg；c.出血：皮肤黏膜出血、咯血、血尿、便血、颅内出血等，一旦出血，应紧急处理。

③判断溶栓效果：a.心电图上抬高的 ST 段2小时内回降＞50%；b.胸痛2小时内基本消失；c. 2小时内出现再灌注性心律失常；d. cTnI或cTnT峰值提前至发病后12小时内，血清CK-MB峰值提前出现（14小时以内）。

5.心理护理

心肌梗死老年人会出现较为强烈的濒死感和恐惧感。及时向老年人介绍病区的环境，鼓励老年人积极配合治疗，减轻心理负担，增强战胜疾病的信心。

（七）健康指导

基本内容与“稳定型心绞痛”基本相同，还应注意以下内容。

1.冠心病的三级预防

（1）一级预防：针对未发生冠心病的高危人群和健康人群，即对多种危险因素的干预，如吸烟、高血压、血脂异常、糖尿病、肥胖、静息生活方式等，重点是干预血糖、干预血脂、干预血压。

最基本的措施是改变不健康的生活方式，提倡健康饮食与戒烟，鼓励老年人参加适宜的体育活动，提倡有氧代谢运动；定期健康教育，进行健康体检，建立冠心病防治体系。

（2）二级预防：是指对患有冠心病者采取药物或非药物措施以预防病情复发或加重。采用ABCDE原则。

A：长期服用阿司匹林（aspirin）和血管紧张素转换酶抑制剂（ACEI）。

B：应用β肾上腺素能受体拮抗剂（β-blocker）和控制血压（blood pressure）。

C：降低胆固醇（cholesterol）和戒烟（cigarette）。

D：控制饮食（diet）和治疗糖尿病（diabetes）。

E：教育（education）和体育锻炼（exercise）。

（3）三级预防：以治疗为主，预防疾病恶化，积极防治并发症，进行合理、适当的康复治疗，降低死亡率，延长老年人寿命。

2.饮食指导

所有老年人应调节饮食习惯，减少疾病复发。宜选用低脂、低胆固醇、低盐饮食，戒烟限酒。

3.心理指导

心肌梗死后，老年人会产生焦虑，应指导老年人保持乐观、平和的心态，正确对待病情；合理安排工作与休息，避免过度劳累和情绪紧张。

4.康复指导

鼓励老年人参与适当的运动，提高活动耐力。运动以有氧运动为主，循序渐进，运动强度和时间以不引起冠心病发作为度。

5.用药指导

MI老年人因用药品种多、药品费用贵、用药时间久，故用药依从性较低。应告知老年人坚持用药的重要性，指导老年人遵医嘱服药，熟悉药物的用法、疗效和不良反应。

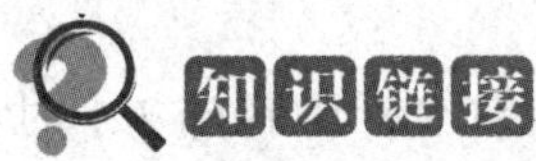

智能药盒

智能药盒（见图1-2-4）通过蓝牙设备与老年人手机绑定，老年人手机后台与中心服务后台关联，中心医务人员可实时监管老年人用药情况，实时看到老年人药盒用药、电量等情况。如果遇到老年人忘记吃药的情况，中心医务人员可根据后台老年人信息，通过给老年人打电话或给药盒留言的方式，提醒老年人按时服药，从而很好地提高老年人服药的依从性。

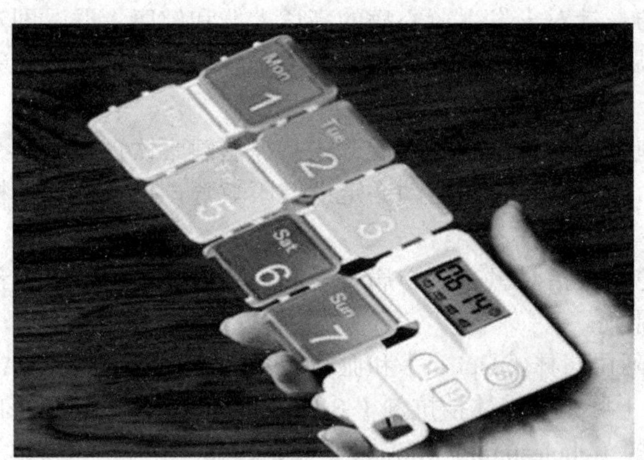

图1-2-4 智能药盒

6.病情监测指导

心肌梗死是心脏性猝死的高危因素，教会家属心肺复苏的基本技术，以备急用。

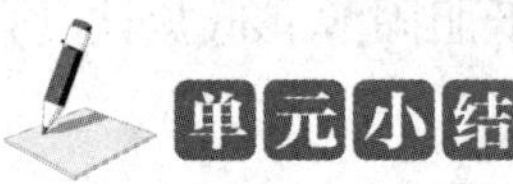

冠状动脉粥样硬化性心脏病既是老年人常见的疾病，也是严重危害老年人健康的常见病。其发病因素与生活方式有密切关系，其中，心绞痛和心肌梗死两种表型最为

重要。二者都以发病时剧烈胸痛为主要表现，老年人会出现严重的濒死感，往往会导致老年人严重的恐惧感。在照护过程中，应不断鼓励老年人积极面对疾病，积极改善生活方式，促进健康恢复。

单元6 心力衰竭患者的护理

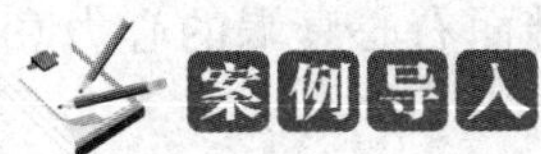

患者，男，68岁。5年前自感气促，伴有双下肢水肿，后逐渐加重，3年前被确诊为冠心病。2年前上5层楼出现呼吸困难，之后会间断出现，受凉感冒后会明显加重，休息后逐渐得到缓解。6个月前，患者开始上2层楼就会出现呼吸困难，症状加重。1周前感冒后出现夜间阵发性呼吸困难，坐起后症状缓解，同时伴有咳嗽、咳出白色泡沫样痰液、食欲缺乏、少尿、腹胀，遂入院。查体：T 36.8℃，P 100次/分，BP 180/100mmHg。神志清楚，口唇发绀，颈静脉怒张，双肺呼吸音清。心率100次/分钟，各瓣膜听诊区未闻及心脏杂音，双下肢有凹陷性水肿。诊断结果：心力衰竭。

请思考：

1. 什么是心力衰竭？该患者心力衰竭的主要原因是什么？在照护过程中该如何照护？
2. 如何在早期识别心力衰竭？

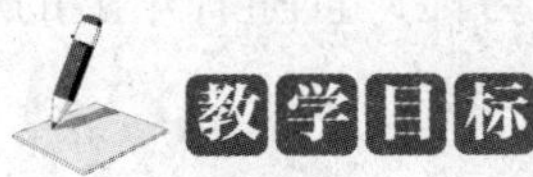

知识目标：

1. 掌握急、慢性心力衰竭的临床表现及护理措施。
2. 熟悉急、慢性心力衰竭的治疗要点，慢性心力衰竭的病因。
3. 了解心力衰竭的发病机制及辅助检查。

能力目标：

1. 能够运用所学知识对心力衰竭老年人进行整体照护。
2. 能够为心力衰竭老年人提供健康指导。

素质目标：

具备对心力衰竭老年人的识别病情、配合抢救的能力。

思政目标：

1. 在照护过程中，深入理解珍爱生命、尊重生命、服务老人的理念。
2. 在学习中，树立防微杜渐、细致入微的照护态度。

一、心力衰竭

心力衰竭（HF）简称心衰，是各种心脏疾病导致的心功能不全的综合征，是指心脏舒缩功能障碍或负荷过重使心室充盈和/或心脏射血功能受损，心排出量不能满足机体代谢的需要，器官、组织血液灌注不足，同时伴有肺循环和/或体循环淤血的表现。主要表现为呼吸困难、体力活动受限和体液潴留。

心力衰竭根据分类不同，主要有以下类型。

（1）根据发生部位可分为：左心衰竭、右心衰竭和全心衰竭。左心衰竭主要由左心室失代偿所致，以肺循环淤血为主要表现，临床上最常见。单纯的右心衰竭主要由肺源性心脏病及某些先天性心脏病引起，以体循环淤血为主要表现。左心衰竭后肺动脉压会逐渐增高，使右心的负荷逐渐加重，会出现先左心衰竭继而右心衰竭的心力衰竭，即为全心衰竭。

（2）根据发生过程可分为急性心力衰竭和慢性心力衰竭。急性心力衰竭以急性左心衰最常见，主要表现为急性肺水肿或心源性休克。

（3）根据生理功能可分为收缩性心力衰竭和舒张性心力衰竭。收缩性心力衰竭常因心脏收缩功能障碍、心排血量下降而导致循环淤血，临床最为常见。舒张性心力衰竭是由心室主动舒张功能障碍或心室肌顺应性减退及充盈障碍所导致。

二、慢性心力衰竭

慢性心力衰竭（CHF）既是大多数心血管疾病的最终归宿，也是最主要的死亡原因。在西方国家，冠心病、高血压为慢性心力衰竭的最主要病因。在我国，近年来高血压和冠心病的发病比例不断上升，已成为我国心力衰竭最常见的病因，风湿性心脏病和瓣膜性心脏病位于其后。同时，慢性肺源性心脏病和高原性心脏病在我国也具有一定的地域高发性，北方明显高于南方。慢性心力衰竭女性高于男性，且随着年龄的增长，患病率迅速增加。

（一）病因及发病机制

慢性心力衰竭主要由原发性心肌损害和心脏长时间容量和/或压力负荷过重导致心肌功能由代偿最终发展为失代偿所致。

1.原发性心肌损害

原发性心肌损害包括缺血性心肌损害，如冠心病心肌缺血和/或心肌梗死是引起心力衰竭较为常见的原因；心肌炎和心肌病，临床上以病毒性心肌炎和原发性扩张型心肌病最为常见；心肌代谢障碍性疾病，以糖尿病性心肌病最为常见。其他原因包括维生素 B_1 缺乏、心肌淀粉样变化、糖原贮积症等。

2.心脏负荷过重

（1）压力负荷（后负荷）过重：左心室负荷过重，常见于高血压、主动脉瓣狭窄、梗阻型心肌病等；右心室负荷过重，常见于肺动脉高压、肺动脉瓣狭窄、肺栓塞等。

（2）容量负荷（前负荷）过重：常见于心脏瓣膜关闭不全，血液反流及左、右心或动、静脉分流性先天性心血管病。此外，伴有全身循环血量增多的疾病，如慢性贫血、甲状腺功能亢进症等，心脏的容量负荷也会增加。早期心室腔代偿性扩大，心肌收缩功能尚可，但心脏结构和功能发生改变超过一定限度后即出现失代偿。

3.诱因

（1）感染：呼吸道感染是最常见、最重要的诱因，感染性心内膜炎也不少见，常因其发病隐匿而易漏诊。

（2）心律失常：心房颤动是诱发心力衰竭最重要的因素。房颤时心率增快，心肌耗氧量增加，加重心脏负担。其他各种类型的快速性心律失常及严重的缓慢性心律失常均可诱发心力衰竭。心律失常会引起心排血量减少，加重心肌缺血而诱发心力衰竭。

（3）血容量增加：如钠盐摄入过多，静脉液体输入过多、过快等。

（4）生理或心理压力过大：如劳累过度、情绪激动、精神紧张等。

（5）治疗不当：未遵医嘱严格服药，私自不恰当停用利尿剂或降压药等。

（6）原有心脏病变加重或并发其他疾病：如冠心病发生心肌梗死、风湿性心瓣膜病出现风湿活动、合并甲状腺功能亢进或贫血等。

（二）临床表现

临床上左心衰竭最常见，单纯的右心衰竭较少见。

1.左心衰竭

以肺淤血及心排血量降低为主要表现。

（1）症状。

①心源性呼吸困难：是左心衰竭最主要的症状，主要表现为3种类型。

a.劳力性呼吸困难：是左心衰竭最早出现的症状。呼吸困难主要发生在体力劳动时，休息后缓解，随着病情的进展，呼吸困难会出现在较轻微的活动时。

b.夜间阵发性呼吸困难：是左心衰竭最典型的表现。老年人入睡1~2小时后会突然因憋气而惊醒，被迫坐起，伴有阵咳、咳泡沫样痰，重者可有哮鸣音，又称心源性哮喘。多于端坐休息后缓解。

c.端坐呼吸：是左心衰竭呼吸困难最严重的形式。随着病情加重，肺淤血达到一定程度时，不能平卧被迫采取端坐位；严重时，可发展为急性肺水肿。

②咳嗽、咳痰、咯血：咳嗽、咳痰多在劳动或夜间平卧时最重，是肺泡和支气管黏膜淤血所致，坐位或立位时咳嗽可减轻或消失。痰液为白色浆液性泡沫样痰，偶可见痰中带血丝。急性左心衰竭发作时可出现粉红色泡沫样痰。长期慢性肺淤血导致肺循环和支气管血液循环之间形成侧支循环，在支气管黏膜下形成扩张的血管，一旦破裂可引起大咯血。

③心排血量不足的表现：会表现为乏力、疲倦、头晕、心悸、食欲减退、嗜睡、烦躁等，甚至出现少尿及肾功能损害等症状。

（2）体征。

①心脏体征：除原有心脏病的体征外，会出现心脏增大、心尖区闻及舒张期奔马律及肺动脉瓣区第二心音亢进。部分病例出现交替脉，严重者有发绀。

②肺部湿啰音：由于肺毛细血管压增高，液体渗出到肺泡，出现湿啰音。随着病情由轻到重，局限于肺底部的湿啰音扩展至全肺。

2.右心衰竭

主要为体循环（包括门静脉系统）静脉压增高及淤血而产生的临床表现。

（1）症状。

①消化道症状：胃肠道淤血及肝淤血可引起的食欲减退、恶心、呕吐、上腹饱胀等，是右心衰竭最常见的症状。

②劳力性呼吸困难：继发于左心衰竭的右心衰竭可表现为劳力性呼吸困难，单纯性右心衰竭多由分流型先天性心脏病或肺部疾患所致，会出现明显的疲乏、呼吸困难等症状。

③其他：肝淤血还可引起右上腹胀痛，严重者有黄疸；肾淤血可引起白天尿量减少，而夜尿增多。

（2）体征。

①心脏体征：除原有心脏病的体征外，右心衰竭时因右心室增大，心浊音界向左、右两侧扩大；如导致三尖瓣相对性关闭不全，在三尖瓣区可听到收缩期吹风样杂音，右心抬举性搏动。

②颈静脉充盈：为右心衰竭的早期表现，老年人半卧位或坐位时，在锁骨上方可见充盈的颈外静脉。颈静脉搏动增强、怒张、充盈是右心衰竭时的主要体征（见图1-2-5）。

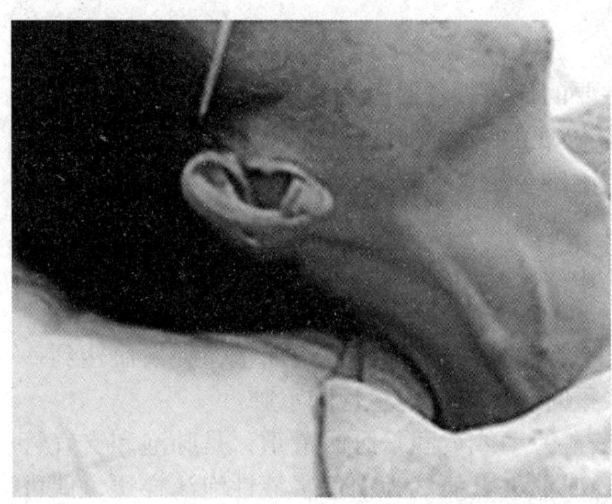

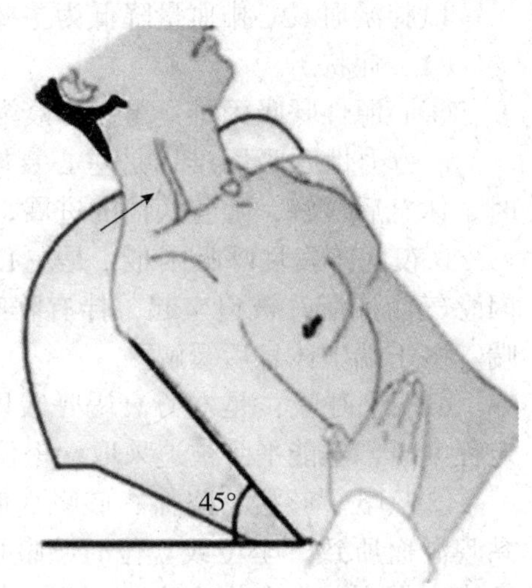

图 1-2-5　颈静脉充盈

③肝大、肝颈静脉反流征阳性：右心衰竭早期即出现淤血性肝大，表面光滑，质地较软，有充实饱满感，压痛明显。用手掌压迫右上腹，可见颈静脉充盈更加明显，为肝颈静脉反流征阳性，是右心衰竭最具有特征性的体征。

④心源性水肿：是右心衰竭最典型体征。多出现在身体下垂部位，以内踝、外踝及胫前最明显，若老年人常年卧床，则背侧面最明显，严重者发展为全身水肿，甚至出现胸腔积液和腹水。

⑤发绀：为周围性发绀，由静脉血氧降低所致，常见于长期右心衰竭的老年人。

3. 全心衰竭

一般先有左心衰竭，当合并右心衰竭后形成全心衰竭，老年人就会同时出现左心衰竭和右心衰竭的临床表现。因发生右心衰竭时右心排血量减少，使左心衰竭所致肺淤血的临床表现会减轻或不明显。扩张型心肌病等表现为左、右心室同时衰竭者，肺淤血症状往往不严重，左心衰竭的表现主要为心排血量减少的相关症状和体征。

4.心功能评估

（1）心功能分级：1928年，美国纽约心脏协会（NYHA）按照诱发心力衰竭症状的活动程度将心功能的受损状况分为4级，该方法沿用至今（见表1-2-4）。该方法优点是简单、易行；缺点是根据自觉活动能力分级，仅凭借患者的主观描述，其得到的结果与客观检查可能存在差异，且患者个体差异也较大。

表1-2-4 心功能分级（NYHA，1928）

心功能分级	分级依据及特点
Ⅰ级	患有心脏病，但日常活动量不受限制。一般活动不引起疲乏、心悸、气喘或心绞痛
Ⅱ级	患有心脏病，以致体力活动轻度受限。休息时无自觉症状，但平时一般活动下可出现上述症状，休息后很快缓解
Ⅲ级	患有心脏病，以致体力活动明显受限。休息时无症状，小于平时一般活动量时即可引起上述症状，休息较长时间后症状方可缓解
Ⅳ级	患有心脏病，以致不能从事任何体力活动。休息状态下也会出现心力衰竭症状，体力活动后加重

（2）心力衰竭分期：2022年4月1日，美国心脏病学会/美国心脏协会/美国心力衰竭学会（ACC/AHA/HFSA）联合发布了2022年版心力衰竭管理指南重新命名心力衰竭各期［心力衰竭分期（2021）］，共分为四期（见表1-2-5）。

表1-2-5 心力衰竭分期（ACC/AHA/HFSA，2021）

心力衰竭分期		分期依据及特点
A期	心衰风险期	有风险，但无症状，有结构性心脏病或血液测试提示心肌损伤，包括高血压、糖尿病、代谢综合征和肥胖、接触可能损害心脏的药物或治疗药物（即化疗药物），或有心衰遗传风险
B期	心衰前期	无心衰的症状或体征，但有以下证据之一：结构性心脏病，如射血分数降低、心肌增大、心肌收缩异常或瓣膜疾病；超声检测的充盈压力增加；或A期的危险因素加上心肌损伤标志物——B型脑钠肽水平升高或心肌肌钙蛋白水平持续升高
C期	症状性心衰	目前或既往有心衰症状的结构性心脏病，症状包括呼吸急促、持续咳嗽、肿胀（腿部、足部、腹部）、疲劳和恶心
D期	心衰晚期	尽管持续进行指南指导的药物治疗，但干扰日常生活的心衰症状仍难以控制，并导致反复住院

（3）6分钟步行试验（6MWT）：评估老年人的运动耐力和心脏储备能力，常用于心力衰竭治疗效果评价及预后评估。具体方法：要求老年人在平直走廊里尽可能快地行走，测定6分钟的步行距离，大于450m为轻度心力衰竭，150~450m为中度心力衰竭，小于150m为重度心力衰竭。该试验简单、易行、安全、方便，以主观感受与客观结果相结合作为判断依据。

（三）辅助检查

1.X线检查

是确诊左心衰竭肺水肿的主要依据，并有助于心力衰竭与肺部疾病的鉴别。左心衰竭时可见左心室增大；肺门阴影增深，肺纹理增强；肺水肿时，肺部有云雾状阴影，近肺门处更显著。右心衰竭时可见右房及右室增大，上腔静脉增宽而肺野清晰。

2.常规检查

对于长期服用利尿剂、肾素-血管紧张素-醛固酮系统（RAAS）抑制剂类药物的老年人，需监测血常规、尿常规、肝肾功能、血糖、血脂、电解质等。

3.超声心动图

是目前诊断心力衰竭较好的无创检查方法之一。可提供心腔大小、心脏瓣膜结构及血流动力学状况，能较好地反映心室的收缩和舒张功能。

4.放射性核素检查

放射性核素心血池显影，除有助于判断心室腔大小外，还可反映心脏舒张功能。

5.有创性血流动力学检查

对急性重症心力衰竭老年人可在床边采用漂浮导管检查，经静脉插管直至肺小动脉，测定各部位的压力及血液含氧量，计算心排血指数（CI）及肺小动脉楔压（PAWP，反映肺淤血程度），直接反映左心功能。

（四）治疗要点

慢性心力衰竭治疗目的是防止和延缓心力衰竭的发生发展，防止心肌损害加重；应采取综合的治疗措施，提高运动耐量，提高生活质量；改善其远期预后，降低住院率、死亡率。治疗原则为防治基本病因及诱因、减轻心脏负荷、增强心肌收缩力，阻止或延缓心室重塑的进展。

1.病因防治

寻找基本病因，给予有效的根治或控制。

（1）基本病因治疗：做到早发现、早治疗。在尚未造成心脏器质性改变前，早期进行有效的治疗（如控制血压），应用药物治疗、介入治疗或手术治疗改善冠心病患者心肌缺血，进行慢性心瓣膜病的换瓣手术，以及先天畸形的纠治术等。

（2）控制和消除诱因：及时有效地控制感染，特别是呼吸道感染；及时纠正心律失常，如房颤；控制潜在的诱因，如甲状腺功能亢进、贫血等；避免输液过程中速度过快、量过多等。

2.药物治疗

（1）利尿剂：是慢性心力衰竭治疗中最常用的药物，主要通过抑制肾小管不同部位对钠的重吸收，减轻肺循环和体循环淤血所致的临床症状。原则上应长期维持，水肿消失后，以最小剂量无限期使用，但不能用利尿剂进行单一治疗。

①排钾利尿剂。

a.袢利尿剂：作用快而强，适用于急性左心衰竭或顽固性心力衰竭，常用的药物有呋塞米，主要作用于Henle袢的升支，在排钠的同时也排钾，但容易出现低钾血症。

b.噻嗪类利尿剂：为轻度心力衰竭的首选，常用的药物有氢氯噻嗪，主要作用于肾的远曲小管，抑制钠吸收，由于钠-钾交换机制，使钾的重吸收降低，容易出现低钾血症、高尿酸血症、胃部不适、呕吐、腹泻、高血糖、干扰糖及胆固醇代谢等不良反应。

②保钾利尿剂。

a.螺内酯：主要作用于肾的远曲小管，干扰醛固酮作用，使钾离子吸收增加，排钠利尿，易引起嗜睡、运动失调、面部多毛、高钾血症等不良反应。

b.氨苯蝶啶：主要作用于肾的远曲小管，排钠保钾，易引起胃肠道反应、嗜睡、乏力、皮疹、高钾血症等不良反应。

c.阿米洛利：与氨苯蝶啶相似，利尿作用强而保钾作用弱，常见的不良反应主要为高钾血症。

（2）肾素－血管紧张素－醛固酮系统（RAAS）抑制剂。

①血管紧张素转换酶抑制剂（ACEI）：主要作用是抑制循环及局部组织中血管紧张素Ⅱ的生成，兼有扩张小动脉和静脉的作用，减轻淤血症状。早期足量应用除可以缓解症状外，还可以延缓心力衰竭进展，可预防和改善心室重塑。治疗从小剂量开始，待老年人耐受后逐渐加量，至适量后长期维持、终身用药。常用的药物为：卡托普利、依那普利、贝那普利等。

②血管紧张素Ⅱ受体拮抗剂（ARB）：心力衰竭患者治疗首选ACEI，当ACEI引起干咳、血管性水肿时，不能耐受者可改用ARB。常用的药物为：氯沙坦、缬沙坦、坎地沙坦、厄贝沙坦等。

③醛固酮拮抗剂：小剂量的螺内酯可阻断醛固酮效应，对抑制心血管的重构、改善慢性心力衰竭的远期预后有很好的作用。中重度心力衰竭老年人可加用小剂量醛固酮拮抗剂，但必须监测血钾。

（3）β 受体拮抗剂：心力衰竭老年人长期应用 β 受体拮抗剂能减轻症状、改善预后、降低死亡率和住院率。β 受体拮抗剂的禁忌证为支气管痉挛性疾病、严重心动过缓、二度及二度以上房室传导阻滞、严重周围血管疾病（如雷诺病）和重度急性心力衰竭。不良反应有心动过缓、低血压、心功能减退等。用药原则是待心力衰竭情况稳定后，由小剂量开始，逐渐加量，适量维持。常用的药物有：美托洛尔、比索洛尔、卡维地洛等。

（4）正性肌力药：主要为洋地黄类药物，洋地黄类药物是临床治疗心力衰竭应用最多的增强心肌收缩药物。

①主要作用：加强心肌收缩力；抑制心脏传导系统，减慢心率。

②适应证：心力衰竭；室上性快速心律失常，如室上性心动过速、心房颤动、心房扑动等。

③禁忌证：洋地黄过量或中毒；二度或高度房室传导阻滞；肥厚型梗阻性心肌病。

④种类：主要有速效和中效两类。a.速效：起效快的静脉注射用制剂，适用于急性心力衰竭或慢性心力衰竭加重时，如毛花苷C、毒毛花苷K等；b.中效：适用于中度慢性心力衰竭的维持治疗，持续口服，如地高辛。

3.心脏再同步治疗（CRT）

通过改善房室、室间和/或室内收缩同步性增加心排出量，可改善心力衰竭症状和运动耐量，提高生活质量，减少住院率并明显降低死亡率。

三、急性心力衰竭

急性心力衰竭（AHF）是指由于急性心脏病变，心脏在短时间内发生心肌收缩力明显减低或心室负荷明显加重，导致心排血量急剧下降、组织器官灌注不足和急性淤血的综合征。其中以急性左心衰竭最常见，主要表现为肺水肿或心源性休克，是临床上常见的急危重症之一，及时合理抢救与预后密切相关。

（一）病因及发病机制

因心脏解剖结构和/或功能的突发异常，心排血量急剧降低和肺静脉压突然升高所致。急性心肌收缩力减退，如急性弥漫性心肌炎、大面积心肌梗死；急性机械性阻塞，如严重的二尖瓣狭窄或主动脉瓣狭窄、左心室流出道梗阻；急性容量负荷过重，如急性心肌梗死或感染性心内膜炎引起的乳头肌功能不全、腱索断裂，静脉输血或输液过多、过快等；急性心室舒张受限，如急性大量心包积液或积血、快速异位心律。

（二）临床分类

1.急性左心衰竭

急性发作或加重的心肌收缩力明显降低、心脏负荷加重，造成急性心排血量骤降、肺循环压力突然升高、周围循环阻力增加，出现急性肺淤血、肺水肿并可伴有组织器官灌注不足和心源性休克的临床综合征。包括慢性心衰急性失代偿、急性冠脉综合征、高血压急症、急性心瓣膜功能障碍、急性重症心肌炎、围生期心肌病和严重心律失常。

2.急性右心衰竭

在心室心肌收缩力急剧下降或右心室的前后负荷突然加重，引起右心排血量急剧减低的临床综合征，常由右心室梗死、急性大面积肺栓塞、右心瓣膜病所致。

3.非心源性急性心衰

常由高心排血量综合征、严重肾脏疾病（心肾综合征）、严重肺动脉高压等所致。

（三）临床表现

1.症状

急性心力衰竭的典型表现形式为急性肺水肿。老年人突然发病，极度呼吸困难，呼吸频率为30~40次/分，端坐呼吸；频繁剧烈咳嗽、咳大量粉红色泡沫样痰，痰量多时可从口腔和鼻腔涌出；重者可出现大汗淋漓、面色灰白、口唇发绀、皮肤湿冷，因脑缺氧而神志模糊。极重度者由于心排血量降低，导致心源性休克，甚至出现晕厥和心搏骤停。老年人会因有窒息感而烦躁不安、恐惧。

2.体征

听诊闻及两肺满布湿啰音和哮鸣音，心尖部第一心音减弱，频率快，同时伴有舒张早期奔马律，肺动脉瓣第二心音亢进。严重者出现心源性晕厥、心源性休克、心搏骤停。

（四）治疗要点

急性心力衰竭时的缺氧和严重呼吸困难是致命的威胁，必须尽快缓解。

1.体位

立即协助患者取坐位，双下肢下垂，以减少静脉回流，增加通气量，改善呼吸功能。

2. 病情观察

严密观察病情变化，监测生命体征、血氧饱和度、咳痰的性质和量，及时检查血液电解质、进行血气分析等；安置漂浮导管者，监测其血流动力学指标的变化，准确记录24小时出入液量；密切观察老年人意识和精神状态、肺部湿啰音、皮肤颜色及温度等变化。

3. 氧疗

在保证呼吸道通畅的状态下，立即给予高流量（6~8L/min）吸氧，湿化瓶中加入20%~30%的乙醇湿化，使肺泡内泡沫的表面张力降低而破裂，可改善肺泡通气。病情特别严重者应采用连续气道正压通气（CPAP）或双水平气道正压（BiPAP）给氧。通过氧疗，将血氧饱和度维持在95%~98%的水平，以防出现脏器功能障碍或多器官功能衰竭。

4. 迅速建立静脉通道，遵医嘱正确用药

（1）镇静药：吗啡缓慢静脉注射3~5mg，既可扩张外周血管，减少回心血量，减轻心脏负荷，又可使老年人镇静，减轻烦躁不安所带来的额外的心脏负担。用药过程中观察老年人有无呼吸抑制或心动过速，伴有意识障碍、慢性阻塞性肺疾病、支气管哮喘、休克等禁用吗啡。

（2）利尿剂：呋塞米20~40mg于2分钟内静脉注射，4小时后重复1次。利尿剂能减少回心血量，减轻心脏前负荷，并可扩张静脉，缓解肺水肿。

（3）血管扩张剂：给予硝普钠、硝酸甘油或酚妥拉明静脉滴注，或用输液泵控制滴速，根据血压调节剂量，维持收缩压在90~100mmHg。

（4）洋地黄制剂：毛花苷C稀释后静脉给药，首次剂量 0.4~0.8mg，2小时后酌情再给予0.2~0.4mg。最适用于有房颤伴快速心室率并已知有心室扩大伴有左心室收缩功能不全者。对急性心肌梗死第一个24小时内、单纯二尖瓣狭窄所致的肺水肿，不宜用强心苷药物。

（5）解痉药：氨茶碱可有效解除支气管痉挛，并有一定的正性肌力、利尿和扩血管作用。静脉注射，用50%的葡萄糖稀释至20~40mL，缓慢注射，时间不得少于20分钟；静脉滴注，以5%~10%的葡萄糖注射液稀释后，滴注。

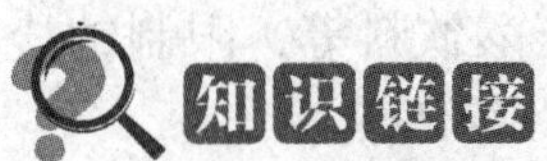

人工心脏

人工心脏是一种使用机械或生物机械手段部分或完全替代自然心脏给人体供血的辅助装置。它能够帮助患者恢复心脏功能或者过渡到心脏移植阶段，甚至作为永久性治疗；是延续终末期心力衰竭患者生命和改善其生活质量的重要措施与有效手段。人工心脏基本上是由血泵、驱动装置、监控系统、能源四个部分构成。罗伯特·图尔斯是全球第一位全内置式人工心脏移植患者。2017年6月，国内全磁悬浮式人工心脏成功完成了首例植入式人工心脏在中国的临床应用，成功开创了中国人工心脏临床应用的历史。2022年6月，中国医学科学院阜外医院胡盛寿院士团队成功将核心医疗的Corheart6植入一名14岁心衰患儿体内，实现了中国儿童左心室辅助装置临床应用从无到有的跨越。100天后，患儿心脏功能得到恢复，成功撤泵，实现了心衰逆转治疗，给众多心衰患者带来了"心"希望。

四、心力衰竭的护理

（一）常见护理诊断/问题

（1）气体交换受损：与左心功能衰竭导致肺淤血有关。

（2）体液过多：与右心功能衰竭导致体循环淤血有关。

（3）活动无耐力：与心排血量下降有关。

（4）焦虑：与发病凶险、担心预后有关。

（5）潜在并发症：洋地黄中毒。

（二）护理措施

1.一般护理

（1）休息与活动：保证老年人身心充分休息，以降低基础代谢率，减少骨骼肌耗氧，增加肾血流量，利于排钠排水，减轻心脏的容量负荷。但应注意长期卧床的老年人易患静脉血栓和肺栓塞、直立性低血压、消化功能降低、肌肉发生萎缩等。应根据老年人心功能分级情况确定其活动量，并可制订切实可行的活动计划。

Ⅰ级：不限制日常活动，但应避免过重的体力劳动。

Ⅱ级：适当限制体力活动，增加休息时间，但不影响轻体力工作和家务劳动。

Ⅲ级：应限制日常活动，以卧床休息为主。

Ⅳ级：绝对卧床休息，日常生活由他人照顾，可在床上做肢体被动运动，待病情缓解后，尽早做适量的活动。

（2）饮食：饮食原则为少食多餐，限制总热量的摄入，进食易消化、低钠、高维生素、高纤维素、高蛋白质的食物。根据水肿程度、心力衰竭程度及利尿剂治疗情况控制钠盐摄入。轻度心力衰竭者摄入食盐量限制在5g/d以内，中度者限制在2.5g/d以内，重度者限制在1g/d以内；水肿不严重或利尿效果良好时，无须严格限盐。钠盐含量较高的食物有腌制品、罐头、味精、海产品、啤酒、碳酸饮料等，限制钠盐时可用糖、醋、蒜等调味品增进食欲。保持大便通畅，必要时使用缓泻剂。

2.病情观察

密切观察病情变化，监测血氧饱和度、血气分析；观察水肿的消长情况，每日测量体重，准确记录出入量，适当控制液体摄入量；观察心率、心律、血压、尿量等变化。

3.对症护理

（1）心源性呼吸困难：有明显呼吸困难者应卧床休息，劳力性呼吸困难者减少活动量，夜间阵发性呼吸困难者加强夜间巡视，协助老年人坐起，衣服尽量宽松，盖被轻软，减轻憋闷感。遵医嘱给氧，一般氧流量为2~4L/min，急性心力衰竭患者应高流量吸氧（6~8L/min），咳粉红色泡沫样痰时，需在湿化瓶内加入20%~30%的乙醇。日常照护中应密切观察老年人的病情变化，如呼吸困难、皮肤发绀、肺部湿啰音有无好转。根据老年人的身体状况，设计适合的活动计划，增强活动耐力。

（2）心源性水肿：卧床休息，伴有胸腔积液或腹水者可采用半卧位，下肢水肿者可抬高下肢，促进静脉回流。合理饮食，给予低盐低钠、高蛋白、清淡易消化饮食，少食多餐，减轻腹胀和胃肠道负担，钠盐摄入量控制在5g/d以下为宜。保持床铺柔软、平整、清洁、干燥，严重水肿者可使用气垫床；穿宽松鞋袜，骨隆突部位垫软垫，以减轻局部压力，会阴部水肿时保持局部皮肤清洁，男性可用托带支托阴囊，使用便器注意勿强行推、拉、拽，以防损伤皮肤。严格记录24小时液体出入量，观察水肿部位、范围和程度，用手指按压水肿部位5秒后放开，观察凹陷程度。遵医嘱正确使用利尿剂，观察用药后的尿量、心律、体重变化及水肿消退情况等。

4.用药护理

（1）利尿剂用药护理。

长期使用利尿剂容易出现电解质紊乱。非紧急情况下，利尿剂不在夜间使用，以免影响老年人睡眠质量。

①排钾利尿剂（袢利尿药和噻嗪类）：主要不良反应是低钾血症，从而诱发心律失常或洋地黄中毒。低钾血症临床表现为乏力、腹胀、肠鸣音减弱等，应多补充富含钾的食物，如鲜橙汁、香蕉、枣、无花果、番茄汁、菠菜等；必要时遵医嘱补充钾盐，口服补钾宜在饭后或将水剂与果汁同饮，以减轻胃肠道反应；静脉补钾时应注意钾盐浓度及输液速度。

②保钾利尿剂（氨苯蝶啶和螺内酯）：主要不良反应是高钾血症，应密切监测血钾及有无高钾血症的表现。出现高钾血症时，遵医嘱停用保钾利尿剂，嘱老年人禁食富含钾的食物，严密观察心电图变化。螺内酯的不良反应还有嗜睡、面部多毛等，肾功能不全及高钾血症者禁用。

（2）洋地黄类用药护理。

①洋地黄类中毒的表现。a.消化道症状。是洋地黄中毒最早的表现，如食欲减退、恶心、呕吐等，需与心力衰竭本身或其他药物引起的胃肠道反应鉴别。b.心律失常。是洋地黄中毒最严重、最主要的反应，最常见的心律失常是室性期前收缩，多为二联律或三联律，其他如房室传导阻滞、心房颤动、房性期前收缩伴高度房室传导阻滞等，快速房性心律失常伴有传导阻滞是洋地黄中毒的特征性表现。c.神经系统症状。如头痛、头晕、嗜睡、神志改变、视物模糊、黄视、绿视等。

②预防洋地黄中毒：a.洋地黄用量个体差异很大，老年人极易出现，尤其是伴心肌缺血缺氧、重度心力衰竭、低钾低镁血症、肾功能减退等情况者对洋地黄较敏感，使用时须严密观察患者用药后反应。b.与奎尼丁、胺碘酮、维拉帕米、阿司匹林等药物合用可增加中毒机会，在给药前应询问老年人有无服用上述药物及洋地黄用药史。c.必要时监测血清地高辛浓度。d.严格遵医嘱给药，给药前测量脉搏，脉搏＜60次/分或节律不规则的老年人，应暂停服药，并告知医生；如果漏服药物，不能补服。e.用毛花苷C或毒毛花苷K时，务必稀释、在10~15分钟内缓慢静脉滴注完，同时监测心率、心律及心电图变化。

③洋地黄中毒的护理：遵医嘱立即停用洋地黄类药物；低钾血症者补充钾盐，停

用排钾利尿剂；纠正心律失常，快速性心律失常者用利多卡因或苯妥英钠，传导阻滞及缓慢性心律失常者用阿托品。

（3）血管扩张剂用药护理。

使用时严密监测心率及血压，根据心率及血压调节剂量和滴速。硝酸酯类药物容易导致面部潮红、头痛、心动过速、血压下降等，静脉滴注时应严格掌握滴速。

5.心理护理

给老年人及家属足够的关心，向老年人及家属讲解焦虑和恐惧可导致交感神经系统兴奋性增高，加重呼吸困难；鼓励家属安慰并陪伴老年人，避免一切不良精神刺激，避免在老年人面前讨论病情，保持情绪稳定；医护人员在抢救急性心力衰竭过程中，必须保持镇静，动作稳准快，忙而不乱，给予信任与安全感，必要时留家属陪护，以提供情感支持。

（三）健康指导

1.疾病知识指导

积极治疗原发病，避免诱发因素。避免诱发因素对预防心力衰竭尤为重要，如感染（尤其是呼吸道感染）、过劳、情绪激动、输液过多过快等；预防感冒，尽量不去公共场所，避免交叉感染；鼓励家属给予积极支持，保持情绪稳定；定期门诊随访，防止病情发展。

2.饮食指导

饮食宜低盐、清淡、易消化、富含营养，多食蔬菜、水果，防止便秘，戒烟酒。

3.运动指导

合理安排活动与休息，告知老年人即使心功能恢复也应避免重体力劳动，可以做日常家务及轻体力劳动。建议进行散步、打太极拳、练气功等运动，活动要以不出现心悸、气急为原则，适当活动有利于提高心脏储备力，提高活动耐力，改善心理状态和生活质量。

4.用药指导

告知老年人及家属药物的名称、剂量、用法及不良反应；叮嘱老年人严格遵医嘱服药，不能随意增减或撤换药物；教会老年人及家属在服用地高辛前务必自测脉搏，当脉搏小于60次/分时暂停服药，及时到医院就诊，如出现中毒反应，应立即就诊；发现体重增加或症状明显时，应及时就诊。

单元小结

心力衰竭是由于各种心脏疾病导致的心功能不全综合征，不及时救治会给患者造成非常严重的危害。按照发生过程可分为慢性心力衰竭和急性心力衰竭，按照发生部位又可分为左心衰竭、右心衰竭和全心衰竭。左心衰竭是以肺淤血及心排血量降低为主要表现，右心衰竭是以体循环静脉压增高及淤血为主要表现。在照护过程中，应严密观察病情，正确遵医嘱用药，积极配合治疗。

单元7　心律失常患者的护理

案例导入

患者，男，68岁，入住养老机构8个月。近2年间断出现心悸，持续数分钟至2小时不等，活动及休息时均有发作，未引起重视。平素身体健康，无吸烟史。今日午餐时与同屋老人发生争论，突然感觉心慌加重，呼吸困难，头晕。查体：T 36.5℃，P 176次/分，BP 130/86mmHg。神志清，口唇发绀，无颈静脉怒张。心电图显示：HR 178次/分，节律规则；QRS波群形态与时限均正常；P波为逆行性，与QRS波群保持恒定关系。诊断结果：室上性心动过速。请思考：

1. 该患者导致心律失常的主要原因是什么？在照护中，如何避免？

2. 如何为心律失常老年人进行健康指导？

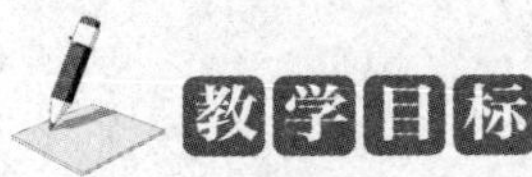

教学目标

知识目标：

1. 掌握心律失常的分类、临床表现及护理措施。

2. 熟悉心律失常老年人的治疗要点与常见护理诊断/问题。

3. 了解不同心律失常发生的病因及发病机制，辅助检查。

能力目标：

1. 能够应用整体护理照护心律失常老年人。

2. 能够具备紧急处理心律失常老年人心理照护的能力。

素质目标：

1. 具有关心、尊重老年人的素质。

2. 具有为老年人分担焦虑、切实体会老年人困难的理念。

思政目标：

1. 在服务过程中，护理员具有专业化、规范化、高效化的照护理念。

2. 在学习中有不畏困难、逐层探究的精神。

一、心律失常

心律失常是指心脏冲动的频率、节律、起源部位、传导速度或激动次序的异常。导致心律失常的常见原因有各种器质性心脏病、全身疾病、药物的作用、先天因素、心脏手术、饮酒、吸烟、喝兴奋性饮料等。凡是能够引起心脏传导系统的自律性和传导性发生异常改变或存在异常传导组织的原因，都有可能诱发心律失常。

心律失常按其发生原理既可分为冲动起源异常和冲动传导异常两大类；又可按照心律失常发生时心律的快慢分为快速性心律失常与缓慢性心律失常两大类。

二、冲动起源异常的心律失常

（一）窦性心律失常

正常心律起源于窦房结，节律规则，称为窦性心律。正常窦性心律（见图1–2–6）成人频率为60~100次/分。其心电图的特征：①窦性P波在Ⅰ、Ⅱ、aVF导联均为直立向上，而在AVR导联中，P波方向向下。②P–R间期0.12~0.20秒。③P–P间期相差不超过0.12秒。窦性心律失常主要包括窦性心动过速、窦性心动过缓、窦性停搏和病态窦房结综合征。

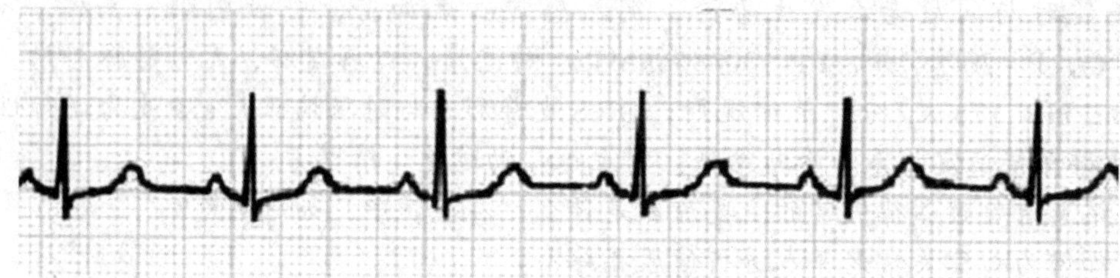

图1–2–6　正常窦性心律

1.窦性心动过速

成人窦性心律频率＞100次/分，称为窦性心动过速。

（1）病因及发病机制。

①生理因素：老年人如有情绪激动、运动剧烈、过重的体力劳动、饮酒、喝咖啡、喝浓茶、吸烟等会导致。

②病理因素：老年人如患有发热、贫血、休克、甲状腺功能亢进、心衰等疾病，以及某些药物原因导致，如麻黄碱、肾上腺素、阿托品等。

（2）临床表现。通常无明显症状。心率增快时，老年人会主诉心悸、心神不定。听诊时心率在100~150次/分（≤200次/分），律齐。

（3）辅助检查。心电图表现：窦性P波规律出现，成人P波频率＞100次/分，每个P波后有一个QRS波（见图1–2–7）。

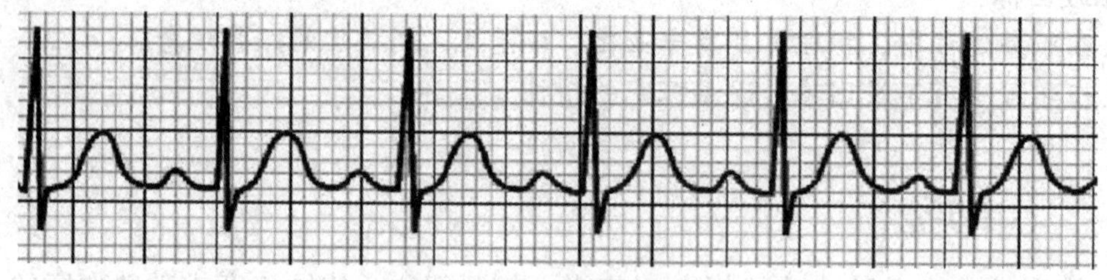

图1–2–7　窦性心动过速

（4）治疗要点。窦性心动过速无症状者无须治疗。有症状者积极寻找病因，治疗原发病，消除诱发因素。必要时，可用β受体拮抗剂、钙通道阻滞剂以减慢心率。常用药物有美托洛尔、普萘洛尔、地尔硫䓬等。

2.窦性心动过缓

成人窦性心律频率＜60次/分，称为窦性心动过缓。

（1）病因及发病机制。

①生理因素：多见于运动员、重体力劳动者、健康的年轻人及睡眠状态下等。若按压眼球或颈动脉窦、诱导恶心等也可引起生理性窦性心动过缓。

②病理因素：多见于器质性心脏病、颅内高压、严重缺氧、甲状腺功能减退、阻塞性黄疸等疾病，有些药物也会引起窦性心动过缓，如洋地黄、β 受体拮抗剂、胺碘酮、拟胆碱药等。

（2）临床表现。通常无明显症状，当心率过慢导致心排血量不足时，老年人会出现头晕、乏力、胸闷等表现；严重者还会诱发心力衰竭、心绞痛、低血压等。

（3）辅助检查。心电图表现：窦性P波，成人P波频率＜60次/分，常伴有窦性心律不齐（即不同P–P间期之间的差异＞0.12秒）（见图1–2–8）。

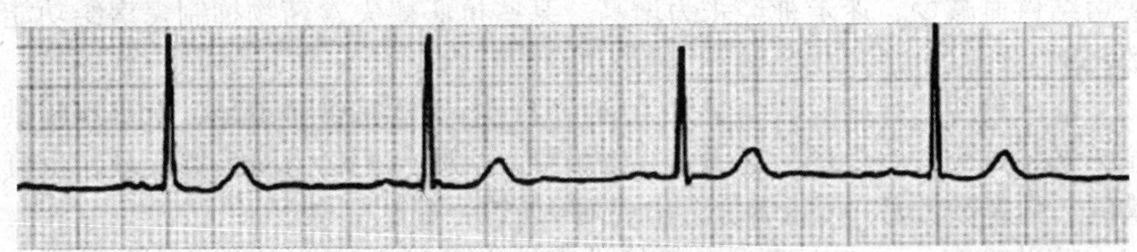

图 1–2–8　窦性心动过缓

（4）治疗要点。无症状的窦性心动过缓者，无须治疗。有症状者，可用阿托品、麻黄碱或异丙肾上腺素等药物治疗，药物治疗效果不佳者可安置心脏起搏器。

3.窦性停搏

又称窦性静止，是指窦房结在一个或多个心动周期内不能产生冲动，出现心脏搏动暂停。长时间窦性停搏后，低位潜在起搏点，如房室交界区或心室可发出单个逸搏或出现逸搏心律控制心室。

（1）病因及发病机制。

①生理因素：迷走神经张力增高或颈动脉窦过敏可能诱发。

②病理因素：老年人患有如急性心肌梗死、窦房结变性与纤维化、脑血管病变等疾病，或某些药物也可导致窦性停搏，如洋地黄、乙酰胆碱等。

（2）临床表现。老年人常会发生头晕、黑矇、晕厥，严重者还会导致阿–斯综合征甚至死亡。

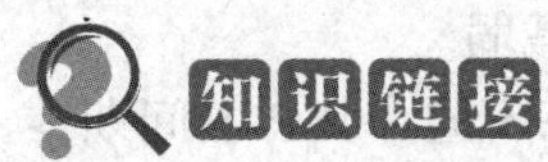

阿–斯综合征（Adams–Stokes综合征）

阿–斯综合征又称心源性脑缺血综合征，是指因心脏病变引起的脑缺血缺氧的一组临床综合征，突然发作，病情严重。心排出量在短时间内锐减，产生严重的脑缺血、神志丧失和晕厥等症状。该综合征与体位变化无关，常由于心率突然严重过速或过缓引起晕厥。

（3）辅助检查。心电图表现：正常P–P间期显著延长的时间无P波或P波与QRS波均不出现，长的P–P间期与基本的窦性P–P间期无倍数关系；长间歇后出现交界性或室性逸搏。

（4）治疗要点。生理因素导致的窦性停搏，去除诱因后可恢复。病理因素的窦性停搏可选择起搏器治疗。如使用起搏器后仍有心动过缓发作，可使用抗心律失常药物。

4.病态窦房结综合征（SSS）

简称病窦综合征，是窦房结及其周围组织病变，导致其起搏和/或冲动传出障碍，而引起以心动过缓为主要特征的多种心律失常的综合表现。

（1）病因及发病机制。多种病变均可导致SSS，如淀粉样变性、甲状腺功能减退、纤维化与脂肪浸润、硬化与退行性变等均可损害窦房结；窦房结周围神经和心房肌病变、窦房结供血减少、迷走神经张力增高、某些抗心律失常药物抑制窦房结功能，也可导致SSS。

（2）临床表现。起病隐匿，主要为脑、肾、心等器官供血不足，尤其以脑供血不足为主，老年人会自感头晕、乏力、视物模糊、失眠、记忆力减退等表现，也可有心悸、胸闷、胸痛等表现，严重者也会出现阿–斯综合征。

（3）辅助检查。心电图表现：持续性窦性心动过缓；常有窦房传导阻滞、窦性停搏；窦房传导阻滞与房室传导阻滞并存；心动过缓–心动过速综合征（慢–快综合征）等。

5.治疗要点

无症状，无须治疗。有症状者可选择起搏器治疗。起搏器治疗后仍有心动过速发作，可使用抗心律失常药物。

（二）房性心律失常

1.房性期前收缩

房性期前收缩是指激动起源于窦房结以外心房任何部位的一种主动型异位心律，是最常见的心律失常。

（1）病因及发病机制。患有各种器质性心脏病的老年人均可发生房性期前收缩，并可能是快速性房性心律失常的先兆。正常做24小时心电监护，约60%的患者会发生房性期前收缩。

（2）临床表现。一般无明显症状，若房性期前收缩频发，老年人会出现胸闷、心悸，甚至加重原有心绞痛和心力衰竭症状。心脏听诊中，可闻及提早出现的心跳，随后出现一个较长的间歇；期前收缩第一心音增强，第二心音相对减弱。

（3）辅助检查。心电图表现：P波提前发生，与窦性P波形态不同，其P–R间期>0.12秒；期前收缩后多见不完全性代偿间歇；提前出现的P波后下传的QRS波形态正常，少数阻滞或未下传的房性期前收缩后则无QRS波发生（见图1–2–9）。

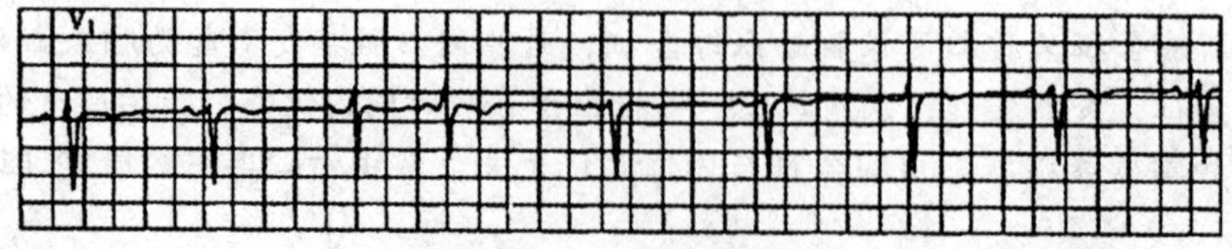

图1–2–9 房性期前收缩

（4）治疗要点。一般无须治疗，指导老年人缓解紧张的情绪、避免过度劳累，劝导老年人戒烟、限酒。若有明显症状或因房性期前收缩触发室上性心动过速者，给予药物治疗，常用药物有 β 受体拮抗剂、普罗帕酮等。

2. 房性心动过速

房性心动过速简称房速，由心房某一异位节律突然快速发出一连串冲动所引起。

（1）病因及发病机制。常见于心肌梗死、慢性阻塞性肺疾病、大量饮酒、代谢障碍、洋地黄中毒等。

（2）临床表现。自律性房速有短暂性、持续性或间歇性发作的心悸、胸闷等。当房室传导比率改变时，听诊可闻及心律不齐。

（3）辅助检查。心电图表现：①心房率为150~200次/分。②P波形态与窦性者不同。③常出现二度Ⅰ型或Ⅱ型房室传导阻滞，2∶1房室传导者常见，但心动过速不受影响。④P波之间等电位线仍存在。⑤刺激迷走神经不能终止心动过速，仅加重房室传导阻滞。⑥发作开始时心率逐渐加快。

（4）治疗要点。若无症状，心室率不快，无须紧急处理。若心室率＞140次/分由洋地黄所致，或伴严重心力衰竭、休克征象时，应紧急治疗。洋地黄中毒所致者，紧急处理洋地黄中毒，若非洋地黄中毒引起者，积极治疗原发病。

3. 心房扑动

心房扑动简称房扑，是介于房性心动过速与心房颤动之间的快速性心律失常。

（1）病因及发病机制。健康老年人很少出现房扑，多发生于器质性心脏病。房扑的病因常见于老年人患有风湿性心脏病、冠心病、高血压性心脏病、心肌病等。

（2）临床表现。老年人的主要症状与心房扑动的心室率有关。心室率不快时，老年人多无症状；当房扑伴有心室率极快时，可诱发心绞痛与心力衰竭。也可产生心房血栓，进而引起体循环栓塞。体检时可见快速的颈静脉搏动。

（3）辅助检查。心电图表现：①呈现规律的锯齿状扑动波，称为f波，典型房扑的频率常为250~300次/分。②心室律规则或不规则取决于房室传导比率的恒定与否，不规则心室率是传导比率发生变化所致。③QRS波群形态正常，伴有室内差异性传导、原有束支传导阻滞或经房室旁路下传时，则QRS波群增宽、形态异常（见图1–2–10）。

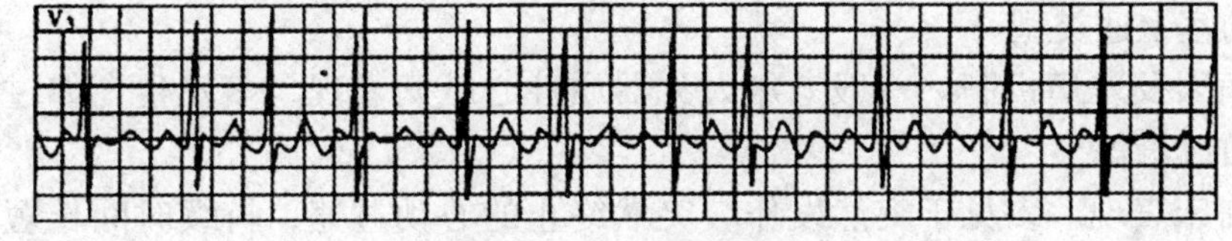

图 1–2–10　心房扑动

（4）治疗要点。积极治疗原发病。终止房扑最有效的方法是同步直流电复律。血流动力学稳定的老年人，使用钙通道阻滞剂、β 受体拮抗剂能有效减慢房扑的心室率。若上述治疗无效或房扑频发，可应用洋地黄类减慢心室率。对药物疗效有限、症状明显或血流动力学不稳定的老年人，可选用射频消融术，以求根治。

4. 心房颤动

心房颤动简称房颤，是一种常见的心律失常，是指规则有序的心房电活动丧失，心房多个异位节律点发放冲动，且各点发放速率各不相同。心房出现快速无序的颤动波，属于严重的心房电活动紊乱。

（1）病因及发病机制。房颤常见于原有心血管疾病的老年人，如风湿性心脏病、冠心病、高血压性心脏病等。当正常人在情绪特别激动、运动或急性乙醇中毒时也有可能发生房颤。

（2）临床表现。房颤症状轻重受心室率快慢影响。心室率不快时，老年人多无症状；心室率较快时，老年人可有心悸、胸闷、头晕、乏力等症状；心室率超过150次/分，老年人可发生心绞痛与心力衰竭。心脏听诊第一心音强弱不等，心律极不规则，心室率快时会出现细脉。

（3）辅助检查。心电图表现：①P波消失，取而代之的为小而不规则的等电位线波动，形态与振幅均变化不定，称为f波，频率为350~600次/分。②心室率在100~160次/分，R-R间期极不规则。③QRS波群形态正常，当心室率过快伴有室内差异性传导时，QRS波群增宽变形（见图1-2-11）。

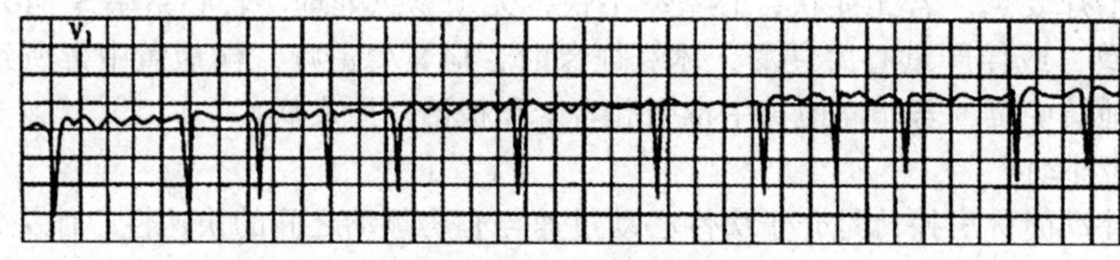

图1-2-11　心房颤动

（4）治疗要点。积极治疗原发病和诱发因素。主要治疗要点：①抗凝治疗。对于合并瓣膜病的老年人，需应用华法林抗凝。②将房颤转复为窦性心律，可包括药物转复、电转复及导管消融治疗等。③控制心室率。主要应用包括β受体拮抗剂、钙通道阻滞剂或地高辛等。对于心室率较慢的房颤患者，症状显著者，可考虑植入起搏器治疗。

（三）房室交界区心律失常

1.阵发性室上性心动过速（PSVT）

简称室上速，即与房室交界区相关的折返性心动过速。房室结内折返性心动过速是最常见的室上速类型。

（1）病因及发病机制。一般老年人无器质性心脏病表现，多发生在如过劳、情绪激动、烟酒过量等。

（2）临床表现。多见于突然发作、突然终止的心动过速，持续时间长短不一。老年人通常无器质性心脏病的表现。症状轻重取决于发作时心室率快速的程度及持续时间。心脏听诊为心尖区第一心音强而固定不变。

（3）辅助检查。心电图表现：①心率150~250次/分，节律规则。②QRS波群形态及时限正常，伴室内差异性传导或原有束支传导阻滞者会出现异常。③P波为逆行性（在Ⅱ、Ⅲ、aVF导联倒置），常埋藏于QRS波群内或位于其终末部分，与QRS波群保持恒定关系；④起始突然，通常由一个房性期前收缩触发（见图1-2-12）。

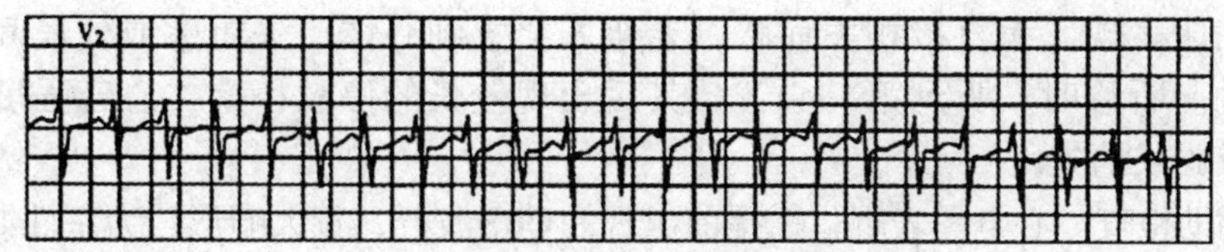

图 1-2-12 阵发性室上性心动过速

（4）治疗要点。

①急性发作期：a. 刺激迷走神经。若老年人心功能与血压正常，可先尝试刺激迷走神经的方法，如按摩一侧颈动脉窦（患者仰卧位，先行右侧，每次5～10秒，勿双侧同时按摩）、Valsalva动作（深吸气后屏气、再用力作呼气动作）、压舌根诱导恶心、将面部浸没于冰水中等方法可终止PSVT。b. 药物治疗。首选药物为腺苷，无效时改为静脉滴注维拉帕米或地尔硫䓬；伴有心力衰竭的老年人可首选毛花苷C；伴有低血压的老年人可选用升压药，如去氧肾上腺素等，通过反射性兴奋迷走神经终止心动过速。c. 电刺激。药物治疗无效的老年人，行射频消融术、食管心房调搏术、电烧灼疗法等。若以上治疗均无效或老年人出现了严重的心绞痛、低血压、心衰时，可施行同步直流电复律。

②预防复发：根据发作频繁程度及发作严重性选择预防性用药，如洋地黄、长效钙通道阻滞剂、β 受体拮抗剂或普罗帕酮，以及导管射频消融术等。

2. 预激综合征

又称Wolff–Parkinson–White综合征（WPW综合征），是指心电图呈预激表现，即心房冲动提前激动心室的一部分或全部，临床出现心动过速发作。

（1）病因及发病机制：男性居多，大多数老年人无心脏异常征象，常发现于心电图检查或室上速发作时。

（2）临床表现：预激综合征本身不引起症状，随着年龄的增长而发病增加，频率过快的心动过速可导致室颤或心衰、低血压等。

（3）辅助检查：心电图表现：

①窦性搏动的P–R间期＜0.12秒。

②某些导联的QRS波群＞0.12秒。

③QRS波群起始部粗钝，称为预激波或 δ 波，终末部分正常。

④ST–T波呈继发性改变，与QRS波群主波方向相反。

（4）治疗要点：若老年人无心动过速发作或偶尔发作且症状轻微者，无须治疗；发作频繁且症状明显者，应积极治疗，包括药物治疗、射频消融术或手术等。

（四）室性心律失常

1. 室性期前收缩

又称室性早搏，是最常见的心律失常。

（1）病因及发病机制。正常人与各种心脏病患者均可发生。

①生理因素。发生概率随年龄增长而增加，常在情绪激动、精神不安、过量吸烟饮酒、喝咖啡时发生。

②病理因素。常见于冠心病、心肌病、心肌炎、风湿性心脏病等。另外，电解质紊乱、缺血、缺氧、药物中毒、麻醉和手术等亦能诱发。

（2）临床表现。无直接相关症状，老年人会感到心悸、失重感或代偿间歇后有力的心脏搏动。听诊时，听到第一心音，其后出现较长的停歇，第二心音强度减弱，桡动脉搏动减弱或消失。

（3）辅助检查。心电图表现：①提前出现的QRS波群，宽大畸形，为室性期前收缩的典型表现，时限通常＞0.12秒。②ST段和T波的方向与QRS主波方向相反。③室性期前收缩与其前面的窦性搏动之间期恒定。④其后可见完全性代偿间歇（见图1-2-13）。

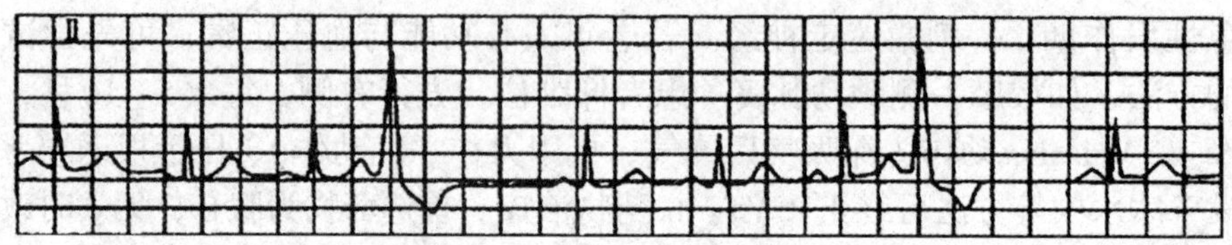

图 1-2-13 室性期前收缩

（4）治疗要点。无症状的老年人无须治疗。有明显症状的老年人，选用β受体拮抗剂、普罗帕酮、莫雷西嗪等；急性心肌梗死并发室性期前收缩的老年人，不主张预防性应用利多卡因等抗心律失常药物；合并室性心动过速者，早期应用β受体拮抗剂，以减少室颤的危险。

2. 室性心动过速

简称室速，是指连续出现3个或3个以上的室性期前收缩。发作时间超过30秒，为持续性室速，需药物或电复律终止；发作时间小于30秒，为非持续性室速，常自行终止。

（1）病因及发病机制。老年人患有各种器质性心脏病者易发，最常见于冠心病患者及曾患心肌梗死者。其次是心肌病、心力衰竭、心瓣膜病等患者。其他可见于代谢障碍、电解质紊乱、长QT综合征等患者，偶发于无器质性心脏病者。

（2）临床表现。其症状的轻重与基础心脏病变、发作时心室率、持续时间、心功能状态有关。非持续性室性心动过速或无器质性心脏病者，通常无症状；持续性室性心动过速、心室率过快或基础心脏病较为严重者、药物或电复律终止者，有气促、少尿、低血压、晕厥、心绞痛等症状。心脏听诊心律轻度不规则，第一、第二心音分裂，偶闻大炮音。

（3）辅助检查。心电图表现：①3个或3个以上的室性期前收缩突然连续出现。②QRS波群宽大畸形，时限＞0.12秒，并有继发性ST-T波改变。③心室率为100~250次/分，节律略有不齐。④P波与QRS波群无固定关系，形成房室分离。⑤心室夺获或室性融合波是确立室速诊断的重要依据。心室夺获是指室速发作时少数室上性冲动下传心室，表现为正常QRS波群，其前有P波，P-R间期＞0.12秒；室性融合波的QRS波群形态介于窦性与异位心室搏动之间，其意义为部分夺获心室（见图1-2-14）。

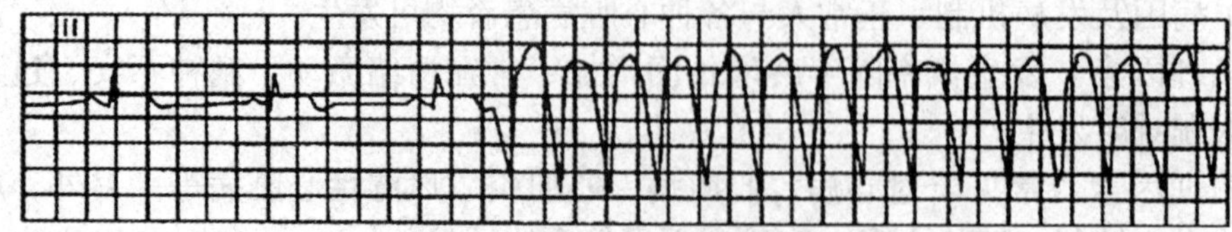

图 1-2-14 室性心动过速

（4）治疗要点。积极治疗病因，去除诱发因素，尽快终止持续性室性心动过速发作，预防复发，避免发展为心室扑动和颤动。

①终止发作：a. 电复律：是治疗室性心动过速较为有效的方法之一。对于急性心肌梗死、心力衰竭伴有严重血流动力学障碍的老年人首选电复律。对血流动力学稳定，但药物治疗无效者或不耐受者也可电复律治疗。b. 药物治疗：对血流动力学稳定的室性心动过速，可以静脉给药，如利多卡因、胺碘酮、普罗帕酮等。c. 人工心脏起搏：电复律和药物治疗均无效者，可通过心导管技术，右心室超速起搏抑制终止室速发作。d. 植入型心律转复除颤器（ICD）：适用于心肌梗死、心搏骤停等室性心动过速反复发作的老年人，可迅速、高效地终止室性心动过速，但价格较为昂贵。部分老年人植入ICD后因清醒状态时遭受电击而产生恐惧感。

②预防复发：对发作频繁、持续时间长、血流动力学不稳定的室性心动过速者可口服药物维持治疗，必要时行介入或手术治疗予以根治。

3. 心室扑动与心室颤动

心室扑动简称室扑，是指心室快而弱的无效性收缩。心室颤动简称室颤，是指心室肌各部位不协调的颤动。室扑是室颤的前奏，二者均为致命性心律失常。

（1）病因及发病机制。室扑与室颤常见于缺血性心脏病，此外抗心律失常药物，严重缺血、缺氧、预激综合征合并房颤与极快的心室率、电击伤等均可引起。

（2）临床表现。常出现意识丧失、抽搐、呼吸停止，甚至死亡、听诊心音消失、脉搏触不到、血压无法测到。如不紧急救护则迅速死亡，为心脏性猝死。

（3）辅助检查。心电图表现：室扑呈正弦波图形，波幅大而规则，频率为150~300次/分。室颤的波形、振幅及频率均极不规则，无法辨认QRS波形、ST段与T波（见图1–2–15和图1–2–16）。

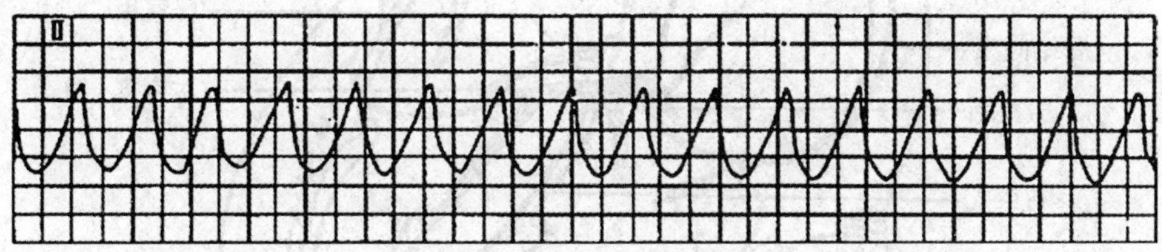

图 1–2–15　心室扑动

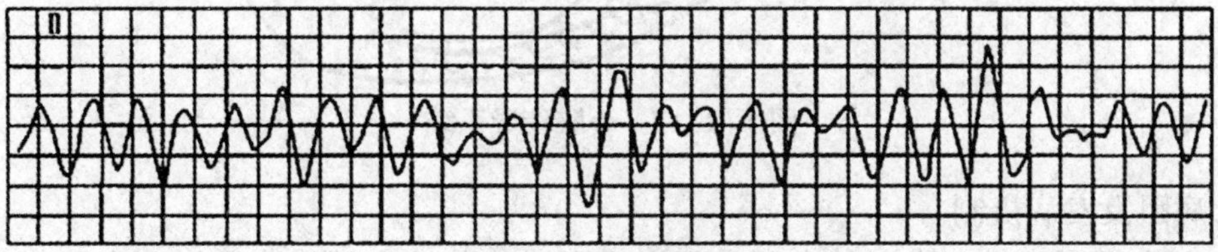

图 1–2–16　心室颤动

（4）治疗要点。室扑与室颤发生时，立即按照心搏骤停与心脏性猝死进行抢救。如立即实施胸外按压，开放气道，尽快进行非同步直流电复律，开放静脉通道，应用肾上腺素、利多卡因、胺碘酮等药物治疗。

三、冲动传导异常的心律失常（房室传导阻滞）

心脏传导系统是由特殊心肌纤维组成，其心肌细胞具有形成冲动和传导冲动的作用，包括窦房结、结间束、房室结、房室束、左束支、右束支及浦肯野纤维等部分（见图1–2–17）。窦房结是心脏正常起搏点，冲动在窦房结形成后由结间束和普通心房肌传导至房室结和左心房。冲动在房室结内传导速度较慢，抵达房室束后传导加速，经左右束支传导至浦肯野纤维网。浦肯野纤维传导速度极为敏捷，几乎同时，心室肌被激动。

心脏传导阻滞是指冲动在心脏传导系统任何部位的传导均发生减慢或阻滞。如发生在窦房结与心房之间称为窦房传导阻滞；在心房与心室之间称为房室传导阻滞；只位于心房内称为房内传导阻滞；只位于心室内称为室内传导阻滞。临床上以房室传导阻滞最多见。

房室传导阻滞（AVB）是指房室交界区脱离了生理不应期后，心房冲动传导延迟或不能传导至心室。按照传导阻滞的严重程度，将其分为3度。一度传导阻滞传导时间延长，但全部冲动仍能传导。二度传导阻滞分为Ⅰ型（又称文氏阻滞）和Ⅱ型，Ⅰ型表现为传导时间进行性延长，直至一次冲动不能传导；Ⅱ型表现为间歇出现的传导阻滞。三度传导阻滞又称完全性传导阻滞，此时全部冲动不能被传导。

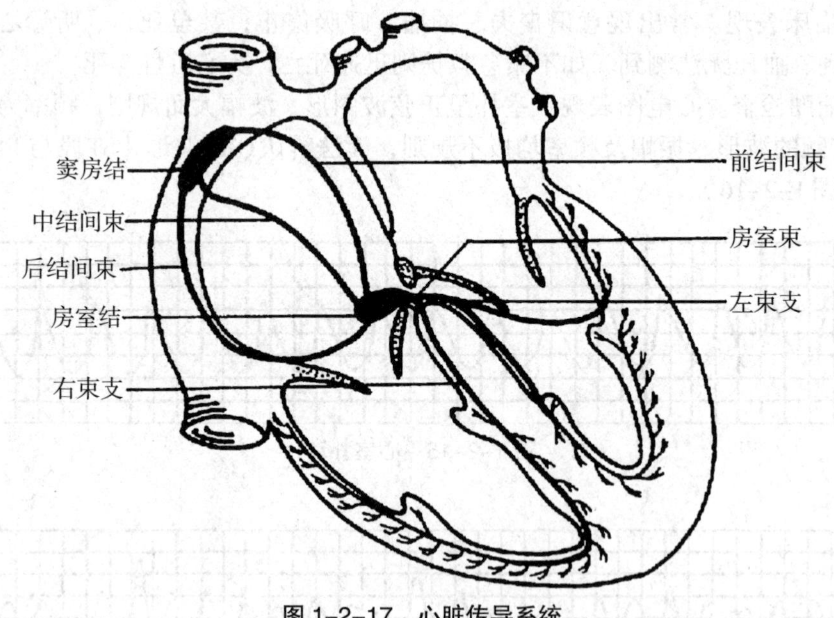

图1–2–17　心脏传导系统

1.病因及发病机制

（1）生理因素：正常老年人可出现文氏阻滞，与迷走神经张力增高有关，常发生在夜间。

（2）病理因素：常见于老年人患有急性心肌梗死、冠状动脉痉挛、病毒性心肌炎、心肌病、急性风湿热、先天性心血管病、原发性高血压、电解质紊乱、药物中毒或心脏手术等。

2.临床表现

（1）一度房室传导阻滞：一般无症状，听诊可有第一心音强度减弱。

（2）二度房室传导阻滞：老年人会出现心悸、心搏脱漏，二度Ⅰ型老年人第一心音强度逐渐减弱，并出现心搏脱漏；二度Ⅱ型会有间歇性心搏脱漏，但第一心音强度相对稳定。

（3）三度房室传导阻滞：是一种较为严重的心律失常，老年人会出现乏力、头晕、晕厥、心绞痛、心衰等症状。若同时心室率过慢易导致脑缺血，老年人出现暂时性意识丧失，甚至抽搐，即阿–斯综合征，严重者会发生猝死。心脏听诊第一心音强度经常变化，偶听到响亮清晰的第一心音。

3.辅助检查

（1）一度房室传导阻滞：心房冲动都能传至心室，P–R间期＞0.20秒，每个P波后均有下传的QRS波群（见图1–2–18）。

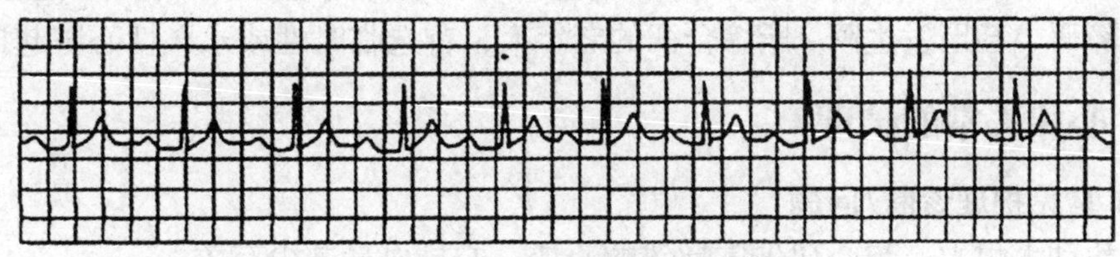

图1–2–18　一度房室传导阻滞

（2）二度房室传导阻滞。

①Ⅰ型：PR间期进行性延长，相邻RR间期进行性缩短，直至一个P波后QRS波群脱落（见图1–2–19）。

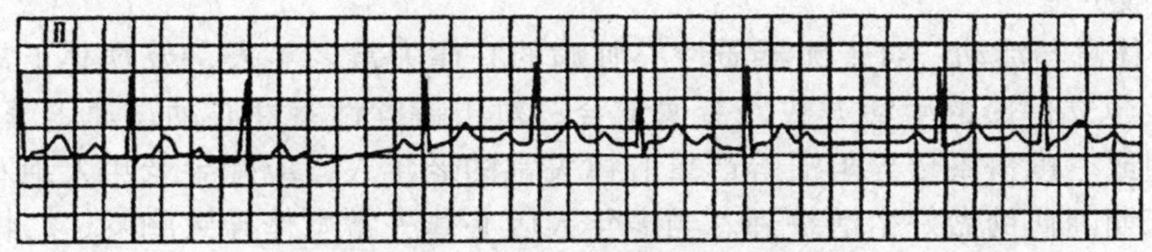

图1–2–19　二度房室传导阻滞（Ⅰ型）

②Ⅱ型：心房冲动传导突然阻滞，但P–R间期恒定不变，下传搏动的P–R间期大多正常。P波后QRS波群出现周期性脱落，之后形成的长间歇多为正常R–R间期的两倍（见图1–2–20）。

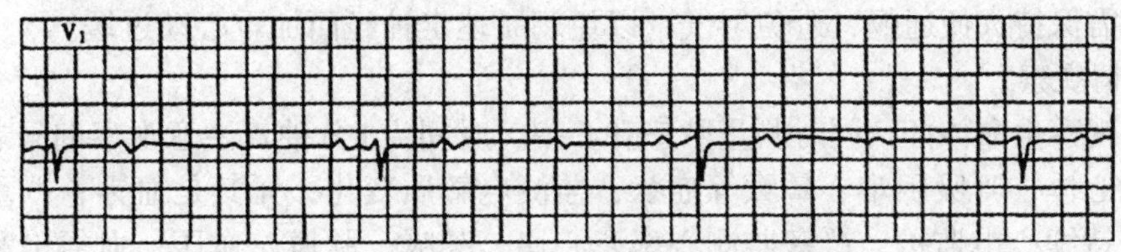

图1–2–20　二度房室传导阻滞（Ⅱ型）

（3）三度房室传导阻滞：心房率快于心室率，心房冲动来自窦房结或异位心房节律。所有P波与QRS波群无固定关系，房室分离，心室率慢而匀齐，常为30~40次/分（见图1-2-21）。

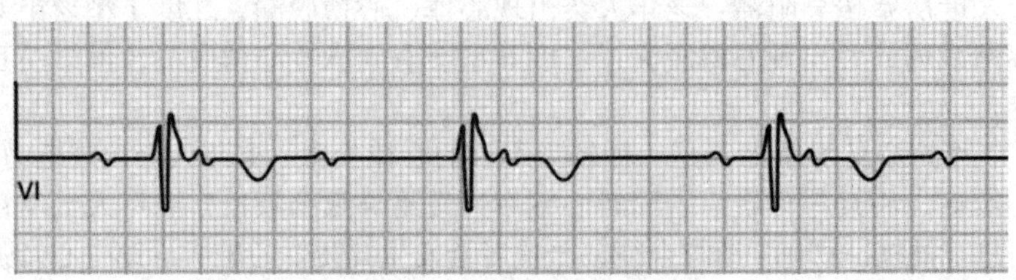

图 1-2-21　三度房室传导阻滞

4.治疗要点

主要进行病因治疗。一度或二度Ⅰ型房室传导阻滞心室率不太慢的老年人，无须治疗。二度Ⅱ型与三度房室传导阻滞如心室率明显缓慢的老年人，伴有明显症状或血流动力学障碍，甚至发生阿-斯综合征的老年人，首选临时性或永久性心脏起搏治疗。

四、心律失常的护理

（一）常见护理诊断/问题

（1）活动无耐力：与心律失常导致的心悸、心排血量减少有关。

（2）有受伤的危险：与心律失常引起的头晕、晕厥有关。

（3）恐惧/焦虑：与心律失常反复发作、疗效欠佳有关。

（4）潜在并发症：猝死。

（二）护理措施

1.一般护理

（1）休息与活动：对于无器质性心脏病的心律失常老年人，鼓励其正常的工作和生活，建立健康的生活方式，劳逸结合；对于持续性室性心动过速、窦性停搏、二度Ⅱ型或三度房室传导阻滞等严重心律失常的老年人，应指导老年人绝对卧床休息，卧床期间协助做好生活护理。当老年人因心律失常发作导致胸闷、心悸、头晕等不适时，嘱老年人采取高枕卧位、半卧位或其他舒适体位，尽量避免左侧卧位，左侧卧位时能感觉到心脏搏动，加重其不适感。必要时，遵医嘱给予镇静剂，保证老年人充分的休息与睡眠。

（2）饮食：合理搭配饮食，给予老年人低热量、低脂、高蛋白、高维生素、易消化饮食，少食多餐，避免过饱；戒烟酒；禁食刺激性食物、喝浓茶或咖啡。心动过缓的老年人需保持大便通畅，避免屏气，以免刺激迷走神经而加重心动过缓。

2.病情观察

密切观察生命体征，同时测量脉率和心率，时间为1分钟。注意观察询问老年人有无胸闷、心悸、呼吸困难、晕厥等症状；监测电解质变化，尤其是血钾；严重心律失常者，需持续心电监护，严密监测心率、心律、呼吸、脉搏、血压、血氧饱和度以及心电图的变化。发现心律失常频发（每分钟＞5次）、多源性、成对的或呈R-on-T现象的室性期前收缩、室性心动过速、窦性停搏、二度Ⅱ型或三度房室传导阻滞、室扑、室颤等，立即报告医生，做好抢救准备。

3.对症护理

对心律失常伴有呼吸困难、发绀等缺氧指征的老年人，给予2~4L/min氧气持续吸入。一旦老年人发现头晕、黑曚等先兆表现，立即平卧，以免跌倒。

4.用药护理

遵医嘱给予抗心律失常药物，注意药物副作用，给予相应的照护。

（1）奎尼丁：可出现神经系统方面的改变，同时可导致血压下降、QRS波群增宽、QT延长。给药时须定期测定心电图、血压、心率，若血压下降、心率缓慢或不规则应暂停用药。

（2）利多卡因：可导致头晕、嗜睡、视物模糊、抽搐和呼吸抑制等，是治疗室性心动过速的首选药物。

（3）普罗帕酮：老年人用药后引起血压下降，应重点观察，还容易导致胃肠道不适，宜饭后服用。

（4）腺苷：可出现胸部压迫感、呼吸困难、面色潮红、窦性心动过缓、房室传导阻滞等不良反应。是治疗阵发性室上性心动过速的首选药物。

5.心理护理

心律失常若频繁发作，会严重影响老年人的生活，容易产生焦虑、恐惧等心理反应。做好老年人的心理照护，指导老年人正确看待疾病，树立战胜疾病的信心，保持平和的心态，避免焦虑紧张。如需做特殊检查和治疗，如电击复律、射频消融等，需提前做好解释工作，消除老年人顾虑。

（三）健康指导

1.疾病知识指导

向老年人及家属介绍心律失常的主要病因、诱因及防病知识。指导老年人保持乐观积极向上的心态和稳定的情绪。对于无器质性心脏病的老年人，鼓励积极参加适合的体育运动，调节自主神经的功能；有器质性心脏病的老年人，根据其心功能情况选择适当的运动；如有晕厥史、跌倒史的老年人，避免做危险运动，如发生头晕等表现，立即平卧。指导老年人正确遵医嘱用药，不可随意停服或漏服，增减或更换药物，确保服药的依从性。

2.生活方式指导

指导老年人建立规律的生活方式，确保充足的休息和睡眠。快速性心律失常老年人鼓励其戒烟酒，避免过度劳累、预防感染，防止诱发心力衰竭；保持大便通畅，避免排便时过度屏气、过度用力，避免兴奋迷走神经加重心动过缓；避免情绪激动和精神紧张，饮食避免摄入刺激性食物。

3.安置起搏器或植入型心律转复除颤器（ICD）指导

指导老年人远离电磁辐射物体，如磁铁、微波炉等，至少距离10米；注意起搏器或ICD的电池情况并及时更换，定期评估仪器效能；随身携带急救卡片，标明老年人信息、安装起搏器或ICD的型号、主管医师电话等，一旦出现危险及时就诊。

4.病情监测指导

指导老年人及家属学会测量脉搏的方法，对反复发生严重心律失常、危及生命者，教会家属学会心肺复苏术，以备应急。指导老年人定期来院接受检查，复查心电图，及早发现异常。

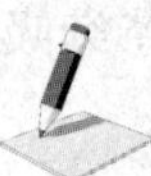

单元小结

心律失常是心脏冲动的频率、节律、起源部位、传导速度与激动次序异常而导致的一系列表现的综合征，其发生、发展及种类复杂，主要表现为心悸、胸闷等，心电图是诊断该疾病的主要手段，在照护心律失常老年人时，要加强病情观察及健康指导，减少心律失常的发生。

单元8　心瓣膜病患者的护理

案例导入

患者，女，70岁，患风湿性心脏病二尖瓣狭窄多年。近日咳嗽、咳痰及喘息明显加重，发绀明显，并缺乏食欲。肝区胀痛，双下肢水肿，生活不能自理。查体：T 38.7℃，P 68次/分，R 26次/分，BP 92/60mmHg，神志清楚，口唇发绀明显，心率126次/分，心律不齐，心脏听诊心尖部闻及舒张期隆隆样杂音，双下肢凹陷性水肿。诊断为：二尖瓣狭窄，心瓣膜病。请思考：

1. 在照护过程中，应重点观察老年人哪些病情变化？
2. 如何为该患者制订合理的健康指导方案？

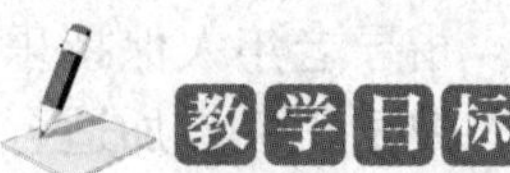

教学目标

知识目标：

1. 掌握心瓣膜病的分类、临床表现及护理措施。
2. 熟悉心瓣膜病的治疗要点与常见护理诊断/问题。
3. 了解心瓣膜病的病因及发病机制，辅助检查。

能力目标：

1. 通过学习能够为心瓣膜病的老年人实施整体照护。
2. 具备为心瓣膜病老年人进行健康指导的能力。

素质目标：

具有关爱、尊重、理解老年人的服务态度。

思政目标：

1. 在服务过程中关爱老年人，树立急老年人之所急的理念。
2. 培养学生在学习过程中积极交流、团结合作的意识。

心瓣膜病

心瓣膜病是由炎症、缺血性坏死、退行性改变、创伤、黏液样变性、先天性畸形等原因引起的单个或多个瓣膜（包括瓣环、瓣叶、腱索、乳头肌等）功能或结构异常，导致瓣口狭窄和/或关闭不全。其中二尖瓣最常受累，约占70%，其次为主动脉瓣，而三尖瓣和肺动脉瓣病变者较少见。瓣膜损害多为单个，如二尖瓣狭窄、主动脉瓣关闭不全等；也可表现为多瓣膜病变，如二尖瓣狭窄伴主动脉关闭不全、二尖瓣狭窄伴主动脉瓣狭窄等。

心瓣膜病是临床上常见的心脏病之一。风湿性心脏病简称风心病，是风湿热引起的风湿性心脏炎症所致的心瓣膜损害，与A族乙型溶血性链球菌反复感染有关。近年来，我国风心病的人群患病率有所下降，但风心病引起的心瓣膜病仍较为常见。主要累及40岁以下人群，2/3为女性。若老年人年轻时患有风心病，同时伴有瓣膜钙化和瓣膜黏液瘤样变性等，随着年龄的增长病情更加严重，使老年人的照护更为困难。

（一）病理生理改变

由于慢性、反复发作的风湿性心瓣膜炎症和结缔组织增生，使瓣叶增厚、变形，瓣叶间粘连，导致瓣膜口狭窄，早期呈隔膜型，晚期瓣叶明显增厚、纤维化、钙化，腱索及乳头肌发生粘连、缩短，整个瓣膜口呈漏斗形，常伴有关闭不全。瓣膜口的狭窄和/或关闭不全会引起血流动力学和心脏负荷的变化。

1.二尖瓣狭窄

二尖瓣狭窄（见图1-2-22）可表现为瓣膜交界处粘连、瓣叶游离缘粘连、腱索粘连融合等，上述病变会导致二尖瓣开放受限，瓣膜口面积减少，狭窄的瓣膜呈漏斗状，瓣口呈“鱼口状”。老年人瓣叶钙化沉积有时会延展累及至瓣环，使瓣环显著增厚。正常成人二尖瓣口面积为4~6cm^2，当瓣口面积减少至1.5~2cm^2（轻度狭窄）时，左心房压力升高，左心房代偿性扩大、肥厚。此时老年人多无症状，心脏处于代偿期；当瓣口面积小于1.5cm^2（中度狭窄）时，左心房压力开始升高，导致肺循环淤血、肺循环压力增高，即左心房失代偿期，临床上老年人会出现劳力性呼吸困难等表现。长期肺循环压力增高，右心室压力负荷过重，引起右心肥厚、扩大，最终可导致右心衰。

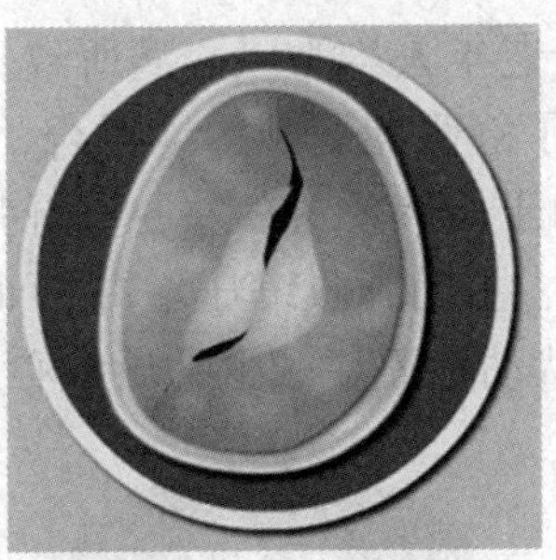

图1-2-22 二尖瓣狭窄

2.二尖瓣关闭不全

常与二尖瓣狭窄共同存在，也可单独存在。风湿性炎症会引起瓣叶僵硬、变性，瓣缘卷缩、连接处融合及腱索融合缩短，导致心室收缩时两瓣叶不能紧密闭合（见图1-2-23）。由于二尖瓣关闭不全，左心室收缩时血液从左心室反流回左心房，导致左心房容量负荷增加，左心房内增多的血液在心室舒张期又流入左心室，使左心室容量负荷过重，引起左心室扩大、肥厚，最终导致左心衰。此时，左心房压和左心室舒张末压明显上升，导致肺淤血、肺动脉高压和右心衰。

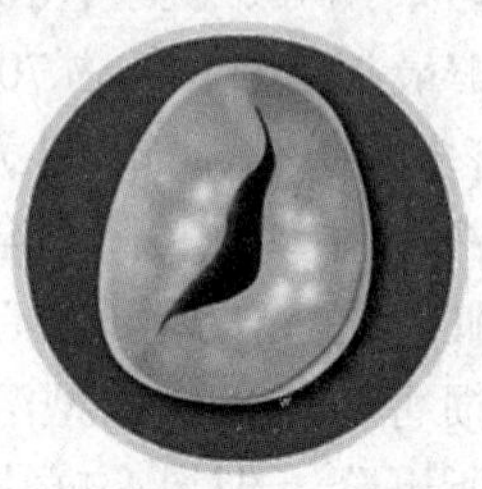

图 1-2-23　二尖瓣关闭不全

3. 主动脉瓣狭窄

风湿性炎症引起瓣膜交界处粘连融合，瓣叶纤维化、僵硬、钙化和挛缩畸形，引起瓣膜狭窄（见图1-2-24）。正常成人主动脉瓣口面积为3.0~4.0cm^2，当瓣膜口面积减少一半时，收缩期可仍无明显跨瓣压差；当瓣膜口面积≤1.0cm^{2}时，左心室收缩压明显升高，跨瓣压差显著。主动脉瓣狭窄使左心室射血阻力增加，左室代偿性肥厚；失代偿时，左心室射血减少，而心肌耗氧量增加，引起心肌缺血、纤维化，从而导致左心衰。

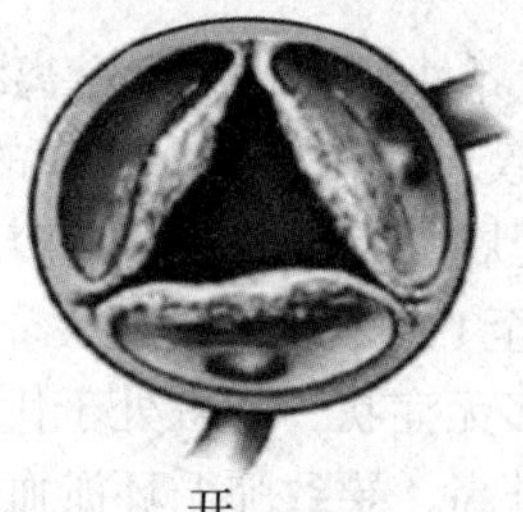

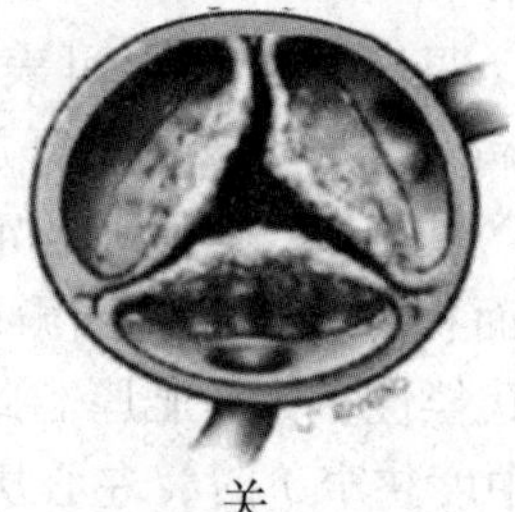

开　　关

图 1-2-24　主动脉瓣狭窄开关状态

4. 主动脉瓣关闭不全

约2/3的主动脉瓣关闭不全老年人均为风心病所致。由于风湿性炎症，使瓣叶纤维化、增厚、缩短、变性，影响了舒张期瓣叶边缘对合，从而造成关闭不全（见图1-2-25）。主动脉瓣关闭不全时，由于血液反流，左心室舒张末期容量负荷增加，使左心室扩大、肥厚，心每搏容量增加、主动脉收缩压增高，而有效每搏输出量降低；同时由于舒张期主动脉内压降低，冠状动脉灌注减少，导致心肌缺血，最终导致左心衰。

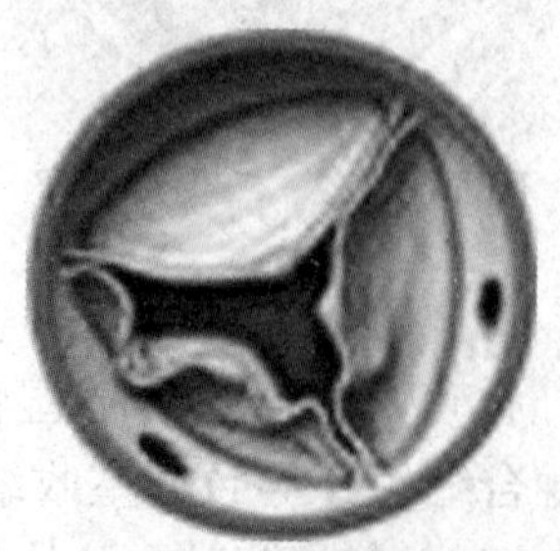

图 1-2-25　主动脉瓣关闭不全

（二）临床表现

1.二尖瓣狭窄

（1）症状。

①呼吸困难：是最常见的早期症状，常因为精神紧张、劳累、感染或房颤等诱发或加重。早期表现为劳力性呼吸困难，随着瓣口狭窄的加重，会出现夜间阵发性呼吸困难和端坐呼吸，甚至发生急性肺水肿，表现为突发剧烈咳嗽，咳大量粉红色泡沫样痰。

②咯血：表现为血性痰、血丝痰，也可咯鲜血。如老年人突然咯大量鲜血，常见于严重二尖瓣狭窄，可为首发症状。如伴有突发剧烈胸痛，要警惕肺梗死。

③咳嗽：较常见，冬季尤其明显。多在夜间睡眠时及劳动后出现，伴有白色黏痰或泡沫样痰。

④声音嘶哑：较少见，由扩大的左心房和肺动脉压迫左喉返神经所致。

（2）体征。

①二尖瓣面容：为二尖瓣狭窄的典型体征（见图1–2–26）。表现为口唇轻度发绀，双颧绀红，常见于重度二尖瓣狭窄者。

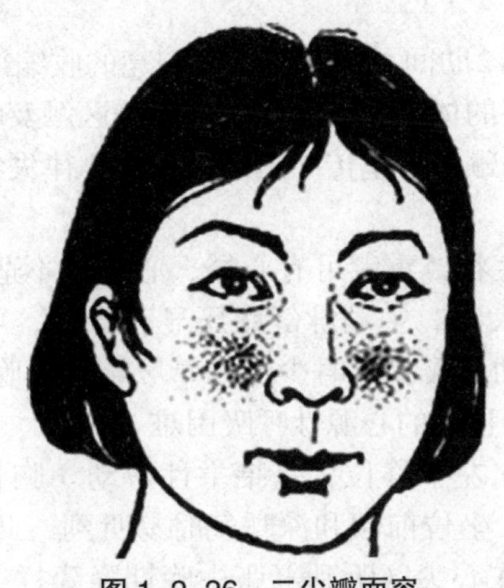

图 1–2–26　二尖瓣面容

②心尖区局限性舒张期隆隆样杂音：为二尖瓣狭窄的特征性体征，常伴有舒张期震颤。

③心尖区闻及第一心音亢进和开瓣音，提示瓣膜弹性尚好。

④肺动脉瓣区第二心音亢进或伴分裂，提示肺动脉高压、右心受累。

⑤右心室扩大伴三尖瓣关闭不全时，在三尖瓣听诊区可闻及全收缩期吹风样杂音。

（3）并发症。

①右心衰竭：既是风心病晚期常见并发症，也是主要的死亡原因。与继发性肺动脉高压有关，出现体循环淤血的症状和体征。

②心律失常：以房颤最多见。突发快速房颤常为左心衰竭、右心衰竭甚至急性肺水肿的常见诱因。

③急性肺水肿：是重度二尖瓣狭窄的严重并发症，如不及时救治可致死。

④血栓栓塞：常见于二尖瓣狭窄伴房颤时，可发生体循环动脉栓塞，以脑栓塞最多见。

⑤肺部感染：较为常见，是诱发或加重心力衰竭的常见原因。

⑥感染性心内膜炎：较少见。

2.二尖瓣关闭不全

（1）症状：轻度关闭不全者可终身无明显症状，严重反流时心排血量减少，会伴有乏力、心悸、胸闷等；晚期可引肺淤血导致呼吸困难等症状。

（2）体征：心尖搏动呈高动力型，向左下移位，第一心音减弱，心尖区可闻及全收缩期高调吹风样杂音，向左腋下和左肩胛下区传导，伴有震颤。

（3）并发症：与二尖瓣狭窄相似，但感染性心内膜炎较多见，体循环栓塞少见。

3.主动脉瓣狭窄

（1）症状：劳力性呼吸困难、心绞痛和晕厥是主动脉瓣狭窄典型的三联征。心绞痛常由活动引起，休息可缓解。劳力性呼吸困难为晚期肺淤血的首发症状，逐渐发生夜间阵发性呼吸困难、端坐呼吸，甚至急性肺水肿。晕厥多于直立、运动中或运动后立刻发生。

（2）体征：胸骨右缘第2肋间可闻及粗糙而响亮的收缩期吹风样杂音，向颈动脉传导，是主动脉瓣狭窄最重要的体征。尚可在主动脉瓣区触及收缩期震颤。

（3）并发症：主要有房颤、房室传导阻滞、室性心律失常、左心衰竭等。

4.主动脉瓣关闭不全

（1）症状：早期多无症状，重者可有心悸、心前区不适、头部强烈搏动感，常有体位性头晕等，反流量较大时，主动脉舒张压显著降低，可引起冠状动脉灌注不足，出现心绞痛。心绞痛较主动脉瓣狭窄时少见，晕厥罕见。晚期因持续容量负荷增加易导致左心衰竭，可出现不同程度的心源性呼吸困难。

（2）体征：心尖搏动向左下移位，呈抬举性搏动。胸骨左缘第3、第4肋间可闻及高调叹气样舒张期杂音，坐位前倾和深呼气时易听到，此为主动脉瓣关闭不全特征性体征。重度反流者，常在心尖区听到舒张中晚期隆隆样杂音（Austin–Flint杂音）。脉压增大时会出现周围血管征，包括水冲脉、点头征、毛细血管搏动征、股动脉枪击音等。

（3）并发症：常见并发感染性心内膜炎、室性心律失常和心力衰竭等。

5.联合瓣膜病

联合瓣膜病是指同时有两个或两个以上瓣膜受损，风湿性心瓣膜病以二尖瓣狭窄伴主动脉瓣关闭不全最常见。

（三）辅助检查

1.X线检查

中、重度二尖瓣狭窄时，左心房显著增大，心影呈梨形，为肺动脉总干、左心耳和右心室扩大所致。重度二尖瓣关闭不全时，左心房、左心室增大。单纯主动脉瓣狭窄时，心影正常或轻度增大，常见主动脉根部狭窄后扩张。主动脉瓣关闭不全时，左心室增大，升主动脉扩张明显，心影呈靴形（见图1–2–27）。

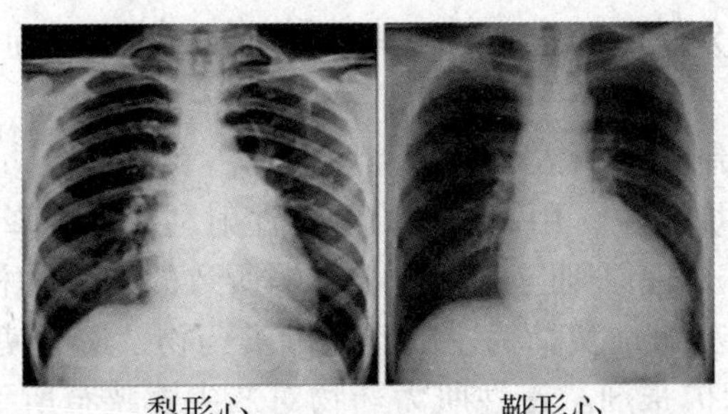

图 1-2-27 心瓣膜症 X 线检查

2. 心电图检查

二尖瓣狭窄时，左心房扩大，出现“二尖瓣型P波”（P波＞0.12秒，伴有切迹）。二尖瓣关闭不全时，主要为左心房增大，部分有左心室肥厚及非特异性ST-T改变，房颤常见。主动脉瓣狭窄和关闭不全时，出现左心室肥厚，伴有继发性ST-T改变。

3. 超声心动图

（1）二尖瓣狭窄：显示二尖瓣前叶活动曲线EF斜率降低，双峰消失，前后叶同向运动，呈“城墙样”改变。二维超声心动图可显示狭窄瓣膜的形态和活动度，并可测量瓣口面积。

（2）二尖瓣关闭不全：二维超声心动图可显示狭窄瓣膜的形态特征，有助于明确病因；而脉冲多普勒超声和彩色多普勒血流显像明确诊断的敏感性较高，且可判断反流程度。

（3）主动脉瓣狭窄：为明确诊断和判断狭窄程度的重要方法。二维超声心动图可显示瓣膜结构，多普勒超声可测出主动脉瓣口面积及跨瓣压差。

（4）主动脉瓣关闭不全：超声心动图可显示瓣膜和主动脉根部的形态改变，判断其严重程度。

4. 其他

放射性核素检查有助于判断心腔大小、心脏各腔室的舒张功能，评估反流程度；心导管检查可同步测定左心室与主动脉内压力，并计算压差。

（四）治疗要点

疾病早期主要为内科治疗，治疗原则：预防风湿活动，控制病情发展，改善心脏整体功能，减轻症状，防治并发症。若内科治疗不佳，外科手术是治疗本病的根本方法，如二尖瓣分离术、瓣膜修复术和人工瓣膜置换术等。对中重度单纯二尖瓣狭窄、瓣叶无钙化、瓣下组织无病变、左心房无血栓者，亦可应用经皮瓣膜球囊扩张成形术介入治疗。

1. 一般治疗

（1）有风湿活动者，给予抗风湿治疗。预防风湿复发至关重要，可终身应用苄星青霉素120万U、每4周肌内注射1次。

（2）预防感染性心内膜炎。

（3）无症状者避免剧烈体力活动，定期（6~12个月）复查。

（4）如有呼吸困难、心慌等，应减少体力活动，注意休息，限制钠盐摄入，必要时遵医嘱口服利尿剂。

（5）避免和控制诱发急性肺水肿的因素，如急性感染、贫血等。

2.防治并发症

（1）右心衰竭：限制钠盐摄入，应用利尿剂等。

（2）大量咯血：应取坐位，用镇静剂，静脉注射利尿剂以降低肺静脉压。

（3）急性肺水肿：处理原则与急性左心衰竭所致的肺水肿相似。但应注意：应选用扩张静脉系统、减轻心脏前负荷为主的硝酸酯类药物，避免使用以扩张小动脉为主、减轻心脏后负荷的血管扩张剂。正性肌力药物对二尖瓣狭窄所致的肺水肿无益，仅在房颤伴有快速心室率时可静注毛花苷C，以减慢心室率。

（4）心律失常：心房颤动者应控制心室率，争取恢复和维持窦性心律；如行电复律或药物转复，恢复窦性心律后需长期口服抗心律失常药物，以避免或减少复发。复律前3周和复律成功后4周，可口服抗凝药，如华法林或新型抗凝药物，以预防栓塞。如患者不宜复律或复律失败、心室率过快，遵医嘱口服β受体拮抗剂，如美托洛尔、阿替洛尔，以减慢心室率，使心室率控制在静息时70次/分、日常活动时90次/分左右，必要时可加用地高辛。

（5）预防栓塞：慢性房颤老年人如无禁忌证应长期服用华法林，预防血栓栓塞。

（五）常见护理诊断/问题

（1）活动无耐力，与心排血量减少有关。

（2）体温过高，与风湿活动、并发感染有关。

（3）有感染的风险，与机体抵抗力下降有关。

（4）潜在并发症：心律失常、心力衰竭、感染性心内膜炎等。

（5）知识缺乏：缺乏风心病的保健预防知识。

（六）护理措施

1.一般护理

（1）休息与活动：保持室内清洁、舒适，风湿活动期应指导老年人卧床休息，限制活动量，协助做好生活护理，病情好转后逐渐增加活动量。有血栓者，应绝对卧床休息，以防脱落造成栓塞；病情允许时，鼓励并协助患者翻身、活动下肢、按摩、用温水泡脚或下床活动，防止下肢深静脉血栓形成。活动时如出现不适，应立即停止活动并给予3~4L/min吸氧。

（2）饮食：给予老年人高热量、高蛋白、高维生素、清淡、易消化饮食，少食多餐，避免过饱，有心衰者应低盐饮食；多食新鲜蔬菜、水果，保持大便通畅。

2.病情观察

（1）密切监测生命体征：如发热每4小时测量1次体温，并观察热型，以协助诊断。体温超过38.5℃时，给予物理降温或遵医嘱服用降温药，半小时后测量体温并记录其效果。注意观察心率、心律、呼吸，警惕心房颤动、心力衰竭等并发症。

（2）观察并发症：观察有无风湿活动的表现，如皮肤环形红斑、皮下结节、关节红肿及疼痛不适等。风湿活动时应注意休息，病变关节应制动、保暖，避免受压和碰撞，可局部热敷、按摩，以增加血液循环、减轻疼痛，必要时遵医嘱使用止痛剂，口服非甾体抗炎药如阿司匹林等。观察有无呼吸困难、乏力、食欲减退、少尿等症状，检查有无肺部湿啰音、肝大、下肢水肿等心衰体征。积极预防和控制感染，纠正心律失常，避免劳累和情绪激动，以免诱发或加重心力衰竭。密切观察心房颤动者有无栓塞征象，防止和及时发现血栓栓塞，脑栓塞者言语不清、肢体活动受限、偏瘫，四肢动脉栓塞可引起肢体剧烈疼痛、皮肤颜色温度改变，肾动脉栓塞者剧烈腰痛，肺动脉栓塞者突然剧烈胸痛、呼吸困难、咯血、发绀甚至休克。

3. 用药护理

风湿活动者应用苄星青霉素时，每次注射前均应常规皮试。合并房颤者遵医嘱口服阿司匹林，防止附壁血栓形成，同时密切观察药物疗效及不良反应。阿司匹林的主要不良反应有胃肠道反应；在使用阿司匹林和华法林过程中，密切观察有无出血倾向，如皮肤黏膜出血、牙龈出血、血尿、柏油样便等，定期检查凝血酶原时间，必要时遵医嘱给予维生素K。

4. 心理护理

向老年人解释说明风心病的原因、诱因及预后，消除老年人的疑虑；指导老年人情绪稳定、积极配合治疗、加强自我保健，可控制病情进展，提高生活质量；鼓励家属与老年人多交流、多陪伴，为患者提供心理支持。

（七）健康指导

1. 疾病知识指导

向老年人及家属介绍本病的基本知识，树立战胜疾病的信心。指导老年人坚持遵医嘱用药，定期门诊复查。有手术适应证者，尽早择期手术，以提高生活质量。

2. 预防感染

改善居住环境，避免潮湿、阴暗，保持室内空气流通、温暖干燥、阳光充足；指导老年人适当进行锻炼，加强营养，提高机体抵抗力；日常防寒保暖，预防感冒，避免与上呼吸道感染的人接触，一旦发生感染立即用药；在拔牙、内镜检查、导尿术等手术操作前，告诉医生自己有风心病史，预防性使用抗生素；扁桃体反复感染者，在风湿活动控制后2~4个月手术摘除扁桃体。

3. 避免诱因

指导老年人避免重体力劳动、剧烈运动或情绪激动。遵医嘱长期坚持使用青霉素能控制链球菌感染、预防风湿活动。

4. 日常活动指导

注意休息，劳逸结合，在心功能允许的情况下，进行适量的轻体力活动或工作。与老年人及家属讨论、制订活动计划，鼓励患者积极活动，增强自信。病情稳定时，酌情进行体育锻炼，提高机体抵抗力。

单元小结

心脏瓣膜病是由于各种原因引起的单个或多个心瓣膜功能或结构异常，从而导致瓣口狭窄或关闭不全。其中二尖瓣狭窄最常见，而风湿性心脏病是引起心瓣膜损害极为常见的诱因。在照护过程中，指导老年人积极识别疾病，遵医嘱坚持用药，降低疾病带来的危害，提高生活质量。

单元9　心搏骤停与心脏性猝死患者的护理

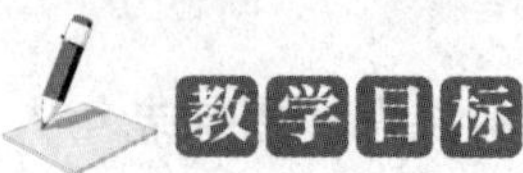

患者，男，75岁，入住养老机构2年，生活自理，冠心病史5年，今日在元旦老年人联欢活动中突然倒地，意识丧失，现场医疗保障人员随即给予心肺复苏，并紧急转入医院急诊救治，现在患者转危为安，转入病房继续观察。请思考：

什么是心搏骤停和心脏性猝死？病因是什么？如何避免？如何急救？

教学目标

知识目标：

1. 掌握心搏骤停与心脏性猝死的临床表现及急救措施。
2. 熟悉复苏后的护理。

能力目标：

学会心搏骤停的临床表现及急救措施。

素质目标：

关注老年人的健康状态，预防心搏骤停的发生，开展预防心脏疾病的健康教育。

思政目标：

在为老服务过程中，谨记“生命至上”救治理念。

心搏骤停（SCA）是指心脏射血功能突然终止。心搏骤停发生后，由于脑血流突然中断，10秒左右患者即可出现意识丧失。如能及时救治，患者可以存活，否则将导致生物学死亡。心搏骤停常为心脏性猝死的直接原因。

心脏性猝死（SCD）是指急性症状发作后1小时内发生的以意识骤然丧失为特征，由心脏原因引起的生物学死亡。心搏骤停与心脏性猝死的区别在于前者通过紧急治疗有逆转的可能性，而后者是生物学功能不可逆转的停止。

一、心搏骤停与心脏性猝死

（一）病因与发病机制

绝大多数心脏性猝死发生在有器质性心脏病的患者中，以冠心病最常见，尤其是心肌梗死。心肌梗死后左室射血分数降低是心脏性猝死的主要预测因素；频发性与复杂性室性期前收缩亦可预示心肌梗死存活者发生猝死的危险。各种心肌病引起的心脏性猝死占5%~15%，是冠心病易患年龄前（<35岁）心脏性猝死的主要原因。

心脏性猝死主要为致命性快速心律失常所致，如室扑、室颤和室速；其次为严重缓慢心律失常和心室停搏，较少见的是无脉性电活动。非心律失常性心脏性猝死所占比例较少，常由心脏破裂、心脏流入和流出道的急性阻塞、急性心脏压塞等所致。

（二）临床表现

1.症状

心脏性猝死的临床经过可分为前驱期、终末事件期、心搏骤停、生物学死亡 4个时期。不同患者各期表现有明显差异。

（1）前驱期：在猝死前数天至数月，有些患者可出现胸痛、气促、疲乏、心悸等非特异性症状，亦可无前驱表现。

（2）终末事件期：指心血管状态出现急剧变化到心搏骤停发生前的一段时间，典型表现有严重胸痛、急性呼吸困难、突发心悸或晕厥等。

（3）心搏骤停：表现为突然意识丧失。

（4）生物学死亡：心搏骤停发生后，大部分患者将在 4~6分钟内开始发生不可逆脑损害，后经数分钟过渡到生物学死亡。

2.体征

心搏骤停是临床死亡的标志，临床表现为：意识突然丧失或伴有短暂抽搐；呼吸断续，喘息，随后呼吸停止；皮肤苍白或明显发绀，瞳孔散大，大小便失禁；颈、股动脉搏动消失；心音消失。

（三）治疗要点

（1）快速识别和启动急救系统。

（2）提供基础生命支持，包括人工循环、畅通呼吸道、人工呼吸、除颤。

（3）在基础生命支持基础上提供高级生命支持，包括通过专业器械和药物维持患者呼吸和血液循环等手段。

二、心搏骤停的急救

（一）急救流程

1.识别心搏骤停

观察患者对刺激的反应，如轻拍肩部并呼叫“你怎么样啦”，判断呼吸运动状况、大动脉有无搏动（10 秒内完成）。

2.呼救

高声呼救，寻求他人帮助。在不延缓实施心肺复苏的同时，应设法呼叫急救医疗系统，有条件时寻找并使用自动体外除颤仪（AED）。

3.初级心肺复苏

即基础生命支持（BLS）。首先应保持正确的体位，患者仰卧在坚固的平面上。

（1）胸外按压（C）和早期除颤（D）：是建立人工循环的主要方法。成人在开放气道前先进行胸外按压。胸外按压的部位是胸骨下半部，两乳头连线中点。用一只手的掌根下半部放在胸骨的下半部，另一手掌重叠放在这只手的手背上，手掌根部横轴与胸骨长轴确保方向一致，为保证每次按压后使胸廓充分回弹，施救者在按压间隙，双手不要离开胸壁，按压与放松时间大致相等。按压时施救者身体前倾，使肩、肘、腕位于同一轴线（见图1-2-28），依靠上身重力垂直向下按压，成人使胸骨下压至少5cm，但应不超过6cm，按压频率在100~120次/分。胸外按压的并发症主要有肋骨骨折、心包积血或心脏压塞、气胸、血胸、肺挫伤等，应遵循正确的操作方法，尽量避免其发生。AED除颤可作为基础生命支持的一部分，应先进行。当不能立即取得AED时，应立即进行心肺复苏，并同时让人获取AED进行除颤。取AED，检查心律，室颤者，除颤1次后，立即继续5个周期的心肺复苏（约2分钟）并再次分析心律，如有指征则再一次除颤。

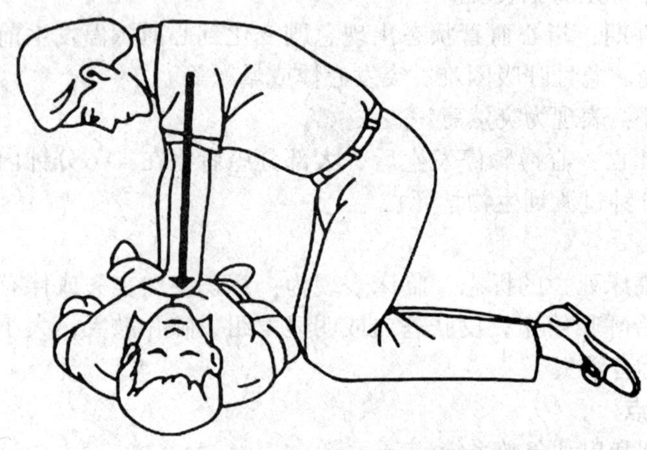

图1-2-28　胸外按压方法

（2）开放气道（A）：保持呼吸道通畅是成功复苏的重要一步。采用仰头抬颏法（见图1-2-29）开放气道，施救者将一手置于患者前额加压使患者头后仰，另一手的示指、中指抬起下颏，使下颏尖、耳垂的连线与地面呈垂直状态，如果患者颈部有损伤可采用双手托颌法（见图1-2-29），以通畅气道。迅速清除患者口中异物和呕吐物，取下活动性义齿。

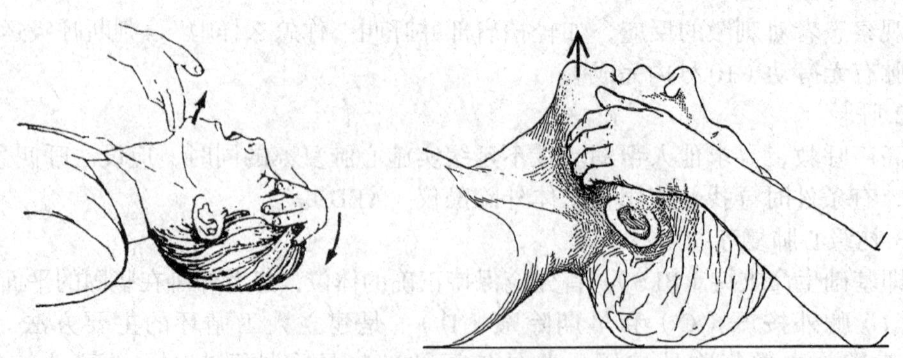

图1-2-29　开放气道方法

（3）人工呼吸（B）：开放气道后，首先进行两次人工呼吸，两次人工通气后应该立即进行胸外按压。人工通气只是临时性的抢救措施，气管内插管是建立人工通气的最好方法。当时间或条件不允许时，常采用口对口呼吸。施救者一手的拇指、示指捏住患者鼻孔，吸一口气，用口唇把患者的口全部罩住，然后缓慢吹气，给予足够的潮气量以产生可见的胸廓抬起，每次吹气应持续1秒以上。每30次胸外按压连续给予2次通气，按压和通气的比例为30∶2，应争取尽快气管内插管，以人工气囊挤压或人工呼吸机进行辅助呼吸与给氧，纠正低氧血症。

4. 高级心肺复苏

高级心肺复苏即高级心血管生命支持（ACLS），是以基础生命支持为基础，应用辅助设备、特殊技术等建立更有效的通气和血液循环。主要措施有气插管、给氧、除颤、复律、起搏和药物治疗。在复苏过程中必须持续监测心电图、血压、血氧饱和度等，必要时进行有创血流动力学监测，如动脉血气分析、动脉压、肺动脉压等。

（1）气管插管与给氧：若患者自主呼吸没有恢复，应尽早行气管插管，以纠正低氧血症。院外患者常用简易球囊维持通气。

（2）除颤、复律与起搏：心搏骤停时最常见的心律失常是室颤，因此迅速恢复有效的心律是复苏成功至关重要的一步。一旦心电监护显示为心室颤动或扑动，应立即除颤。对有症状的心动过缓患者，尤其是当高度房室传导阻滞发生在希氏束以下时，则应施行起搏治疗。

（3）药物治疗：尽早开通静脉通道，给予急救药物。外周静脉通常选用肘正中静脉或颈外静脉，中心静脉可选用颈内静脉、锁骨下静脉和股静脉。遵医嘱给予肾上腺素、抗心律失常药、纠正代谢性酸中毒药等。

（二）复苏有效指标

（1）可触及大动脉搏动，肱动脉收缩压维持在8kPa（60mmHg）以上。

（2）面色、口唇、皮肤、指甲颜色由苍白、发绀转红润。

（3）自主呼吸恢复或呼吸改善。

（4）意识逐渐恢复。

（5）瞳孔由大缩小，对光反射出现。

（6）心电图恢复或心电监护有波形。

（三）复苏后护理

（1）严密观察并详细记录患者生命体征。

（2）维持呼吸和血氧浓度，做好气管插管管道护理。

（3）减轻患者恐惧，做好心理护理。

（4）遵医嘱给予维持水、电解质和酸碱平衡，防治脑缺氧和脑水肿、急性肾损伤和继发感染等药物治疗。

（四）健康指导

（1）生活方式指导：指导患者控制情绪，戒烟酒；注意劳逸结合，生活规律，避免紧张劳累。

（2）疾病知识指导：积极治疗冠心病、高血压等基础疾病，排除疾病诱发危险因素。出现胸痛、气促、疲乏等症状时要及时就医。

单元小结

心搏骤停是心脏性猝死的直接原因，心搏骤停的生存率很低，抢救关键是尽早进行心肺复苏，掌握复苏流程和方法是成功的关键，判断复苏有效指征和复苏后的护理也同等重要。

思政课堂

思维导图

课程三　内分泌系统的变化和常见疾病的护理

课程资源

案例导入

患者，女，55岁。近半个月口干、失眠、多汗、易激怒。查体：体重指数26kg/m²，面色潮红，皮肤干燥，心率90次/分。实验室检查：空腹血糖7.5mmol/L，血清游离甲状腺素、游离三碘甲状腺原氨酸减少，骨密度测量结果提示骨量减少。请思考：

1. 该患者的初步诊断是什么？
2. 该患者是身体的哪个系统出现了问题？
3. 内分泌系统病理功能改变有哪些？常见症状体征有哪些？怎样评估及护理？

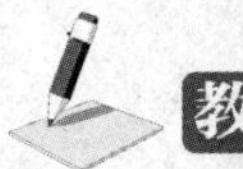

教学目标

知识目标：

1. 掌握内分泌系统常见症状、体征及护理。
2. 熟悉内分泌系统常用的评估方法。
3. 了解内分泌系统的解剖结构及老年人内分泌系统的生理功能改变。

能力目标：

学会内分泌系统常用的评估方法，能识别内分泌系统的症状体征，并实施正确的护理措施。

素质目标：

具有关心、尊重、理解老年患者疾苦，主动为其缓解不适的职业意识与态度。

思政目标：

在为老服务过程中，谨记“以老年人为中心”的服务理念。

单元1　内分泌系统解剖结构及生理功能改变

一、内分泌系统概述

（一）内分泌系统的生理功能

内分泌系统通过分泌各种激素全面调控与个体生存密切相关的基础功能活动，如维护组织和细胞的新陈代谢，调节机体的生长、发育、生殖及衰老过程等。所以，它是机体的调节系统，与神经系统和免疫系统调节功能相辅相成，分别从不同的方面调节和维持机体的内环境稳态。

（二）内分泌系统的解剖结构

内分泌系统由内分泌腺和内分泌组织组成。内分泌腺的毛细血管丰富，无导管，分泌的物质称为激素。激素直接进入血液循环，作用于特定的靶器官。内分泌腺包括垂体、甲状腺、甲状旁腺、肾上腺、松果体、胸腺、生殖腺（卵巢、睾丸）和胰腺（胰岛）等（见图1–3–1）。内分泌腺的血液供应非常丰富，与其旺盛的新陈代谢和激素的运送有关。内分泌腺的结构和功能活动有明显的年龄变化。内分泌组织以细胞团块分散于机体的器官或组织内，如胰腺内的胰岛、睾丸内的间质细胞、卵巢内的卵泡和黄体等。内脏和脉管等系统的许多器官也兼具有内分泌功能。

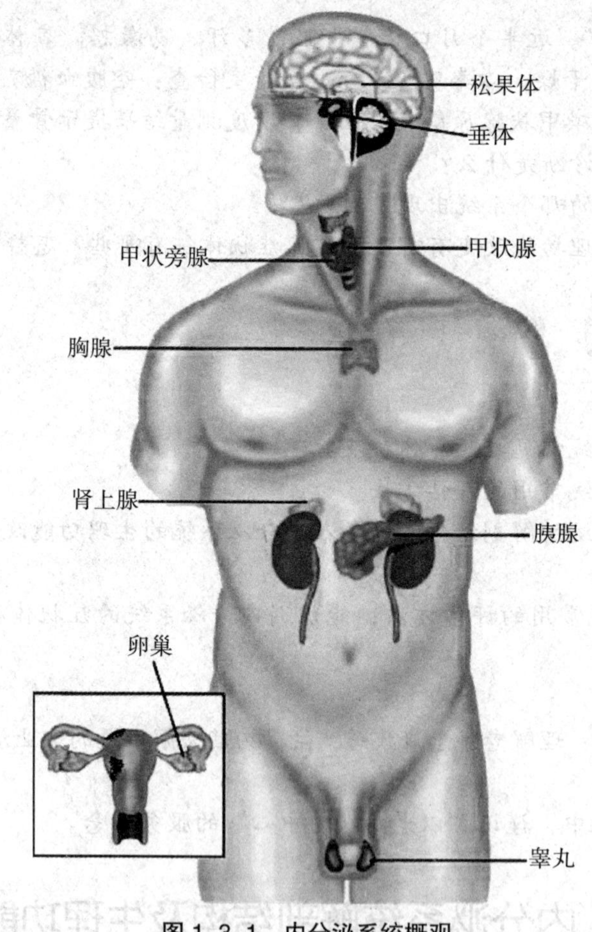

图 1–3–1　内分泌系统概观

二、各腺体和组织的解剖结构和生理功能变化

（一）垂体

1.解剖结构

垂体为一灰红色的椭圆形小体，位于颅底蝶鞍的垂体窝内，成年人垂体重

0.5~0.6g。垂体分为神经垂体和腺垂体两部分。神经垂体分为神经部和漏斗部两部分，漏斗部与下丘脑相连，包括漏斗柄和正中隆起。腺垂体分为远侧部、结节部和中间部三部分，远侧部最大，中间部位于远侧部与神经部之间，结节部围绕在漏斗周围。

2.生理功能变化

（1）垂体在神经系统和内分泌腺的相互作用中处于重要的地位。腺垂体的远侧部和结节部又合称为垂体前叶，能分泌生长激素、促甲状腺激素、促肾上腺皮质激素、促性腺激素，后三种激素分别促进甲状腺、肾上腺皮质和生殖腺的分泌活动。生长激素可促进肌肉、内脏的生长和多种代谢过程，尤其是刺激骺软骨生长，使骨增长。幼年时该激素分泌不足可导致垂体性侏儒症。如果该激素分泌过多，在骨骼发育成熟前则引起巨人症，在骨骼发育成熟后可引起肢端肥大症。神经垂体的神经部和腺垂体的中间部又合称为垂体后叶，能储存和释放视上核、室旁核的神经内分泌细胞分泌的抗利尿激素（血管升压素）和催产素。抗利尿激素主要促进肾远曲小管和集合管重吸收水，使尿液浓缩。若抗利尿激素分泌减少可导致尿崩症。催产素可促进子宫平滑肌收缩，还可促进乳腺分泌。

（2）50岁以后垂体体积逐渐缩小，重量减轻，有些高龄老年人可减轻20%。垂体功能改变对老年人的代谢、应激和衰老等影响重大。垂体分泌的生长激素减少，易发生肌肉萎缩、脂肪增多、蛋白质合成减少和骨质疏松等；垂体分泌的抗利尿激素减少，易导致肾小管的重吸收减少和细胞内外水分的重新分配，继而出现多尿，特别是夜尿增多等现象。

垂体和松果体见图1–3–2。

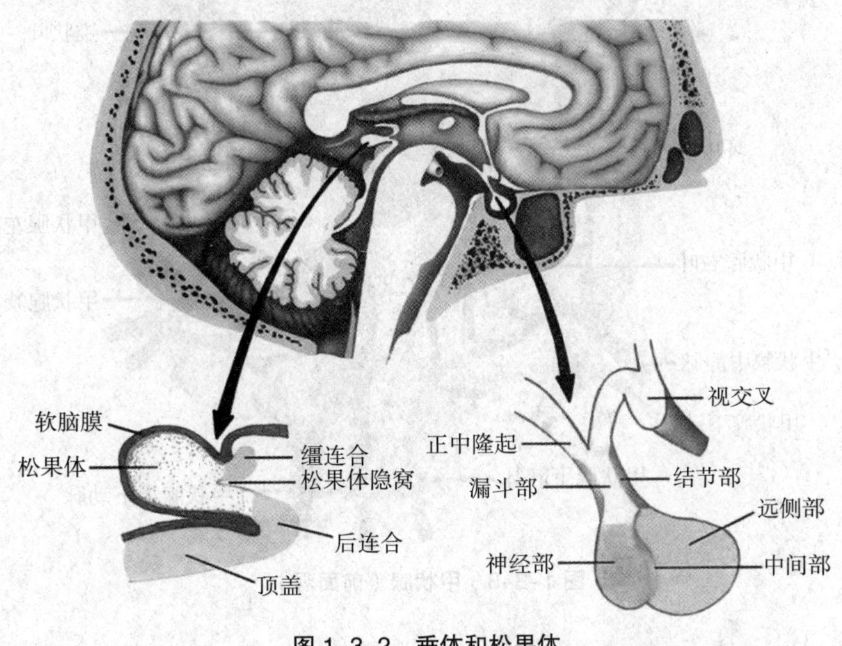

图1–3–2 垂体和松果体

（二）甲状腺

1.解剖结构

甲状腺是人体最大的内分泌腺，为红褐色腺体，呈H形，由左、右侧叶和中间的甲状腺峡组成。甲状腺平均重量成年男性26.71g、女性25.34g。甲状腺侧叶位于喉下部和气管颈部的前外侧。左、右侧叶分为前后缘、上下端和前外侧面、内侧面；上端到达甲状软骨中部，下端至第6气管软骨环，后方平对第5~第7颈椎高度。甲状腺峡位于第2~第4气管软骨环的前方，连接甲状腺左、右侧叶。约50%的人的甲状腺峡向上伸出一锥状叶，长者可到达舌骨平面。

甲状腺被气管前筋膜包裹，该筋膜形成甲状腺假被膜，即甲状腺鞘。甲状腺的外膜称为真被膜，即纤维囊，二者之间形成的间隙为囊鞘间隙，内有疏松结缔组织、血管、神经和甲状旁腺。假被膜内侧增厚形成甲状腺悬韧带，使甲状腺两侧叶内侧和峡部连于甲状软骨、环状软骨和气管软骨环，将甲状腺固定于喉和气管壁上。当吞咽时，甲状腺可随喉的活动而上、下移动。

甲状腺（前面观）见图1–3–3。

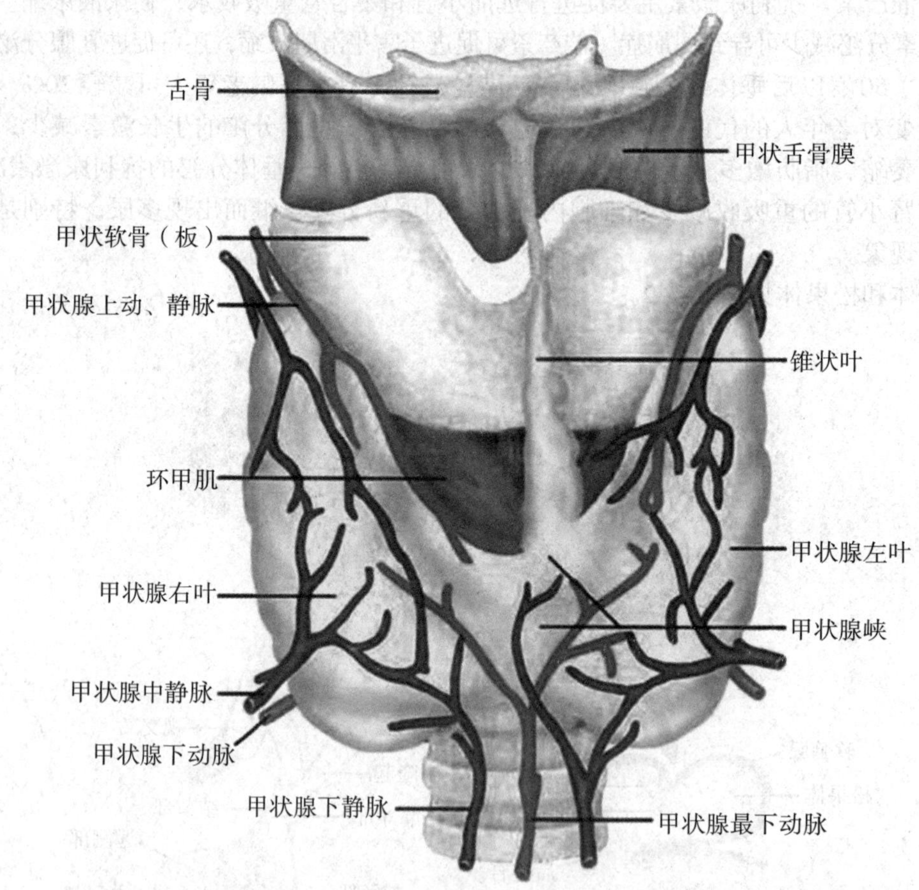

图1–3–3　甲状腺（前面观）

2.生理功能变化

（1）甲状腺分泌甲状腺素，可提高神经兴奋性，促进生长发育。甲状腺素对婴幼儿的骨骼发育和中枢神经系统发育影响显著，小儿甲状腺功能减退，不仅会身体矮小，而且会脑发育障碍导致呆小症。

（2）老年人甲状腺的重量可减轻40%~60%，滤泡减少、滤泡间纤维增生，伴有炎症细胞浸润和结节形成。在功能上，甲状腺素（T_4）的分泌无明显变化，但三碘甲状腺原氨酸（T_3）随年龄增高而降低，导致老年人基础代谢率下降，耗氧量降低，营养吸收和代谢障碍等。因此，老年人容易出现整体性迟缓、怕冷、毛发脱落、思维反应慢、抑郁等现象。

（三）甲状旁腺

1.解剖结构

甲状旁腺为棕黄色、黄豆大小的扁椭圆形腺体，位于甲状腺左、右侧叶的后面，甲状旁腺亦可埋入甲状腺实质内或位于甲状腺鞘外。一般分为上、下两对，每个重35~50mg。甲状旁腺表面覆有薄层的结缔组织被膜，被膜携带血管、淋巴管和神经伸入腺内，成为小梁，将腺分为不完全的小叶。小叶内腺实质细胞排列成索或团状，其间有少量结缔组织和丰富的毛细血管。图1–3–4为甲状腺和甲状旁腺（后面观）。

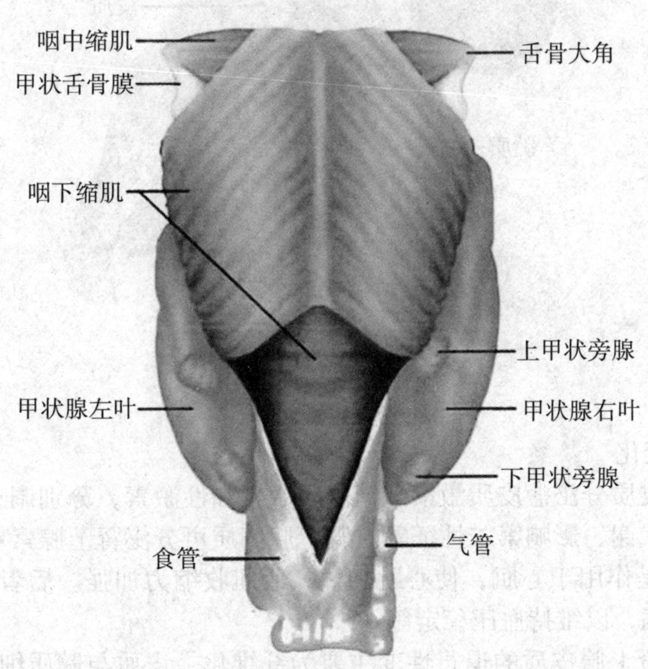

图1–3–4　甲状腺和甲状旁腺（后面观）

上甲状旁腺的位置恒定，位于甲状腺侧叶后缘的上、中1/3交界处。下甲状旁腺的位置变异较大，多位于甲状腺侧叶后缘靠近下端的甲状腺下动脉处。

2.生理功能变化

甲状旁腺分泌甲状旁腺素，主要作用是调节体内钙和磷的代谢。在甲状旁腺素和降钙素的共同调节下，维持机体血钙的稳定。当甲状旁腺激素分泌不足时，可引起血钙降低，机体发生酸中毒，从而导致中枢神经和肌肉的功能紊乱。老年人肾脏对甲状旁腺素敏感性降低，使1，25（OH）$_2D_3$生成减少，是老年骨质疏松症的主要原因之一。

（四）肾上腺

1.解剖结构

肾上腺位于肾的上方，质软，呈淡黄色，与肾共同包裹于肾筋膜内。左侧肾上腺似呈半月形，右侧肾上腺呈三角形，重6.8～7.2g。肾上腺前面有不太明显的肾上腺门，是血管、神经和淋巴管出入之处。肾上腺表面包裹有结缔组织被膜，少量结缔组织伴随血管和神经伸入肾上腺实质内。肾上腺实质由周边的皮质和中央的髓质两部分构成（见图1–3–5）。

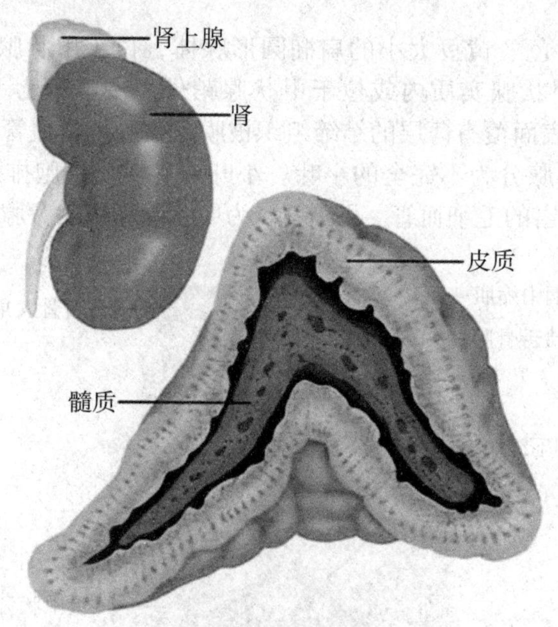

图1–3–5　肾上腺

2.生理功能变化

（1）肾上腺皮质分泌盐皮质激素、糖皮质激素和性激素，分别调节体内水盐代谢、调节碳水化合物代谢、影响第二性征等。肾上腺髓质可分泌肾上腺素和去甲肾上腺素，前者的主要功能是作用于心肌，使心跳加快，心肌收缩力加强。后者的主要作用是使小动脉平滑肌收缩，以维持血压稳定等。

（2）老年人肾上腺皮质的退行性变主要为纤维化，皮质与髓质细胞数目减少，皮质细胞内脂褐质沉积，肾上腺皮质储备功能减退。皮质束状带对促肾上腺皮质激素（ACTH）反应下降引起机体应激不良，为老年人危重症发展与转归区别于年轻人的重要原因；皮质球状带萎缩、肾素活性降低、肾素–血管紧张素Ⅱ生成减少，导致老年人醛固酮随增龄而降低，因此老年人对水和电解质平衡的调节能力减弱。肾上腺激素分泌的减少，加上老年人下丘脑–垂体–肾上腺系统功能减退，激素的清除能力明显下降，导致老年人对外界环境的适应能力和对应激的反应能力均明显下降。

（五）松果体

1.解剖结构

松果体为一灰红色的椭圆形腺体，重120～200mg。位于上丘脑的后上方，以柄附着于第三脑室顶的后部。松果体表面包以软膜，结缔组织伴随血管伸入腺实质内，将实质分为许多小叶。松果体在儿童期比较发达，一般在7岁左右开始退化，青春期后松果体可有钙盐沉积，出现大小不一的脑砂。脑砂随年龄增长而增多，可作为影像诊断颅内占位性病变的定位标志。

2. 生理功能变化

松果体合成和分泌褪黑素，其可抑制垂体促性腺激素的释放，间接影响生殖腺的发育。褪黑素参与调节生殖系统的发育、月经周期的节律和许多神经功能活动。在儿童期，松果体病变引起其功能不全时，可出现性早熟或生殖器官过度发育。

（六）胸腺

1. 解剖结构

胸腺位于胸骨柄的后方，上纵隔的前部，贴近心包上方和大血管前面，向上到达胸廓上口，向下至前纵隔。胸腺由左、右叶构成，呈不对称的扁条状，质软，两叶之间借结缔组织相连（见图1–3–6）。新生儿和幼儿的胸腺相对较大，重10~15g。性成熟后胸腺发育至最高峰，重达25 ~ 40g，随后逐渐萎缩，多被结缔组织替代。胸腺也可伸至颈部，尤其是小儿，胸腺肿大时可压迫头臂静脉、主动脉弓和气管，出现发绀和呼吸困难。

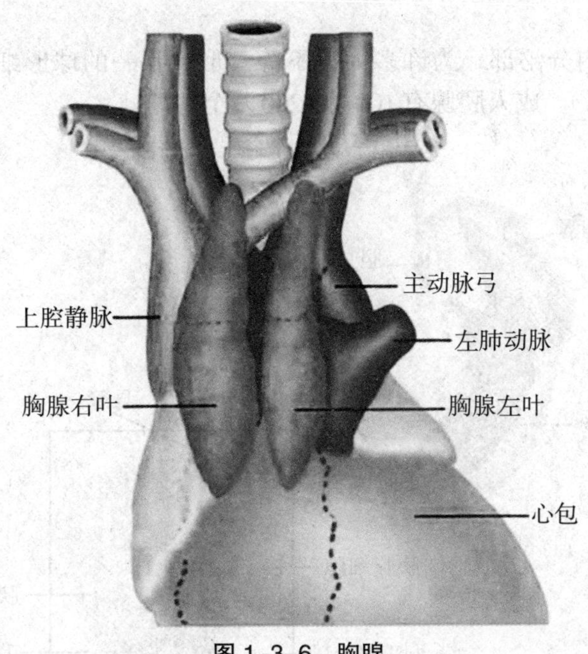

图 1–3–6 胸腺

2. 生理功能变化

胸腺属于淋巴器官，兼有内分泌功能，可分泌胸腺素和促胸腺生成素，参与机体的免疫反应。

（七）生殖腺

1. 解剖结构

睾丸是男性生殖腺，位于阴囊内，产生精子和雄激素。卵巢是女性生殖腺，位于盆腔侧壁的卵巢窝内，可产生卵泡。

2.生理功能变化

（1）雄激素由生精小管之间的间质细胞产生，经毛细血管进入血液循环至全身靶器官，其作用是激发男性第二性征的出现，并维持正常的性功能，同时有促使生精细胞发育成精子及促进人体的合成代谢活动。卵泡壁的细胞主要产生雌激素和孕激素。卵泡排卵后转变成黄体，黄体可分泌孕激素和雌激素。雌激素可刺激子宫、阴道和乳腺的生长发育，出现并维持女性第二性征。孕激素的主要作用是促进子宫内膜在雌性激素作用的基础上继续生长发育，为受精卵着床在子宫内做准备，亦促进乳腺的发育，为哺乳做准备。

（2）男性从50~59岁开始出现血清总睾酮和游离睾酮水平下降，到85岁时比成年人下降约35%，容易出现性功能减退；游离睾酮等雄激素的缺乏，对老年男性的骨密度、肌肉组织、造血功能等造成不利影响。老年女性卵巢发生纤维化，雌激素和孕激素分泌减少，易出现性功能和生殖功能减退、围绝绝经综合征、骨质疏松等；子宫和阴道萎缩、分泌减少、乳酸菌减少等易导致老年性阴道炎等疾病的发生。

（八）胰岛

1.解剖结构

胰岛是胰腺的内分泌部，为许多大小不等、形状不一的球形细胞团，散在于胰腺实质内（见图1–3–7）。成人胰腺有100万~200万个胰岛。

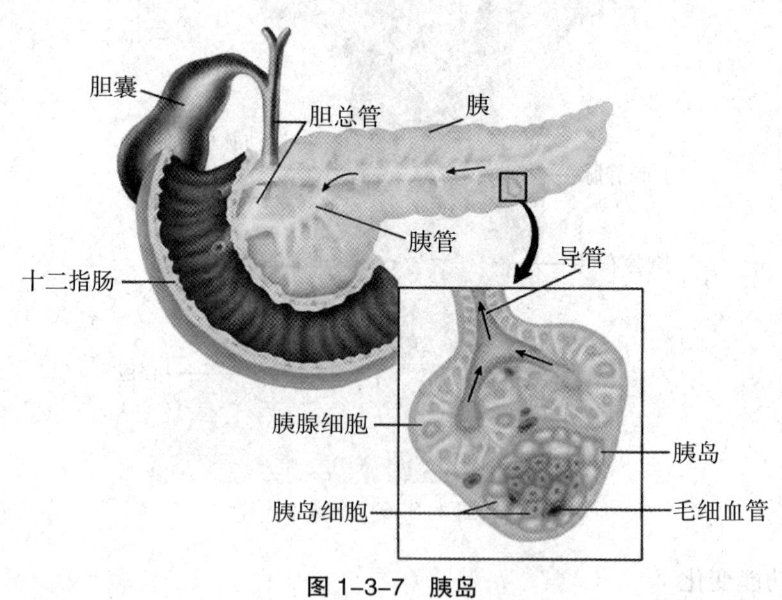

图1–3–7　胰岛

2.生理功能变化

（1）胰岛α细胞分泌胰高血糖素，胰岛β细胞分泌胰岛素。胰高血糖素是一种促进物质分解代谢的激素，动员体内能源物质的分解功能。血糖水平是调节胰高血糖素分泌最重要的因素，低血糖时，胰高血糖素的分泌增加使血糖升高，反之则分泌减少。饥饿时，胰高血糖素分泌增加对保证脑的物质代谢和能量供应具有重要意义。胰岛素是促进物质合成代谢、维持血糖浓度稳定的关键激素，对于机体能源物质的储存及生长发育有重要意义。当血糖浓度升高时，胰岛素是体内唯一降血糖的激素，胰岛素的降糖作用主要通过减少血糖的来源以及增加血糖的去路实现的。胰高血糖素和胰岛素的协同作用能调节血糖浓度，维持血糖稳态。

（2）老年人胰岛萎缩，β细胞减少，释放胰岛素延迟，糖代谢能力降低；而细胞膜上胰岛素受体减少，使机体对胰岛素的敏感性下降，导致老年人葡萄糖耐量降低，这是老年人糖尿病发病率增高的原因之一。另外，胰高血糖素分泌异常增加，使老年人2型糖尿病的发病率增高。由于胰岛素敏感性下降及β细胞储备能力降低，在危重病症或应激状态下，老年人更易发生应激性血糖升高、糖尿病或糖尿病的急性并发症。

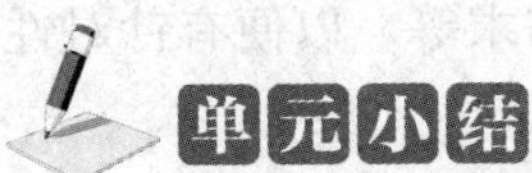

本单元主要讲授内分泌系统解剖结构及生理功能变化，包括内分泌系统的生理功能和解剖结构，以及垂体、甲状腺、甲状旁腺、肾上腺、松果体、胸腺、生殖腺和胰岛的解剖结构和生理功能变化。

单元2　内分泌系统疾病常用的评估方法

一、病史评估

（一）患病及治疗经过

1.患病经过

详细了解患者患病的起始时间、有无诱因、发病的缓急、主要症状及其特点。评估患者有无进食或营养异常，有无排泄功能异常和体力减退等。如糖尿病患者多有烦渴多饮、多尿、易饥多食、便秘或腹泻、体力减退等；甲状腺功能亢进症患者可出现食欲亢进、体重减轻、怕热多汗、排便次数增多等；腰背部疼痛多见于骨质疏松症患者；关节红、肿、热、痛见于痛风急性期患者。此外，还要评估患者有无失眠、嗜睡、记忆力下降、注意力不集中、畏寒、手足抽搐、四肢感觉异常或麻痹等。

2.既往检查、治疗经过及效果

评估患者是否遵从医嘱治疗，用药及治疗效果，目前使用药物的种类、剂量、用法、疗程，有无冠心病、高血压病等相关疾病。

（二）生活史及家族史

1.生活史

了解患者的出生地及生活环境，如单纯性甲状腺肿常与居住地缺碘有关。评估婚姻状况及生育情况，了解患者是否有性功能异常等问题。日常生活是否规律，有无烟酒嗜好、特殊的饮食喜好或禁忌，每天进食情况。

2.家族史

许多内分泌与代谢性疾病有家族倾向性，如甲状腺疾病、糖尿病、肥胖症等，应询问患者家族中有无类似疾病的发生。

（三）心理–社会状况

糖尿病和甲状腺功能亢进症的患者常伴有精神兴奋、情绪不稳定、易激怒或情绪淡漠、抑郁、失眠等，而慢性病程和长期治疗又常引起焦虑、性格改变、应对能力下降、社交障碍、体像紊乱等社会功能失调。应注意评估患者患病后的精神、心理变化，患病对日常生活、学习或工作的影响，是否适应社会角色的转变；患者对疾病的性质、发展过程、预后及防治知识的认知程度；社会支持系统，如家庭成员、经济状况、文化和教育情况，对疾病的认识和对患者的照顾情况，患者的医疗费用来源和支付方式，社区卫生保健系统是否健全，能否满足患者出院后的医疗护理需求等。以便有针对性地给予心理疏导和支持。

二、身体评估

1.一般状况

例如，甲状腺功能亢进症患者常有烦躁、易激动、脉搏增快；而患甲状腺功能减退症的患者常有精神淡漠、脉搏减慢。血压增高见于库欣综合征、糖尿病；血压降低见于肾上腺皮质功能减退。糖尿病酮症酸中毒、高血糖高渗综合征患者常有意识改变。库欣综合征患者可出现向心性肥胖。呆小症患者不能随年龄增加而正常长高。

2.皮肤、黏膜

肾上腺疾病患者可表现为皮肤、黏膜色素沉着。腺垂体功能减退症患者可出现皮肤干燥粗糙、毛发脱落，重者出现黏液性水肿。库欣综合征患者可出现痤疮、多毛、腹部皮肤紫纹。

3.头颈部检查

肢端肥大症表现为头颅、耳鼻增大，眉弓隆起。甲状腺功能亢进症可有突眼、眼球运动障碍、甲状腺肿大。垂体瘤可出现头痛伴视力减退或视野缺损等。

4.四肢、脊柱、骨关节检查

骨质疏松症可导致脊柱、骨关节变形，甚至驼背。

5.胸腹部检查

有无乳房溢乳、腹部皮肤紫纹。库欣综合征患者皮肤可有紫纹，垂体瘤患者常有闭经、溢乳。

6.外生殖器检查

腺垂体疾病可导致外生殖器发育异常。

三、实验室及其他检查

（一）实验室检查

主要用于内分泌腺的功能诊断。

1.血液和尿生化测定

某些激素与血清中某些电解质之间有相互调节作用（如血清钠、钾与醛固酮和糖皮质激素，血钙、镁、磷与甲状旁腺激素，血糖与胰岛素和胰高血糖素等），测定基础状态下血糖、血脂、血电解质等，可间接了解相关激素的分泌功能。

2.激素测定

血液中的激素浓度是诊断内分泌腺功能的直接证据。一般采用空腹静脉血液标本来测定。部分激素呈脉冲性分泌，需要限定特殊的采血时间，如测定血浆皮质醇生理波动需采集 8：00、16：00 和24：00 的血液标本。尿液中的激素代谢产物也可以反映激素的水平，如测定24 小时尿 17– 羟皮质类固醇可间接反映全天肾上腺分泌皮质醇的情况。

同时，激素水平的测定对某些内分泌疾病的定位诊断也有帮助。如血浆 ACTH 和皮质醇均升高则提示病变在垂体或为异位ACTH综合征；如ACTH降低，皮质醇升高则病变在肾上腺皮质。同样，如血清促甲状腺激素（TSH）和T_3、T_4均升高，则可能为垂体 TSH 瘤或 TSH 不敏感综合征；如 TSH 明显降低，而T_3、T_4升高则为甲状腺病变所致的甲状腺功能亢进症。如血清促卵泡生成素（FSH）和促黄体生成素（LH）均升高，提示病变在生殖腺；降低则提示病变在垂体或下丘脑。

3.激素分泌动态试验

此类试验可进一步探讨内分泌腺功能状态及病变的性质。

（1）兴奋试验：多适用于分泌功能减退的情况，可估计激素的储备功能。如促甲状腺激素释放激素（TRH）刺激试验、胰岛素低血糖兴奋试验、精氨酸兴奋试验等。

（2）抑制试验：多适用于分泌功能亢进的情况，观察其正常反馈调节是否消失，有无自主性激素分泌过多，是否有肿瘤存在等，如地塞米松抑制试验。

（二）定位诊断

包括病变性质和病变部位的确定。

（1）影像学检查：X线、CT、MRI、B超、骨密度检查等可鉴定下丘脑–垂体、甲状腺、生殖腺疾病，肾上腺、胰岛肿瘤，骨质疏松等。

（2）放射性核素检查：用于诊断甲状腺自主性高功能腺瘤。

（3）细胞学检查：甲状腺细针穿刺细胞病理活检可判断甲状腺包块性质。

（4）静脉导管采血：静脉导管插入内分泌腺静脉采血，测定激素浓度，明确该腺体是否有过量激素产生。如岩下窦静脉采血（IPSS）测定垂体激素以诊断库欣综合征；双侧肾上腺静脉采血（AVS）明确是否有醛固酮瘤等。

（5）选择性动脉造影：当病灶直径较小，不能用CT和MRI等方法做出定位时，可采用此方法。

（三）病因诊断

（1）自身抗体检测：抗体测定有助于明确内分泌系统疾病的性质以及自身免疫疾病的发病机制，甚至可作为早期诊断和长期随访的依据。如甲状腺球蛋白抗体、甲状腺过氧化物酶抗体、胰岛素抗体等。

（2）染色体检查：有无畸变、缺失、增多等。

（3）基因检查：人类白细胞相关抗原（HLA）鉴定、基因突变位点筛查等。

单元3　内分泌系统的常见症状、体征及护理

一、身体外形的改变

（一）症状体征

1.身材过高或矮小

身材过高见于肢端肥大症、巨人症患者；身材矮小见于生长激素缺乏性矮小症，婴幼儿时期甲状腺激素分泌不足则造成呆小症。

2.肥胖与体重过低

（1）肥胖：指体重指数（BMI）≥28kg/㎡。分为单纯性肥胖和继发性肥胖。前者常与遗传、环境、不良生活方式、脂肪代谢等有关，后者多见于下丘脑疾病、库欣综合征、2型糖尿病、甲状腺功能减退症、代谢综合征等。

（2）体重过低：指体重指数＜18.5kg/㎡。常见于甲状腺功能亢进症、糖尿病肾上腺皮质功能减退症、内分泌腺的恶性肿瘤等。

3.毛发改变

毛发改变表现为多毛、毛发稀疏和脱落、发质干燥变细。库欣综合征者由于肾上腺雄激素分泌增多，患者可有多毛；甲状腺功能减退症患者可出现头发干燥、稀疏、脆弱，睫毛和眉毛脱落（尤以眉梢为甚），男性胡须生长缓慢。

4.面容变化

甲状腺功能亢进症患者可表现为眼球突出、颈部增粗。库欣综合征患者常有满月脸。肢端肥大症患者鼻唇肥厚、眉弓及颧骨高突、齿间隙增宽伴咬合困难等。

5.皮肤、黏膜变化

（1）皮肤、黏膜色素沉着：多见于肾上腺皮质疾病患者，尤以摩擦处、掌纹、乳晕、瘢痕处明显。伴有全身性色素沉着的内分泌疾病有原发性肾上腺皮质功能减退症、先天性肾上腺皮质增生症。

（2）皮肤紫纹和痤疮：紫纹是库欣综合征的特征之一。病理性痤疮见于库欣综合征等。

（二）护理诊断/问题

自我形象紊乱：与疾病引起身体外形改变等有关。

（三）护理措施

1.一般护理

指导患者改善自身形象，如甲亢突眼的患者外出可戴有色眼镜，以保护眼睛免受刺激；肥胖患者可穿着合体的衣着；毛发稀疏的患者外出可戴帽子等。恰当的修饰可以增加心理舒适和美感。

2.病情观察

观察患者外形的改变，如肥胖、消瘦、满月脸、水牛背，躯体和面部毛发增多，皮肤黏膜色泽改变，以及身材高大或矮小等。

3.心理护理

（1）评估患者对其身体变化的感觉及认知，鼓励患者表达自己的感受，给予正面引导。与患者交谈时语气应温和，耐心倾听患者的述说。

（2）关注患者自卑、焦虑、抑郁等与其身心相关的问题，给患者提供有关疾病的资料和患有相同疾病并已治疗成功的病例，使其明确治疗效果及病情转归，消除紧张情绪，树立自信心。

（3）鼓励家属主动与患者沟通并参与对患者的护理，促进患者与家属之间的互动关系，以减轻患者内心的抑郁感。鼓励患者参与社区的各种社交活动；教育周围人群勿歧视患者，避免伤害其自尊。注意观察患者的行为举止，预防自杀等过激行为的发生。

二、生殖发育及性功能异常

（一）症状体征

生殖发育及性功能异常包括生殖器官发育迟缓或过早，性欲亢进、减退或丧失，女性月经紊乱、溢乳、闭经或不孕，男性勃起功能障碍或乳房发育。如下丘脑综合征患者可出现性欲减退或亢进、女性月经失调、男性阳痿不育。

（二）常见护理诊断/问题

性功能障碍：与生长激素、性激素分泌异常有关。

（三）护理措施

（1）询问患者有关生殖发育及性功能方面的问题，接受患者讨论生殖发育及性功能问题时所呈现的焦虑，对患者表示尊重、支持。

（2）给患者讲解所患疾病相关知识及用药治疗，使患者积极配合，坚持用药。

（3）通过多种方式提供信息咨询服务，如设置专业医生、心理咨询师、性咨询门诊等。

三、进食或营养异常

（一）症状体征

多种内分泌与代谢性疾病患者可有进食或营养异常，表现为食欲亢进或减退、营养不良、消瘦或肥胖。如糖尿病患者烦渴多饮，易饥多食，多数新发患者体重减轻；甲状腺功能亢进症患者食欲亢进，体重减轻。

（二）常见护理诊断/问题

营养不足：与热量和蛋白质摄入不足或消耗过多有关系。

（三）护理措施

（1）找出致病因素，老年人是否存在进食或喂食困难，必要时进行鼻饲。

（2）调整饮食，选择易消化的食物，高热量、高蛋白饮食，多补充一些微量元素、维生素。

（3）关注生命体征变化，避免因营养不良引起贫血、免疫力下降、继发感染的问题。

四、高血压

（一）症状体征

高血压为内分泌与代谢性疾病常见伴随症状，多见于原发性醛固酮增多症、嗜铬细胞瘤、库欣综合征及部分糖尿病患者等。可通过询问患者有无出现高血压相关症状，并结合患者心血管系统检查来评估患者的病情。

（二）常见护理诊断/问题

（1）疼痛：与高血压、脑血管痉挛有关。

（2）有受伤的危险：与头晕、视物模糊有关。

（三）护理措施

（1）避免重体力活动，保证足够多的睡眠。血压较高、症状较多或有并发症的患者应卧床休息，避免体力做过度消耗和脑力的过度兴奋。

（2）限制钠盐摄入，每天<5g，可减少水钠潴留，减轻心脏负荷，降低外周阻力，达到降压的目的，改善心脏功能。

（3）避免情绪激动、精神紧张、身心过劳、精神创伤，避免噪声刺激和引起精神过度兴奋的活动；避免寒冷刺激，冬天外出时注意保暖，室温不宜过低；保持大便通畅，避免剧烈运动和用力咳嗽；避免突然改变体位，禁止长时间站立。

（4）遵医嘱做好用药指导。

（5）老年人要预防直立性低血压引起的跌倒，嘱老人站立时动作要缓慢，站立前先做轻微的四肢活动；睡醒后静卧几分钟再坐起，随后在床边坐1~3分钟，逐渐过渡到站立位，减少直立性低血压的发生。还应尽可能减少长时间卧床；避免洗澡水过热或洗澡时间过长。当发生直立性低血压并引起症状时，应尽快蹲、坐或躺下。

五、疲乏

（一）症状体征

疲乏是内分泌与代谢性疾病常见的伴随症状，多见于甲状腺功能亢进症和减退症、库欣综合征、肥胖症等。可通过询问患者从事日常活动的能力有无改变、是否感觉疲乏无力或睡眠时间延长等来评估患者的体力水平。

（二）常见护理诊断/问题

活动无耐力：与消耗性疾病有关。

（三）护理措施

（1）观察患者个体活动后的反应，指导其循序渐进地增加活动。

（2）心理疏导，防止老年人因活动无耐力而产生抑郁、焦虑。

六、排泄功能异常

（一）症状体征

内分泌系统功能改变常可影响排泄形态。如多尿是糖尿病的典型症状之一；多汗、排便次数增多、排稀软便可见于甲状腺功能亢进症；便秘则多见于甲状腺功能减退症。

（二）常见护理诊断/问题

便秘：与肠蠕动减慢有关。

（三）护理措施

1.一般护理

（1）调整饮食结构：调整饮食结构是治疗便秘的基础。饮食要合理，注意荤素搭配，多吃蔬菜，适当摄入水果、酸奶、蜂蜜，增加膳食纤维的摄入，促进肠道蠕动，以缓解便秘；保证每天的饮水量在1500~2000mL，尤其是每天清晨空腹饮一杯温开水或淡盐水，可刺激胃结肠反射，有效缓解和预防便秘。避免摄入辛辣刺激及难以消化的食物。

（2）调整行为：鼓励老年人每天坚持适当运动30~60分钟，卧床或坐轮椅的老年人可通过转动身体、挥动手臂等方式进行锻炼，在促进肠蠕动的同时，也改善了情绪；对腹部进行自右向左的环形按摩促进排便；重建良好的排便习惯，养成定时（早餐后或临睡前）排便的习惯，无论有无便意，都要按时如厕，不要忍受便意。

2.排便护理

选择适合的排便姿势，蹲位排便姿势最佳，有助于腹肌收缩，增加腹压；老年人因身体因素，更适合坐位排便；对于体质虚弱的老年人可使用辅助器（如便器椅），以保证排便舒适、安全。卧床者要练习床上排便。为满足老年人私人空间需求，环境要宽敞、私密，在床单位间设置屏风或隔帘，便于排泄等需要。适当协助，只协助其无力完成部分，以免老年人紧张而影响排便。

3.用药护理

遵医嘱选用口服缓泻药，必要时可灌肠甚至人工取便，缓泻药不可长期使用，使用时观察老年人反应。

4.心理护理

积极安慰、鼓励老年人，消除老年人排便时的紧张心理。

七、骨痛与自发性骨折

（一）症状体征

骨痛为骨质疏松症的常见症状，严重者常发生自发性骨折，或轻微外伤即引起骨折。糖尿病、甲状腺功能亢进症、性腺功能减退症、库欣综合征、甲状旁腺功能亢进症和催乳素瘤常伴有骨质疏松症。

（二）常见护理诊断/问题

（1）疼痛：与骨折有关。

（2）坠积性肺炎的危险：与骨折后长期卧床有关。

（三）护理措施

（1）安抚患者情绪，抬高患肢减轻肿胀，必要时使用止疼药物。

（2）骨折后必须卧床的老年人根据病情选择舒适卧位，有活动能力的鼓励勤翻身，无活动能力的护理员及每2小时为老年人翻身，由下而上叩背。根据自理能力选择不同的口腔护理方式，比如刷牙、漱口、生理盐水棉球擦拭等。感染后有痰液不能自行咳出的要及时吸痰。

单元小结

内分泌系统在机体的生长、发育、生殖及衰老过程中发挥重要调节作用，了解内分泌系统的基础解剖知识及生理功能有助于了解内分泌系统疾病特点。围绕内分泌系统常见护理评估、常见病症特征开展相应的护理措施，是内分泌系统疾病护理的基础。

单元4　糖尿病患者的护理

案例导入

患者，男，72岁。口干、多饮、消瘦、乏力2年，2天前上述症状加重。查体：生命体征无异常，空腹血糖8.5mmol/L，糖化血红蛋白7.5%。初步诊断：2型糖尿病。请思考：

1. 什么是糖尿病，糖尿病的病因是什么？如何避免？
2. 如何为患者进行健康指导？

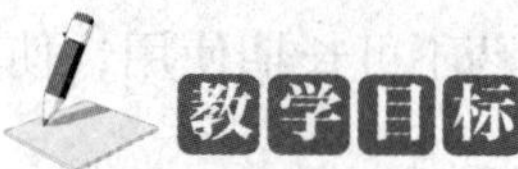

教学目标

知识目标：

1. 掌握糖尿病常见的临床表现及护理措施。
2. 熟悉糖尿病的治疗要点与常见护理诊断/问题。
3. 了解糖尿病的病因及发病机制，辅助检查。

能力目标：

学会糖尿病的临床表现及护理措施，能正确实施整体护理，能为糖尿病老年人提供健康指导。

素质目标：

具有关心、尊重、理解老年患者疾苦，主动为其缓解不适的职业意识与态度。

思政目标：

1. 在为老服务过程中，谨记“以老年人为中心”的服务理念。
2. 通过学习，树立健康的生活方式。

一、糖尿病

糖尿病（DM）是由遗传和环境因素共同作用而引起的一组以慢性高血糖为特征的代谢性疾病。因胰岛素分泌和（或）作用缺陷导致碳水化合物、蛋白质、脂肪、水和电解质等代谢紊乱。随着病程延长，可造成各系统损害，累及眼、肾、神经、心脏、血管等。

二、2型糖尿病

我国目前采用WHO 1999年的病因学分型体系，将糖尿病分为以下四大类：1型糖尿病、2型糖尿病、其他特殊类型糖尿病、妊娠糖尿病。2019年的数据显示，中国65岁以上的老年糖尿病患者人数约3550万人，居世界首位，占全球老年糖尿病患者的1/4，且呈上升趋势，老年糖尿病患者以2型糖尿病为主。2型糖尿病可大致分为两种情况：以胰岛素抵抗为主伴有胰岛素进行性分泌不足和以胰岛素进行性分泌不足为主伴有胰岛素抵抗。

（一）病因及发病机制

1.遗传因素与环境因素

常见的环境因素有不良生活方式，包括营养过剩、体力活动不足等。在遗传因素和环境因素共同作用下引起的肥胖和2型糖尿病的发生密切相关。

2.胰岛素抵抗和胰岛 β 细胞功能缺陷

胰岛 β 细胞功能缺陷导致不同程度的胰岛素缺乏和组织（特别是骨骼肌和肝脏）的胰岛素抵抗是2型糖尿病发病的两个主要环节。不同患者其胰岛素抵抗和胰岛素分泌缺陷在发病中的重要性不同，同一患者在疾病进程中两者的相对重要性也可能发生变化。在存在胰岛素抵抗的情况下，如果胰岛 β 细胞能代偿性增加胰岛素分泌，则可维持血糖正常；当胰岛 β 细胞功能无法代偿胰岛素抵抗时，就会发生2型糖尿病。

3.胰岛 α 细胞功能异常和胰高血糖素样肽-1分泌缺陷

胰岛中 α 细胞分泌胰高血糖素在保持血糖稳态中起重要作用。正常情况下，进餐后血糖升高刺激早时相胰岛素分泌和胰高血糖素样肽-1（GLP-1）分泌，抑制 α 细胞分泌胰高血糖素，从而使肝糖输出减少，防止出现餐后高血糖。2型糖尿病患者由于胰岛 β 细胞数量明显减少，α/β 细胞比例显著增加，同时 α 细胞对葡萄糖的敏感性下降，从而导致胰高血糖素分泌增多，肝糖输出增加。

GLP-1由肠道L细胞分泌，主要生物作用包括刺激胰岛素合成和分泌、抑制胰高血糖素分泌。2型糖尿病患者负荷后GLP-1的释放曲线低于正常个体。

4.肠道

近年研究表明，2型糖尿病患者肠道菌群结构及功能与健康人不同，肠道菌群可能通过干预宿主营养及能量的吸收利用，影响宿主体质和胆汁酸代谢，促进脂肪的合成及储存，影响慢性低度炎症反应等机制参与2型糖尿病的发生、发展。

（二）临床表现

1.症状

（1）代谢紊乱症状群：血糖升高后因渗透性利尿引起多尿，继而口渴多饮；外周组织对葡萄糖利用障碍，脂肪分解增多，蛋白质和脂肪消耗增加，渐见乏力、消瘦，患者常有易饥、多食。故糖尿病症状被描述为“三多一少”，即多尿、多饮、多食和体重减轻。也可有高血糖引起的皮肤瘙痒，尤其外阴瘙痒。

（2）并发症症状：急性并发症如高血糖引起的恶心、呕吐、嗜睡、烦躁等，低血糖引起的心悸、出汗、软弱无力等，大血管并发症引起的下肢缺血、溃疡、间歇性跛行；微血管并发症引起的眼睛视物模糊；糖尿病周围神经病变出现肢端感觉异常（麻木、烧灼、针刺感或踩棉花感）等。

2.体征

患者通常有中心性肥胖、血脂异常、高血压等代谢综合征的家族史。高血糖急性酸中毒会引起腹痛、尿量减少、呼吸深快伴有烂苹果味。下肢血管病变常表现为足背动脉减弱或消失，神经病变常见类型是远端对称性多发性神经病变，典型表现为呈手套或袜套式对称分布。

（三）辅助检查

1.尿糖测定

尿糖阳性只提示血糖值超过肾糖阈（大约10mmol/L），尿糖阴性不能排除糖尿病可能。如并发肾脏疾病时，肾糖阈升高，虽然血糖升高，但尿糖阴性。

2.血糖测定

血糖测定的方法有静脉血浆葡萄糖测定、毛细血管葡萄糖测定和24小时动态血糖测定3种。前者用于诊断糖尿病，后两种仅用于糖尿病的监测。

3.葡萄糖耐量试验

当血糖值高于正常范围而又未达到糖尿病诊断标准或疑患有糖尿病时，需进行口服葡萄糖耐量试验（OGTT）。

4.糖化血红蛋白测定

糖化血红蛋白是葡萄糖与血红蛋白的氨基发生非酶催化反应的产物，是不可逆反应，其浓度与平均血糖呈正相关。可反映取血前8~12周血糖的平均水平，是糖尿病病情控制的监测指标之一。

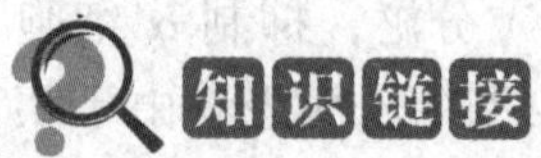

口服葡萄糖耐量试验（OGTT）

1.目的

通过测定血糖浓度变化，间接了解胰岛β细胞的储备功能，推测胰岛分泌功能。

2.操作方法

（1）试验前三天，每天进食碳水化合物不少于150g，并且有正常的体力活动。

（2）试验开始前禁食10～16小时，但可以饮水。

（3）空腹抽血2mL置干燥血清管后，将75g无水葡萄糖（如用1分子葡萄糖则为82.5g；儿童按1.75g/kg体重，总量不超过75g）溶于300mL水中5分钟内一次服完。

（4）服糖水后30分钟、60分钟、120分钟及180分钟分别取2mL血标本置试管中，需在试管上标明取血时间。

3.结果判断

（1）空腹血糖≥126mg/dL，餐后2小时血糖≥200mg/dL，诊断为糖尿病。

（2）109mg/dL≤空腹血糖<126mg/dL，及140mg/dL≤餐后2小时血糖<200mg/dL为糖耐量低减。（正常：空腹<109mg/dL，餐后<140mg/dL）

4.注意事项

（1）整个过程需禁食，禁止吸烟，避免剧烈运动。

（2）葡萄糖粉应完全溶解，全部服下，如遇呕吐、量不足均应改期试验。

（3）如需延长试验，则服糖后240分钟、300分钟加抽血糖，其余均相同。

（4）血标本应立即进行血糖测定，以免影响血糖结果。

（5）试验期间避免精神刺激，心脑血管病、感染、外伤、手术等应激状态下不能做此试验。

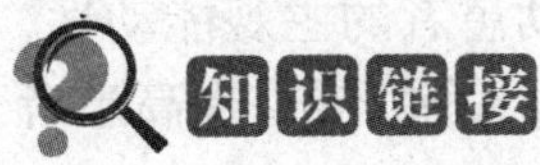

糖尿病诊断标准和综合控制目标

表 1-3-1　　糖尿病的诊断标准

诊断标准	静脉血浆葡萄糖或 HbA_{1c} 水平
典型糖尿病症状	
加上随机血糖	≥11.1mmol/L
或加上空腹血糖	≥7.0mmol/L
或加上 OGTT2 小时血糖	≥11.1mmol/L
或加上 HbA_{1c}	≥6.5%
无糖尿病典型症状者，需改日复查确认	

注：OGTT 为口服葡萄糖耐量试验；HbA_{1c} 为糖化血红蛋白。典型糖尿病症状包括烦渴多饮、多尿、多食、不明原因体重下降；随机血糖指不考虑上次用餐时间，一天中任意时间的血糖，不能用来诊断空腹血糖受损或糖耐量减低；空腹状态指至少 8 小时没进食热量。

表 1-3-2　　中国 2 型糖尿病的综合控制目标

测量指标	目标值
空腹毛细血管血糖（mmol/L）	4.4~7.0
非空腹毛细血管血糖（mmol/L）	＜10.0
糖化血红蛋白（%）	＜7.0
血压（mmHg）	＜130/80
总胆固醇（mmol/L）	＜4.5
男性高密度脂蛋白胆固醇（mmol/L）	＞1.0
女性高密度脂蛋白胆固醇（mmol/L）	＞1.3
甘油三酯（mmol/L）	＜1.7
未合并粥样硬化心血管疾病低密度脂蛋白胆固醇（mmol/L）	＜2.6
合并粥样硬化心血管疾病低密度脂蛋白胆固醇（mmol/L）	＜1.8
体重指数（kg/m^2）	＜24.0

（四）治疗要点

1. 健康教育

健康教育是糖尿病基础管理措施。每位糖尿病患者均应接受全面糖尿病教育，充分认识糖尿病并掌握自我管理技能。良好的健康教育能充分调动患者的主观能动性，使其积极配合治疗，有利于疾病控制达标，防止各种并发症的发生和发展，提高患者的生活质量。

2. 医学营养治疗（MNT）

医学营养治疗又称饮食治疗，既是所有糖尿病治疗的基础，预防和控制糖尿病必不可少的措施，也是年长者、肥胖型患者的主要治疗措施。

3. 运动治疗

适当的运动有利于减轻体重、提高胰岛素敏感性、改善血糖和脂代谢紊乱，还可减轻患者的压力和紧张情绪。运动治疗的原则是适量、经常性和个体化。应根据患者年龄、性别、体力、病情及有无并发症等安排适宜的活动，循序渐进，并长期坚持。

4. 药物治疗

口服降糖药物主要包括促胰岛素分泌剂［磺脲类、非磺脲类和二肽基肽酶-4抑制剂（DPP-4 抑制剂）］、增加胰岛素敏感性药物（双胍类和噻唑烷二酮类）和 α-葡萄糖苷酶抑制剂。胰岛素制剂一般为皮下或静脉注射。根据来源不同可分为动物胰岛素、人胰岛素和胰岛素类似物3种。人胰岛素比动物来源的胰岛素能更少地引起免疫反应。胰岛素类似物比人胰岛素更符合生理胰岛素分泌及作用模式。按作用快慢和维持时间长短，可分为超短效（速效）胰岛素类似物、常规（短效）胰岛素、中效胰岛素、长效胰岛素（包括长效胰岛素类似物）和预混胰岛素（包括预混胰岛素类似物）5类，常见制剂类型及作用时间见表1-3-3。

5. 减重治疗

通过减重手术治疗肥胖伴2型糖尿病。

表1-3-3　常见制剂类型及作用时间

作用类别	制剂类型	皮下注射作用时间		
		开始	高峰	持续
速效胰岛素类似物	门冬胰岛素	10~15min	1~2h	3~5h
	赖脯胰岛素	10~15min	1~1.5h	2~5h
	谷赖胰岛素	10~15min	1~2h	2~5h
短效胰岛素	常规人胰岛素（RI）	15~60min	2~4h	5~8h
中效胰岛素	低精蛋白锌人胰岛素（NPH）	2.5~3h	5~7h	13~16h
长效胰岛素	精蛋白锌人胰岛素（PZI）	3~4h	8~10h	20h
长效胰岛素类似物	甘精胰岛素	2~3h	无峰	30h
	地特胰岛素	3~4h	3~14h	24h

续表

作用类别	制剂类型	皮下注射作用时间		
		开始	高峰	持续
预混胰岛素	30R	30min	2~12h	14~24h
	50R	30min	2~3h	10~24h
预混胰岛素类似物	预混门冬胰岛素30	10~20min	1~4h	14~24h
	预混赖脯胰岛素25	15min	30~70min	16~24h
	预混赖脯胰岛素50，预混门冬胰岛素50	15min	30~70min	16~24h

三、糖尿病的护理

（一）常见护理诊断/问题

（1）营养失调：低于或高于机体需要量。

（2）有感染的危险：与血糖增高、脂代谢紊乱、营养不良、微循环障碍等因素有关。

（3）潜在并发症：酮症酸中毒、高渗高血糖综合征、低血糖、糖尿病足。

（二）护理措施

1.饮食护理

（1）制定总热量：首先根据患者性别、年龄、理想体重［理想体重（kg）=身高（cm）−105］、工作性质、生活习惯计算每天所需总热量。成年人休息状态下每天每千克理想体重给予热量25~30kcal，轻体力劳动30~35kcal，中度体力劳动30~40kcal，重体力劳动40kcal以上。

（2）食物组成：总的原则是高碳水化合物、低脂肪、适量蛋白质和高纤维的膳食。其中，碳水化合物占饮食总热量的50%~60%；脂肪不超过30%；蛋白质占10%~15%；多食富含膳食纤维的食物。老年人改变饮食习惯较为困难，可基于固有的饮食习惯做适当调整。老年糖尿病患者肌肉含量较低，应适度增加蛋白质摄入，健康的老年人需摄入蛋白质1.0~1.3g/（kg·d），合并急慢性疾病的老年患者需摄入蛋白质1.2~1.5g/（kg·d），而合并肌少症或严重营养不良的老年人至少摄入蛋白质1.5g/（kg·d）。碳水化合物是中国老年糖尿病患者主要的能量来源，碳水化合物既可以快速分解供能，也可以降低药物治疗中的低血糖发生风险。进食碳水化合物的同时摄入富含膳食纤维的食物可以延缓血糖升高，减少血糖波动，改善血脂水平。还需注意补充维生素和矿物质。老年糖尿病患者应避免过度限制能量摄入，强调合理膳食、均衡营养，警惕糖尿病老年人营养不良，定期采用营养风险筛查评分简表、确认患者营养风险，尽早发现并干预，有利于改善患者预后。

（3）其他注意事项：①超重者忌吃油炸、油煎食物，少食动物内脏、蟹黄、虾子、鱼子等高胆固醇食物。②戒烟，限酒。③每天食盐不超过5g。④严格限制各种甜食，可使用非营养型甜味剂，如蛋白糖、木糖醇、甜菊片等。对于血糖控制接近正常范围者，可在两餐间或睡前加食水果，如苹果、橙子、梨等。⑤可根据营养评估结果适量补充维生素和微量营养素。⑥每周定期测量体重1次，如果体重增加大于2kg，进一步减少饮食总热量；如消瘦患者体重有所恢复，也应适当调整饮食方案，避免体重继续增加。

2.运动护理

运动是预防和治疗老年糖尿病的有效方法之一，以规律运动为主的生活方式干预可以改善糖尿病患者的胰岛素抵抗。但老年患者常伴有多种慢性疾病，如骨关节病变使步行能力下降，合并脑血管病变、周围神经病变或严重肌少症的患者易发生跌倒。因此，老年糖尿病患者开始运动治疗前需要对其运动能力进行评估，为运动治疗方案的制定提供依据。此外，老年患者常需要服用多种药物，应指导其合理安排服药时间和运动时间的间隔，避免运动相关低血糖、低血压等事件发生。低血糖可发生在运动过程中，也可在运动后（延迟性低血糖），需加强运动前、中、后的血糖监测，运动过程中、运动后或增加运动量时需要注意观察患者有无头晕、心悸、乏力、手抖、出冷汗等低血糖症状，一旦发生，立即停止运动并及时处理。

老年糖尿病患者首选的运动是中等强度的有氧运动，运动能力较差者，可选择低强度有氧运动。低、中等强度有氧运动对于绝大多数老年糖尿病患者是安全的，具体形式包括快走、健身舞、韵律操、骑自行车、水中运动、慢跑等。运动强度可通过主观疲劳感来评价，在中等运动中常感到心率加快、微微出汗、轻微疲劳感，也可以表现为在运动中能说出完整句子但不能唱歌。每周运动5~7天，最好每天都运动，运动的最佳时段是餐后1小时，每餐餐后运动约20分钟。若在餐前运动，应根据血糖水平适当摄入碳水化合物后再进行运动。抗阻训练同样适用于老年人，既可通过哑铃、弹力带等器械进行抗阻训练，也可采用自身重量练习（如俯卧撑或立卧撑），加强下肢肌力训练，以预防和延缓老年性肌少症。老年糖尿病患者常伴有平衡能力下降等问题，加强柔韧性与平衡能力训练可以增强平衡能力，交替性单脚站立、走直线都是增强平衡能力的有效方法，太极拳和八段锦练习也可以提高协调性及平衡能力。增强下肢肌力和平衡能力可以降低老年糖尿病患者跌倒风险，增加运动的依从性。

3.口服用药护理

（1）磺脲类药物的护理：协助患者于早餐前半小时服用，严密观察药物引起的低血糖反应。

（2）非磺脲类药物的护理：瑞格列奈餐前15分钟内服用，那格列奈餐前10分钟内服用，米格列奈临餐前5分钟内服用，每天3次。

（3）双胍类药物的护理：餐中或餐后服药或从小剂量开始可减轻胃肠道不良反应。

（4）α-葡萄糖苷酶抑制剂类药物的护理：应与第一口淀粉类食物同时嚼服。与促胰岛素分泌剂或胰岛素合用可能出现低血糖，一旦出现低血糖，应直接给予葡萄糖溶液口服或静脉注射，进食淀粉类食物或蔗糖无效。

（5）噻唑烷二酮类药物的护理：空腹或进餐时服用，密切观察有无水肿、体重增加、缺血性心血管疾病及骨折的风险等，一旦出现应立即停药。

（6）DPP-4抑制剂和SGLT-2抑制剂：服药时间不受进餐时间的影响。

4.使用胰岛素的护理

（1）胰岛素的注射途径：包括静脉注射和皮下注射两种。注射工具有胰岛素专用注射器、胰岛素笔、胰岛素泵、无针注射系统4种，见图1-3-8。

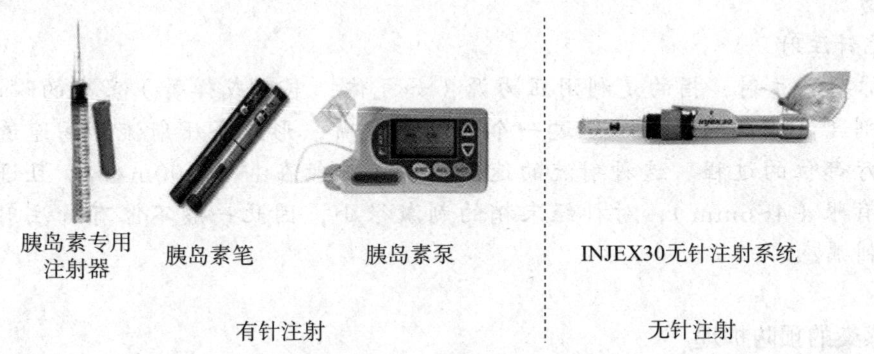

图1-3-8 胰岛素注射工具

（2）使用胰岛素的注意事项：①熟悉各种胰岛素的名称、剂型及作用特点，使用胰岛素笔时要注意笔与笔芯相互匹配。②胰岛素的保存：未开封的胰岛素放于冰箱2℃~8℃冷藏保存，正在使用的胰岛素在常温下（不超过25℃~30℃）可使用28~30 天，无须放入冰箱，但应避免过冷、过热、太阳直晒、剧烈晃动等，否则可因蛋白质凝固变性而失效。③注射部位的选择与轮换：胰岛素采用皮下注射时，宜选择皮肤疏松部位，如上臂三角肌、臀大肌、大腿前侧、腹部等。注射部位要经常轮换，长期注射同一部位可能导致局部皮下脂肪萎缩或增生、局部硬结。④防止感染，针头一次性使用。

（3）胰岛素不良反应的观察及处理：①低血糖反应，详见本节低血糖的治疗和护理。②过敏反应，表现为注射部位瘙痒或荨麻疹样皮疹，严重过敏反应罕见。自人胰岛素广泛在临床应用后，过敏反应发生减少。处理措施包括更换胰岛素制剂、使用抗组胺药和糖皮质激素以及脱敏疗法等。严重者需停止或暂时中断胰岛素治疗。③注射部位皮下脂肪萎缩或增生，采用多点、多部位皮下注射和针头一次性使用可预防其发生。若发生该情况，停止该部位注射后可缓慢自然恢复。④水肿，胰岛素治疗初期可因水钠潴留而发生轻度水肿，可自行缓解。⑤视物模糊，部分患者出现，多为晶状体屈光改变，常于数周内自然恢复。

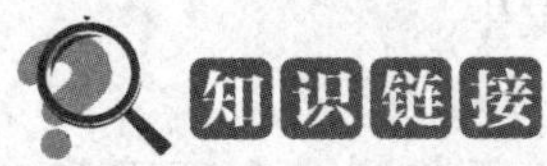

持续皮下胰岛素输注、无针注射

1.持续皮下胰岛素输注

持续皮下胰岛素输注（CSII），是一种更为完善的强化胰岛素治疗方式，以基础量和餐前追加量的形式，模拟生理胰岛素的分泌，保持体内胰岛素维持在一个基本水平，保证患者正常的生理需要。主要适用于1型糖尿病、计划受孕和已孕的糖尿病妇女或需要胰岛素治疗的妊娠糖尿病患者、需要胰岛素强化治疗的2型糖尿病患者等。CSII治疗较其他强化治疗方案发生低血糖的风险减少，泵中只能使用短效胰岛素或速效胰岛素类似物。

2.无针注射

又称射流注射，指的是利用压力源（如气体、电磁或弹簧）产生的瞬间高压，推动药剂（液体或冻干粉）经过一个很细的喷嘴，形成高压射流，高速透过皮肤进入治疗部位的过程。这种射流的速度极快（一般在150~300m/s），且进入肌体的深度有限（4~6mm），对神经末梢的刺激很小，因此一般不像有针注射那样有明显的刺痛感。

5.感染的预防护理

（1）病情监测：观察患者体温、脉搏等变化。

（2）预防上呼吸道感染：注意保暖，避免与肺炎、上呼吸道感染、肺结核等呼吸道感染者接触。

（3）预防尿路感染：勤用温水擦洗外阴部并擦干，防止和减少瘙痒和湿疹的发生。因自主神经功能紊乱造成的尿潴留，可采用膀胱区热敷、按摩和人工诱导等方法排尿。导尿时应严格执行无菌技术。如无禁忌，每天饮水量≥2000mL。

（4）皮肤护理：保持皮肤的清洁，勤洗澡、勤换衣，洗澡时水温不可过热，香皂以中性为宜，内衣以棉质、宽松、透气为好。洗衣服时内衣、袜子和其他衣物分开洗。皮肤瘙痒的患者嘱其不要搔抓皮肤，勤修指甲。

6.足部护理

（1）每天检查双足一次，检查趾间、足底部皮肤有无鸡眼、甲沟炎，有无红肿、溃疡等情况。

（2）预防外伤，外出穿合适的鞋袜，冬天不要使用热水袋、电热毯、烤灯，避免烫伤，夏天避免虫咬。趾甲修剪至与脚趾平齐，并锉圆边缘尖锐部分。避免老人自行修剪胼胝或用化学制剂进行处理，应及时寻求专业人员帮助。

（3）保持足部清洁，指导或帮助老人勤换鞋袜，每天清洗足部1次，水温低于37℃，可用手肘试水温，洗完后用柔软的浅色毛巾擦干，尤其是擦干脚趾间。皮肤干燥者必要时可涂油膏类护肤品，但不应涂抹在趾缝间。

（4）戒烟，防止因吸烟导致局部血管收缩而促进足部溃疡的发生。

7.酮症酸中毒、高渗高血糖综合征的护理

（1）预防措施：定期监测血糖，有感染或其他应激状况时每天监测。合理用药，不要随意减量或停用药物。保证充足的水分摄入，特别是发生呕吐、腹泻、严重感染时。

（2）病情监测：严密观察和记录老人的生命体征、意识、24小时液体出入量等。遵医嘱及时监测电解质、酮体和渗透压等的变化。

（3）急救配合与护理：①立即开放两条静脉通路，准确执行医嘱，确保液体和胰岛素的输入；②绝对卧床休息，注意保暖，给予持续低流量吸氧；③加强生活护理，特别注意皮肤、口腔护理，预防压力性损伤和继发性感染；④昏迷者按昏迷常规护理。

8.低血糖的护理

（1）加强预防：护理员应充分了解老年人使用的降糖药物，并告知老年人不能随意更改降糖药物及其剂量。活动量增加时，要减少胰岛素的用量并及时加餐。容易在后半夜及清晨发生低血糖的老年人，晚餐适当增加主食或含蛋白质较高的食物。速效或短效胰岛素注射后应及时进餐；病情较重者，可先进餐再注射胰岛素，避免注射胰岛素后不能进餐的情况发生。

（2）症状观察和血糖监测：观察老年人有无低血糖的临床表现，尤其是服用胰岛素促泌剂和注射胰岛素的患者。老年患者常有自主神经功能紊乱从而导致低血糖症状不明显，除应加强血糖监测外，对老年人血糖不宜控制过严，中国老年糖尿病诊疗指南（2024年版）推荐血糖控制目标见表1–3–4。

表1–3–4　　老年糖尿病患者血糖控制目标

血糖监测指标	未使用低血糖风险较高药物			使用低血糖风险较高药物		
	良好	中等	差	良好	中等	差
HbA_{1c}（%）	<7.5	<8.0	<8.5	7.0~7.5	7.5~8.0	8.0~8.5
空腹或餐前血糖（mmol/L）	5.0~7.2	5.0~8.3	5.6~10.0	5.0~8.3	5.6~8.3	5.6~10.0
睡前血糖（mmol/L）	5.0~8.3	5.6~10.0	6.1~11.1	5.6~10.0	8.3~10.0	8.3~13.9

注：HbA_{1c}为糖化血红蛋白；低血糖风险较高的药物有胰岛素、磺脲类药物、格列奈类药物等；HbA_{1c}、空腹或餐前血糖及睡前血糖控制目标源于美国内分泌学会发布的老年糖尿病治疗临床实践指南。餐后血糖控制的目标暂无充分的临床证据或指南依据进行推荐，可根据HbA_{1c}对应的餐后平均血糖水平（糖尿病医学诊疗标准临床指南）确定餐后血糖控制目标，即HbA_{1c} 6.50%~6.99%对应血糖9.1 mmol/L，HbA_{1c} 7.00%~7.49%对应血糖9.8 mmol/L，HbA_{1c} 7.50%~7.99%对应血糖10.5 mmol/L，HbA_{1c} 8.00%~8.50%对应血糖11.4 mmol/L。

出现低血糖时，按照低血糖急救流程（见图1–3–9）进行急救。常见15g糖类食品见图1–3–10。

（三）健康指导

（1）生活方式指导：指导老年糖尿病患者养成良好的生活方式，合理饮食、合理运动、控制体重、戒烟限酒。

（2）疾病知识指导：向老人及家属介绍糖尿病的相关知识、预防方法以及自我管理方法，做好自我血糖监测，及时应对高低血糖，定期复查并发症的相关指标，出现异常及时就医。

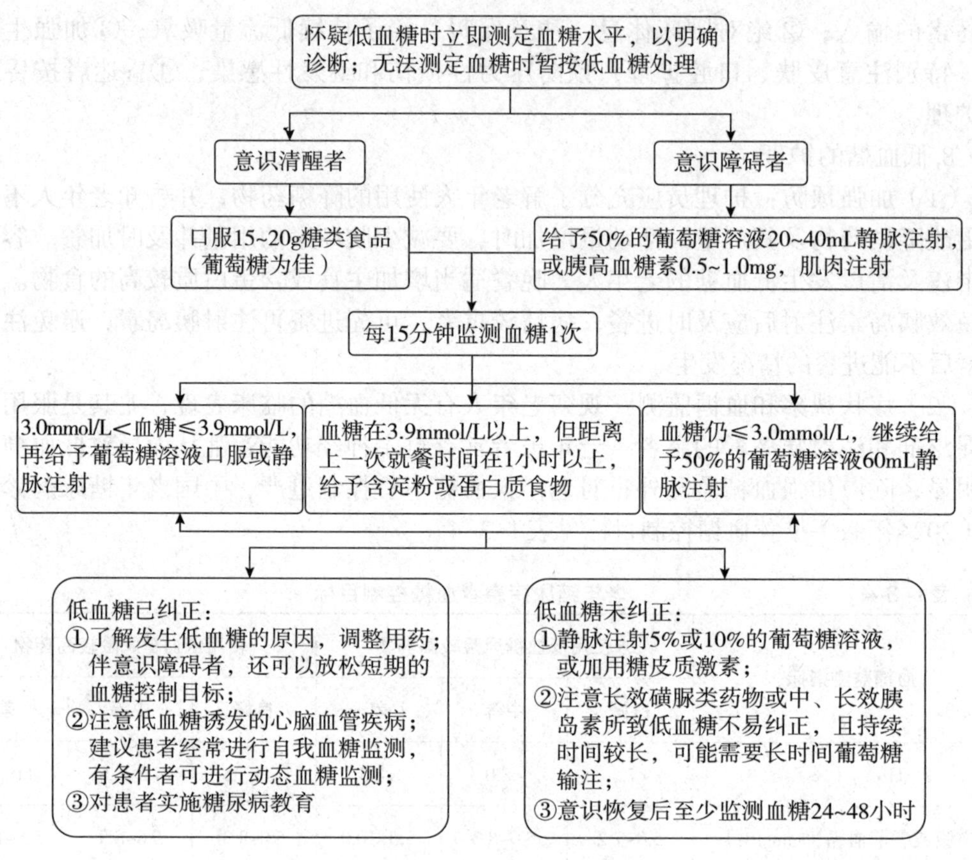

图 1–3–9　低血糖急救流程

3~4片葡萄糖片
半杯橘子汁
250mL脱脂牛奶
3/4杯苏打水
2~4块方糖
4茶勺白糖
150mL可乐
3~5颗硬糖

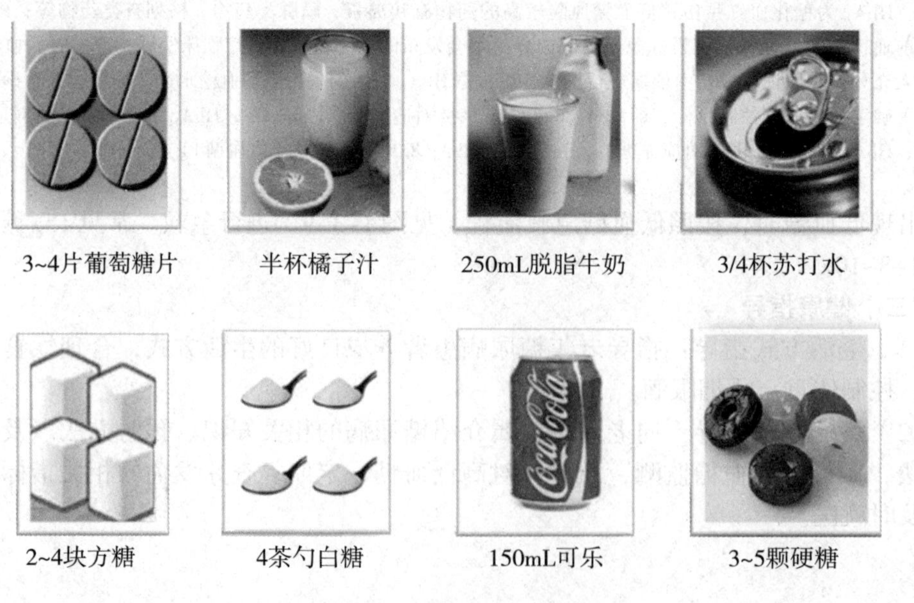

图 1–3–10　常见 15g 糖类食品

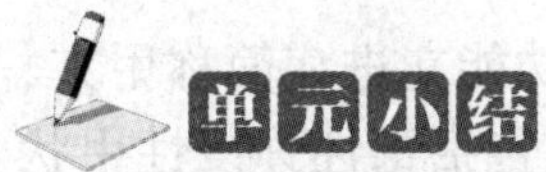

单元小结

糖尿病是内分泌系统常见疾病之一，老年糖尿病患者大多是2型糖尿病，典型表现为“三多一少”，也有相关急慢性并发症的症状体征。2型糖尿病可防可控，加强糖尿病自我管理，对老年群体，护理员在饮食运动、日常监测、药物使用、急慢性并发症方面加强护理，可以有效阻止并发症发生或进展，减少致残率、死亡率。

单元5　甲状腺功能亢进症患者的护理

案例导入

患者，女，65岁。于1年前感到疲乏无力、夜间失眠、怕热多汗、多食、易怒，经多项检查，诊断为甲状腺功能亢进症。给予硫脲类药物治疗，1个月后病情好转，半年前自行停药。2个月前再次出现多汗、多食，劳累后心慌、气短明显，夜间有时憋醒。病后大便每日两次，成形便，体重减轻8kg。查体：T 37℃，P 110次/分，R 26次/分，BP 110/60mmHg；神志清，急性面容，颈软，甲状腺Ⅰ度肿大，眼球突出。请思考：

1. 什么是甲状腺功能亢进症，其病因是什么？

2. 如何为患者进行健康指导？

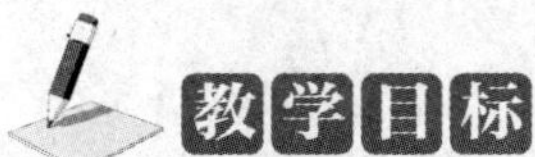

教学目标

知识目标：

1. 掌握甲状腺功能亢进症常见的临床表现及护理措施。
2. 熟悉甲状腺功能亢进症的治疗要点与常见护理诊断/问题。
3. 了解甲状腺功能亢进症的病因及发病机制，辅助检查。

能力目标：

学会甲状腺功能亢进症的临床表现及护理措施，能正确实施整体护理，能为甲状腺功能亢进症老年人提供健康指导。

素质目标：

具有关心、尊重、理解老年患者疾苦，主动为其缓解不适的职业意识与态度。

思政目标：

在为老服务过程中，谨记“以老年人为中心”的服务理念。

一、甲状腺功能亢进症

甲状腺毒症是指血液循环中甲状腺激素（TH）过多，引起以神经、循环、消化等系统兴奋性增高和代谢亢进为主要表现的临床综合征。甲状腺功能亢进症简称甲亢，是甲状腺腺体本身产生TH过多所致的甲状腺毒症。甲亢的病因包括毒性弥漫性甲状腺肿（GD，又称Graves病）、结节性毒性甲状腺肿和自主性高功能性甲状腺瘤等。我国临床甲亢的患病率为0.8%，其中80%以上是由Graves病引起的。本单元重点阐述Graves病。

Graves病又称Parry病或Basedow病，是一种伴有TH分泌增多的器官特异性自身免疫疾病，女性高发，男女比例为1：（4~6），高发年龄为20~50岁。

（一）病因及发病机制

Graves病的确切发病机制尚不清楚，可能与自身免疫遗传因素及环境因素有关。

1.免疫功能异常

目前公认本病的发生与自身免疫有关，属于器官特异性自身免疫病。主要特征是患者血清中存在甲状腺细胞TSH受体的特异性自身抗体，称为TSH受体抗体（TRAb）。TRAb又分为甲状腺刺激性抗体（TSAb）和甲状腺刺激阻断性抗体（TSBAb），TSAb与TSH竞争性地结合于TSH受体，激活腺苷酸环化酶信号系统，导致甲状腺细胞增生，产生过量的甲状腺激素；母体的TSAb也可以通过胎盘使胎儿或新生儿发生甲亢。TSBAb阻断TSH与TSH受体的结合，导致甲状腺细胞萎缩，甲状腺激素产生减少，引起甲状腺功能减退症。

2.遗传因素

Graves病有明显的遗传倾向，单卵孪生子的发病一致率是30%~35%，双卵孪生子是2%~5%。Graves病还是一个复杂的多基因疾病，目前发现与HLA、CTLA4、PTPN22、CD40等基因多态性有关。

3.环境因素

感染、创伤、劳累、强烈的精神刺激等因素为其重要诱因。

（二）临床表现

多数起病较缓慢，少数在感染、精神创伤等应激后急性起病。典型表现有TH分泌过多所致的高代谢综合征等甲状腺毒症表现、甲状腺肿及眼征。老年患者表现多不典型。

1.甲状腺毒症表现

（1）高代谢综合征：由于TH分泌过多导致交感神经兴奋性增高，新陈代谢加速，患者产热与散热明显增多，常有疲乏无力、怕热多汗、多食易饥、体重下降、糖耐量异常或糖尿病加重、负氮平衡等表现。

（2）神经精神症状：神经过敏，易激动、多言好动、紧张失眠、注意力不集中、记忆力减退等。腱反射亢进，伸舌和双手向前平伸时有震颤。

（3）心血管系统症状：心悸、胸闷、气短，休息或睡眠时心率仍快，与代谢率升高呈正相关，是本病特征之一。甲状腺毒症可增强心脏对儿茶酚胺的敏感性，作用于心肌收缩蛋白增强心肌的正性肌力作用，导致外周血管扩张，使心排血量代偿性增加等，引起甲状腺毒症心脏病，亦称甲亢性心脏病，主要表现为心房颤动等室上性心律失常、心绞痛、心肌梗死、心脏增大、心力衰竭。心力衰竭分为两类：一类是心动过速和心排血量增加导致的“高排血量型心力衰竭”，多见于年轻患者，常随着甲亢的控制而得以恢复；另一类是诱发和加重已有的或潜在的缺血性心脏病而发生的“心脏泵衰竭”，多见于老年患者。收缩压增高、舒张压下降和脉压增大也为甲亢的特征性表现。

（4）消化系统症状：患者食欲亢进、消瘦为本病的特征表现之一。胃肠蠕动增快，腹泻，排便次数增多。可出现肝功能异常，转氨酶升高，偶伴黄疸。

（5）血液系统症状：外周白细胞计数偏低，淋巴细胞比例增加，血小板寿命缩短，可出现紫癜，由于消耗增加、营养不良和铁的利用障碍，偶可引起贫血。

（6）生殖系统症状：女性常有月经稀少、闭经；男性常有阳痿、乳房发育；男女生育能力均下降。

（7）肌肉与骨骼系统症状：主要表现为甲状腺毒症性周期性瘫痪。摄入高碳水化合物、剧烈运动、寒冷、饮酒、使用胰岛素、利尿剂、糖皮质激素可诱发周期性瘫痪，主要累及下肢，伴有低血钾，多见于青年男性。部分患者有慢性甲亢性肌病，表现为肌无力、肌萎缩，行动困难。

（8）皮肤、毛发及肢端表现：皮肤光滑细腻、温暖湿润，颜面潮红。部分患者色素减退，出现毛发脱落或斑秃。少数伴杵状指、软组织肿胀、指（趾）甲和甲床分离。胫前黏液性水肿为Graves病的特异性皮肤损害，白种人多见。水肿常见于胫骨前下1/3处，也可见于肩部、手背、足背、踝关节或手术瘢痕处，偶见于面部。皮损多为对称性，初起时呈暗紫红色，继而出现皮肤粗厚，呈片状或结节状叠起，最后呈橘皮样或树皮状。

2.甲状腺危象

又称甲亢危象，是甲状腺毒症急性加重的一个综合征，发病原因可能与短时间内大量甲状腺激素释放入血有关。

（1）常见诱因。

①应激状态。如精神刺激、过度劳累、感染、手术、急性创伤、放射性碘治疗等。

②严重躯体疾病。如低血糖症、败血症、脑卒中、心力衰竭、急腹症等。

③口服过量TH制剂。

④甲状腺手术中过度挤压甲状腺等。

（2）临床表现：原有甲亢症状加重、高热，体温常在39℃以上，心动过速，脉搏在140次/分钟以上，烦躁不安、呼吸急促、大汗淋漓、恶心、呕吐、腹痛腹泻、谵妄，严重者可有心衰、休克及昏迷等，死亡率在20%以上。老年甲状腺功能亢进患者常因症状体征不典型，导致漏诊、误诊，可因长期未能得到诊治而发生危象。

3.甲状腺肿

多数患者有不同程度的甲状腺肿，呈弥漫性、对称性肿大，质地中等、无压痛，随吞咽上下移动。肿大程度与甲亢轻重无明显关系。甲状腺上下极可触及震颤及听到血管杂音为本病重要体征。

4.眼征

按病因可分为单纯性突眼及浸润性突眼。

（1）单纯性突眼：与甲状腺毒症所致的交感神经兴奋性增高以及TH的β肾上腺能样作用致眼外肌、提上睑肌张力增高有关。

单纯性突眼表现：①轻度突眼（突眼度在18mm以内）；②Stellwag征（瞬目减少或凝视，眼神炯炯发亮）；③Dalrymple征（上眼睑挛缩，眼裂增宽）；④Von Graefe征（双眼向下看时，上眼睑不能随眼球下落，显现白色巩膜）；⑤Joffroy 征（向上看时，前额皮肤不能皱起）；⑥Mobius征（两眼内聚减退或不能）。

（2）浸润性突眼：即Graves眼病，也称甲状腺相关性眼病，与发生于眶组织的自身免疫炎症反应有关。男性多见，表现为眼内异物感、畏光、流泪、复视、斜视、视力下降、眼部静息或运动后疼痛等。检查可见眼睑肿胀、不能闭合，结膜充血水肿，眼球活动受限，严重者眼球固定，视野缩小。眼睑闭合不全，角膜外露而形成角膜溃疡、全眼炎，甚至失明。

5.特殊类型Graves病

（1）淡漠型甲亢：多见于老年人，起病隐袭、高代谢综合征不典型、眼征和甲状腺肿均不明显。主要表现为明显消瘦、心悸、乏力、头晕、晕厥、神志淡漠、腹泻、厌食。有时神志模糊，甚至昏迷，可伴有心房颤动、肌肉震颤和肌病等体征。70%的患者无甲状腺肿大，常因明显消瘦而被误诊为恶性肿瘤，因心房颤动被误诊为冠心病。

（2）T_3型甲状腺毒症：由于甲状腺功能亢进时，T_3显著多于T_4所致。Graves病、毒性结节性甲状腺肿和自主高功能性腺瘤都可以发生T_3型甲亢。碘缺乏地区甲亢的12%为T_3型甲亢，老年人多见。

（三）辅助检查

1.促甲状腺激素（TSH）

血清TSH浓度的变化是反映甲状腺功能最敏感的指标。目前筛查甲亢的第一线指标为sTSH测定，甲亢时sTSH通常<0.1mU/L。

2.血清甲状腺激素测定

（1）血清总甲状腺素（TT_4）：该指标稳定、重复性好，是诊断甲亢的主要指标之一。

（2）血清总三碘甲腺原氨酸（TT_3）：大多数甲亢时血清TT_3和TT_4同时升高，TT_3增高可以先于TT_4出现。患T_3型甲状腺毒症时仅有TT_3增高，常见于老年患者。

（3）血清游离甲状腺激素：包括血清游离甲状腺素（FT_4）与血清游离三碘甲状腺原氨酸（FT_3）。FT_3和FT_4不受血中甲状腺激素结合球蛋白（TBG）影响，是诊断临床甲亢的主要指标。

3.甲状腺^{131}I摄取率

为诊断甲亢的传统方法，但不能反映病情严重程度与治疗中的病情变化，目前已被激素测定技术所替代。甲亢时^{131}I摄取率表现为总摄取量增加，摄取高峰前移。本方法现主要用于甲状腺毒症病因的鉴别：甲状腺功能亢进症引起的甲状腺毒症^{131}I摄取率增高；非甲状腺功能亢进症引起的甲状腺毒症^{131}I摄取率降低。

4.TSH受体抗体（TRAb）测定

TSH受体抗体（TRAb）测定是诊断Graves病的重要指标之一。未治疗的Graves病患者血中TRAb阳性检出率可达98%，有早期诊断意义。

5.甲状腺刺激抗体（TSAb）测定

甲状腺刺激抗体（TSAb）测定是诊断Graves病的重要指标之一，未经治疗的

Graves病患者血中TSAb阳性检出率可达85%~100%。与TRAb相比，TSAb不仅反映了这种抗体与TSH受体结合，还反映了这种抗体对甲状腺细胞的刺激作用，有早期诊断意义。

6.影像学检查

根据需要选用彩色多普勒、CT和MRI、甲状腺放射性核素扫描等检查，有助于甲状腺、异位甲状腺肿和球后病变性质的诊断。

（四）治疗要点

目前尚不能对Graves病进行病因治疗。主要采用的治疗方法有抗甲状腺药物、放射性碘（^{131}I）及手术3种治疗方法。

1.甲亢的治疗

（1）抗甲状腺药物。

①适应证：a.病情轻、中度；b.甲状腺轻、中度肿大；c.孕妇、高龄或由于其他严重疾病不宜手术者；d.手术前或放射性碘治疗前的准备；e.手术后复发且不宜行放射性碘治疗者；f.中至重度活动的GD患者。

②常用药物：常用的ATD药物包括硫脲类和咪唑类。硫脲类有甲硫氧嘧啶、丙硫氧嘧啶等；咪唑类有甲巯咪唑、卡比马唑等。作用机制是通过抑制甲状腺内过氧化物酶及碘离子转化为新生态碘或活性碘，从而抑制TH的合成。丙硫氧嘧啶具有在外周组织抑制T_4转变为T_3的功能，疗效快，为严重病例或甲状腺危象的首选用药。

③治疗方案与疗程：治疗方案分初治期、减量期及维持期。以甲巯咪唑为例：a.初治期，甲巯咪唑10~30mg/d，每天1次口服，每4周复查甲状腺激素水平，至血TH恢复正常或症状缓解时减量；b.减量期，每2~4周减量1次，每次减量5~10mg，每4周复查甲状腺功能，TSH正常后再减至最小维持量；c.维持期，5~10mg/d或更少，维持12~18个月，维持期间每2个月复查血TH。

（2）其他药物。

①复方碘口服溶液：仅用于术前准备和甲状腺危象。

②β受体拮抗药：可改善甲亢初治期症状。可用于^{131}I治疗前后及甲状腺危象时，也可与碘剂合用于术前准备。

③放射性^{131}I治疗：甲状腺摄取^{131}I后释放β射线，使甲状腺滤泡上皮细胞破坏萎缩而减少TH的分泌，达到治疗目的。

a.适应证：甲状腺肿大Ⅱ度以上；对ATD过敏；ATD治疗或手术治疗后复发；甲亢合并心脏病；甲亢合并肝、肾等脏器功能损害；甲亢伴白细胞减少、血小板减少或全血细胞减少；拒绝手术或有手术禁忌证；浸润性突眼。

b.禁忌证：妊娠和哺乳期禁止放射性^{131}I治疗。

c.并发症：放射性甲状腺炎；诱发甲状腺危象；加重活动性Graves眼病。

（3）手术治疗。

甲状腺次全切除术的治愈率可达70%以上，术前必须用抗甲状腺药物充分准备至症状控制，T_3、T_4保持在正常范围内。

2.甲状腺危象的防治

避免和去除诱因，积极治疗甲亢是预防甲状腺危象的关键，尤其是防治感染和做好充分的术前准备工作。一旦发生需积极抢救。

（1）抑制TH合成：首选PTU，首次口服或胃管注入500~1000mg；以后每次250mg，4小时口服一次。待症状缓解后改用一般治疗剂量。

（2）抑制TH释放：服PTU 1小时后再服用复方碘口服溶液5滴（0.25mL或者250mg），每6小时服用1次。

（3）β 受体拮抗药：普萘洛尔60~80mg/d，每4小时口服1次。普萘洛尔能阻断甲状腺素对心脏的刺激，抑制外周组织T_4转换为T_3。

（4）糖皮质激素：首次静滴氢化可的松300mg，以后每次100mg，每8小时1次，能防止和纠正肾上腺皮质功能减退。

（5）降低和清除血浆TH：上述常规治疗效果不满意时，可选用血液透析、腹膜透析或血浆置换等措施，迅速降低血浆TH浓度。

（6）支持治疗：监测心、脑、肾功能；纠正水、电解质和酸碱平衡紊乱；降温，给氧，防治感染；积极治疗各种并发症。

3.Graves眼病的治疗

治疗方法视病情程度而异，有效控制甲亢是治疗Graves眼病的关键。

（1）一般治疗：高枕卧位，低盐饮食，戒烟，眼部保护如戴有色眼镜、人工泪液、睡眠时使用盐水纱布或眼罩等。

（2）轻度活动性Graves眼病：病程一般呈自限性，以控制甲亢和一般治疗为主。控制甲亢是基础性治疗，可选择ATD、^{131}I和手术其中一种方法。

（3）中度和重度活动性Graves眼病：治疗甲亢时可选择MMI或手术治疗。其他特殊治疗主要包括：①糖皮质激素。泼尼松40~80mg/d，分次口服，持续2~4周，随后每2~4周减量至2.5~10mg/d，持续治疗3~12个月。②眶放射治疗。与糖皮质激素联合使用可以增加疗效，一般不单独使用。③眶减压手术。糖皮质激素和球后外照射无效，角膜感染或溃疡、压迫导致的视网膜和视神经改变可能导致失明时，需要行眶减压手术。

二、甲状腺功能亢进症的护理

（一）常见护理诊断/问题

（1）营养失调：低于机体需要量。与基础代谢率增高导致代谢需求超过摄入有关。

（2）活动耐力下降：与蛋白质分解增加、甲状腺毒症性心脏病、肌无力等有关。

（3）组织完整性受损：与浸润性突眼有关。

（4）自我形象紊乱：与突眼和甲状腺肿大引起的身体外观改变有关。

（5）潜在并发症：甲状腺危象。

（二）护理措施

1.一般护理

（1）环境：病室环境安静，通风良好，避免噪声和强光刺激，相对集中时间进行治疗、护理。

（2）休息与活动：活动时以不疲劳为宜，适当增加休息时间，维持充足睡眠，防止病情加重。有严重心力衰竭或感染者应卧床休息。

（3）饮食：高蛋白、高热量、高维生素、低纤维素饮食，避免摄入刺激性食物及饮料，如浓茶、咖啡等，以免引起患者精神兴奋。避免进食含碘丰富的食物，应食用无碘盐，忌食海带、海鱼、紫菜等，慎食卷心菜、甘蓝等易致甲状腺肿的食物。在病情允许的情况下，鼓励患者多饮水，每天饮水2000~3000mL以补充出汗、腹泻、呼吸加快等所丢失的水分。

（4）眼部护理：外出戴深色眼镜，睡眠或休息时抬高头部，以减轻球后水肿和眼睛胀痛，眼睑不能闭合者用无菌纱布或眼罩覆盖双眼。

2.用药护理

应指导患者按时按量正确用药，不可自行减量或停药，并密切观察药物的不良反应，及时处理。抗甲状腺药物的常见不良反应及处理措施如下。

（1）粒细胞减少：多发生在用药后2~3个月内，必须定期复查血常规。

（2）药疹：可用抗组胺药控制或改用另一种ATD。如出现皮肤瘙痒、团块状严重皮疹等应立即停药，以免发生剥脱性皮炎。

（3）观察疗效：定期复查甲状腺功能和血常规，症状出现反复时，需立即就诊。

3.甲状腺危象护理

（1）避免诱因。指导患者自我心理调适，避免精神刺激、感染、创伤等诱发因素。

（2）病情监测。观察生命体征和意识变化。若原有甲亢症状加重，并出现体温>39℃、心率>140次/分钟、烦躁、心悸、多汗、严重乏力、食欲减退、恶心、呕吐、腹泻、脱水等，应警惕甲状腺危象发生，立即报告医生并协助处理。

（3）紧急处理配合。

①立即吸氧：绝对卧床休息，呼吸困难时取半卧位，立即给予吸氧。

②及时准确给药：迅速建立静脉通路，遵医嘱给药。准备好强心、镇静、血管活性药等抢救药物。

③密切观察病情变化：定时监测生命体征，准确记录24小时出入液量，观察意识状态的变化。

④对症护理：高热者给予冰敷或酒精擦浴降温。躁动不安者使用床挡保护。昏迷者加强皮肤、口腔护理，定时翻身，预防压疮、肺炎的发生。腹泻严重者应注意肛周皮肤护理，预防肛周感染。

4.心理护理

鼓励患者表达内心感受，理解和同情患者，建立互信关系。向患者及其家属解释病情，让患者及其家属了解其情绪、性格的改变是暂时的，可因治疗而得到改善。

（三）健康指导

1.疾病知识指导

告知患者有关甲亢的临床表现和自我护理知识，适当运动、合理饮食、避免刺激或过度劳累。指导患者注意加强自我保护，上衣领宜宽松，避免压迫甲状腺。

2.用药指导与病情监测

应指导患者坚持遵医嘱、按剂量、按疗程服药，不可随意减量和停药，注意观察药物的不良反应。指导患者自我监测和定期体检，每天清晨起床前自测脉搏，定期测量体重，脉搏减慢、体重增加是治疗有效的标志。服用抗甲状腺药物的最初3个月，每周查血常规1次，每隔1~2个月做甲状腺功能测定，若出现高热、恶心、呕吐、不明原因腹泻、突眼加重等，应及时就诊，警惕甲状腺危象的可能。

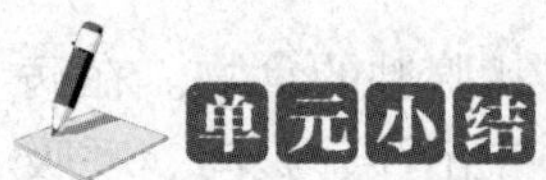

甲状腺功能亢进症多数起病缓慢，常表现为疲乏、无力、怕热、多汗、低热、多食、消瘦、急躁易怒、排便次数增多、心悸、胸闷、气短等。由于甲状腺功能亢进症病程比较长，且患者情绪激动及感染均可诱发本病，因此护理及健康指导十分重要，患者长期服用抗甲状腺药物及按时复查是疾病康复的关键。

单元6　血脂代谢异常患者的护理

案例导入

患者，男，75岁，近3年无明显诱因下逐渐出现头晕、失眠、乏力，健忘伴眼睑周围黄色瘤。查体：体温36.3℃，脉搏70次/分钟，呼吸17次/分钟，血压160/85mmHg。实验室检查：血清总胆固醇8.57mmol/L、甘油三酯5.78mmol/L、低密度脂蛋白6.34mmol/L、高密度脂蛋白0.52mmol/L。请思考：

1.什么是血脂代谢异常？如何预防？

2.如何为患者进行饮食指导？

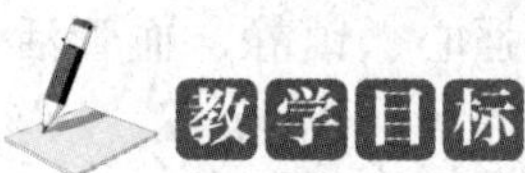

知识目标：

1.掌握血脂代谢异常常见的临床表现及护理措施。

2.熟悉血脂代谢异常的治疗要点与常见护理诊断/问题。

3.了解血脂代谢异常的病因及发病机制，辅助检查。

能力目标：

学会血脂代谢异常的临床表现及护理措施，能正确实施整体护理，能为血脂代谢异常老年人提供健康指导。

素质目标：

具有关心、尊重、理解老年患者疾苦，主动为其缓解不适的职业意识与态度。

思政目标：

1.在为老服务过程中，谨记“以老年人为中心”的服务理念。

2.通过学习，能树立科学的饮食观。

一、血脂代谢异常

血脂代谢异常是指血浆中脂质的量和质的异常，通常指血浆中甘油三酯（TG）和（或）总胆固醇（TC）、低密度脂蛋白胆固醇（LDL-C）水平升高，高密度脂蛋白胆固醇（HDL-C）水平降低。由于脂质在血浆中以脂蛋白的形式存在，血脂代谢异常表现为脂蛋白异常血症。根据病因分为原发性高脂血症和继发性高脂血症。

（一）病因及发病机制

1.原发性高脂血症

原发性高脂血症占血脂代谢异常的绝大多数，由遗传基因缺陷与环境因素相互作用引起。有关的环境因素包括不良的饮食习惯、运动不足、肥胖、年龄增加以及吸烟、酗酒等。

2.继发性高脂血症

某些全身系统疾病如甲状腺功能减退症、库欣综合征、肾病综合征、系统性红斑狼疮等可引起继发性高脂血症。使用某些药物如噻嗪类利尿剂、非选择性β受体拮抗药等可引起继发性高脂血症；长期使用糖皮质激素可促进脂肪分解，引起血浆总胆固醇和甘油三酯水平升高。

（二）临床表现

1.黄色瘤、角膜环和眼底改变

黄色瘤是由脂质局部沉积引起，颜色可为黄色、橘黄色或棕红色，多呈结节、斑块或丘疹形状，质地柔软，最常见于眼睑周围。角膜环，位于角膜外缘呈灰白色或白色，由角膜脂质沉积所致，常发生于40岁以下。严重的高三酰甘油血症可出现高脂血症眼底改变。

2.动脉粥样硬化

脂质在血管内皮下沉积可引起动脉粥样硬化，从而导致心脑血管和周围血管病变。某些家族性血脂代谢异常可在青春期前发生冠心病，甚至心肌梗死。严重的高三酰甘油血症（＞10mmol/L）可引起急性胰腺炎。严重的高胆固醇血症可出现游走性多关节炎。

（三）辅助检查

实验室检查。基本检测项目为血浆或血清总胆固醇、甘油三酯、低密度脂蛋白胆固醇和高密度脂蛋白胆固醇，载脂蛋白A、载脂蛋白B对预测冠心病有一定意义。检查前应空腹（禁食12~14小时），最后一餐忌食高脂食物和禁酒。

（四）治疗要点

1.生活方式干预

（1）医学营养疗法（MNT）：改善饮食结构，根据患者血脂异常的程度、分型以及性别、年龄和劳动强度等制定食谱。注意限制总热量，避免高盐、高脂、高胆固醇饮食，限制高饱和脂肪酸、糖类的摄入，多摄入高膳食纤维饮食。

（2）适当运动：鼓励老年人进行适当运动，可增加脂肪消耗，改善脂质代谢，防止体脂和血脂增多。

（3）控制体重：体重超过正常的老年人应在医生指导下逐步减轻体重，以每月减重1~2kg为宜。

（4）其他：戒烟、限盐、限饮酒、禁饮烈性酒。

2.药物治疗

根据患者血脂代谢异常的分型、作用机制及药物的特点选择药物，常用的有他汀类、肠道CH吸收抑制剂等药物。

3. 血浆净化疗法

通过滤过、吸附、沉淀等方法选择性去除血清LDL。

4. 手术治疗

对于极严重的高胆固醇血症，可考虑手术治疗，包括部分回肠末段切除术、门腔静脉分流术和肝脏移植术等。

二、血脂代谢异常的护理

（一）常见护理诊断/问题

（1）知识缺乏：缺乏血脂代谢异常、饮食调节及药物治疗的相关知识。

（2）超重/肥胖：与能量摄入和消耗失衡等因素有关。

（3）潜在并发症：冠心病、脑卒中等。

（二）护理措施

1. 饮食与运动指导

（1）饮食：制订个体化饮食计划，减少总热量摄入，避免高脂、高胆固醇饮食。控制碳水化合物的摄入量，防止多余的糖分转化为血脂。进食含丰富纤维素的食物，可减少胆固醇吸收。戒烟、限饮酒、禁饮烈性酒。

（2）运动：指导老年人根据自身情况进行中低强度的有氧运动，如散步、游泳、练太极拳、八段锦等，可以增强心肺功能，加快血液循环，增强机体代谢，有利于降低血脂。

2. 心理护理

鼓励患者，提高对血脂代谢异常的认识，减轻精神压力，保持心情愉快。

3. 用药护理

指导患者正确服用调节血脂药物，并观察和处理药物的不良反应。如他汀类药物除阿托伐他汀和瑞舒伐他汀可在任何时间服药外，其余制剂均在每晚顿服。他汀类药物与其他调节血脂合用时可增加不良反应，应注意观察。肠道CH吸收抑制剂依折麦布耐受性良好，常见不良反应为一过性头痛和消化道症状。

（三）健康指导

1. 疾病预防指导

提倡均衡饮食，增加体力活动，控制体重在合理范围内，建立良好的生活方式，对45岁以上有高血压、高血脂家族史的高危人群应定期监测血脂，早发现，早治疗。

2. 疾病知识指导

向患者及家属介绍说明血脂代谢异常对健康的危害，使患者了解血脂代谢异常与心血管疾病的预防方法，以及自我护理措施。

3. 用药指导与病情监测

告知患者服用药物的重要性及长期调脂治疗的意义，定期体检，监测血脂等各项指标，使血脂保持在正常范围。发现问题及时就诊。

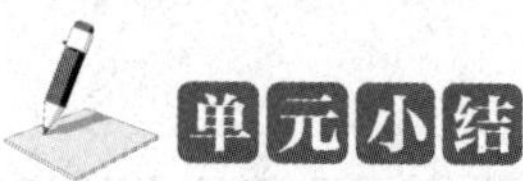

单元小结

部分血脂代谢异常的老年人无明显症状，长期血脂代谢异常可导致老年人动脉粥样硬化，引发冠心病及周围动脉疾病，表现为心绞痛、心肌梗死、脑卒中等。血脂代谢异常明显受饮食和生活方式影响，控制饮食和改善生活方式是治疗血脂代谢异常的基础措施。良好的饮食习惯及生活方式可降低血脂，减少心脑血管疾病的发生。

单元7　痛风患者的护理

案例导入

患者，男，65岁，手指、跖趾关节肿痛1年，因家庭聚会时饮入大量啤酒，跖趾关节剧痛，去医院就诊，入院时检查：神志清，双手指关节红肿、疼痛、皮温高、僵硬，指关节、指腹多发痛风石。双下肢无水肿，双足肿胀，双足第1跖趾关节，左足第2跖趾关节均可见痛风石。血尿酸680 μ mol/L。诊断为“痛风”。请思考：

1. 如何预防痛风发作？

2. 如何为患者进行饮食指导？

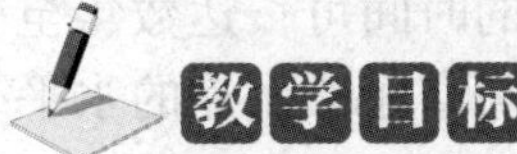

教学目标

知识目标：

1. 掌握痛风常见的临床表现及护理措施。

2. 熟悉痛风的治疗要点与常见护理诊断/问题。

3. 了解痛风的病因及发病机制，辅助检查。

能力目标：

学会痛风的护理措施，能正确实施整体护理，能为痛风老年人提供健康指导。

素质目标：

具有关心、尊重、理解老年患者疾苦，主动为其缓解不适的职业意识与态度。

思政目标：

1. 在为老服务过程中，谨记“以老年人为中心”的服务理念。

2. 通过学习，学生能树立科学的饮食观。

一、痛风

痛风是慢性嘌呤代谢紊乱和/或尿酸排泄障碍所致的一组异质性代谢性疾病。其临床特点为高尿酸血症、反复发作的痛风性关节炎、痛风石沉积，严重者呈关节畸形及功能障碍，常累及肾脏引起慢性间质性肾炎，常伴有尿酸性尿路结石。痛风发病高峰在40~50岁，其中男性占95%以上。近年来随着我国经济迅速发展，痛风发病率逐年上升，青年人发病率有上升趋势。

（一）病因及发病机制

痛风根据病因可分为原发性和继发性两大类。原发性痛风属多基因遗传性疾病，由先天性嘌呤代谢异常引起，常与肥胖、糖脂代谢紊乱、高血压、动脉硬化和冠心病等聚集发生有关。继发性痛风可由血液病、肾病、药物及高嘌呤食物等多种原因引起。临床以原发性痛风占绝大多数。

1.高尿酸血症形成

导致高尿酸血症的主要因素是尿酸排泄减少或障碍和尿酸生成增多。肾小球尿酸滤过减少、肾小管重吸收增多及尿酸分泌下降、尿酸盐结晶在泌尿系统的沉积都可导致尿酸排泄减少或障碍，其中以肾小管尿酸滤过减少最为重要；当嘌呤核苷酸代谢酶功能异常或缺陷时，引起嘌呤合成增加而导致尿酸生成增多。

2.痛风发生

当血尿酸超过饱和浓度，尿酸盐晶体析出可直接沉积于关节及周围软组织、肾小管和血管等部位，造成组织病理学改变，导致痛风性关节炎、痛风肾和痛风石等。

（二）临床表现

临床多见于40岁以上男性，女性多在绝经后发病，常有家族遗传史，近年发病有年轻化趋势。

1.无症状期

仅有血尿酸波动性或持续性增高。从血尿酸增高至症状出现的时间可长达数年至数十年，甚至终身不出现症状。患病率随着年龄增长而增加，并与高尿酸血症的水平和持续时间有关。

2.急性痛风性关节炎期

为痛风的首发症状，是尿酸盐结晶、沉积引起的炎性反应。其特点如下。

（1）多于春秋发病，常见的发病诱因为饮酒、大量高嘌呤和高蛋白食物的摄入、劳累、关节疲劳或关节受伤、寒冷、手术、感染等。

（2）常午夜或清晨起病，关节剧痛，呈撕裂样或刀割样，数小时出现受累关节红、肿、热、痛和功能障碍，可伴有发热、白细胞增多等全身反应。

（3）单侧第1跖趾关节最常见，其余依次为踝、膝、腕、指、肘等关节。

（4）初次发作呈自限性，多于2周内自行缓解，缓解后关节局部出现特有的脱屑和瘙痒，缓解期可为数月、数年乃至终身。

（5）可伴有高尿酸血症，但部分急性患者发作时血尿酸水平正常。

（6）关节液或痛风石中可发现尿酸盐结晶。

（7）秋水仙碱可迅速缓解症状。

3.痛风石及慢性关节炎期

痛风石为痛风的特征性损害。常见于耳郭、跖趾、指间和掌指关节。痛风石外观为大小不一、隆起的黄白色赘生物，表面菲薄，破溃后排出白色粉状或糊状物。慢性关节炎多见于未规范治疗的患者，受累关节表现为非对称性不规则肿胀、疼痛。关节内大量沉积的痛风石可造成关节骨质破坏、关节周围组织纤维化、继发退行性改变等。

4.肾脏病变

（1）痛风性肾病，起病隐匿，早期仅有间歇性蛋白尿，随着病情的发展而呈持续性。伴有尿浓缩功能受损时，出现夜尿增多。晚期可出现肾功能不全，表现为水肿、高血压、血尿素氮和肌酐升高等，最终可因肾衰或并发心血管病而死亡。

（2）尿酸性肾石病，结石较大者可发生肾绞痛、血尿。结石引起梗阻时，可导致肾积水、肾盂肾炎等。

（三）辅助检查

1.血尿酸测定

正常男性血尿酸值为150～380μmol/L（2.5～6.4mg/dL）；正常女性为100～300μmol/L（1.6~5.0mg/dL），绝经后接近于男性。男性或绝经后女性血尿酸>420μmol/L（7.0mg/dL），女性>350μmol/L（5.8mg/dL），为高尿酸血症。血尿酸存在较大波动，应反复监测。

2.尿酸测定

限制嘌呤饮食5天后，每日尿酸排出量超过3.57mmol/L（600mg），可认为尿酸生成增多。

3.滑囊液或痛风石内容物检查

偏振光显微镜下可见双折光的针形尿酸盐结晶，是确诊本病的依据。

4.影像学检查

关节超声检查可见双轨征或不均匀低回声与高回声混杂团块影，是痛风比较特异的表现；X线检查在急性关节炎期可见非特征性软组织肿胀，慢性期或反复发作后可见软骨缘破坏、关节面不规则，特征性改变为穿凿样、虫蚀样骨质缺损。CT、MRI、关节镜检查均有助于发现骨、关节等相关病变或结石影。

（四）治疗要点

治疗原则是控制高尿酸血症；迅速终止急性关节炎发作，防止复发及预防尿酸盐沉积；防止尿酸结石形成和肾功能损害。

1.一般治疗

（1）控制饮食总热量，规律运动，控制体重。

（2）禁烟、限酒、减少富含果糖饮料摄入，减少如动物内脏、海鲜等高嘌呤食物摄入。

（3）大量饮水，每日2000mL以上，以增加尿酸的排出。

（4）慎用抑制尿酸排泄的药物，如噻嗪类利尿剂等。

2.药物治疗

（1）急性痛风性关节炎期的治疗：绝对卧床，抬高患肢，避免负重。

①非甾体抗炎药（NSAIDs）：为急性痛风性关节炎的一线用药，常用药物有双氯芬酸、布洛芬、吲哚美辛、美洛昔康、罗非昔布等。

②秋水仙碱：为治疗痛风急性发作的传统药物，因其可致骨髓抑制、肾衰竭等严重不良反应，现少用。

③糖皮质激素：在不能使用非甾体抗炎药和秋水仙碱或治疗无效时，可以使用糖皮质激素，该药起效快、缓解率高，但停药后易出现症状“反跳”。

（2）发作间歇期和慢性期的处理：对急性痛风关节炎频繁发作（>2次/年），有慢性痛风关节炎或痛风石的患者，应行降尿酸治疗。治疗目标是血尿酸<360μmol/L

（6.0mg/dL），以减少或消除尿酸盐结晶的沉积。常用排尿酸药和抑制尿酸生成药物，单一药物疗效不好，血尿酸明显升高、痛风石大量形成时可合用两类降尿酸药物。

3.手术治疗

必要时可选择剔除痛风石，对残毁关节进行矫形等手术治疗。

二、痛风的护理

（一）常见护理诊断/问题

（1）疼痛：关节痛。与尿酸盐结晶沉积在关节引起炎症反应有关。

（2）躯体活动障碍：与关节受累、关节畸形有关。

（3）知识缺乏：缺乏与高尿酸血症和痛风有关的饮食知识。

（二）护理措施

1.一般护理

（1）休息与活动：根据患者病情合理安排休息与活动。痛风性关节炎急性发作时，应卧床休息，抬高患肢，避免受累关节负重，可使用支被架，减少患部受压。关节肿痛缓解72小时后方可下床活动。

（2）饮食：饮食原则为控制总热量的摄入，限制嘌呤食物、促进尿酸排出、调节饮食结构。

①严格控制总热量：尤其是肥胖患者，总热量限制在5020~6276kJ/d（1200 ~ 1500kcal/d），蛋白质摄入量控制在1g/（kg·d），尽量避免摄入蔗糖等。

②限制高嘌呤食物的摄入：应禁食动物内脏、鱼卵等，限制食用蘑菇、肉类、黄豆、扁豆、豌豆等高嘌呤食物。

③增加碱性食物的摄入：指导患者摄入如鸡蛋、牛奶、马铃薯、各类蔬菜、柑橘类水果等碱性食物，使尿液的pH在7.0或以上，增加尿酸在尿中的可溶性，减少尿酸盐结晶的沉积。

④鼓励多饮水：保证液体摄入总量达2500~3000mL/d，尿量达2000mL以上，增加尿酸排泄，防止结石形成。

⑤其他：饮食宜清淡、易消化，忌辛辣和刺激性食物，严禁饮酒。

2.病情观察

（1）观察关节疼痛的部位、性质及间隔时间，患者有无午夜因剧痛而惊醒等情况，观察患者受累关节局部有无红、肿、热和功能障碍。

（2）观察诱发因素，如有无饱餐或食用高嘌呤饮食、饮酒、紧张、过度疲劳、寒冷、潮湿、脚扭伤等诱发因素。

（3）观察患者有无痛风石的体征，了解痛风石存在的部位及有无症状，观察局部皮肤有无破溃，加强局部清洁护理，防止感染发生。

（4）观察患者的体温变化、有无发热等。

（5）监测血尿酸、尿液尿酸的变化。

3.对症护理

（1）减轻疼痛：手、腕或肘关节受累时，可使用夹板固定制动，减轻疼痛，遵医嘱给予冰敷或25%的硫酸镁湿敷，消除关节肿胀和疼痛。

（2）皮肤护理：注意保护皮肤，痛风石处皮肤保持清洁，避免摩擦、损伤，防止溃疡发生。

4. 心理护理

患者疾病反复发作导致关节畸形和肾功能损害，常表现情绪低落，应及时给予精神安慰和心理疏导，帮助患者建立控制疾病的信心。

5. 用药护理

指导患者遵医嘱服药，严格按医嘱剂量、按时服用，患者服药后观察药物疗效，及时处理不良反应。嘱患者多饮水。

（三）健康指导

1. 疾病知识指导

告知患者及家属高尿酸血症和痛风是终身性疾病，但经积极有效的治疗，患者可维持正常的生活和工作。

2. 生活指导

指导患者保持心情愉快，生活规律，保证充足睡眠。指导患者严格控制饮食，避免进食高嘌呤和高蛋白食物，禁饮酒，每天饮水2000mL以上，有助于尿酸随尿液排出。

3. 运动指导

鼓励患者适度运动，注意保护关节。使用大肌群运动，如能用肩部负重者不用手提，能用手臂者不要用手指负重；不要长时间持续进行重体力工作，交替完成轻、重不同的工作；经常改变姿势，保持受累关节舒适，若关节有局部温热和肿胀感，尽可能避免活动该关节。

4. 病情监测指导

指导患者自我观察病情，如平时用手触摸耳郭及手足关节处，检查是否产生痛风石。定期复查血尿酸，发现病情变化及时就诊。

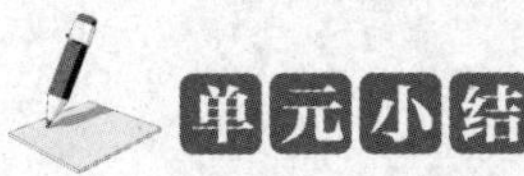

痛风可分为原发性和继发性两大类，多见于男性，发病高峰在40~50岁。其临床特点表现为高尿酸血症、反复发作的痛风性关节炎、痛风石沉积，严重者呈关节畸形及功能障碍等。痛风是一种慢性和严重的疾病，可致生活质量下降，预期寿命降低，但可以有效治疗。饮食和生活方式的调整是痛风治疗的一个重要部分。

思政课堂

思维导图

模块二　给药照护

课程一　给药的基本知识

课程资源

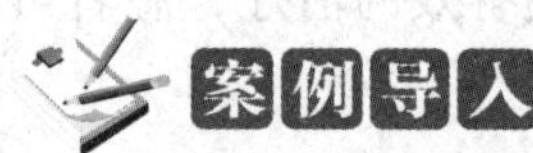

患者，男，75岁，3年前被诊断为高血压。平时服用硝苯地平片降压，早晚各一次，每次10mg，平时血压维持正常。春节期间，患者认为吃药不吉利，拒绝服药，血压达到164/96mmHg。请思考：

如何为该患者进行正确服药的健康指导？

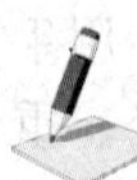
教学目标

知识目标：

1. 掌握给药的原则、给药次数和间隔时间。
2. 熟悉药物的种类和保管。
3. 了解影响药物作用的因素和老年人药物代谢特点。

能力目标：

学会给药的基本知识，能正确、安全、有效地给药。

素质目标：

具有敬老、孝老、爱老美德，把老年人的生命安全和健康放在首位，确保用药安全。

思政目标：

在为老服务过程中，谨记“以老年人为中心”的服务理念。

一、药物的种类

1. 内服药

分为固体剂型和液体剂型，其中固体剂型包括片剂、胶囊、丸剂、散剂等，液体剂型包括溶液、合剂、酊剂等。

2. 外用药

包括软膏、粉剂、溶液、洗剂、搓剂、栓剂、滴剂、涂膜剂等。

3. 注射药

包括水剂、粉剂、油剂、结晶、混悬液等。

4. 新型制剂

包括粘贴敷片、植入慢溶药片、胰岛素泵等。

二、药物的保管

1. 药柜位置

药柜应放于光线明亮处，应避开阳光直射，保持整洁，由专人负责，定期检查药物质量，以确保用药安全。

2. 药物放置

按内服、外用、注射、剧毒等分类放置，按药物有效期的先后顺序摆放并有计划地使用，以免失效，造成浪费；麻醉药及剧毒药要有明显标记，加锁保管，使用专用登记本，班班交接。

3. 标签明确

药瓶上应有明显标签，标签上注明药名、剂量、浓度、规格，中外文对照书写，字迹清楚。内服药用蓝边标签，外用药用红边标签，剧毒药用黑边标签。

4. 定期检查

药品没有标签或标签模糊，药物已过期，有变色、浑浊、沉淀、发霉、异味和潮解等现象，均不可使用。

5. 妥善保存

根据药物的性质分类保存。

（1）易挥发、潮解或风化的药物，如乙醇、乙醚、酵母片和糖衣片等，需置于密封瓶内并盖紧瓶盖。

（2）遇光变质和易氧化的药物，如维生素C、氨茶碱等，应装在棕色瓶或避光容器内，放于阴凉处。如硝普钠、盐酸肾上腺素注射液等，使用时应遮光或避光。

（3）易被热破坏的药物，如疫苗、青霉素皮试液、免疫球蛋白、抗毒血清等，需置于2℃~10℃冰箱冷藏保存。

（4）易燃的药物，如乙醇、环氧乙烷和乙醚等，需密闭单独存放，置于远离明火、阴凉低温处保存。

（5）各类中药，须置于阴凉干燥处，芳香性药品应密封保存。

（6）个人专用药物，需单独放置，并注明床号、姓名、药物开封日期及时间，并执行交班制度。

三、给药的原则

1. 遵医嘱给药

严格遵医嘱给药，护理员应熟悉常用药物的剂量、用法、作用、副作用及毒性反应。对有疑问的医嘱，应及时向医生提出，既不可盲目执行，也不可擅自更改医嘱，如给错药须及时上报，并观察老年人用药反应。

2. 严格执行查对制度

给药时严格执行“三查八对”。

（1）三查：操作前查、操作中查、操作后查（在“三查八对”中，必须以两种以上方式核对患者身份，如床号、姓名、腕带等）。

（2）八对：对床号、姓名、药名、剂量、浓度、用法、时间、有效期。

3.安全正确用药

及时协助老年人用药，要将准确的药物，按准确的剂量、准确的途径，在准确的时间内，给予准确的患者。向患者解释，取得合作，并给予相应的用药指导，增加患者用药知识，提高患者的用药依从性。

4.观察用药反应

给药后护理员应及时监测患者的病情变化，动态评估药物疗效和不良反应，并做好记录，及时报告。

5.发现给药错误应及时采取措施

发现给药错误时，应及时上报，协助医生做紧急处理，密切观察病情变化，以减少或消除由于差错造成的不良后果。

四、给药的次数和时间

给药次数与时间取决于药物的半衰期，以能维持药物在血液中的有效浓度为最佳，同时要考虑到老年人肝肾功能降低等因素影响药物的正常转化和排出，避免出现毒性反应。护理员要了解医院常用的外文缩写及中文译意（见表2–1–1）、给药时间外文缩写与时间安排（见表2–1–2）。

表2–1–1　医院常用的外文缩写及中文译意

外文缩写	中文译意	外文缩写	中文译意	外文缩写	中文译意
qd	每日一次	am	上午	q2h	每2h一次
bid	每日两次	pm	下午	q3h	每3h一次
tid	每日三次	12n	中午12时	q4h	每4h一次
qid	每日四次	12mn	午夜12时	q6h	每6h一次
qod	隔日一次	ac	饭前	po	口服
biw	每周两次	pc	饭后	H	皮下注射
qh	每1h一次	hs	睡前	ID	皮内注射
qm	每晨一次	st	立即	IM或im	肌内注射
qn	每晚一次	sos	必要时，限用1次，12小时内有效	IV或iv	静脉注射
DC	停止	prn	必要时，长期备用医嘱	ivgtt/ivdrip	静脉滴注

表 2-1-2　　给药时间外文缩写与时间安排

外文缩写	时间安排	外文缩写	时间安排
qm	6:00	q2h	6:00，8:00，10:00，12:00……
qd	8:00	q3h	9:00，12:00，15:00，18:00……
bid	8:00，16:00	q4h	8:00，12:00，16:00，20:00……
tid	8:00，12:00，16:00	q6h	8:00，14:00，20:00，2:00
qid	8:00，12:00，16:00，20:00	qn	20:00

五、影响药物作用的因素

1.药物因素

（1）药物剂型：不同药物剂型的起效时间、作用强度和维持作用时间均不同，一般情况下，注射药比口服药吸收快，在口服制剂中，溶液比片剂、胶囊吸收快；注射剂中，水溶液比油剂、混悬液吸收快。要根据老年人的生理特点选择剂型，吞咽困难的老年人避免选用片剂或胶囊，口服给药时宜选用口服液、颗粒剂。

（2）药物剂量：药物必须达到一定的剂量才能产生效应，在一定范围内剂量增加其药效也随之增强。剂量减少，药效减弱。当剂量超过一定限度时则会产生中毒反应。老年人肝肾功能减退，代谢缓慢，容易蓄积中毒。在使用安全范围小的药物，如洋地黄类药物时，应特别注意监测其中毒反应情况。因此，必须精准掌握药物的治疗量和中毒量，确保用药安全。

（3）给药途径：不同的给药途径可改变药物的作用速度，会产生不同的疗效，如口服硫酸镁有导泻和利胆作用，注射硫酸镁有镇静、解痉和降颅内压的作用。

（4）给药时间：为了维持药物在血液中的有效浓度，应根据患者的病情、药物的半衰期决定给药的次数与间隔时间，给药时间还应综合考虑药物性质、吸收情况等。

（5）联合用药：联合用药可以发挥药物的协同作用，增强疗效，减少副作用，减少或延缓耐药性的发生等。但有些药物联合使用会增加药物的毒副作用，不利于治疗，如糖尿病、高血压、哮喘患者联合用药较多，应特别注意配伍禁忌。

2.机体因素

（1）性别：除性激素，药物的反应一般对性别无明显差异。

（2）年龄与体重：一般情况下，药物用量与体重成正比。老年人对药物的反应与中青年人有所不同，除体重因素外，老年人各种器官，尤其是肝、肾功能的减退也会影响药物的代谢、排泄，因而对药物的耐受性降低，故老年人的用药量一般较低。另外，老年人用药的依从性较差，应注意健康教育，指导其遵医嘱用药。

（3）疾病因素：疾病会影响机体对药物的敏感性，从而影响药物的疗效。在病理因素中，应特别注意老年人肝肾功能受损程度。肝功能不良时肝药酶活性降低，使药物代谢速度变慢，造成药物作用增强，半衰期延长。使用如巴比妥、地西泮、洋地黄等主要在肝脏代谢的药物时注意减量、慎用或禁用。肾功能不良时，药物排泄减慢、半衰期延长，使用氨基糖苷类抗生素等主要经肾脏代谢的药物时，应减少剂量或延长给药间隔时间，避免引起药物蓄积中毒。

3.饮食因素

（1）促进吸收和增加疗效：高脂饮食可以促进脂溶性维生素A、维生素D、维生素E的吸收，因此，应适当增加高脂食物的摄入，宜在餐后服用；粗纤维食物可促进肠蠕动，增进驱虫剂的疗效；酸性食物可增加铁剂的溶解度，促进铁的吸收。

（2）影响吸收和降低疗效：铁剂不能与茶水、高脂肪食物同时服用，因为茶叶中的鞣酸与铁形成铁盐抑制铁的吸收，脂肪抑制胃酸分泌，也影响铁的吸收；服用钙剂时不宜同食菠菜，因菠菜中含有大量草酸，草酸与钙结合形成草酸钙会影响钙的吸收。

（3）改变尿液pH影响疗效：氨苄节西林因在酸性尿液中杀菌力强，在治疗泌尿系统感染时宜多食荤菜，使尿偏酸性，增强抗菌作用；应用氨基糖苷类、头孢菌素类、磺胺类药物时，宜多食素食，以碱化尿液增强疗效。动物脂肪在体内代谢产生酸性物质，豆制品、蔬菜等碱性食物在体内代谢产生碳酸氢盐，会影响尿液pH，从而影响药效。

4.心理因素

老年人的情绪、医护人员的语言、对药物的信赖程度、暗示等均可影响药物的效应。

六、老年人药物代谢特点

老年人药物代谢变慢，大多数药物的被动转运吸收不变，主动转运吸收减少，药物代谢能力减弱，药物排泄功能下降，药物消除半衰期延长，血药浓度升高。

（一）药物的吸收

1.胃酸减少

老年人胃酸分泌减少，既可影响到碱性药物的吸收，也可延迟固体药物的崩解，影响药物的吸收。

2.胃排空速度减慢

老年人胃排空速度减慢，导致药物到达肠道的时间延迟，导致药物的吸收延缓，从而使有效血药浓度到达的时间推迟，特别对肠溶片和在小肠远端吸收的药物有较大的影响。

3.肠蠕动减弱

老年人肠蠕动减弱，药物与肠道表面接触时间延长，吸收药物时间增加，特别在使用吗啡及抗胆碱能药物时，可使肠蠕动减少，增加此类药物的吸收。

4.胃肠道和肝血流量减少

老年人胃肠道和肝血流量减少，消化道血流量减少可影响药物吸收速率。肝血流量减少，减弱了药物首过效应，对主要经肝脏氧化灭活的药物消除减慢，血药浓度升高。

（二）药物的分布

1.机体组成成分的改变

（1）细胞内液减少，机体总水量减少，如乙醇、吗啡等水溶性较强的药物分布容积减小，血药浓度增加，因此副作用或毒性反应概率增加。

（2）血浆白蛋白含量减少，使与血浆白蛋白结合率高的游离型药物成分增加，如地高辛、苯妥英钠等药物的分布容积增大，药效增强，易引起不良反应。

（3）老年人脂肪组织增加，如苯巴比妥、利多卡因、地西泮等脂溶性药物，在老年人组织中分布容积增大，药物作用持续久，半衰期延长，易引起蓄积中毒。

2. 药物与血浆白蛋白的结合能力改变

老年人脏器功能衰退，大部分患有多种疾病，需服用多种药物。由于不同的药物对血浆白蛋白结合具有竞争性置换作用，从而改变其他游离型药物的持续时间和作用强度。

（三）药物的代谢

肝脏是药物代谢的主要器官。由于老年人肝脏血流量减少、功能性肝细胞减少、肝脏合成蛋白质的能力降低，导致药物代谢减慢，半衰期延长，易造成一些主要经肝脏代谢的药物蓄积，使用这些药时，应减少剂量，延长用药间隔时间。

（四）药物的排泄

肾脏是药物排泄的主要器官。老年人肾功能减退可导致一些主要由肾脏以原形排出体外的药物蓄积，表现为药物排泄时间延长，清除率降低。

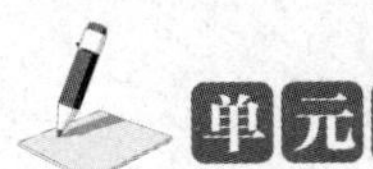

单元小结

药物治疗是目前临床较为常用的一种治疗方法，在预防、诊断和治疗疾病过程中起着重要作用。在照护工作中，护理员是执行各种药物治疗的直接实施者，也是用药过程的监护者。为了准确、安全、有效地完成给药，护理员必须了解相关的药理学知识，掌握给药的基本知识，指导老年人合理用药，使药物治疗达到最佳效果。

思政课堂

思维导图

课程二　给药的方法和途径

课程资源

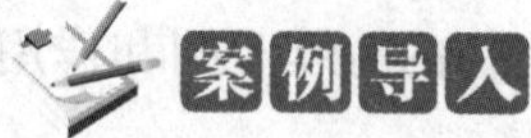

患者，女，72岁，有高血压病史14年。近日检查：血压168/98mmHg，空腹血糖9.3mmol/L，尿蛋白（+），遵医嘱服用降血压药和降血糖药。请思考：

1. 作为护理员，应该如何正确协助患者口服用药？

2. 如何为该患者进行正确服药的健康指导？

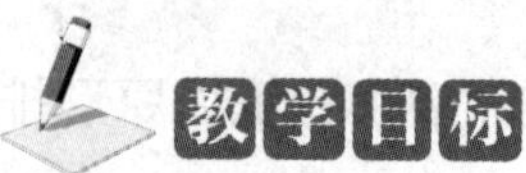

知识目标：

1. 掌握口服给药法的用药指导、雾化给药的目的和雾化常用药物。

2. 熟悉局部给药法的操作要点。

3. 了解常见皮肤给药的药物剂型。

能力目标：

能够安全、准确、有效地协助老年人口服给药、雾化吸入、滴药、插入给药、皮肤给药、舌下给药。

素质目标：

具有敬老、孝老、爱老美德，把老年人的生命安全和健康放在首位，确保用药安全。

思政目标：

在为老服务过程中，谨记“以老年人为中心”的服务理念。

一、给药途径

依据药物的性质、剂型、机体组织对药物的吸收情况和治疗需要等，选择不同的给药途径。常用的给药途径有口服给药、舌下给药、皮肤黏膜给药、直肠给药、吸入给药、注射给药（皮内、皮下、肌内、静脉注射）等。除动、静脉注射药液直接进入血液循环外，其他药物均有一个吸收过程，吸收顺序依次为：气雾吸入>舌下含服>直肠给药>肌内注射>皮下注射>口服给药>皮肤给药。

二、给药方法

（一）口服给药法

口服给药即药物经口服后被胃肠道吸收入血液循环，从而达到局部治疗和全身治疗目的的方法。口服给药是最常用、安全、经济、方便的给药方法。但口服给药吸收较慢，不适用于急救、意识障碍、呕吐不止、禁食等患者。

1.一般用药指导

（1）需吞服的药物用温开水送服，不宜用茶水、咖啡、饮料等。

（2）舌下含片应放在舌下或两颊黏膜与牙齿之间溶化。

（3）肠溶片、缓释片、胶囊吞服时不可嚼碎。

（4）对于慢性病和出院后需继续服药的老年患者，应指导其了解用药的相关知识和服药中的注意事项，主动配合，减少不良反应。

2.特殊药物用药指导

（1）对牙齿有腐蚀作用或使牙齿着色的药物，如酸剂、铁剂，可用吸管吸服，服药后立即漱口，避免药物与牙齿接触。

（2）健胃及刺激食欲的药物宜饭前服用；对胃黏膜有刺激性的药物宜饭后服用；镇静催眠药应在睡前服用。

（3）强心苷类药物服用前应先测脉率（心率）及脉律（心律），如脉率低于60次/分钟或心律异常，应暂停服用并报告医生。

（4）抗生素及磺胺类药物应准时服药，以保持有效的血药浓度。

（5）磺胺类药物服用后宜多饮水，磺胺类药物主要经肾脏排出，尿少时易析出结晶阻塞肾小管。

（6）止咳糖浆对呼吸道黏膜有安抚作用，服后不宜立即饮水；同时服用多种药物时，止咳糖浆应最后服用。

（二）雾化吸入法

雾化吸入法是一种以呼吸道和肺为靶器官，应用雾化装置将药液分散成细小的雾滴，经鼻或口吸入呼吸道，达到预防和治疗疾病的目的的给药方法。雾化吸入用药具有起效快、药物用量小、不良反应少的优点，临床应用广泛。常用的雾化吸入法有超声波雾化吸入法、氧气雾化吸入法和手压式雾化器雾化吸入法。常用的雾化吸入装置有超声雾化器、射流雾化器、振动筛孔雾化器、定量吸入器、干粉吸入器等。

1.雾化吸入给药的目的

（1）湿化呼吸道：常用于呼吸道湿化不足、痰液黏稠、气道不畅的老年人。

（2）控制呼吸道感染：消除炎症，常用于支气管、肺部感染的老年人。

（3）改善通气功能：解除支气管痉挛，保持呼吸道通畅。常用于支气管哮喘等患者。

（4）祛痰镇咳：稀释痰液，帮助祛痰。

2.雾化吸入常用药物

（1）黏液溶解剂：常用乙酰半胱氨酸，可稀释痰液，帮助祛痰。

（2）吸入性糖皮质激素：不适用于超声雾化吸入，常用药物有吸入用布地奈德混悬液、丙酸氟替卡松混悬液、丙酸倍氯米松混悬液。

（3）支气管舒张剂：常用药物有吸入用硫酸沙丁胺醇溶液、硫酸特布他林雾化液等短效β受体激动剂，异丙托溴铵雾化吸入溶液、复方异丙托溴铵雾化吸入溶液等短效胆碱M受体拮抗剂。

（4）抗感染药物：我国目前仅有部分厂家的注射用两性霉素B被批准用于雾化吸

入，治疗严重的系统性真菌感染。

（三）局部给药法

1.滴药法

是指将药物滴入某些体腔从而产生疗效的给药方法。包括滴眼、滴耳、滴鼻三种方法。

（1）滴眼药法：将药液滴入眼结膜囊，以达到消炎杀菌、收敛、麻醉、散瞳、缩瞳等治疗作用，也可用进行某些诊断检查。

协助老年人取仰卧位或坐位，清洁眼部，先用棉签拭净眼部分泌物，嘱老年人头略向后仰，眼往上看，护理员左手（或用棉签）向下轻拉下眼睑并固定，右手持药水瓶，距眼2~3cm将眼药水滴入结膜下穹隆中央，如涂眼药膏，右手挤大约1cm药膏自内眼角向外眼角方向挤入下穹隆部，最后以旋转方式将药膏膏体离断。轻提上眼睑，使药膏在结膜囊内充盈。嘱老年人闭上眼睛，轻轻转动眼球，用干净棉签为老年人擦去眼部外溢药剂，用棉球紧压泪囊部1~2分钟。操作时严格执行无菌操作规程，预防交叉感染。若老年人有传染性眼病如急性细菌性结膜炎时，需要先滴病情较轻侧后滴病情较重侧，防止交叉感染。

（2）滴耳药法：将药液滴入耳道，起到清洁耳道、消炎的作用。

协助老年人取坐位或半坐卧位，头偏向一侧，患侧耳在上，健侧耳在下，先用棉签清洁耳道，将滴耳剂在手中握紧升温，避免过凉，以免刺激内耳引起眩晕。护理员轻轻牵拉老年人耳郭后上方，使耳道变直，右手持药瓶，沿耳道后壁滴药液入耳道，轻轻压住耳屏，使得药液充分进入中耳。滴管口不可触及老年人皮肤，防止交叉感染。

（3）滴鼻药法：通过从鼻腔滴入药物，治疗鼻窦炎；滴入血管收缩剂，减轻鼻塞症状。

嘱老年人先排出鼻腔分泌物并清洁鼻腔，协助老年人平卧位，可以在肩下垫软枕，头尽量向后仰，嘱咐老年人先吸气，向患侧鼻腔滴入药液，瓶口不要碰到鼻黏膜；轻轻地揉按鼻翼两侧，使药液能均匀地渗到鼻黏膜上。操作时注意观察老年人用药后是否出现黏膜充血加剧。血管收缩剂连续使用时间不可过长。

2.插入给药法

常用药物为栓剂，包括阴道栓剂和直肠栓剂。栓剂是药物与相应基质制成的供腔道给药的固体制剂，熔点为37℃左右，进入体腔后能缓慢溶化而产生药效。

（1）阴道栓剂插入法：阴道栓剂是治疗阴道、宫颈炎症的常用药物。使用时协助老年人取仰卧位，双腿屈曲，暴露会阴部。护理员一手戴指套或手套，以示指或置入器将阴道栓剂以向下向前的方式，置入阴道内5cm以上。嘱老年人尽量至少仰卧15分钟，以便药物扩散至整个阴道组织并利于药物充分吸收。

（2）直肠栓剂插入法：直肠栓剂给药可以软化粪便，利于粪便排出，如甘油栓剂；栓剂中有效成分被直肠黏膜吸收，可产生全身治疗的作用，如解热镇痛药栓剂。使用时协助老年人取侧卧位，双膝屈曲并暴露肛门。嘱其张口深呼吸，降低腹部压力；护理员戴上指套或手套，将栓剂插入老年人肛门，用示指将栓剂沿直肠壁轻轻推入6~7cm，嘱老年人保持侧卧位15分钟，防止药栓滑脱或溶化后渗出肛门。

3. 皮肤给药法

皮肤给药是将药物直接涂于皮肤，皮肤有吸收功能，从而起到局部治疗的作用。常见皮肤给药的剂型有软膏、溶液、糊剂等。

（1）软膏：使用时，用棉签将药物直接涂于患处，药物不宜涂得太厚，以免影响吸收；对于角化过度的受损皮肤，应略加按摩；局部有溃疡或大片糜烂受损皮肤时，涂药后应予以包扎。

（2）溶液：使用时，将一次性治疗巾垫于老年人患处下方，用持物钳夹取蘸有药液的棉球，涂抹患处，直至局部皮肤清洁后再用干棉球擦干。主要适用于急性皮炎伴有大量渗液或脓液的老年人。

（3）糊剂：使用时，用棉签将药物直接涂于患处，不宜涂药过厚，或将药物涂在无菌纱布上，贴于患处包扎固定。主要适用于亚急性皮炎、有少量渗液或轻度糜烂的老年人。

4. 舌下给药法

舌下给药是通过舌下毛细血管将药物吸收的一种给药方式。吸收完全且起效快，可避免胃肠道刺激。指导老年人使用时将药物放在舌下让其自然溶化吸收，不可嚼碎吞下，否则会影响药效。

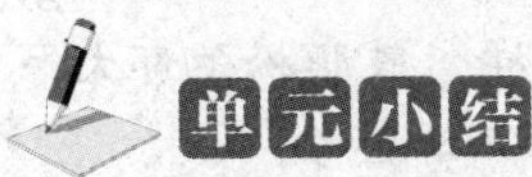

老年人记忆力逐渐减退，对药物的治疗目的、用药时间、用药方法和途径常不能正确理解，影响用药安全和药物治疗的效果，为了准确、安全、有效地完成给药，护理员必须掌握正确给药的方法和途径，并指导老年人正确用药，把老年人的生命安全和健康放在首位，确保用药安全。

思政课堂

思维导图

课程三　感觉器的变化和常见疾病的护理

课程资源

单元1　感觉器的解剖结构及生理功能

案例导入

患者，女，67岁，右耳流脓半年，加重1个月。患者于半年前游泳后感冒并出现右耳胀痛，后出现流脓，为黄色、黏稠脓液，略有臭味，偶带有血性分泌物，有轻度的听力下降，无头痛、头晕，无恶心呕吐。在当地医院就诊应用“抗生素”治疗并滴耳后，症状消失。查体：体温36.5℃，脉搏84次/分，呼吸20次/分，血压90/60mmHg，神志清楚，精神欠佳。耳部检查：左鼓膜标志清，右外耳道欠干净，鼓膜松弛部大穿孔，见鼓室腔内欠干净。本病诊断为化脓性中耳炎并发右鼓膜穿孔。请思考：

1. 通过学习，分析游泳与该疾病的发生有何内在联系？
2. 鼓膜破损对该病的康复和听力的影响有哪些影响？

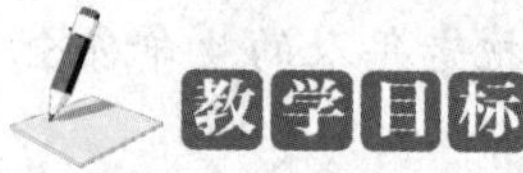

教学目标

知识目标：

1. 掌握内耳的组成；皮肤的微细结构。
2. 熟悉眼球壁的构造；眼的折光系统和折光功能；外耳、中耳的组成；耳的听觉、位置觉和运动觉功能；皮肤的附属结构。
3. 了解眼副器和眼的血管；耳的前庭反应。

能力目标：

能运用感觉器官的解剖及生理知识评估患者。

素质目标：

具备关爱患者的意识，科学严谨的工作态度。

思政目标：

树立眼健康、耳健康的观念。

一、感觉器官

感觉器官由感受器和附属器组成，如视器、前庭蜗器和皮肤等。感受器即感觉神经接受机体内、外环境的各种刺激，并能将所感受的刺激转化为神经冲动，由感觉神经和中枢神经系统的传导通路传到大脑皮质，产生相应的感觉，再由高级中枢发出神经冲动经运动神经传至效应器，对刺激作出反应。

在正常状况下，感受器只对某一特异的刺激敏感，如视网膜的特异刺激是一定波长的光，耳蜗的特异刺激是一定频率的声波等。感受器的高度特化是在长期进化过程中逐渐演化而来的，也是随着实践不断完善的。它使机体对内、外环境不同的变化作出精确的反应和分析，从而更好地适应其生存的环境。感受器是机体产生感觉的媒介器官，是机体认识世界和探索世界的基础。

感受器的种类繁多，形态和功能各异。一般根据感受器所在的部位和接受刺激的来源将其分为三类。①外感受器。分布在皮肤、黏膜、视器和听器等处，感受来自外界环境的刺激，如痛、温、触、压、光、声等刺激。②内感受器。分布在内脏器官和心血管等处，接受体内环境的物理和化学刺激，如渗透压、温度、离子和化合物浓度的变化等。③本体感受器。分布在肌肉、肌腱、关节囊、韧带和内耳位觉器等处，接受机体运动和平衡变化时产生的刺激。

感受器还可根据其特化程度分为以下两类。①一般感受器。分布在全身各部，如分布在皮肤的痛觉、温觉、触觉、压觉感受器，分布在肌腱、关节囊、内脏及心血管的感受器。②特殊感受器。分布在头部，包括视觉、听觉、嗅觉、味觉和平衡觉的感受器。

二、视器

视器，即眼，由眼球和眼副器共同构成。眼球的功能是接受光波的刺激，将感受到的光波刺激转变为神经冲动，经视觉传导通路至大脑视觉中枢，产生视觉。眼副器位于眼球的周围或附近，包括眼睑、结膜、泪器、眼球外肌、眶脂体和眶筋膜等，对眼球起支持、保护和运动的作用。

（一）眼球

眼球是视器的主要部分，近似球形，位于眶内，后部借视神经连于间脑的视交叉。两眼眶呈四棱锥形，内侧壁几乎平行，外侧壁在平面向后相交成90°角。眼眶内侧壁与外侧壁的夹角为45°，眶轴的夹角为22.5°。当眼平视前方时，眼球前面正中点称前极，后面正中点称后极。把通过前、后极的直线称眼轴。在眼球的表面，把距前、后极等距离的各点连接起来的环形连线称为赤道（中纬线）。光线经瞳孔中央至视网膜黄斑中央凹的连线，称为视轴。眼轴与视轴呈锐角交叉。

1.眼球壁

从外向内依次分为眼球纤维膜、眼球血管膜和眼球内膜三层。

（1）眼球纤维膜。眼球纤维膜由强韧的纤维结缔组织构成，具有支持和保护作用，可分为角膜和巩膜两部分。

①角膜占眼球纤维膜的前1/6，无色透明，富有弹性，具有屈光作用，无血管但富有感觉神经末梢，其神经支配起源于三叉神经眼支。角膜曲度较大，外凸内凹。角膜炎或溃疡，可致角膜混浊，痊愈后形成瘢痕，失去透明性，影响视觉。角膜的营养物质一般认为有3个来源：角膜周围的毛细血管、泪液和房水。

②巩膜：占眼球纤维膜的后5/6，为乳白色不透明的纤维膜，厚而坚韧，有保

护眼球内容物和维持眼球形态的作用。前缘接角膜缘，后方与视神经的硬膜鞘相延续。在巩膜与角膜交界处外面稍内陷，称为巩膜沟。靠近角膜缘处的巩膜实质内，有环形的巩膜静脉窦，是房水流出的通道。巩膜后极最厚，向前逐渐变薄，在赤道附近最薄，在眼外肌附着处再度增厚。巩膜前部露于眼裂的部分，正常呈乳白色，黄色常是黄疸的重要体征。老年人的巩膜可因脂肪组织沉着略呈黄色，先天性薄巩膜呈蔚蓝色。

（2）眼球血管膜：眼球血管膜富有血管、神经和色素，呈棕黑色。具有营养眼球内组织及遮光作用。血管膜由前向后分为虹膜、睫状体和脉络膜三部分。

①虹膜：呈冠状位，是血管膜最前部的圆盘形的薄膜。虹膜中央有圆形的瞳孔。角膜与晶状体之间的间隙称为眼房。虹膜将眼房分为较大的前房和较小的后房，前、后眼房借瞳孔相互交通。在眼前房周边，虹膜与角膜交界处的环形区域，称为虹膜角膜角。在虹膜的基质内有两种平滑肌纤维，环绕瞳孔周缘呈环行排列的，称为瞳孔括约肌，可缩小瞳孔，由副交感神经支配。瞳孔周围呈放射状排列的平滑肌，称为瞳孔开大肌，可开大瞳孔，由交感神经支配。在弱光下或视远物时，瞳孔开大。在强光下或看近物时，瞳孔缩小。在活体上，透过角膜可见虹膜及瞳孔。虹膜的颜色取决于色素的多少，有种族差异，白种人因缺乏色素，虹膜呈浅黄色或浅蓝色，黄种人的虹膜多呈棕色。

②睫状体：是血管膜中部最肥厚的部分。位于巩膜与角膜移行部的内面。其后部较为平坦，为睫状环，前部有许多向内突出呈放射状排列的皱襞，称为睫状突。由睫状突发出的睫状小带与晶状体相连。在眼球矢状切面上，睫状体呈三角形。睫状体内的平滑肌称睫状肌，由副交感神经支配。睫状体有调节晶状体的曲度和产生房水的作用。

③脉络膜：是富有血管的薄膜，占血管膜的后2/3。外面与巩膜疏松相连，内面紧贴视网膜的色素层，后方有视神经穿过。脉络膜的作用是供应眼球内组织的营养和吸收眼内分散光线，以免扰乱视觉。

（3）眼球内膜。眼球内膜由视网膜组成。视网膜：在血管膜内面，可分为两层。外层为色素上皮层，由大量的单层色素上皮构成。内层为神经层，是视网膜的固有结构，两层之间有一潜在的间隙，此间隙是造成视网膜的外层与内层容易脱离的解剖学基础，视网膜剥离是指视网膜的神经层与色素上皮层分离。视网膜自后向前可分为：视网膜脉络膜部、视网膜睫状体部和视网膜虹膜部。

视网膜睫状体部和虹膜部贴附于睫状体和虹膜的内面，无感光作用，故称为视网膜盲部。视网膜脉络膜部最大、最厚，附于脉络膜的内面，为视器接受光波刺激并将其转变为神经冲动的部分，故称为视网膜视部。视部的后部最厚，愈向前愈薄，在视神经起始处有圆形白色隆起，称为视神经乳头。在正常情况下，视神经乳头并不突起，又称视神经盘。视神经盘的边缘隆起，中央有视神经、视网膜中央动、静脉穿过，无感光细胞，称为生理性盲点。在视神经盘的颞侧稍偏下方约3.5mm处，有一由密集的视锥细胞构成的黄色小区，称为黄斑，其中央凹陷称中央凹，此区无血管，是感光最敏锐处。这些结构在活体上呈褐色或红褐色，可用检眼镜窥见。

视网膜视部的神经层主要由3层神经细胞组成。外层为视锥细胞和视杆细胞，它们是感光细胞，紧邻色素上皮层。视锥细胞主要分布在视网膜中央部，能感受强光和颜色，在白天或明亮处视物时起主要作用。视杆细胞主要分布于视网膜周边部，只能感受弱光，在夜间或暗处视物时起主要作用。中层为双极细胞，将来自感光细胞的神经冲动传导至内层的节细胞。内层为节细胞，其轴突向视神经盘处汇集，穿过脉络膜和巩膜后构成视神经。

2.眼球的内容物

眼球的内容物包括房水、晶状体和玻璃体。这些结构透明而无血管，具有屈光作用，它们与角膜合称为眼的屈光装置，使物体反射出来的光线进入眼球后，在视网膜上形成清晰的物像。

（1）房水。为无色透明的液体，充满眼房。房水由睫状体产生，进入眼后房，经瞳孔至眼前房，经虹膜角膜角隙进入巩膜静脉窦，借睫前静脉汇入眼上、下静脉。房水的生理功能是为角膜和晶状体提供营养并维持正常的眼内压。眼前房和眼后房的压力大致相等。在某些病理情况下，房水代谢紊乱，造成眼房内房水增加，导致眼内压增高，临床上称之为继发性青光眼。

（2）晶状体。位于虹膜的后方、玻璃体的前方，呈双凸透镜状。前面曲度较小，后面曲度较大，无色透明，富有弹性，不含血管和神经。晶状体由平行排列的晶状体纤维组成，周围部称为晶状体皮质，较软，中央部称为晶状体核。晶状体外面包以具有高度弹性的被膜，称为晶状体囊。晶状体若因疾病或创伤而变混浊，称为白内障。晶状体是屈光系统的主要装置。晶状体的曲度随所视物体的远近不同而改变。视近物时，睫状体内纵行排列的肌纤维收缩牵引脉络膜向前，使睫状突向内伸，睫状小带也向内而变得松弛，因而放松了对晶状体的牵拉，晶状体借助晶状体囊及其本身的弹性而变凸，特别是前部凸度增大，晶状体的曲度增加，屈光力度加强，使进入眼球的光线恰能聚焦于视网膜上，以适应看近物。反之，睫状肌舒张时，使睫状突向外伸，睫状小带张力增大，加强了对晶状体的牵拉，使晶状体的曲度减小，以适应看远物。随着年龄增长，晶状体核逐渐变大、变硬、弹性减退及睫状肌逐渐萎缩，晶状体改变曲度的调节能力减弱，出现老视。若眼轴较长或屈光装置的屈光率过强，则物像落在视网膜前，称之为近视。反之，若眼轴较短或屈光装置屈光率过弱，则物像落在视网膜后，称之为远视。

（3）玻璃体。是无色透明的胶状物质，表面被覆着玻璃体膜。它填充于晶状体与视网膜之间，约占眼球内腔的4/5。玻璃体前面以晶状体及其悬韧带为界，故呈凹面状，称为玻璃体凹。玻璃体的其他部分与睫状体和视网膜相邻，对视网膜起支撑作用，使视网膜与色素上皮紧贴。若支撑作用减弱，易导致视网膜剥离；若玻璃体混浊，可影响视力。

（二）眼副器

眼副器包括眼睑、结膜、泪器、眼球外肌、眶脂体和眶筋膜等结构，有保护、运动和支持眼球的作用。

1.眼睑

眼睑位于眼球的前方，分上睑和下睑，是保护眼球的屏障。上、下睑之间的裂隙称睑裂。睑裂两侧上、下睑结合处分别称为内眦和外眦。睑的游离缘称睑缘；睑缘的前缘有睫毛，睫毛有2~3行，上睑睫毛100~150根，下睑睫毛50~75根。上、下睫毛均弯曲向前，有防止灰尘进入眼内和减弱强光照射的作用。如果睫毛长向角膜，则为倒睫，严重的可引起角膜溃疡、角膜瘢痕、失明。

眼睑由浅至深可分为5层：皮肤、皮下组织、肌层、睑板和睑结膜。眼睑的皮肤细薄，皮下组织疏松，缺乏脂肪组织，故可因积水或出血而发生肿胀。肌层主要是眼轮匝肌睑部。睑板为一半月形致密结缔组织板，上、下各一。上、下睑板的内、外两端借横位的睑内、外侧韧带与眶缘相联结。睑内侧韧带较强韧，其前面有内眦动、静脉越过，后面有泪囊，是施行泪囊手术时寻找泪囊的标志。睑板内有许多麦穗状的睑板腺，与睑缘垂直排列，其导管开口于睑缘。睑板腺是特化的皮脂腺，分泌油脂样液体，富含脂肪、脂酸及胆固醇，有润滑睑缘和防止泪液外溢的作用。若睑板腺导管阻塞，形成睑板腺囊肿，亦称霰粒肿。睑腺组织的化脓性炎症称睑腺炎，睫毛的根部有Zeis腺和Moll腺，当这些腺体发生细菌性感染时会在局部产生急性炎症，即麦粒肿。在上睑板上缘和下睑板下缘处，各有一薄层结缔组织膜连于眶上、下缘，称为眶隔。它与眶骨膜相互延续，是眶筋膜的一部分。

上眼睑见图2–3–1。

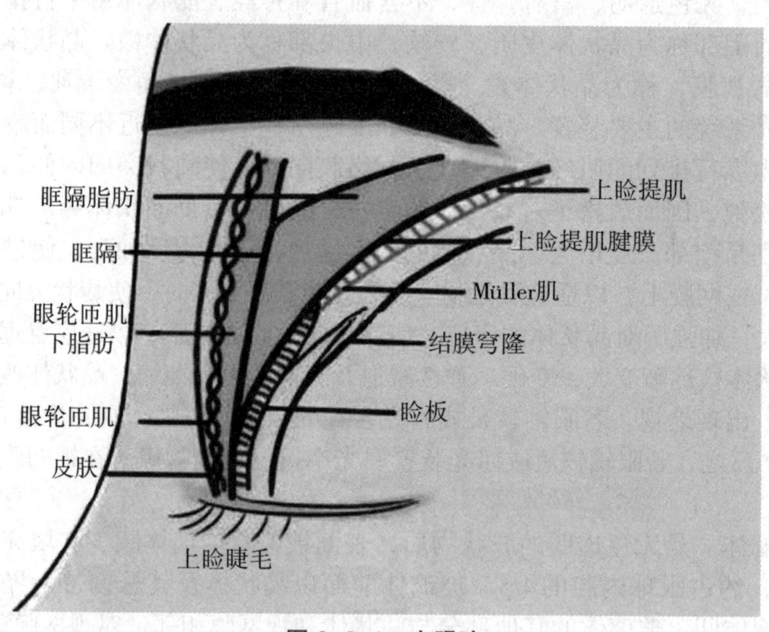

图2–3–1　上眼睑

2.结膜

结膜是一层薄而光滑透明、富含血管的黏膜，覆盖在眼球的前面和眼睑的后面。按所在部位可分三部分。

（1）睑结膜：是衬覆于上、下睑内面的部分，与睑板结合紧密。在睑结膜内表面，可透视深层的小血管和平行排列并垂直于睑缘的睑板腺。

（2）球结膜：覆盖在眼球的前面。在近角膜缘处，移行为角膜上皮。在角膜缘处与巩膜结合紧密，而其余部分联结疏松而易移动。

（3）结膜穹隆：位于睑结膜与球结膜互相移行处，其反折处分别构成结膜上穹和结膜下穹。结膜上穹较结膜下穹为深。当上、下睑闭合时，整个结膜形成囊状腔隙称为结膜囊。此囊通过睑裂与外界相通。

3.泪器

泪器由泪腺和泪道组成。

（1）泪腺：位于眶上壁前外侧部的泪腺窝内，分泌泪液，有10～20条排泄管开口于结膜上穹的外侧部。泪液借眨眼活动涂抹于眼球表面。泪液有防止角膜干燥和冲洗微尘作用，此外尚含溶菌酶，具有灭菌作用。多余的泪液流向内眦处的泪湖，经泪点、泪小管进入泪囊，再经鼻泪管至鼻腔。

（2）泪道：泪道：包括泪点、泪小管、泪囊和鼻泪管。

①泪点：在上、下睑缘近内侧端处各有一小隆起称为泪乳头，其顶部有一小孔称泪点，是泪小管的开口。

②泪小管：在内眦附近有一较圆钝微凹陷的空隙，称为泪湖。泪湖的底部有蔷薇色隆起，称为泪阜。泪小管为连结泪点与泪囊的小管，分上泪小管和下泪小管。它们分别垂直向上、下行，继而几乎成直角转向内侧汇合一起，开口于泪囊上部。泪点变位常引起溢泪症。

③泪囊：位于眶内侧壁前部的泪囊窝中，为一膜性囊。上端为盲端，高于内眦，下部移行为鼻泪管。泪囊和鼻泪管贴附于泪囊窝和骨性鼻泪管的骨膜。泪囊的前面有睑内侧韧带和眼轮匝肌泪囊部的纤维横过。眼轮匝肌还有少量的肌束跨过泪囊深面。眼轮匝肌收缩时牵引睑内侧韧带扩大泪囊，使囊内产生负压，促使泪液流入泪囊。

④鼻泪管：为膜性管道。鼻泪管的上部包埋在骨性鼻泪管中，与骨膜紧密结合。下部在鼻腔外侧壁黏膜的深面，下部开口于下鼻道外侧壁的前部。开口处的黏膜内有丰富的静脉丛，感冒时，黏膜易充血和肿胀使鼻泪管下口闭塞，使泪液向鼻腔引流不通畅，故感冒时常有流泪的现象。

4.眼球外肌

眼球外肌包括运动眼球的4块直肌、2块斜肌和运动上眼睑的上睑提肌，它们都是骨骼肌。上睑提肌起自视神经管前上方的眶壁，在上直肌上方向前走行。前端成为腱膜，止于上睑的皮肤、上睑板。此肌收缩可上提上睑，开大眼裂，由动眼神经支配。该肌瘫痪可致上睑下垂。米勒肌（Müller肌）是一块很薄、很小的平滑肌，起于上睑提肌下面的横纹肌纤维间，在上睑提肌与上直肌、结膜穹隆之间向前下方走行，止于睑板上缘。Müller肌辅助提上睑，并对维持上睑的正常位置起一定的作用，Müller肌收缩，可使睑裂开大约2mm。该肌受颈交感神经支配。运动眼球的各直肌共同起自视神经管周围和眶上裂内侧的总腱环，在赤道的前方，分别止于巩膜的上、下、内侧和外侧。上直肌位于上睑提肌下方，眼球上方，该肌收缩使瞳孔转向内上方。内直肌位于眼球的内侧，该肌收缩使瞳孔转向内侧。下直肌在眼球下方，该肌收缩使瞳孔转向内下方。外直肌位于眼球外侧，该肌收缩使瞳孔转向外侧。上斜肌位于上直肌与内直肌之间，起于总腱环，以纤细的腱通过附于眶内侧壁前上方的滑车，然后转向后外，在上直肌下方向后外转折，在上直肌与外直肌之间止于眼球赤道后方的巩膜。该肌收缩使瞳孔转向外下方。下斜肌位于眶下壁与下直肌之间，起自眶下壁的前内侧，斜向后外，止于眼球下面赤道后方的巩膜。该肌可使瞳孔转向外上方。眼球的正常运动，并非单一肌肉的收缩，而是两眼数条肌协同作用的结果。如眼向下俯视时，两眼的下直肌和上斜肌同时收缩。仰视时，两眼上直肌和下斜肌同时收缩。侧视时，一侧眼的外直肌和另一侧眼的内直肌共同作用。聚视中线时，则是两眼内直肌共同作用的结果。当某一肌麻痹时，可出现斜视和复视现象。眼球外肌见图2-3-2。

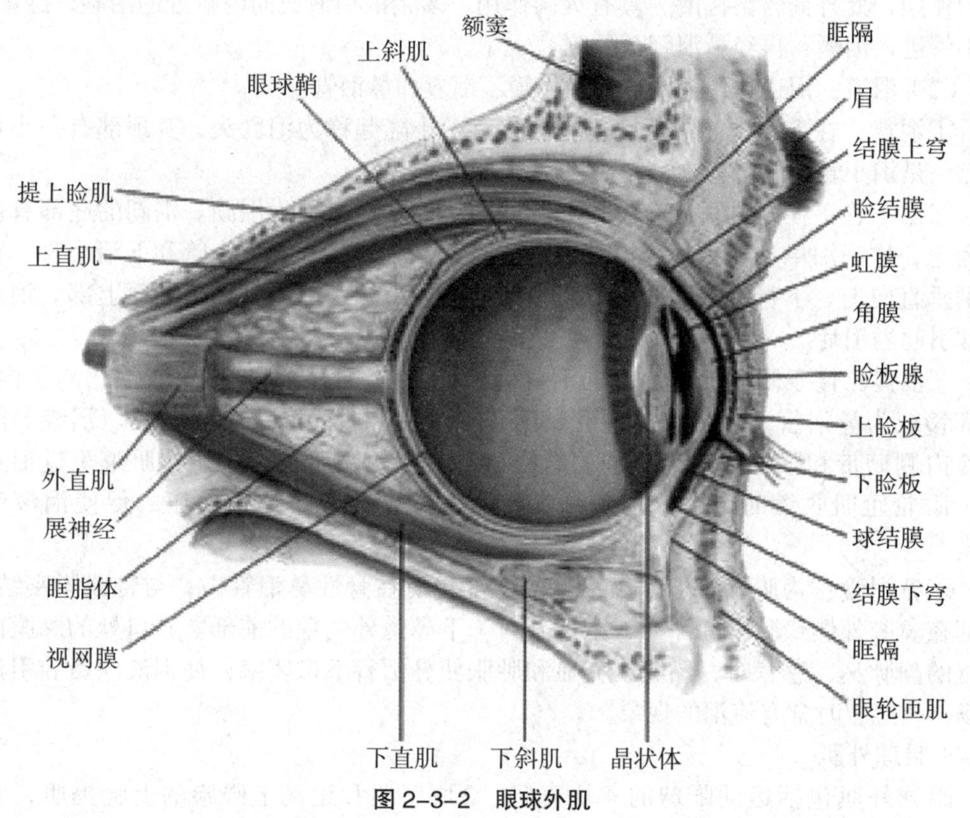

图2-3-2 眼球外肌

（三）眼底像

视网膜中央动脉是供应视网膜内层的唯一动脉。它自眼动脉发出后，行于视神经下方，在距眼球10~15mm处，于视神经的下方穿入视神经鞘内，走行长度为0.9~2.5mm，继而行于神经内直至巩膜后，在视神经盘处先分为上、下2支，再分成视网膜鼻侧上、下和视网膜颞侧上、下4支小动脉，分布至视网膜鼻侧上、鼻侧下、颞侧上和颞侧下4个扇形区。临床上，用检眼镜可直接观察这些结构，它对某些疾病的诊断和预后的判断有重要意义。黄斑中央凹周围0.5mm范围内无血管分布。眼底像见图2-3-3。

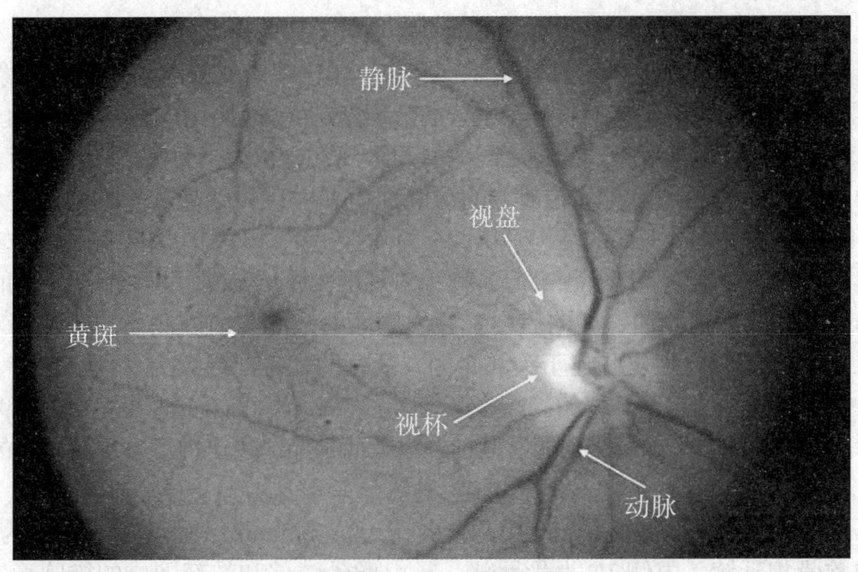

图 2-3-3 眼底像

（四）眼的动脉

眼球和眶内结构血液供应主要来自眼动脉。当颈内动脉穿出海绵窦后，在前床突内侧发出眼动脉。眼动脉在视神经下方经视神经管入眶，先居视神经外侧，再经视神经上方与上直肌之间至眶内侧，向前行于上斜肌和上直肌之间，终支出眶，终于额动脉。在行程中发出分支供应眼球、眼球外肌、泪腺和眼睑。其主要的分支如下：视网膜中央动脉是终动脉，在视网膜内的分支之间不吻合，也不与脉络膜内的血管吻合，但行于视神经鞘内和视神经内这两段的视网膜中央动脉其分支间有吻合。视网膜中央动脉阻塞时可导致眼全盲。视网膜中央动脉及其分支均有同名静脉伴行。睫后短动脉又称脉络膜动脉，有很多支，在视神经周围垂直穿入巩膜，分布于脉络膜。睫后长动脉又称虹膜动脉，有2支，分别位于眼球内、外侧，在视神经内、外侧穿入巩膜，在巩膜与脉络膜间前行直达睫状体。睫前动脉由眼动脉的各肌支发出，共7支，在眼球前部距角膜缘5~8mm处穿入巩膜，在巩膜静脉窦的后面穿入睫状肌本部，发出分支与虹膜动脉大环吻合，营养巩膜前部、虹膜和睫状体。睫状前动脉在进入巩膜前，分出小支至球结膜。

三、前庭蜗器

前庭蜗器又称耳，包括前庭器和听器两部分。按部位可分为外耳、中耳和内耳3部分。外耳和中耳是声波的收集及传导装置，是前庭蜗器的附属器。听感受器和位觉感受器位于内耳。听感受器是感受声波刺激的感受器，位觉感受器是感受头部位置变动、重力变化和运动速度刺激的感受器。

（一）外耳

外耳包括耳郭、外耳道和鼓膜三部。

1.耳郭

耳郭位于头部的两侧，凸面向后，凹面朝向前外。弹性软骨和结缔组织构成耳郭上部的支架，表面覆盖着皮肤，皮下组织少但神经血管丰富。耳郭下1/3为耳垂，耳垂内无软骨，仅含结缔组织和脂肪，有丰富的神经血管，是临床常用采血的部位。耳郭前外面的周缘卷曲，称为耳轮。耳轮起自外耳门上方的耳轮脚，耳轮构成耳郭的上缘和后缘，向下连于耳垂。耳轮的前方有一与耳轮平行的弧形隆起，称为对耳轮。对耳轮的上端分叉形成对耳轮上脚和对耳轮下脚。两脚之间的三角形浅窝，称为三角窝。耳轮和对耳轮之间的狭长的凹陷，称为耳舟。对耳轮前方的深窝称为耳甲，耳甲被耳轮脚分为上、下两个窝，上部的窝为耳甲艇，下部的窝为耳甲腔。耳甲腔通入外耳门。耳甲腔的前方有一突起称为耳屏，后方的对耳轮下部有一突起，称为对耳屏，耳屏与对耳屏之间有一凹陷，称为耳屏间切迹。耳郭后内侧面，朝向后内。后内侧面的凸凹与前外侧面的凹凸相对应。耳郭借软骨、韧带、肌肉和皮肤连于头部两侧，耳郭的软骨向内续为外耳道软骨，人类耳郭的肌肉多已退化。分布于耳郭的神经来源较多。有来自脊神经颈丛的耳大神经和枕小神经；有来自脑神经的三叉神经分支的耳颞神经以及面神经、迷走神经、舌咽神经的分支。

2.外耳道

外耳道是从外耳门至鼓膜的管道。成人长2.0～2.5cm。外耳道外侧1/3为软骨部，与耳郭的软骨相延续。内侧2/3为骨性部，是由颞骨鳞部和鼓部围成的椭圆形短管。两部交界处较为狭窄。外耳道约呈“S”形弯曲，从外向内，先趋向前上，继转向后，最后向前下方。因鼓膜向前下外方向倾斜45°角，故外耳道的前壁和下壁较后壁和上壁更长。由于外耳道软骨部可被牵动，故将耳郭向后上方牵拉，即可使外耳道变直，从而可观察到鼓膜。婴儿因颞骨尚未骨化，其外耳道几乎全由软骨支持，短而直，鼓膜近于水平位，检查时须拉耳郭向后下方。

外耳道表面覆盖一薄层皮肤，皮肤内含有丰富的感觉神经末梢、毛囊、皮脂腺及耵聍腺。皮肤与软骨膜和骨膜结合紧密，不易移动，当发生外耳道皮肤疖肿时（如毛囊感染生疖）疼痛难以忍受。耵聍腺分泌一种黏稠的液体，称为耵聍。当耵聍干燥凝结成大块可阻塞外耳道，影响听觉。外耳道前方邻接颞下颌关节和腮腺，将手指放入外耳道，可感觉到颞下颌关节的活动。

3.鼓膜

鼓膜在中耳鼓室外侧壁中叙述。

（二）中耳

中耳由鼓室、咽鼓管、乳突窦和乳突小房组成，为含气的不规则的小腔道，大部分在颞骨岩部内。中耳向外借鼓膜与外耳道相隔，向内与内耳相毗邻，向前借咽鼓管通向鼻咽部。

1.鼓室

鼓室（见图2–3–4）是位于颞骨岩部内的含气的不规则小腔。鼓室有6个壁，鼓室内有听小骨、韧带、肌、血管和神经等。鼓室的各壁及上述各结构的表面均覆盖有黏膜，此黏膜与咽鼓管和乳突窦、乳突小房的黏膜相连续。

鼓室的壁有以下内容。

①外侧壁：大部分由鼓膜构成，故又名鼓膜壁。鼓室鼓膜以上的空间为鼓室上隐窝，此部分的外侧壁为骨性部。鼓膜位于外耳道与鼓室之间，呈椭圆形半透明的薄膜，与外耳道底成45°~50° 的倾斜角。小儿鼓膜更为倾斜，几乎呈水平位。

鼓膜周缘大部附着于颞骨鼓部和鳞部的鼓膜沟。鼓膜周缘较厚，中心向内凹陷，为锤骨柄末端附着处，称为鼓膜脐。由鼓膜脐沿锤骨柄向上，可见鼓膜向前向后形成两个襞，分别称为锤骨前襞和锤骨后襞。两个襞之间，鼓膜上1/8~1/6的三角形区为松弛部，此部薄而松弛，在活体呈淡红色；鼓膜下5/6~7/8为紧张部，坚实而紧张，固定于鼓膜沟内，在活体呈灰白色。此部前下方有一个三角形的反光区，称为光锥。中耳的一些疾患可引起光锥改变或消失。右侧鼓膜分3层：外层为复层鳞状上皮，与外耳道的皮肤相续连；中层为纤维层，鼓膜的松弛部无此层；内层为黏膜，与鼓室黏膜相连续。

②上壁：又称盖壁，由颞骨岩部前外侧面的鼓室盖构成，分隔鼓室与颅中窝。盖壁向后延伸形成乳突窦的上壁。中耳疾患侵犯此壁，可引起耳源性颅内并发症。

③下壁：又称颈静脉壁，仅为一薄层骨板。骨板将鼓室与颈静脉窝内的颈静脉球分隔。部分人鼓室下壁可能未骨化形成骨壁，此种情形则仅借黏膜和纤维结缔组织分隔鼓室和颈静脉球。对这种患者施行鼓膜或鼓室手术时，极易伤及颈静脉球而发生严重出血。

④前壁：又称颈动脉壁，即颈动脉管的后壁。此壁甚薄，借骨板分隔鼓室与颈内动脉。此壁上部有两个小管的开口，上方的是鼓膜张肌半管口，有鼓膜张肌的肌腱通过；下方为咽鼓管鼓室口。

⑤内侧壁：又称迷路壁。其中部有圆形隆起，称为岬，由耳蜗第一圈的隆凸形成。岬的后上方有一卵圆形小孔，称为前庭窗或卵圆窗，通向前庭。在活体，由镫骨底及其周缘的韧带将前庭窗封闭。岬的后下方有一圆形小孔，称为蜗窗或圆窗，在活体由第二鼓膜封闭。在前庭窗后上方有一弓形隆起，称为面神经管凸，内藏面神经。面神经经内耳门入内耳道，在内耳道底前上部入面神经管。此管壁骨质甚薄，甚至缺如，因此中耳的炎症或手术易伤及面神经。

⑥后壁：又称乳突壁，上部有乳突窦入口，鼓室借乳突窦向后通入乳突内的乳突小房。中耳炎易侵入乳突小房而引起乳突炎。乳突窦入口的下方有一骨性突起，称为锥隆起，内藏镫骨肌。该肌的肌腱从锥隆起尖端的小孔伸出，止于镫骨颈。面神经管由鼓室内侧壁经锥隆起上方转至后壁，然后垂直下行，出茎乳孔。在茎乳孔上约6mm处有鼓索自面神经分出，经鼓索后小孔进入鼓室。

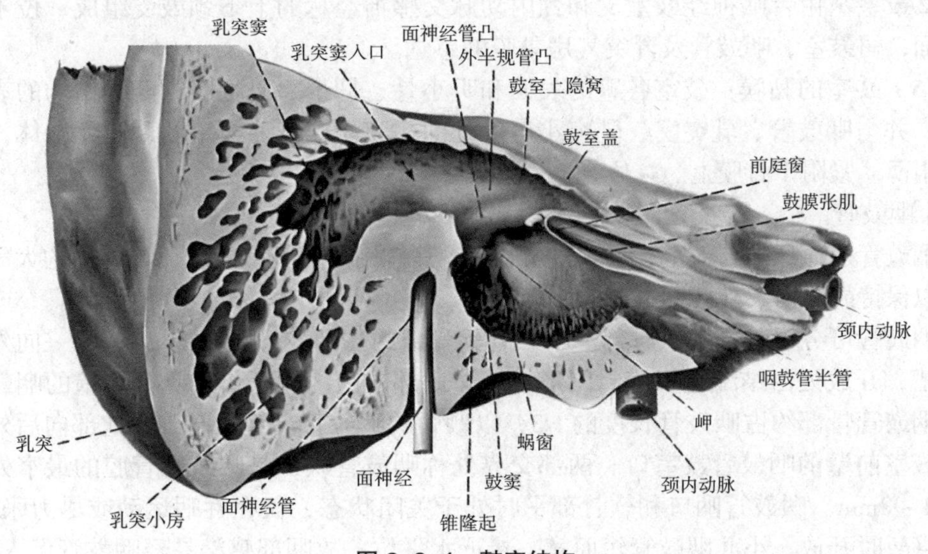

图 2-3-4 鼓室结构

2.鼓室内的结构

（1）听小骨：包括锤骨、砧骨和镫骨。

①锤骨：形如鼓槌，有头、柄、外侧突和前突。锤骨头与砧骨体形成砧锤关节，位于鼓室上隐窝，并借韧带连于上壁。柄附于鼓膜的脐区，柄的上端有鼓膜张肌附着。前突有韧带连于鼓室前壁；外侧突为鼓膜紧张部与松弛部分界标志。

②砧骨：形如砧，有骨体和长、短2脚。体与锤骨头形成砧锤关节，长脚与镫骨头形成砧镫关节，短脚以韧带连于鼓室后壁。

③镫骨：形似马镫，可分为头、颈、前后两脚和一底。底借韧带连于前庭窗的周边，封闭前庭窗。

（2）听小骨链：锤骨借柄连于鼓膜，镫骨底封闭前庭窗，它们在鼓膜与前庭窗之间以关节和韧带连接成听小骨链，组成杠杆系统。听小骨链以锤骨前突和砧骨短脚为固定点和运动轴，锤骨柄与砧骨长脚几乎平行，当声波冲击鼓膜时，听小骨链相继运动，使镫骨底在前庭窗做向内或向外的运动，将声波的振动转换成机械能传入内耳。炎症所引起的听小骨粘连、韧带硬化等可使听小骨链的活动受到限制，从而使听觉减弱。

（3）运动听小骨的肌：共有2条，分别称为鼓膜张肌和镫骨肌。

①鼓膜张肌：起自咽鼓管软骨部上壁的内面、蝶骨大翼，肌腹位于鼓膜张肌半管内，肌腱至鼓室内，直角折向外下，止于锤骨柄上端。该肌受三叉神经的下颌神经支配，该肌收缩时可将锤骨柄牵引拉向内侧，使鼓膜内陷，以紧张鼓膜。

②镫骨肌：位于锥隆起内，肌腱经锥隆起尖端的小孔进入鼓室，止于镫骨颈。收缩时将镫骨头拉向后方，使镫骨底前部离开前庭窗，以减低迷路的压力；并解除鼓膜的紧张状态，是鼓膜张肌的拮抗肌，受面神经支配。

（4）鼓索和鼓室丛

①鼓索是面神经的一个分支，起源于舌头前部的味蕾，贯穿中耳，并将味觉信息传递到大脑。鼓索通过内耳道与面神经一起离开颅腔，然后穿过中耳，从后到前穿过鼓膜。它在锤骨颈的内侧表面上穿过锤骨和锤骨之间。

②鼓室丛由舌咽神经鼓室支和颈内动脉交感神经丛的上下颈鼓支组成，位于鼓岬的表面，司鼓室、咽鼓管及乳突气房黏膜的感觉。

（5）鼓室的黏膜：鼓室各壁的表面和听小骨、韧带、肌腱、神经等结构的表面有黏膜，并与咽鼓管、乳突窦、乳突小房等处的黏膜相连续。鼓室的黏膜无腺体，固有膜也很薄，紧附于骨膜上。

3.咽鼓管

咽鼓管连通鼻咽与鼓室，长3.5～4.0cm。其作用是使鼓室的气压与外界的大气压相等，以保持鼓膜内、外两面的压力平衡。

咽鼓管可分为骨部和软骨部。咽鼓管软骨部约占咽鼓管长度的2/3，为一向外下开放的槽，开放处由结缔组织膜封闭形成管，此部向前内侧开口于鼻咽侧壁的咽鼓管咽口。咽鼓管骨部约占咽鼓管长度的1/3，以颞骨的咽鼓管半管为基础，此部向后外侧开口于鼓室前壁的咽鼓管鼓室口。两部交界处称咽鼓管峡，是咽鼓管管腔的最窄处，内径仅1～2mm。咽鼓管咽口和软骨部平时处于关闭状态，仅在吞咽运动或尽力张口时，咽鼓管暂时开放。小儿咽鼓管短而宽，接近水平位，故咽部感染易经咽鼓管侵入鼓室。

咽鼓管闭塞将会影响中耳的正常功能。

4.乳突窦和乳突小房

乳突窦位于鼓室上隐窝的后方，向前开口于鼓室后壁上部，向后下与乳突小房相通连，为鼓室和乳突小房之间的交通要道。乳突小房为颞骨乳突部内的许多含气小腔隙，大小不等，形态不一，互相连通，腔内覆盖着黏膜，并与乳突窦和鼓室的黏膜相连续。故中耳炎症可经乳突窦侵犯乳突小房引起乳突炎。

（三）内耳

内耳又称迷路，是前庭蜗器的主要部分。内耳全部位于颞骨岩部的骨质内，在鼓室内侧壁和内耳道底之间，其形状不规则，构造复杂，由骨迷路和膜迷路两部分组成。骨迷路是颞骨岩部骨密质所围成的不规则腔隙，膜迷路套于骨迷路内，是密闭的膜性管腔或囊。膜迷路内充满内淋巴，膜迷路与骨迷路之间充满外淋巴。内、外淋巴互不相通。

1.骨迷路

骨迷路（见图2-3-5）是由骨密质围成的腔与管，从前内侧向后外侧沿颞骨岩的长轴排列。依次可分为耳蜗、前庭和骨半规管，它们互相通连。骨迷路长度约为18.6mm。

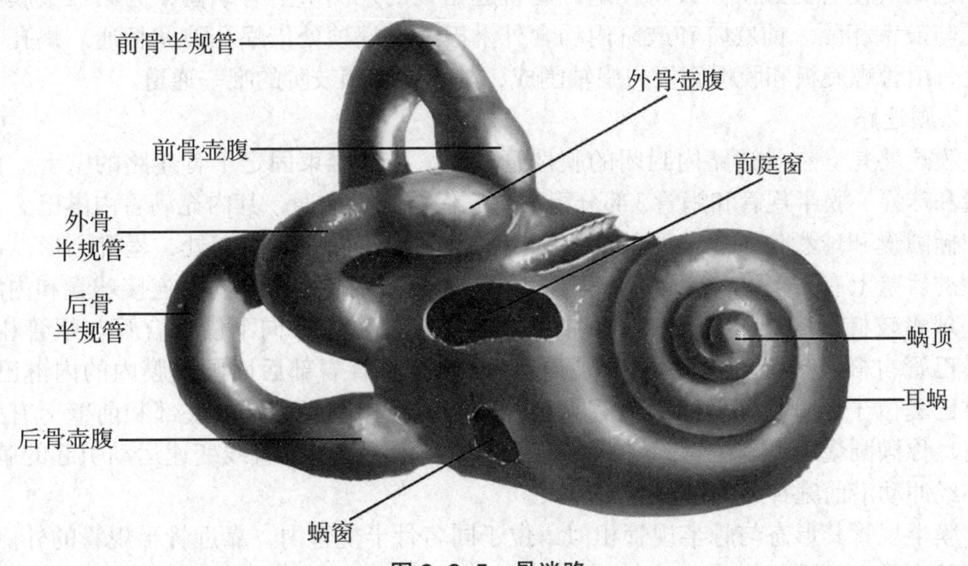

图2-3-5 骨迷路

前庭是骨迷路的中间部分，为一不规则的近似椭圆形腔隙，内藏膜迷路的椭圆囊和球囊。前部较窄，有一孔通连耳蜗；后上部较宽，有5个小孔与3个半规管相通。前庭的外侧壁即鼓室的内侧壁部分，有前庭窗，此处与镫骨底相连接。前庭的内侧壁是内耳道的底，有神经通过。在内侧壁上有一自前上向后下的前庭嵴。在前庭嵴的后上方有椭圆囊隐窝，在前庭嵴的前下方有球囊隐窝，分别容纳膜迷路的椭圆囊和球囊。前庭嵴下部分开，在分叉处内有一小的凹面为蜗管隐窝，容纳蜗管的前庭盲端。在椭圆囊隐窝的下方，总骨脚开口处的前方有一前庭水管内口，前庭水管由此向后下至内耳门后外侧的前庭水管外口。内淋巴管经此管至内淋巴囊，后者位于前庭水管外口附近的硬脑膜内。

骨半规管为3个半环形的骨管，分别位于3个相互垂直的面内，彼此呈直角排列。前骨半规管弓向上前外方，埋于弓状隆起深面，与颞骨岩部的长轴垂直。外骨半规管弓向后外侧，当头前倾30° 角时，呈水平位，是3个半规管最短的一个，形成乳突窦入口内侧的隆起，即外半规管凸。后骨半规管弓向后上外方，是3个半规管最长的一个，与颞骨岩部的长轴平行。每个骨半规管皆有两个骨脚连于前庭，其中一个骨脚膨大称为壶腹骨脚，膨大部称为骨壶腹；另一骨脚细小称为单骨脚。因前、后半规管单骨脚合成一个总骨脚，故3个骨半规管共有5个口开放于前庭的后上壁。

耳蜗位于前庭的前方，形如蜗牛壳。尖向前外侧，称为蜗顶。底朝向后内侧，称为蜗底，对向内耳道底。耳蜗由蜗轴和蜗螺旋管构成。蜗轴为耳蜗的中央骨质，由蜗顶至蜗底，呈圆锥形，由蜗轴伸出骨螺旋板。螺旋板的基部有蜗轴螺旋管，内藏蜗神经节，蜗轴的骨松质内有蜗神经穿过。蜗螺旋管是由骨密质围成的骨管，围绕蜗轴盘曲约两圈半，管腔底处较大，通向前庭，向蜗顶管腔逐渐细小，以盲端终于蜗顶。骨螺旋板由蜗轴突向蜗螺旋管内，此板未达蜗螺旋管的外侧壁，其缺空处由蜗管填补封闭。故蜗螺旋管可为3个部分：近蜗顶侧的管腔为前庭阶，起自前庭；中间是膜性的蜗管；近蜗底侧者为鼓阶。鼓阶在蜗螺旋管起始处的外侧壁上有蜗窗，为第二鼓膜所封闭，与鼓室相隔。前庭阶和鼓阶内均含外淋巴，在蜗顶处借蜗孔彼此相通。蜗孔在蜗顶处，由骨螺旋板和膜螺旋板与蜗轴围成，是前庭阶和鼓阶的唯一通道。

2.膜迷路

膜迷路是套在骨迷路内封闭的膜性管或囊，借纤维束固定于骨迷路的壁上。由椭圆囊和球囊、膜半规管和蜗管3部分组成。它们之间相连通，其内充满着内淋巴。

椭圆囊和球囊位于骨迷路的前庭部。椭圆囊位于椭圆囊隐窝处，呈椭圆形。在椭圆囊的后壁上有5个开口，与3个膜半规管连通。前壁借椭圆球囊管连接球囊和内淋巴管。球囊较椭圆囊小，位于椭圆囊前下方的球囊隐窝处，向下借连合管与蜗管相连。内淋巴管自椭圆球囊管中段发出，穿前庭水管至颞骨岩部后面硬脑膜内的内淋巴囊。内淋巴囊位于颞骨岩部后面的前庭水管外口处。在椭圆囊上端的底部和前壁上有感觉上皮，称椭圆囊斑，是位觉感受器，感受头部静止的位置及直线变速运动引起的刺激。其神经冲动沿前庭神经的椭圆囊支传入。

膜半规管其形态与骨半规管相似，位于同名骨半规管内，靠近骨半规管的外侧壁，其管径为骨半规管的1/4~1/3。在各骨壶腹内的各膜半规管亦有相应呈球形膨大的膜壶腹。膜壶腹壁上有隆起的壶腹嵴，它们是位觉感受器，能感受头部变速旋转运动的刺激。三个膜半规管内的壶腹嵴相互垂直，可分别将人体在三维空间中的运动变化转变成神经冲动，经前庭神经的壶腹支传入。

3.蜗管

蜗管（见图2–3–6）位于蜗螺旋管内，蜗管也盘绕蜗轴两圈半，其前庭端借连合管与球囊相连通，顶端细小，终于蜗顶，为盲端，故蜗管为盲管。在蜗管的水平断面上，呈三角形，有上壁、外侧壁和下壁。其上壁为蜗管前庭壁（前庭膜），将前庭阶和蜗管分开。其外侧壁为蜗螺旋管内表面骨膜的增厚部分，有丰富的血管和结缔组织，称血管纹，一般认为与内淋巴的产生有关。其下壁由骨螺旋板和蜗管鼓壁（螺旋膜，又称基底膜）组成，与鼓阶相隔。在螺旋膜上有螺旋器，又称Corti器，是听觉感受器。

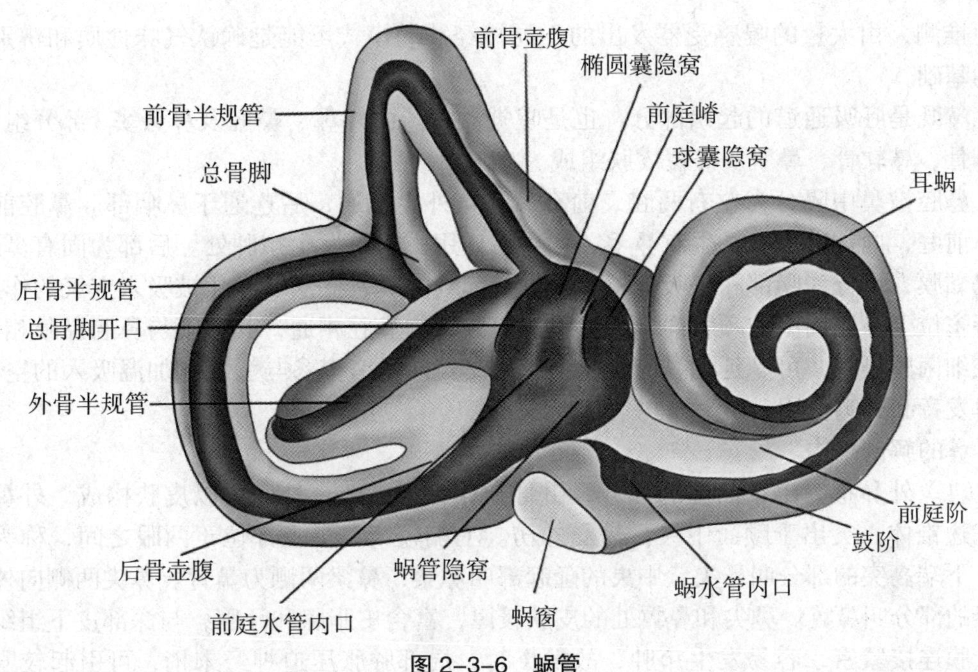

图 2–3–6 蜗管

四、嗅器

（一）概述

嗅器，又称鼻。嗅觉是挥发性物质作用于嗅觉器官而产生的感觉，是动物进化中最古老的感觉之一。嗅觉有特殊的感受器，位于上鼻道及鼻中隔后上部的嗅上皮内，包含有大约1000万个嗅细胞，嗅细胞都是双极细胞，其向外的突起已经衍变为嗅纤毛。嗅纤毛伸入嗅上皮表面的黏液中，是嗅觉刺激的受纳器。双极细胞的轴突穿过筛板，进入嗅球，由嗅神经连接到脑。钩回和海马回前部是嗅觉的主要中枢。嗅刺激物随气流刺激嗅纤毛。

在正常呼吸时，气流几乎全部由下鼻道通过，达不到嗅感受器，所以气味不明显。只有用力呼气时气流才能到达上鼻道而刺激嗅纤毛。进食时有气味物质也可由后鼻孔上达嗅感受器，所以嗅觉和味觉经常是联系在一起的。

人的嗅觉极为敏感，可以比味觉高1万倍。人能觉察出包含 5×10^{10} 个分子的空气中一个硫醇分子的存在，经过训练的人能觉察和分辨达5000种不同的气味。

空气的温度和湿度对嗅觉感受性有很大影响，因为这两种因素影响到气味分子的振动和传播。由于嗅中枢与间脑及中脑的许多中枢相联系，因而嗅觉的感受性和植物性神经系统的活动以及内分泌腺的活动有密切关系。饥饿可使嗅觉感受性提高。妇女月经周期的变化也会导致嗅觉感受性的变化，特别是对某些与性激素有关的物质气味的感受性的变化。

适应是嗅觉极为显著的特点，对一种气味的适应并不只是感受性的降低，而是对其感觉丧失。目前还没有公认的嗅觉理论。但是对嗅觉细胞及嗅神经纤维的电生理研究表明，每个感受器可以对多种气味刺激而不是只对某一特定性质的气味刺激起反应。

因而推测，由大量的嗅感受器发出的不同神经冲动模式可能是确认气味性质和辨别气味的基础。

鼻既是呼吸通道的起始部分，也是嗅觉器官。由外鼻、鼻腔及鼻旁窦3部分组成，由鼻骨、鼻软骨、鼻肌及被覆皮肤组成。

鼻腔被鼻中隔分为左右两腔、前有鼻孔与外界相通，后连通于鼻咽部。鼻腔前部为鼻前庭，内被以皮肤，生有鼻毛，起过滤作用，为易发生疖肿处。后部为固有鼻腔，衬以黏膜，可分为嗅部和呼吸部，有嗅觉及起到温暖、湿润、净化被吸入空气的作用。鼻旁窦位于鼻腔周围的颅骨内，为含气的空腔，与鼻腔相通，其黏膜与鼻腔黏膜相连。鼻腔细菌感染时，可蔓延到鼻旁窦，引起鼻窦炎。鼻旁窦参与湿润和加温吸入的空气，并对发音起共鸣作用。

鼻的解剖结构。

（1）外鼻指突出于面部的部分，由骨和软骨为支架，外面覆以皮肤构成。外鼻形如三边锥体，突出于颜面中央，易受外伤。上端较窄，最上部位于两眼之间，称为鼻根。下端高突的部分叫鼻尖。中央的隆起部叫鼻梁，鼻梁两侧为鼻背。鼻尖两侧向外方膨隆的部分叫鼻翼。鼻尖和鼻翼处的皮肤较厚，富含皮脂腺和汗腺，与深部皮下组织和软骨膜连接紧密，容易发生疖肿，故发炎时，局部肿胀压迫神经末梢，可引起较剧烈疼痛。

（2）鼻骨左右成对，中线相接，上接额骨鼻部成鼻额缝，外缘接左右两侧上颌骨额突，后面以鼻骨嵴与筛骨正中板相接，下缘以软组织与鼻外侧软骨相接。上部窄厚，下部宽薄，易受外伤而骨折，发生鞍鼻，由于血管丰富，骨折复位后易愈合。

（3）血管外鼻的静脉主要经内眦静脉及面静脉汇入颈内、外静脉。由于内眦静脉经眼上、下静脉与颅内海绵窦相通，面部静脉且无瓣膜，血液可上下流动，故当鼻或上唇（危险三角区）患疖肿时，如误挤压或治疗不当，则有引起海绵窦血栓性静脉炎的风险。

（4）鼻腔（见图2–3–7）是位于两侧面颅之间的腔隙，以骨性鼻腔和软骨为基础，表面衬以黏膜和皮肤。鼻腔是顶狭底宽、前后径大于左右两侧的不规则的狭长腔隙，前起前鼻孔，后止后鼻孔通鼻咽部。鼻腔由鼻中隔分为左、右两腔，前方经鼻孔通外界，后方经鼻后孔通咽腔。每侧鼻腔可分为鼻前庭和固有鼻腔两个部分。

①鼻前庭：是指由鼻翼所围成的扩大的空间，内面衬以皮肤，生有鼻毛，有滞留吸入尘埃的作用，此外，皮肤与软骨膜紧密相贴，所以发生疖肿时，疼痛明显。鼻前庭的前部相当于鼻尖的内角处，有一向外膨隆出的隐窝，称为鼻前庭隐窝，常为疖肿、痤疮好发之处。

②固有鼻腔：是指鼻前庭以后的部分，内壁为鼻中隔。固有鼻腔后借鼻后孔通咽，其形态与骨性鼻腔基本一致，由骨和软骨覆以黏膜而成。每侧鼻腔有上、下、内、外四个壁。上壁（顶）较狭窄，与颅前窝相邻，由鼻骨、额骨、筛骨筛板和蝶骨构成，筛板的筛孔有嗅神经穿过，下壁（底）即口腔顶，由硬腭构成。内侧壁为鼻中隔，由骨性鼻中隔和鼻中隔软骨共同构成，鼻中隔多偏向一侧，偏向左侧者多见。

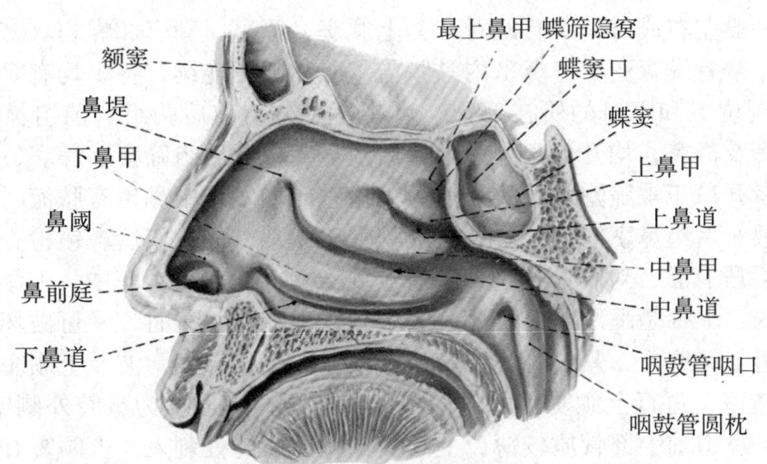

图 2–3–7 鼻腔结构

在鼻中隔前下部的黏膜内有丰富的血管汇聚吻合丛，称为黎氏动脉区或克氏静脉丛。约90%的鼻出血（鼻衄）发生于此，临床上称为易出血区。外壁构造复杂，由鼻骨额突、泪骨、筛骨、腭骨垂直部和蝶同翼突等组成。外侧壁上有三个突出的呈阶梯状排列的、略呈贝壳形的长条骨片外覆黏膜，称为鼻甲。鼻甲，由上而下依次称为上鼻甲、中鼻甲和下鼻甲，各鼻甲下方的间隙分别称为上鼻道、中鼻道和下鼻道。上鼻甲的后上方的凹窝称为蝶筛隐窝。各鼻甲与鼻中隔之间的间隙称为总鼻道。切除中鼻甲后，在中鼻道中部可见一个凹向上的弧形裂隙称为半月裂孔，裂孔上方的圆枕形隆起称为筛泡。

在中、上鼻道和蝶筛隐窝有鼻旁窦开口，下鼻道有鼻泪管开口。

顶壁：很窄，呈穹隆状，与颅前窝仅以筛骨垂直板相隔。筛板薄且脆，受外伤易骨折，且为鼻部手术的危险区。

底壁：即硬腭的鼻腔面，与口腔相隔。固有鼻腔黏膜按其性质可分为嗅部和呼吸部。嗅部黏膜覆于上鼻甲以上及其相对的鼻中隔部分，呈淡黄色或苍白色，内含嗅细胞，能感受气味的刺激。其余部分覆以粉红色的呼吸部黏膜，黏膜内含丰富的毛细血管和黏液腺，上皮有纤毛，可净化空气并提高吸入空气的温度和湿度。

鼻腔呼吸区黏膜的无纤毛柱状细胞表面有丰富的微绒毛，黏膜下层含丰富的黏液腺和浆液腺及杯状细胞，能分泌大量的黏液和浆液，对空气起到加湿作用。鼻腔呼吸区黏膜面积较大，其固有的上、中、下三个鼻甲及相应的三个鼻道亦增大了黏膜与空气的接触面积，黏膜下毛细血管丰富；当冷空气进入鼻腔，鼻甲和鼻道黏膜下血管像暖气片一样对其起到加温作用。据测试，0℃的冷空气经鼻、咽进入肺部，温度可升至36℃，与人体正常体温基本接近，可见鼻腔对冷空气具有明显的加温作用。

（二）鼻窦

鼻窦是鼻腔周围颅骨与面骨内的含气空腔，又称鼻旁窦。鼻旁窦由骨性鼻旁窦表面衬以黏膜构成，鼻旁窦黏膜通过各窦开口与鼻腔黏膜相续。鼻旁窦对发音有共鸣作用，也能协助调节吸入空气的温度和湿度。由于鼻腔和鼻旁窦的黏膜相延续，鼻腔炎症可引起鼻旁窦发炎。

鼻旁窦一般左右成对，共有四对，为上颌窦、筛窦、额窦和蝶窦。窦的大小和形态各有不同，常有发育变异，鼻窦内黏膜与鼻腔黏膜相连续，各窦均有窦口与鼻腔相通，按其解剖位置和窦口的所在部位，可将鼻窦分为前后两组。前组鼻窦包括上颌窦、前组筛窦及额窦，均开口于中鼻道；后组鼻窦包括后组筛窦、蝶窦，前者开口于上鼻道，后者开口于蝶筛隐窝。故在前鼻镜检查时如发现中鼻道有脓液时，可知是前组鼻窦炎所致，后组鼻窦发炎时可见脓液积聚于嗅裂，如改用后鼻镜检查，则可见上鼻道或嗅裂后段有脓，对临床鉴别诊断有重要意义。四对鼻旁窦中，上颌窦最大，位于上颌骨体内，上壁是眶下壁，较薄，当上颌窦炎症或肿瘤时，常可破坏骨质侵入眶内。下壁邻近上颌磨牙，紧邻骨质菲薄的牙根，故牙根感染常波及上颌窦；前壁在眶下孔下方处较薄，进行上颌窦手术时即由此处切开；内侧壁为鼻腔外侧壁，邻近中、下鼻道，在下鼻道前上部骨质较薄，上颌窦穿刺即由此处刺入。上颌窦开口于半月裂孔的后部，由于开口位置较高，所以上颌窦发炎化脓时引流不畅，易造成窦内积脓。额窦开口于半月裂孔前端。筛窦开口于中鼻道和上鼻道。蝶窦开口于蝶筛隐窝。

单元2 白内障患者的护理

案例导入

患者，男，68岁。左眼渐进性视物不清2年。查体：左眼裸眼视力0.1，矫正视力0.1，眼压21mmHg，球结膜无充血，角膜透明，前房中深，房水清，瞳孔圆，约2.5mm大小，对光反应灵敏，晶状体混浊，眼底模糊可见视盘色淡。OQAS检查示左眼OSI 0.9。诊断：老年性白内障（左眼）、青光眼待排（左眼）。请思考：

1. 什么是老年性白内障，该患者发生老年性白内障的原因是什么？如何避免？
2. 如何为该患者提供生活指导，提高其生活质量？

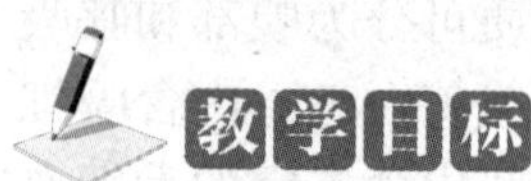

知识目标：

1. 掌握老年性白内障常见的临床表现及护理措施。
2. 熟悉老年性白内障的治疗要点与常见护理诊断/问题。
3. 了解老年性白内障的病因及发病机制、辅助检查。

能力目标：

学会老年性白内障的临床表现及护理措施，能正确实施整体护理，能为老年人提供健康指导。

素质目标：

具备关爱患者的意识，科学严谨的工作态度。

思政目标：

1. 在为老服务过程中，时刻践行“以老年人为中心”的服务理念。
2. 通过学习，关注老年人眼健康，树立科学爱眼护眼观念。

白内障是眼内晶状体的退行性改变，因透明度下降而发生混浊或者颜色改变，可导致视物模糊、变形、眩光等，极严重时还会致盲。在世界范围内，白内障是失明的一大重要原因。

一、病因及发病机制

白内障的发生率随年龄增长而增加，可能是正常衰老现象，但遗传、营养不良、代谢异常、辐射、创伤、中毒和某些药物可加速其发展。晶状体的独特结构使其容易因衰老或其他原因而损伤。晶状体由特殊的细胞构成，其排列方式高度有序而复杂，内含大量胞质蛋白。这些蛋白，即晶状体蛋白，连同晶状体复杂的结构，能使晶状体保持透明。与其他上皮不同，晶状体的失活细胞无法脱落，而是逐渐被挤向晶状体中心，透明度开始下降。

白内障分为先天性白内障和后天性白内障两大类，前者又称发育性白内障，多在出生前后即已存在，多为静止型，可伴有遗传性疾病。本书重点讲述后者，即后天性白内障，其发病机制可能与其类型相关。

（1）年龄相关性白内障：绝大多数白内障由衰老造成，其发病机制与细胞结构因衰老而产生变性相关。

（2）非年龄相关性白内障：主要成因包括眼外伤、葡萄膜炎、巩膜炎、眼内肿瘤放疗、系统性疾病对代谢的影响，以及局部使用皮质类固醇、使用某些吩噻嗪类药和局部用抗胆碱酯酶药。

二、临床表现

白内障的发展是一个无痛、进展性过程，个体间差异很大。单侧性或双侧性，两眼发病可有先后，视力进行性减退，由于晶体皮质混浊导致晶状体不同部位屈光力不同，可有眩光感或单眼复视，近视度数增加。

大多数患者在60岁之后发病，发病年龄较早者很可能存在糖尿病或全身性应用类固醇等危险因素。年龄相关性白内障和非年龄相关性白内障的临床表现相同。

白内障通常有下列3种表现：核硬化、皮质轮辐状和后囊下混浊，分别影响晶状体的不同解剖部位，症状和进展情况也不同，可分为以下三种类型。

1.核性白内障

患者看彩色及白色明显变暗，但这极少为患者所注意。通常等到一只眼白内障手术后，双眼对比才会发现。核性白内障进展非常缓慢。远视力通常比近视力更易受其影响。这类患者如果不驾驶，可能不会特别注意到白内障造成的视力下降或受到其干扰。

2.皮质性白内障

尽管皮质性白内障在生物显微镜下很明显，但不会明显影响视力。皮质性白内障可能在创伤或其他损伤后突然出现，但往往进展缓慢。

3.后囊下白内障

虽然视力仅轻度下降，但往往在太阳和车灯的强光下出现视物不能性眩光。远、近视力一般同等受累。后囊下白内障的进展往往比核性白内障更快，数月内而不是数年内，原因不明。

许多患者在晶状体混浊影响视力之前，近视度数会增加。这种近视度数增加称为“近视漂移”，是由于逐渐发展为白内障的晶状体屈光度增加，并且“近视漂移”可随着晶状体变混浊而继续发展。患者会诉远视力下降，部分人可能发现近视力变好。不少患者在晶状体出现显著混浊之前需加快更换眼镜的频率。

三、辅助检查

应了解玻璃体、视网膜、视盘、黄斑区和视神经是否正常及脉络膜有无病变，对白内障术后视力恢复做出正确的评估，可借助A型及B型超声波了解有无玻璃体病变、视网膜脱离或眼内肿物，亦可了解眼轴长度及脱位的晶体位置。视网膜电图（ERG）对评价视网膜功能有重要价值，单眼白内障患者为排除黄斑病变视路疾患所致的视力障碍，可做诱发电位（VEP）检查，此外亦可应用视力干涉仪检查未成熟白内障的黄斑功能。

1.检眼镜

可用直接检眼镜进行非散瞳眼底检查来确认晶状体混浊，检查可见红光反射减弱、红光反射内混浊或眼底细节模糊。如果未见其他视觉症状、眼充血或眼底检查无其他异常，应进行全面的眼科检查。

2.全面检查

全面检查时需留意晶状体混浊的类型和程度，并通过散瞳眼底检查来排除其他可能导致视力降低或妨碍视力在白内障手术后完全恢复的病变。

一般根据全面眼科检查时发现的特征性混浊表现来诊断白内障。如果未发现其他病变，且晶状体混浊的程度与患者的主诉及最佳矫正视力一致，则可做出白内障的临床诊断。

白内障还可根据成熟度来分类。透过未成熟期白内障仍可看到视网膜，且红光反射仍存在。红光反射一旦消失，则为成熟期白内障。成熟期白内障的视力降至20/400或者更差。过熟期白内障是指晶状体皮质液化，晶状体核可在囊袋内移动。

小部分成熟期和过熟期白内障可导致继发性青光眼，初次就诊时可能就比较明显。此类青光眼有时会导致眼部发红、疼痛，而许多其他类青光眼常无症状。

四、治疗要点

（一）白内障摘除

治疗白内障的唯一方法是从眼内手术移除混浊的晶状体并用人工晶状体替换，以恢复视轴的透明性。白内障摘除最常使用以下两种技术。

1.超声乳化白内障吸除术

在眼球最表面的眼球壁上做2～3mm的小切口，将超声探头通过切口伸入眼球中，应用超声的能量将较硬的晶状体核乳化粉碎，再借助灌注抽吸系统，将粉碎的核及较软的晶状体的其他组织吸出眼外，保留晶状体后囊膜，在原来晶体的位置放入房型人工晶体。晚期白内障的晶状体核可能很硬，因而可能不适用超声乳化白内障吸除术。

超声乳化白内障吸除术的优势在于切口小，视力恢复较快，还能降低缝合诱导散光的可能性。

2.标准白内障囊外摘除术

通常需整体摘除晶状体核。从眼内吸出晶状体皮质，保留晶状体后囊膜，同时植入后房型人工晶状体，置于虹膜后、囊袋内或囊袋上。术中保留的后囊膜在术后易发生混沌，进而会形成后发性白内障。

（二）常见护理诊断/问题

（1）生活自理能力缺陷：与视力下降有关。

（2）有外伤的风险：与白内障导致的视力下降有关。

（3）焦虑：与担心治疗效果不佳有关。

（4）知识缺乏：缺乏白内障相关的知识。

（5）潜在并发症：伤口感染、继发性闭角型青光眼、晶状体过敏性葡萄膜炎。

（三）护理措施

1.一般护理

（1）睡眠与休息：注意保证充足睡眠时间，多闭目休息，避免过度用眼。

（2）饮食：多食纤维丰富的食物，保持大便通畅。若有便秘，及时处理。

（3）活动：减少头部活动，避免弯腰低头、用力咳嗽及大声说笑，不要屏气举重。

（4）观察病情：观察患者术后视力变化，以及有无眼胀、眼痛、渗血、分泌物增多等。

2.对症护理

（1）布置环境确保安全：介绍病区环境，常用物品固定摆放，病房内不留障碍物，避免发生意外。鼓励患者寻求帮助，教会其使用呼叫系统，协助患者完成日常生活。

（2）疏导焦虑：多与患者交流，介绍成功案例，缓解内心焦虑。

（3）手术前后的护理：介绍白内障相关知识，答疑解惑，讲解手术前后注意事项。训练患者按要求向各个方向转动眼球配合手术操作和术后观察效果。教会患者有咳嗽冲动时张口呼吸，用舌顶住上颚，有喷嚏冲动时揉搓鼻翼，缓解冲动，避免手术意外和术后出血。

3.用药护理

介绍滴眼液使用方法，注意手卫生，避免污染术眼。

教会患者正确滴眼液及涂眼膏的方法。告知患者特别要注意区别左右眼用药。术眼若有红痛不适，或另一眼发生红痛现象，应及时就诊。有基础疾病的患者，嘱其规律服药，避免因漏服造成病情波动，推迟手术。遵医嘱于术前、术后应用各种滴眼液。

4.心理护理

从接诊开始，注意言行举止，与患者良性互动，取得患者信任。注意创造优美舒适环境，使患者获得安全感。针对性答疑解惑，解除术前思想顾虑，给予充分术后指导，协助患者恢复健康，消除术后并发症引起的恐惧、悲观。

五、健康指导

1.生活方式指导

指导患者养成良好的用眼卫生习惯，避免过度用眼，不要长时间看手机、电视、电脑等，定时闭目养神、远眺。多食粗纤维食物，保持大便通畅，避免便秘。减少剧烈咳嗽、举重物、弯腰低头等动作。

2.疾病知识指导

向患者及家属介绍白内障的相关知识、预防方法及自我护理措施，教会患者正确使用滴眼液，注意手卫生，避免污染眼睛。

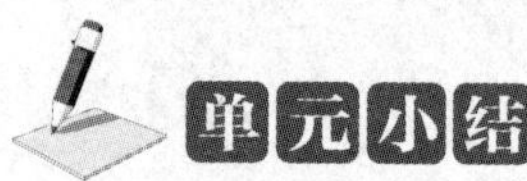

白内障是常见的老年性眼病之一，后天性白内障可分为年龄相关性白内障和非年龄相关性白内障，常表现为视力减退、眩光感或单眼复视、近视程度加重，严重影响老年人的日常生活。白内障是一种需要长期管理的疾病，因此护理及健康指导十分重要，良好的用眼习惯及正确地使用滴眼液是白内障治疗的一个重要部分，可以延缓疾病发展。同时，要做好定期随访，可以最大限度地保持视力。

单元3 青光眼患者的护理

案例导入

患者，男，78岁。因"左眼反复胀痛伴同侧头痛、视力下降3个月，加重1天"来眼科医院就诊。专科检查：右眼视力0.4，左眼视力0.1。左眼睫状充血，角膜轻度水肿，前房浅，周边前房为1/4CT，房水无异常，瞳孔散大约6mm，对光反射消失，晶体混浊膨胀，余窥不清。右眼角膜透明，前房浅，周边前房为1/4CT，瞳孔圆，光敏，晶体混浊，眼底无明显异常。IOP：右眼19mmHg，左眼56mmHg。诊断：①急性青光眼，闭角型青光眼（左眼急性发作期，右眼临床前期）；②双眼老年性白内障。请思考：

1.什么是青光眼，该患者发生青光眼的原因是什么？如何避免？

2.如何为该患者提供生活指导，提高其生活质量？

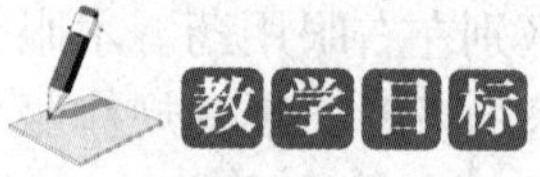

知识目标：

1.掌握青光眼常见的临床表现及护理措施。

2.熟悉青光眼的治疗要点与常见护理诊断/问题。

3.了解青光眼的病因及发病机制、辅助检查。

能力目标：

学会青光眼的临床表现及护理措施，能正确实施整体护理，能为老人提供健康指导。

素质目标：

具备关爱患者的意识，科学严谨的工作态度。

思政目标：

1.在为老服务过程中，时刻践行“以老年人为中心”的服务理念。

2.通过学习，关注老年人眼健康，树立科学爱眼护眼观念。

一、概述

青光眼是一组以视神经乳头萎缩及凹陷、视野缺损及视力下降为共同特征的疾病，病理性眼压增高、视神经供血不足是其发病的原发危险因素，视神经对压力损害的耐受性也与青光眼的发生和发展有关。在房水循环途径中，任何一环发生阻碍，均可导致眼压升高而引起病理改变，但也有部分患者眼压正常。青光眼是不可逆性失明的主要原因，总人群发病率为1%，45岁以后为2%。

临床上，根据病因、房角、眼压描记等情况将青光眼分为原发性、继发性和先天性三大类。继发性青光眼是由于某些眼病或全身疾病干扰了正常的房水循环而引起的，如眼外伤所致的青光眼、新生血管性青光眼、虹膜睫状体炎继发性青光眼、糖皮质激素性青光眼等，其致病原因均较为明确。先天性青光眼是由于胚胎发育异常、房角结构先天变异所致。

原发性青光眼根据眼压升高时前房角的状态，分为闭角型青光眼和开角型青光眼。

开角型和闭角型青光眼均可分为原发性和继发性。继发性青光眼有许多伴有眼压升高的亚型，病因包括葡萄膜炎、创伤、糖皮质激素治疗、血管增生性视网膜病变等。

青光眼也可根据发病时间分为急性、亚急性和慢性。

混合型青光眼指由几种病因导致的青光眼，如开角型青光眼合并前房角关闭、开角型青光眼合并葡萄膜炎。

二、开角型青光眼

开角型青光眼是一种视神经病变，其典型表现为进行性周边视野缺损，继之中心视野缺损。通常伴有眼压升高，但有时并非如此。高眼压可能由房水生成增加和/或流出减少引起。检眼镜检查显示视神经或“视盘”呈中空样，称为杯凹。杯凹与神经节细胞轴突丢失有关。

（一）病因及发病机制

1.影响因素

发生开角型青光眼的主要影响因素包括年龄、人种、家族史和眼压，以及其他因素，如近视、假性剥脱、低舒张期灌注压、心血管疾病、玻璃体/视网膜既往手术史和甲状腺功能减退。

2.发病机制

目前尚不清楚原发性开角型青光眼的发病机制。视神经轴突丢失可能与神经节细胞易感性、视神经乳头微循环障碍或细胞外基质因素有关，这些因素可能发挥联合作用。全身因素也可能发挥作用，部分证据表明，心脏自主神经功能障碍可能与正常眼压性青光眼有关。myocilin基因（MYOC）突变见于约4%的开角型青光眼成人和超过10%的青少年型开角型青光眼。

（二）临床表现

开角型青光眼患者很少出现症状。因此，开角型青光眼通常是在全面眼科检查时被偶然发现的。

开角型青光眼患者的眼压可高达40mmHg，通常不会造成眼痛、眼红或视觉症状。只要保留中心视力，就不会出现视力下降。中心视野缺损是开角型青光眼的晚期表现，通常发生在神经节细胞丢失和视神经损伤后。甚至当视野缺损已经进展为中心10°～20°的“管状视野”时，部分患者也没有意识到视野缺损。一旦发生视野缺损，则无法恢复。在未经治疗的患者中，从视野完全正常到失明的平均进展速度约为25年。

（三）辅助检查

建议进行全面的眼科检查，而非眼底检查或测眼压之类的单项检查。单项检查很可能会漏诊多例青光眼，因为青光眼是视神经病变，而不是单纯的高眼压疾病。眼科医生根据患者的危险因素来决定是否进行视野检查。

1.眼底检查

初级保健医生应注意眼底检查是否显示杯凹。杯凹是指眼底检查时视神经或“视盘”的中空表现。视杯直径大于视盘垂直直径的50%提示青光眼。其他眼底表现包括视盘盘沿变窄或有切迹，视杯大小和形状发生进行性改变，以及双眼杯盘比不对称。

2.房角镜检查

通过房角镜检查直接观察房角的开放或关闭，从而区分开角型和闭角型青光眼。

3.视野检查

理想情况下，开角型青光眼应在出现显著视野缺损前诊断。利用检查者手指进行面对面视野检查对于发现青光眼作用不大。自动视野计是一种重要的诊断工具，比面对面视野检查更为可靠。

4.眼压

正常眼压范围在10～21mmHg，若眼压超过21mmHg，或双眼压差值大于5mmHg，或24小时眼压差值超过8mmHg，则为病理性眼压升高。单纯眼压升高不能诊断开角型青光眼。首次检测时，1/3～1/2的青光眼视野缺损患者眼压≤21mmHg（正常眼压为8～21mmHg）。此外，超过90%的眼压>21mmHg的成人没有视神经损伤。测量眼压的方法有多种，目前公认Goldmann压平式眼压计准确性相对最好。

5.角膜厚度测量

角膜薄的患者发生开角型青光眼的风险更高。眼科医生可对疑似或已诊断的开角型青光眼患者进行角膜厚度测量，以进一步评估开角型青光眼发生或进展的风险。此外，角膜厚度会影响压平式眼压计测量的结果，而角膜厚度测量可对其进行校正。

6.共焦激光扫描检眼镜

该设备采用了低能辐射扫描技术、实时图像记录及计算机图像分析技术，通过共焦激光眼底扫描，可透过轻度混浊的屈光间质，获得高分辨率、高对比度的视网膜断层图像，能准确记录和定量分析视神经纤维分布情况、视盘的立体图像，并能同时检查视盘区域血流状态和完成局部视野、电生理检查，对青光眼的早期诊断、病情分期及预后分析均有重要价值。

眼底检查和视野检查见特征性视神经损伤，可能伴有或不伴有眼压升高、视野缺损，房角镜检查显示房角开放，即可以诊断开角型青光眼。

（四）治疗要点

1.原发性开角型青光眼

可先试用药物治疗，局部滴用1～2种眼药控制眼压在安全水平，并定期复查。药物治疗若不理想，可用激光治疗或做滤过手术，目前最常用的滤过手术是小梁切除术。

2.继发性开角型青光眼

治疗原发病的同时，进行降眼压治疗，若眼压控制不满意，可针对继发原因做相应的抗青光眼手术治疗。

三、闭角型青光眼

青光眼定义为一种视神经病变，具有特征性的视盘萎缩，常伴有典型的视野缺损。检查青光眼性视神经可见杯凹扩大，视盘看似“凹空”的样子。青光眼经常伴有眼内压升高。

闭角型青光眼是一种以前房角狭窄或关闭为特征的青光眼。正常的前房角可引流充满眼内的液体即房水。当这一引流路径狭窄或关闭时，房水引流不足，会导致眼内压升高及视神经受损。正常眼内压为8～21mmHg。闭角型青光眼急性发作时，眼内压常常为30mmHg或更高。

闭角型青光眼分为两大类：①原发性房角关闭：患者解剖上易患这种类型青光眼，没有其他明确病因。②继发性房角关闭：继发性前房角狭窄或关闭是由原发性病变引起的。原发性病因包括覆盖房角生长并牵拉房角使其关闭的纤维血管膜，如新生血管性青光眼，或眼球后段的肿块或出血推挤致房角关闭。

（一）病因及发病机制

1.诱发因素

闭角型青光眼家族史、年龄>60岁、女性、远视、某些药物治疗、假性剥脱、种族。据报道，闭角型青光眼在因纽特人和亚洲裔人群中发病率较高，在非洲和欧洲裔人群中发病率较低。

2.发病机制

房水由睫状体产生，流经瞳孔，到达前房角并流出眼球。房水产生与排出的平衡关系决定着眼内压。

（二）临床表现

1.症状

房角关闭所致眼内压升高的速度和程度决定了是否出现症状。如果眼内压迅速升高，患者可能出现下列部分或全部症状：视力下降、虹视、头痛、剧烈眼痛、恶心、呕吐。如果眼内压升高较慢，未达到太高的水平，患者可能无症状。

2.体征

提示眼内压迅速升高的体征包括结膜充血、角膜水肿或雾状混浊、浅前房、对光反射弱且中等散大的瞳孔（4～6mm）。急性青光眼的症状和体征常出现在晚上，此时光线昏暗引起瞳孔放大，周边虹膜的皱褶阻塞了狭窄的房角。

（三）辅助检查

具有以上症状或体征的患者应该由眼科医生紧急检查双眼，内容包括视力、瞳孔评估、眼内压、裂隙灯检查眼前段、视野检查、前房角镜检查、未散瞳的眼底检查。

疑似闭角型青光眼而未经治疗的病例应延缓散瞳，因为散瞳可能使病情加剧。眼部检查时，先前经历过高眼内压急性发作的患者可能显示虹膜形状不规则，晶体前部的青光眼斑，眼内压正常或升高。如果存在窄角型青光眼还会有视盘凹陷扩大。尽管房角关闭常常仅发生于一侧眼，但也须检查对侧眼。对侧眼房角可能同样狭窄，如不给予预防性治疗，对侧眼有将来出现房角关闭的风险。

（1）前房角镜检查：是诊断闭角型青光眼的金标准。通过裂隙灯下特殊镜头可以看到房角。除了房角因瘢痕导致完全关闭的情况，当前房角镜轻压眼球时，压力可使房角增宽，从而可以确定房角关闭的严重程度和急缓程度。

（2）前房深度的裂隙灯分级：通过裂隙灯投照在周边前房角的光束来评估房角宽度。这种方法对于诊断闭角型青光眼不如前房角镜检查可靠。

（3）超声生物显微镜：前房专门的超声检查可显示房角关闭，有助于明确发病机制。高分辨率眼前段光学相干断层扫描可用来显示房角形态，发现有无房角关闭风险。

（4）激发试验：患者在暗室内休息30分钟，保持清醒，头部呈俯卧位姿势以促进瞳孔扩大和晶体前移。如果眼内压显著升高，或者如果前房角镜检查见房角更加闭合，提示房角关闭。药理学激发试验的操作存在风险，且阴性结果不能绝对排除房角关闭，一般不做推荐。不能同时测试两只眼。

（四）治疗要点

闭角型青光眼的治疗包括药物控制升高的眼内压，然后通过激光周边虹膜切开术或其他手术治疗逆转房角关闭。

1.急性原发性闭角型青光眼

（1）药物治疗：如果眼科医生能在患者就诊后1小时内会诊，症状或体征提示可能为急性闭角型青光眼的患者应转诊接受紧急评估及治疗。

如果眼科医生可能要1小时或更长时间后才能会诊患者，对高度怀疑闭角型青光眼急性发作的患者应开始经验性治疗。若视力正常但其他症状和体征提示急性房角关闭发作，则仅在眼内压显著升高（如>40mmHg）时才行经验性治疗。

对于急性原发性房角关闭发作的患者，初始治疗包括立即给予降眼压滴眼液。可能的方案为以下每种药物1滴，间隔1分钟：0.5%的马来酸噻吗洛尔、1%的阿可乐定和2%的毛果芸香碱。同时，建议给予患者500mg的乙酰唑胺口服或静脉输注。

在给予降眼压滴眼液和乙酰唑胺后30～60分钟应测量眼压。若眼压仍显著升高，可重复给予滴眼液，但患者也应立即接受眼科医生的检查。除乙酰唑胺以外，其他全身性用药，如静脉用甘露醇，应该在眼科医生的指导下进行，因为用药前必须确定房角关闭。

如果药物治疗能成功降低眼内压，角膜水肿、眼痛通常会减轻或消退。对于难治性病例，眼科医生可能考虑行前房穿刺术去除部分房水并立即暂时性降低眼压，可以控制急性发作。一旦发作得以控制，治疗首选周边虹膜切开术。如果激光周边虹膜切开术未能使房角保持开放，或者角膜明显浑浊而看不清虹膜，可能需要手术切除周边虹膜。

（2）激光周边虹膜切开术：此操作为在周边虹膜开个小孔，使房水能够经该孔到达房角。一旦虹膜切开术起效，瞳孔阻滞可立即解除。

周边虹膜切开术常用激光进行，也有手术周边虹膜切除的方法。眼科医生在前房做一切口，手术切除少量虹膜组织，形成一个供房水到达房角的通道。

2.慢性闭角型青光眼

激光周边虹膜切开术是治疗慢性闭角型青光眼的第一步，以解除任何的瞳孔阻滞成分。但是如果瘢痕已经破坏了引流房水的房角，眼内压可能依然较高。这种情况下，对仍然存在的青光眼采取的药物及手术治疗与开角型青光眼大致相同。

3.继发性闭角型青光眼

尽可能纠正其原发性病因，随后通过药物及手术控制眼内压，与开角型青光眼大致相同。

四、青光眼的护理

（一）常见护理诊断/问题

（1）疼痛：与眼压升高有关。

（2）感知改变：视力障碍。与眼压升高有关。

（3）自理能力缺陷：与视力障碍有关。

（4）知识缺乏：缺乏青光眼的防治及护理知识。

（5）焦虑：与对青光眼的预后缺乏信心有关。

（二）护理措施

1.一般护理

（1）养成好的用眼习惯：少看手机、电视、电脑等电子产品，避免过度用眼，不要在黑暗的环境中久留。

（2）睡眠：睡眠时枕头抬高。

（3）饮食：多食纤维丰富的食物，保持大便通畅。

（4）活动：避免弯腰低头、用力咳嗽及大声说笑，不要屏气举重。

2.病情观察

术后观察高眼压体征，有无头痛、眼胀现象及查看术后视力恢复情况。

3.对症护理

（1）布置环境确保安全:介绍病区环境，常用物品固定摆放，病房内不留障碍物，避免发生意外。鼓励患者寻求帮助，教会其使用呼叫系统，协助患者完成日常生活。

（2）疏导焦虑:多与患者交流，介绍成功案例，缓解内心焦虑。

（3）手术前后的护理:介绍白内障相关知识，答疑解惑，讲解手术前后注意事项。训练患者按要求向各个方向转动眼球配合手术操作和术后观察效果。教会患者有咳嗽冲动时张口呼吸，用舌顶住上颚，有喷冲动时揉搓鼻翼，缓解冲动，避免手术意外和术后出血。

4.用药护理

教会患者正确滴眼液及涂眼膏的方法。告知患者特别要注意区别左右眼用药。术眼若有红痛不适，或另一眼发生红痛现象，应及时就诊。有基础疾病的患者，嘱其规律服药，避免因漏服造成病情波动，推迟手术。遵医嘱于术前、手术后应用各种滴眼液。

5. 心理护理

从接诊开始，注意言行举止，与患者良性互动，取得患者信任。注意创造优美舒适环境，使患者获得安全感。针对性答疑解惑，解除术前思想顾虑，给予充分术后指导，协助患者恢复健康，消除术后并发症引起的恐惧、悲观。

五、健康指导

1. 生活方式指导

指导患者养成良好的用眼卫生习惯，避免过度用眼，不要长时间看手机、电视、电脑等电子产品，定时闭目养神、远眺。多食纤维丰富的食物，保持大便通畅，避免便秘。减少剧烈咳嗽、举重物、弯腰低头等动作。着衣时衣领要宽松，睡眠时枕头抬高。不要在黑暗的环境中久留。

2. 疾病知识指导

向患者及家属介绍青光眼的相关知识、预防方法及自我护理措施，教会患者正确使用眼药水，注意手卫生，避免污染眼睛。

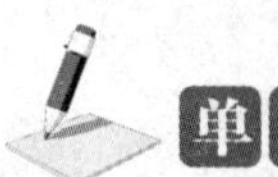

青光眼是常见的老年性眼病之一，可分为开角型青光眼和闭角型青光眼。开角型青光眼患者很少出现症状，闭角型青光眼患者视力下降、眼痛、结膜充血和角膜水肿等，严重时可造成不可逆性失明。白内障是一种严重威胁视力的疾病，因此护理及健康指导十分重要，良好的用眼习惯及正确地使用滴眼液是白内障治疗的一个重要部分，可以延缓疾病发展。同时，要做好定期随访，可以最大限度地保持患者视力。

单元4 老年性耳聋患者的护理

案例导入

患者，男，81岁。双耳听力下降5年，常年耳鸣，听不清别人说话，常需要重复或大声，性情急躁，伴有高血压、糖尿病。经医院检查，诊断为老年性耳聋，给予口服营养神经药物及佩戴助听器，3个月后，听力部分恢复，日常交流明显改善，情绪逐渐平稳。请思考：

1. 什么是老年性耳聋？该患者发生老年性耳聋的原因是什么？如何避免？

2. 如何为该患者提供生活指导，提高其生活质量？

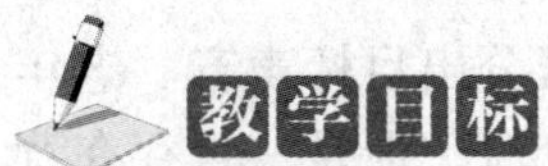

知识目标：

1. 掌握老年性耳聋常见的临床表现及护理措施。

2. 熟悉老年性耳聋的治疗要点与常见护理诊断/问题。

3. 了解老年性耳聋的病因及发病机制、辅助检查。

能力目标：

学会老年性耳聋的临床表现及护理措施，能正确实施整体护理，能为老年人提供健康指导。

素质目标：

具备关爱患者的意识，科学严谨的工作态度。

思政目标：

1. 在为老服务过程中，时刻践行“以老年人为中心”的服务理念。

2. 通过学习，关注老年人耳健康，树立科学爱耳护耳观念。

老年性耳聋是一种复杂的多因素疾病，是指随着年龄的增长，双耳听力进行性下降，高频音的听觉困难和语言分辨能力差的感音性耳聋。其特征是持续多年的渐进对称性听力损失，是人体老化过程在听觉器官中的表现。老年人在与人交往过程中，常因听力下降出现交流障碍而产生孤僻等性格，甚至可能会因此增加其发生脑萎缩、阿尔茨海默病的风险。因此，应及早发现，及早干预，保留残存听力，提高老年人晚年的生活质量。

一、病因及发病机制

老年性耳聋的发病机制较为复杂，目前尚不明确。多种因素可影响老年性耳聋的发病和严重程度，包括白种人种、家庭经济状况差、巨大噪声暴露、耳毒性物质暴露（如氨基糖苷类抗生素、化疗药物、重金属）、吸烟、疾病（如耳部感染、高血压、糖尿病、血管性疾病、免疫性疾病）、饮食因素。

老年性耳聋的病因很可能是多因素的，但是耳蜗毛细胞功能的最终丧失被认为是大多数病例最主要的问题。

二、临床表现

1. 听力损失

听力损失的典型表现是听觉水平随着年龄的增长而缓慢、持续性下降。据2018年国际听力学研究报道，男性一般从45岁以后开始出现听力衰退，女性则稍晚。听力损失通常为对称性，并且从高频听力范围开始发生。受老年性耳聋影响最大的是2000Hz以上的频率。随着时间的推移，高频听力将持续下降，同时，与人类言语相关的中频和低频（0.5~2000Hz）声音频率也逐渐受累。临床上，高频听力损失的患者往往能听见有人在讲话，但又无法听懂在说什么，即所谓“只闻其音，不解其意”。

背景噪声会加重患者的听力障碍，使其难以从背景噪声中区分出目标声音。老年性耳聋患者在安静的房间内往往可以顺利地进行一对一的语言交流，但是一旦存在背景噪声，听力就会显著下降，在社交场合容易感觉到交流障碍。患者常会抱怨他们听女性说话比听男性说话更困难，这是因为女性嗓音的音调通常更高。

内耳听力损失的患者往往对响亮的声音更敏感，不能耐受原本正常音量的声音，感觉太响亮。这是因为内耳声音处理失调所致，这种现象称为重振，是一种病理现象。听见轻声所需的阈值提高，同时对响亮声音的耐受程度降低，也就是所谓“小声听不见，大声嫌人吵”。这些个体的动态可听范围变窄，受累个体因此会更难适配助听器。

2.耳鸣

耳鸣常被描述为一种稳定的响铃声、哗哗声或静电干扰音，患者的描述可能范围更广泛，包括音乐声、铃声或鸣叫声。仅发生在一侧耳的耳鸣可能是一些特殊疾病引起的，需要及时到医疗机构进行评估，查找病因。此外，如果出现同步脉冲式哗哗声，也可能需要额外的影像学检查以排除血管病变。

3.头晕

前庭终末器官功能丧失，可导致眩晕、平衡失调和跌倒。如果同时伴有其他一些疾病，如周围神经病、关节炎、外周血管疾病及视力下降等，会使老年人的代偿能力受到限制，导致更为严重的后果。

除此之外，老年性耳聋患者往往还伴有性格改变，如倔强、偏执等，部分可伴有失智症。

三、辅助检查

（1）耳镜检查：可以排除听力损失的其他潜在原因，如耵聍栓塞、感染、鼓膜穿孔或肿瘤。

（2）纯音测听：纯音听阈曲线多为高频下降型或平坦型、陡降型、谷型、拱型、低频下降型等，前三型多见。随年龄增大，听阈缓慢提高，少有波动。

（3）言语测听：言语听力明显减退，言语识别率下降。由于听觉中枢老化使老年人言语理解能力下降，比相同听阈的年轻人言语分辨力更差，出现只闻其音不解其意的现象。

（4）阈上功能检查：检查中重振试验多为阳性。

（5）声导抗测试：老年性耳聋患者鼓室图曲线多为正常。

（6）脑干听觉诱发电位（ABR）：测试结果可提示老年人感受器的老化有无累及听觉中枢。

（7）耳声发射：耳声发射测试直接反映内耳外毛细胞的功能状态。

（8）影像学检查：老年性耳聋的诊断一般不需要影像学检查，但在怀疑合并肿瘤及其他特殊疾病时，可以进行MRI检查。

只有在其他疾病的特异性症状或体征需要时，才应进行其他检查，如血液检查、特定的听力学专业评估。

四、治疗要点

老年性耳聋目前还没有针对强的预防和治疗措施，但是有多种方法可以弥补听力损失，并改善其日常功能和身心健康。首先要能够简单识别出老年性耳聋，否则有可能会被误认为是认知功能障碍。确诊老年性耳聋后，患者可发现并规避一些有害因素，如噪声干扰或耳毒性药物，避免病情进一步加重。

（1）验配助听器：助听器可改善大多数老年性耳聋患者的听觉功能。佩戴合适的助听器可改善老年性耳聋通常伴随的社交退缩、抑郁情绪等影响，并可改善生存质量。

（2）植入人工耳蜗：人工耳蜗植入术可用于助听器无效的患者。人工耳蜗植入术将电极阵列植入内耳，电子信号绕过损坏的耳蜗，直接刺激残存的耳蜗神经元，产生听觉。

（3）植入振动声桥：振动声桥是一款中耳植入系统，尤其适合那些中耳受损造成听力下降的传导性耳聋患者和无法佩戴助听器的听障人群。振动声桥同样适用于中度至重度感音神经性耳聋及混合性耳聋患者。

（4）听觉康复：听觉康复包括积极的听力训练、言语阅读及加强沟通等干预措施。

（一）常见护理诊断/问题

（1）听力减退：观察患者有无听力减退、重振现象，即低声听不清、大声又嫌吵，语言分辨能力差。

（2）伴随症状：询问患者既往有无眩晕、耳鸣，有无高血压、糖尿病等。

（3）知识缺乏：缺乏老年性耳聋相关的知识。

（4）潜在并发症：摔倒及骨折。

（二）护理措施

1.一般护理

（1）休息与活动：保证充足的睡眠时间，坚持体育锻炼，改善全身的血液循环，减缓衰老的过程。

（2）饮食护理：不要摄入过多的盐分、脂肪及甜食，宜多吃清淡食物，同时戒烟戒酒，预防高血压、糖尿病等全身疾病的发生和发展，避免影响耳的听觉功能。

（3）避免噪声：避免或减少噪声刺激，防止噪声对听觉的损害。听收音机或者外放音响的时间不宜过长，音量不宜过大，同时要避免长时间或强音量使用耳机。

（4）注意耳部卫生：护理员应该定期为老年人除去耳垢，尤其在老年人入浴后，要用棉签或者毛巾等将老年人耳朵内外的水汽擦掉。如果发现堵塞严重，应该送老年人到医院请专业人士帮助清除。

2.病情观察

观察患者有无听力减退、与他人交流障碍等情况，以及有无因此导致的情绪烦躁等表现。

3.对症护理

（1）听力减退：与患者沟通时，要创造安静的环境，应该放慢语速，适度降低音量，双眼尽量注视老年人，突出口型来方便对方明白自己想要表达的意思，或借助文字和绘有图形的卡片与老年人沟通。对于有条件的老年人，可以建议其佩戴助听器，以提高日常生活质量。

（2）头晕及跌倒：平时要注意加强看护，去除环境中可能存在的危险因素，如障碍物、尖锐物品、地面坑洼不平等。嘱患者及时就医，使用拐杖等辅助工具。

（3）情绪问题：告知患者对自己的听力情况要有合理认知，积极参加社交活动，保持心理健康状态，情绪稳定，切忌暴怒、狂喜等极端情绪。

（4）用药护理：积极治疗基础疾病，如高血压、糖尿病等，应督促患者及时规律服药，避免因病情进展导致听力受损。慎用或禁用对听神经有损害的药物。临床应用链霉素、新霉素、庆大霉素、卡那霉素、多黏菌素等耳毒性药物时，应严格掌握其适应证，用最小的有效剂量，短期治疗。

（5）心理护理：有些老年人会因为自己有听觉障碍，而变得害怕与人交流，常常闭门不出，以致被误认为是患了失智症，甚至最后会演变为真的失智症。所以对于听觉障碍的老年人，护理员要耐心地寻找适合他们的沟通方式，并积极主动地与其沟通交流。

五、健康指导

（1）生活方式指导：指导患者养成良好的用耳卫生习惯，听收音机或者外放音响的时间不宜过长，音量不宜过大。应避免长时间或强音量使用耳机。

（2）疾病知识指导：向患者及家属介绍老年性耳聋的相关知识、预防方法及自我护理措施，教会患者正确使用助听器，主动进行听觉康复锻炼，避免使用对听神经有损害的药物。

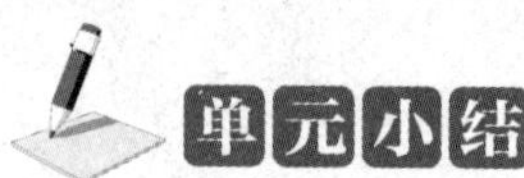

老年性耳聋是常见的老年性耳病之一，常表现为听力减退，有时伴有耳鸣、头晕，严重影响老年人的日常生活。老年性耳聋是一种需要长期管理的疾病，因此护理及健康指导十分重要。良好的用耳习惯及正确地使用助听器是老年性耳聋治疗的一个重要部分，可以延缓疾病发展。同时，要做好定期随访，最大限度保持患者听力。

思政课堂

思维导图

模块三　风险应对与急救

课程一　风险应对

课程资源

单元1　老年人常见风险及防护

案例导入

患者，女，78岁，有高血压病史，2天前在家拖地时突然跌倒在地，左侧面部着地，致左眉弓处皮下血肿。家人当即扶起在沙发上予以局部冰敷，后因头晕、头痛送往医院就医。请思考：

1. 患者跌倒的原因可能是什么？
2. 哪些因素会引起老年人跌倒？

教学目标

知识目标：

1. 掌握老年人常见风险的概念。
2. 熟悉老年人常见风险预防措施。
3. 了解老年人常见风险对老年人的危害。

能力目标：

1. 能够对老年人常见风险的高危因素进行评估。
2. 能够完成老年人常见风险的预防，能正确实施整体护理，能为老年人提供健康指导。

素质目标：

1. 培养关心、尊重、护老的高尚情怀。
2. 养成严谨的工作作风，具备良好的工作态度。

思政目标：

1. 在为老年人服务过程中，谨记“以老年人为中心”的服务理念。
2. 通过学习，能掌握老年人常见风险的预防措施。

随着人类社会的进步，科学技术的不断发展，人类平均寿命普遍延长，老龄化已经成为许多国家的共同趋势。在我国，老年护理中的安全隐患已成为突出问题。老年人动作迟滞，反应缓慢，经常容易出现意外事故。这应当引起医务人员的高度重视，老年护理不安全因素的管理是护理的重点，是护理质量的保证。

常见风险主要包括跌倒（坠床）、烫伤、压疮、误吸（误食）、噎呛等。

一、跌倒（坠床）

（一）概述

1.概念

跌倒是指在预知或无预知的情况下，个体突然跌在地上或其他较低的位置。坠床是指从床上跌落于地面。老年人由于平衡感觉降低，纠正平衡的能力下降，易发生坠床。

2.分类

按照国际疾病分类（ICD-10）可将跌倒分为以下两类。

（1）从一个平面至另一个平面的跌落。

（2）同一平面的跌落。

3.老年人跌倒（坠床）的危险因素

引起老年人跌倒（坠床）的原因很多，可概括为内在因素和外在因素两个方面。

（1）内在因素：感觉器官、中枢神经系统和肌肉骨骼系统三者协调作用共同维护机体姿势的稳定性。凡是能影响这一功能系统中任一环节的任一因素，均可能破坏机体内在的稳定性，而成为诱发跌倒（坠床）的内在因素。

①生理因素：随着年龄的增长，老年人视觉、本体感觉和前庭感觉功能减退，中枢神经系统和周围神经系统的控制能力下降，下肢肌力量减弱，而易发生跌倒（坠床）。

②病理因素：凡是能导致老年人步态不稳、平衡功能失调、虚弱、眩晕、视觉或意识障碍的急慢性疾病均可能诱发跌倒（坠床）。

a.心脑血管疾病：椎-基底动脉供血不足，体位性低血压，高血压，心脏病，脑血管缺血性疾病，颈动脉窦过敏等。

b.神经系统疾病：失智症，帕金森病，癫痫，周围神经病变等。

c.骨关节疾病：颈椎病，骨质疏松症，类风湿关节炎，运动器官损伤或畸形等。

d.感官系统疾病：白内障，青光眼，视网膜动脉阻塞，急性迷路炎，梅尼埃病等。

e.其他：身体虚弱，贫血，甲状腺疾病，糖尿病等。

③药物因素：研究发现，50%的老年人跌倒（坠床）与用药不当有关。由于对药物敏感性和耐受性的改变，老年人服用镇静催眠药、麻醉药、镇痛药、抗焦虑药、抗抑郁药、降压药、血管扩张药、抗心律失常药、利尿剂和降血糖药时，其神志、精神、视觉、血压、步态和平衡功能易受影响，而发生跌倒。在所有药物中，以抗抑郁药物引起跌倒（坠床）的危险性最大。此外，饮酒过量也是老年人跌倒（坠床）的常见诱因。

④心理因素：老年人的认知能力和精神状态与跌倒（坠床）的发生有关。老年人由于某些原因如疾病或用药出现认知障碍，或存在不服老、不愿意麻烦他人而勉强为之、焦虑、恐惧、抑郁等心理时，跌倒（坠床）的危险性明显增加。

（2）外在因素。

①环境因素：老年人因步态不稳，平衡、移动功能差，许多习以为常的环境因素均可能诱发其跌倒（坠床）。

a.地面因素：地面过滑、潮湿、不平，地毯松脱、不平整，过道有障碍物等。

b.家具及设施：室内光线过暗或过强，楼梯缺乏扶手，台阶高度不合适、边界不清晰，座椅过高或过低，睡床高度不合适或床垫过于松软，坐便器过低、无扶手，家具不稳、摆放不当等。

c.穿着情况：鞋的尺寸、大小不合适，鞋底不防滑，裤腿或睡裙下摆过长等。

d.其他：拐杖等辅助用具不合适。

②与老年人活动状态有关的危险因素：大多数老年人跌倒发生于行走或变换体位时，少数发生在从事重体力劳动或较大危险性活动（如爬梯子、骑车）时。

（二）跌倒（坠床）现场状况及处理

跌倒（坠床）状况主要包括跌倒（坠床）环境、跌倒（坠床）性质、跌倒（坠床）时着地部位、老年人能否独立站起、现场诊疗情况、现场其他人员看到的跌倒（坠床）相关情况等。

1.跌倒（坠床）后的身体状况

主要检查是否出现与跌倒（坠床）相关的受伤。老年人跌倒（坠床）后容易并发多种损伤，如软组织损伤、骨折等，故需要重点检查着地部位、受伤部位，并对老年人做全面细致的体格检查。

2.跌倒（坠床）的紧急处理

老人跌倒（坠床）后不要急于扶起，要分情况进行跌倒（坠床）后的现场处理。

（1）检查确认伤情。

①询问老人跌倒（坠床）情况及对跌倒（坠床）过程有无记忆，如不能记起跌倒（坠床）过程，提示可能有其他疾病，需做相关检查。

②询问是否有剧烈头痛或有无口角歪斜、言语不利、手脚无力等，若有，提示可能为脑卒中，处理过程中应避免加重病情。

③检查有无骨折，如查看有无肢体疼痛、畸形、关节异常等，并给予适当处理。

（2）正确搬运：依据跌倒（坠床）时伤情，正确搬运，防止造成进一步损伤。

（3）有外伤、出血者，立即包扎并进一步观察处理。

（4）对跌倒（坠床）后意识不清的老人，应特别注意以下情况。

①有呕吐者：将头偏向一侧，并清理口鼻腔呕吐物，保证呼吸道通畅。

②有抽搐者：移至平整较软地面或身下垫软物，防止碰、擦伤，必要时使用牙间垫等，防止舌咬伤。注意保护抽搐肢体，避免用力按压，防止肌肉、骨骼损伤。

③呼吸、心搏停止者：如发生呼吸、心搏停止，应立即进行胸外心脏按压及人工呼吸。同时寻求进一步专业救治。

（三）护理防范

1.评估危险

评估导致跌倒（坠床）的危险因素，制定针对性指导措施。

2.增强意识

加强防跌倒（坠床）、知识和技能的宣教，告知老年人及家属发生跌倒（坠床）时不同情况的紧急处理措施，以及如何寻求帮助，做到有备无患。

3.合理运动

指导老年人坚持参加适宜的、规律的运动，以增强肌肉力量、平衡能力、步态灵活性等，从而减少跌倒（坠床）的发生。

4.合理用药

指导老年人正确服药，不要随意加药或减药，了解药物副作用，注意用药后反应。用药后活动、改变体位等宜缓慢，以防跌倒（坠床）发生。

5.选择适当的辅助工具

指导老年人使用长度合适、顶部面积较大的拐杖，并将拐杖、助行器等经常使用的物件放在老人触手可及的位置；如有视觉、听觉等障碍时，应佩戴视力补偿设施、助听器等。

6.创造安全的环境

（1）保持室内明亮，地面干燥、平坦、整洁。将经常使用的东西放在容易拿到的地方，尽量不要登高取物；保持家具边缘的钝性；使用有床挡的病床。

（2）衣着舒适、合身，避免过紧或过于宽松的衣服；鞋子合适，尽量避免穿拖鞋、过大及不防滑的鞋。

（3）设置跌倒警示牌于床头，提醒老人及照护者，共同维护老人安全。

（4）调整生活方式。

指导老人及护理员在生活中注意以下事项。

（1）尽量避免走过陡的楼梯或台阶，上下楼梯、如厕时尽可能使用扶手。

（2）转身、转头时动作要慢。

（3）走路保持步态平稳，尽量慢走。

（4）避免去人多及湿滑的地方。

（5）乘坐交通工具时，待车辆停稳再上下车。

（6）放慢起身、下床速度。

（7）避免睡前饮水过多导致夜间多次如厕，夜间可将小便器放于床旁。

（8）避免在他人看不见的地方活动。

二、烫伤（烧伤）

（一）概述

1.概念

烫伤是指由热力（包括高温气体、高温液体、蒸汽等）所引起的组织损伤，主要是指皮肤、黏膜的损伤，严重者伤及皮下组织。由火焰、化学物质、放射线等所引起的组织损伤常称为烧伤。临床上一般将烫伤与其他热力伤害统称为烧伤。

2.烫伤的分度

烫伤深度的判断普遍采用三度四分法：Ⅰ度、浅Ⅱ度、深Ⅱ度、Ⅲ度。典型的临床表现可归纳为一口诀：Ⅰ度红，Ⅱ度疱，Ⅲ度皮肤全坏掉。

（1）Ⅰ度烫伤：Ⅰ度烫伤最轻，只伤及表皮浅层，生发层健在，外观只呈现红斑，绝无水疱。3~5天愈合，表皮脱落后基底显露红嫩、光滑的上皮。由于Ⅰ度烫伤不会引起全身反应，故考虑严重程度时可忽略不计。

（2）浅Ⅱ度烫伤：伤及真皮乳头层，部分生发层健在。有水疱形成，基底红润，渗出多，这是由于乳头层与网状层交界处的血管网扩张充血所致。上皮再生有赖于残存的生发层及毛囊、汗腺等上皮细胞的增生。1~2周愈合，不遗留瘢痕，只有程度不等的色素沉着，数周后可自行恢复。

（3）Ⅲ度烫伤（烧伤）：伤及全层皮肤，甚至深达皮下脂肪、肌肉或骨骼。局部颜色可有苍白、焦黄或碳化。表面干燥、发凉，无水疱，硬如皮革，知觉丧失。焦痂干燥后可见粗大的血管网。焦痂上的毛发易拔除，且拔除时毫无痛觉。由于皮肤及其附件全部被毁，无上皮生长能力，创面修复需靠周围健康上皮向中心长入，创面大则需植皮。

3.老年人烫伤的危险因素

（1）生理因素：老年人皮肤厚度逐渐变薄，裸露部位的皮肤尤为明显；皮肤毛细血管减少，皮肤的体温调节功能下降；皮肤神经末梢的敏感性下降，对疼痛刺激的回避反射减弱，感觉相对迟钝。

（2）病理因素：患有糖尿病周围神经病变、脉管炎、脑血管等疾病的老年人痛温觉减退，沐浴或泡脚时，水温过高容易导致烫伤。

（3）环境因素：老年人黑色素细胞不断减少，对有害射线的抵抗力降低，在烈日当空下曝晒，皮肤容易晒伤。

（4）治疗因素：使用药物热疗方法不当容易导致老年人出现烫伤，使用烤灯等热疗仪器如温度设置、距离调节不当，很容易导致老年人治疗部位出现烫伤。

（5）照顾因素：老年人生活自理能力下降，常需要人照顾，取暖用品、暖水瓶、微波炉、热水、热汤等使用不当，或家属及照护者未及时发现异常情况，都容易造成烫伤。

（二）老年人烫伤的预防与护理

1.老年人烫伤的预防

（1）宣传预防烫伤的知识：准确评估老年人，告知老年人及家属发生烫伤的危险因素和后果，宣传烫伤的预防知识。

（2）指导老年人及家属正确使用热水袋和取暖设备：老年人最好不要长时间接触温度超过体温的物品。患有糖尿病、脉管炎或脑卒中后遗症、长期卧床的老年人尤需特别注意。

①电热毯的使用：一般电热毯的控制开关具有关闭、预热、保温三挡，先将开关拨到预热挡，约半小时后，温度可达25℃。入睡前，要将开关拨到保温挡，如果不需要继续取暖，将开关拨至关闭挡。通电时间不宜过长，不能通宵使用。

②热水袋的使用：水温不宜过高，热水袋外面最好用布包裹隔热，或放于两层毯子中间，使热水袋不直接接触皮肤。热水袋装70%左右的热水即可，老年人使用水温不高于50℃，并赶尽袋内的空气，不要挤压热水袋，注意把盖拧紧，防止流水。使用热水袋取暖的时间不要过长，最好是睡觉前放在被子里，睡觉时取出来，尽量避免整夜置于被内。如果想睡觉时用于脚部取暖，要用毛巾把热水袋包上，不要使热力表面

直接作用在皮肤上，要注意定时观察使用部位皮肤情况。

③其他取暖设备：在使用各种新型取暖设备时，一定要严格按照使用说明书操作，在使用金属和电子取暖器时，有封套的要使用封套，且不能紧贴皮肤。不要长时间贴近暖气片等取暖设备。

（3）指导老年人和家属正确使用生活设施。

①调节水温时，先开冷水开关，再开热水开关；使用完毕，先关热水开关，再关冷水开关。

②热水瓶放置在固定且老年人不易触摸到的地方。

③病房内尽量不使用蚊香，必须使用时，需用蚊香专用器具且放在安全的地方。

④食用热汤时温度要适宜，必要时向老年人说明，引起注意。

⑤老年人应避免使用电器，如必须使用要反复告知使用注意事项，并定期检查电器是否完好。安全使用各类医疗电器，防止因局部潮湿（汗水、血液等）导致电灼伤。

（4）正确使用医疗设备：使用温疗仪、烤灯等时，护理员应熟练掌握使用方法，密切监测温度变化，观察治疗部位的局部情况，告知老年人和家属不要随意调节仪器。

2.烫伤后的处理

（1）脱离热源，采取冷疗法：立即用洁净冷水或冰水冲洗，浸泡或冷敷烫伤部位30～60分钟以中止热力对组织的继续损害，有效减轻损伤程度和疼痛感。

（2）根据烫伤程度、面积大小给予适当处理。

①Ⅰ度烫伤：仅有表皮烫伤，皮肤有发红、疼痛的现象，可采取冷敷、贴水胶体敷料（如透明贴）或使用湿润烧伤膏等措施。

②Ⅱ度烫伤：包括浅Ⅱ度烫伤及深Ⅱ度烫伤，前者伤及表皮和真皮浅层、产生水疱、色素沉着，后者伤及表皮下方的真皮层；正确处理水疱，避免小水疱破损，大水疱可在无菌操作下低位刺破放出水疱液；已破的水疱或污染较重者，彻底消毒、清洗创面，外敷水胶体敷料或湿润烧伤膏。

③Ⅲ度烫伤：直达皮下组织，皮肤有发硬、发白或发黑的现象，虽然疼痛感并不明显，但却是非常严重的烫伤，须立即请烧伤科医生会诊，进行清创处理并指导进一步的治疗。

（3）及时记录：包括烫伤的经过、部位、面积、深度、症状、体征及处理措施。查找原因，采取针对性整改措施，防止类似事件的再次发生；呈报护理不良事件。

三、压疮

（一）概述

压疮是指局部组织长时间受压，血液循环障碍，局部持续缺血、缺氧、营养不良而致的软组织溃烂和坏死。是临床上较为常见的并发症之一，其高危人群为昏迷瘫痪者、老年人、肥胖者、身体瘦弱者、水肿患者、疼痛患者、石膏固定患者、大小便失禁患者、发热患者、使用镇静剂患者，以及长期卧床的偏瘫、截瘫患者等。

（二）压疮的预防

预防压疮的关键在于消除诱发因素，做到“七勤”：勤观察、勤翻身、勤按摩、勤擦洗、勤整理、勤更换、勤交接班。

1. 床褥的整理

老年人的被褥要常晒，床单、被套、枕套等床上用具经常更换、清洗。尤其对估计易发生压疮的患者床铺更要格外注意，每日整理1～2次，保持平整、干净、无皱褶，并使患者卧位舒适。

2. 皮肤的清洁

温水擦浴每天1～2次，擦洗时不可用刺激性强的清洁剂，不可用力擦拭，以防损伤皮肤。对于易出汗的腋窝、腹股沟部位可用小毛巾随时擦拭。保持皮肤的清洁可使汗腺排泄通畅，避免细菌、微生物的繁殖，也可涂少量油类或少许滑石粉保持皮肤的干燥和光滑度，避免皮肤因摩擦而造成损伤。

3. 营养摄入

积极治疗原发病，增加营养和全身抗感染治疗，平衡饮食，增加蛋白质、维生素和微量元素的摄入。

4. 长期卧床患者的翻身

实施有效到位的翻身以间歇性地解除局部压迫是预防压疮最为有效、关键的措施。一般卧床老年人每2小时翻身1次，发现皮肤变红，则应每小时翻身1次，左、右侧卧、平卧交替进行，并用软枕、气枕、水枕、气垫圈、海绵圈等垫在骨突出部位，可起到局部悬空、减轻压力的作用。

（三）压疮的护理

采取局部治疗为主、全身治疗为辅的综合护理措施。

1. 治疗措施

瘀血红润期护理原则为去除危险因素，避免压疮继续发展；炎性浸润期护理原则为保护皮肤，预防感染；浅度溃疡期护理原则为清洁创面，促进愈合；坏死溃疡期护理原则为去除坏死组织，促进肉芽组织生长。

2. 受压部分减压

主要为定期翻身、减压，强调体位及翻身，经常更换体位，每2小时翻身1次，必要时每1小时翻身1次，翻身动作要轻柔，避免推、拖、拉等，以防止擦伤皮肤。同时局部可使用气垫、气圈等以减轻压力。对长期卧床的患者，最好使用压疮防治气垫床，避免局部长时间受压，改善受压部位血液循环，防止压疮发生、发展。

一般情况下，定时采用50%的乙醇按摩骨骼突出部位的皮肤，如骶尾部、髋部、枕部、肩胛部、肘部、足跟等处，以促进局部血液循环，避免或减少压疮的发生。经常检查患者骨骼突出处以及受压部位，定期按摩全背或受压处，按摩时自上而下，压力由轻到重，再由重到轻，切勿擦伤皮肤。

3. 皮肤清洁

大小便失禁的患者要及时更换其尿垫，注意保持皮肤和被褥的干燥、清洁。防止尿液、粪便污染皮肤或疮面。要经常用温水洗浴、擦背，促进血液循环。保持床铺平整、清洁、干燥、无碎屑也是防治压疮的重要环节，同时也要保持患者的皮肤清洁和干燥。

4. 护肤柔润

清洗后皮肤可涂润肤乳预防干燥，皮肤有较好的柔润度可抵御摩擦力和压力，清洁后的皮肤不要使用粉剂，避免出汗后堵塞毛孔。

5.加强营养

长期卧床的老年人身体抵抗力差，应在饮食方面加强营养，宜给予营养价值高、易消化的高蛋白饮食，如牛奶、鸡蛋、瘦肉、鱼类等，多食含钾丰富的蔬菜和水果，如香蕉、绿叶蔬菜等。

6.锻炼身体

平时注意多活动身体。有活动能力的老年人，不要睡卧过多；不能单独行动者，应在他人帮助下适度活动；因病卧床者，一旦病情许可，应尽早离床。

7.环境洁净

居室应空气新鲜、阳光充足，注意保暖，防止上呼吸道感染而致发热，高热可使压疮迅速扩大或愈后复发。

四、误吸（误食）

（一）概述

误吸是指进食（或非进食）时，在吞咽过程中有数量不一的液体或固体食物（甚至还包括分泌物或血液等）进入声门以下的气道，而不是像通常一样的全部食团随着吞咽动作顺利地进入食管。随着我国快速进入人口老龄化社会，65岁以上的老年人吞咽运动的时间比年轻者长，误吸发生率较高。食物误吸是老年人较常见的急症，其引起的吸入性肺炎病情较严重，极易诱发急性左心衰、急性呼吸衰竭，直接后果可导致窒息死亡。

（二）老年人误吸危险因素

1.生理因素

老年人身体各个器官功能减退，肌肉松弛（食管平滑肌松弛后，食管的三个狭窄部位消失），胃肠功能减退，胃肠蠕动减慢。老年人体位改变如平卧或者左侧卧位时，或者腹内压增高时，即可发生反流。会厌功能不全、咳嗽反射减退是发生误吸的根本原因。误吸容易被忽略，因为发生严重误吸时才发生咳嗽、发绀等。

2.病理因素

老年人基础疾病多，比如颅内疾病、神经-肌肉病变、咽喉及会厌近部位损伤、声带麻痹、食管蠕动障碍、呼吸道慢性感染等。

3.药物因素

药物方面也有一定影响，一些药物的使用可以导致误吸的发生，如茶碱类、钙通道阻滞剂、多巴胺等都可以使平滑肌松弛，促使误吸的发生。

4.照护因素

护理员方面，如部分养老护理员经验缺乏，不能及时察觉老年人病情变化，不能及时预防误吸的发生；饮食及饮食工具选择不合理，不能根据病情选择合适的食物及进食方式；对于鼻饲老年人，鼻饲过程中体位摆放不到位等。

（三）误吸的预防与护理

（1）高危误吸老人的评估：老年人入院后，由责任护理员对其进行高危误吸危险因子评估，以确定是否为高危误吸人群，如为高危，则需由家属签署高危误吸告知书。

（2）提高高危意识，在高危误吸患者床头摆放高危误吸警示牌，让患者及其家属提高误吸警示性。加强预防误吸的宣教，将宣教手册、宣教牌等置于老年人床边，加强宣教的效果。指导患者家属识别误吸的症状和体征。

（3）指导高危误吸老年人的饮食，应该选择半流质或者糊状饮食，在老年人意识清醒的情况下，取坐位进食，进食过程中忌与老年人嬉闹。

（4）吞咽功能恢复训练和摄食训练，指导老年人做吮吸、喉抬高和空吞训练。

（5）选择粗细合适的胃管，留置胃管技术娴熟，用鼻肠管代替胃管，减少饱食后的反流。加强留置胃管老人护理的培训，严格按照胃管鼻饲操作，鼻饲前后避免搬动老人，鼻饲时应该将床头抬高45°，每次鼻饲量不超过200mL，每两个小时以及每次鼻饲前要进行回抽，避免发生胃潴留情况。

（6）提高养老护理员的知识水平以及护理技能，严密观察病情。一些病情的加重可影响老人的意识水平或者吞咽功能，应该及时发现，及时告知医生，及时采取相应的措施。

五、噎呛

（一）概述

噎呛是指进餐时食物噎在食管的某一狭窄处或呛到咽喉部、气管，而引起的呛咳、呼吸困难，甚至窒息。噎呛在65岁以上老年人中发生率较高，且风险随着年龄增大而增高，噎呛致死约75%发生在老年期。

（二）病因

1. 基础疾病

引起噎呛的常见的基础疾病包括吞咽通道及其邻近器官的炎症、损伤或肿瘤；脑卒中；头颈部的肿瘤、外伤、手术或放射治疗；颈椎骨质增生压迫神经；食管动力性疾病；其他系统疾病，如阿尔茨海默病、肿瘤、重症肌无力等。

2. 药物因素

某些药物可引起咽喉肌功能失调，抑制咽反射，使患者出现吞咽困难和噎呛，如高血压老人服用的卡托普利、精神障碍老人服用的抗精神病药物等。

3. 进食情况

噎呛的发生与食物的数量、种类、质地等有一定关系，如一次进食食物过多，食物块大、质硬或富有黏性、具有刺激性、不易咀嚼等均可导致噎呛的发生。另外，进食环境和体位不良，如进食过程中谈话、进食匆忙、卧位进食等易导致噎呛的发生。

（三）临床表现

1. 早期临床表现

老年人在进食过程中突然不能说话、欲说无声；面部涨红，有呛咳反应；如果食物吸入气管，大部分老年人会因极度不适而一手不由自主地呈“V”字状紧贴于颈前喉部，并用手指着口腔，呼吸困难，甚至出现窒息的痛苦表情。

2. 中期临床表现

食物堵塞咽喉部或呛入气管，老年人出现胸闷、窒息感，双手乱抓，两眼发直。

3. 晚期临床表现

食物已误入气管，老年人会满头大汗、面色苍白、口唇发绀、意识不清、烦躁不安。此时如不能及时解除梗阻，老年人可出现大小便失禁、鼻出血、抽搐、昏迷、全身发绀，甚至呼吸、心搏停止。

（四）抢救与处理

1. 早期抢救处理

当发现老年人噎呛时应就地抢救，立即用手抠出老年人口内积存的食物，如发现阻塞物为易碎的食物如馒头、面包等，抠出的同时可将老年人倒转，用手叩击其背，使其滑出。对意识清醒的老年人，可鼓励其咳嗽或吐出食物。

2. 中期抢救处理

（1）护理员立即用汤匙柄或手指刺激咽喉部催吐或置老年人于头低足高（约45°）侧卧位，拍击胸背部，协助其吐出食物。

（2）海姆立克（HeimLich）急救法。

3. 晚期抢救处理

置老年人于平卧位，肩胛下方垫高，颈部伸直，摸清甲状软骨下缘和环状软骨上缘的中间部位即环甲正中韧带（在喉结下），稳准地刺入一个粗针头（12～18号）于气管内，以暂时缓解缺氧状态，争取时间进行抢救，必要时行气管切开术。

（五）噎呛评估

1. 健康史评估

为了解老年人发生噎呛是由基础性病变，还是服用了引起咽喉肌功能失调的药物，或是食物、进食环境等因素所致，养老护理员可向老年人及其家属详细询问老年人噎呛发生的过程及是否采取了处理措施。

2. 身心状况评估

（1）身体评估：噎呛的老年人常被误认为是心绞痛发作而延误最佳抢救时机，因此护理员及家属一定要正确评估、及时判断。

（2）社会－心理评估：有噎呛经历的老年人会因极度痛苦的感受而产生恐惧心理，家属也会因为噎呛可能导致死亡后果而在相关救护知识不足的情况下产生焦虑或恐惧。

（3）辅助检查。

除对老年人的口唇、舌、咽、牙等与吞咽相关部位的感觉和运动功能进行仔细观察，养老护理员还应评价老年人的吞咽功能，以评估是否有发生噎呛的可能。

（六）常见的护理诊断/问题

（1）吞咽障碍：与老化、疾病、进食过快、食物过硬或黏性过大等有关。

（2）有窒息的危险：与摄食吞咽功能减弱有关。

（3）有急性意识障碍的危险：与有窒息的危险有关。

（4）恐惧：与担心窒息而害怕有关。

（七）护理措施

1. 呼吸道护理

仔细清理呼吸道是噎呛发生后的关键护理措施。养老护理员应定时帮助老年人翻身、拍背，指导其有效咳嗽、排痰，以保持呼吸道通畅。此外，养老护理员还应注意，在老年人进食后30分钟内避免进行吸痰等容易诱发恶心、呕吐等的操作。

2.进食护理

为防止噎呛的发生，对因为吞咽困难、动作不协调、身体虚弱等原因无法正常进食的卧床老年人可采用保留鼻饲方法。轻度噎呛老年人可喂食或自行进食。

3.食物选择

易发生噎呛的老年人食物的选择以细、碎、软为原则，且应温度适宜。避免食用容易噎呛的食物和黏性较大的食物，如鱼刺、骨头、年糕等；避免摄入刺激性食物，如过冷、过热、辛辣的食物等。

4.进食过程

（1）老年人尽量取坐位，上身前倾15°；进食前首先饮少量温开水，湿润食管。

（2）对于发生呛咳的老年人，护理员可用汤匙将少量食物送至舌根处让其吞咽，待口中食物完全下咽后再进第二口。

（3）老年人发生呛咳时宜暂停进餐，等到呼吸完全平稳时再进食，频繁呛咳且严重者应停止进食。

（4）整个用餐过程，老年人不应与他人交谈。

（5）护理员应鼓励老年人少食多餐，避免一次进食过多食物。

（6）进餐后不要过早放低床头。在进餐过程中护理员的注意力应高度集中，认真观察老年人在吞咽时的动作、协调性和面色。

5.心理护理

当噎呛发生后，护理员应积极安慰老年人及其家属，稳定他们的情绪；同时冷静应对，积极配合医生做好抢救工作，通过行动增强老年人和家属的信心。

单元小结

通过对不安全因素的防范和控制，提高护理员的风险意识和应对能力，增强护理队伍整体的抗风险能力，保证了老年患者的住院安全。

单元2　创伤、外伤出血及处理

一、创伤及处理方法

（一）概述

1.概念

创伤是指机械因素引起人体组织或器官的破坏。严重创伤可引起全身反应，局部表现有伤区疼痛、肿胀、压痛；骨折脱位时有畸形及功能障碍。严重创伤还可能有致命的大出血、休克、窒息及意识障碍。

2.创伤分类

创伤可以根据受伤部位、皮肤完整程度、发生地点、受伤组织及致伤因素进行分类。

（1）按受伤部位分类：颅脑损伤；颌面颈部损伤；胸部损伤；腹部损伤；骨盆部伤；脊柱脊髓伤；四肢损伤；多发伤。

（2）皮肤完整程度分类：开放性损伤；闭合性损伤。

（二）创伤的处理

1.畅通气道、保障呼吸

（1）保持呼吸道通畅。

（2）保证患者有较好的通气。

（3）吸氧。

（4）明显的气胸及血气胸应尽快引流。

（5）高度重视颈椎骨折的可能性。

2.维持有效循环血量

（1）尽快恢复（有效）循环容量。

（2）有效控制出血。

①常见的大量血液丢失部位：严重的外部损伤灶、胸腔、腹腔、腹膜后及严重骨折处（股骨、骨盆等）。

②对躯体穿通伤患者，早期的探查手术比液体复苏更为重要。

③对可能的心脏压塞应予快速诊断或排除。

④术前及术中应积极扩容以维持有效循环容量。

⑤适当应用止血药物。

（3）限制性液体复苏：如对活动性大出血未得到明显控制者进行充分的液体复苏，可能会导致出血量增加和病死率上升。

①原因：血压的快速恢复解除了保护性血管痉挛并冲掉破损血管的血栓；充分的液体输入降低了血液黏稠度，稀释了凝血因子从而加重出血；大量低温液体的输入加剧了机体的低体温，进一步影响凝血功能，加重了内环境紊乱。

②对策：容量复苏中，将血压维持在能够保证重要器官组织灌注和氧供的较低水平，等待彻底止血后再进行充分液体复苏（收缩压80~90mmHg、平均动脉压50~60mmHg），同时结合尿量、乳酸等指标和临床情况综合判断灌注情况；合并颅脑损伤的多发伤患者、老年患者及高血压患者应避免延迟复苏。

（4）实施损伤控制手术。

①原因：早期控制出血是充分复苏恢复组织灌注的基础。对危重创伤患者早期实施较长时间和较大范围的手术，其结局往往很差。

②目的：尽早止血、控制污染、解除颅内高压等危及生命的紧急情况，尽可能降低手术对机体的二次打击。

③指征：严重休克、低体温（≤35℃）、非外科性出血而存在凝血功能障碍、严重酸中毒（pH≤7.18）及耗时过长的手术等。

a.第一阶段——早期简化手术：着重止血、防止污染（如阻止空腔脏器泄漏）、解除颅内高压等危及生命的紧急情况，避免进一步损伤。尽量减少生理扰乱，缩短麻醉时间。

b.第二阶段——在ICU中后续复苏治疗：纠正低体温、低血容量和凝血功能障碍。

c.第三阶段——经复苏治疗好转后再次进行确定性修复重建手术：体温控制与脑保护。降低代谢率，减少脑氧耗量，改善细胞能量代谢，减少乳酸堆积。减轻血管源性脑水肿，降低颅内压，提高脑灌注，减轻再灌注损伤。

（5）脏器功能检测与支持。

①循环系统：监测手段包括心率（HR）、动脉血压［无创血压（NBP）、有创动脉压监测（IBP）］、中心静脉压（CVP）、脉搏指示连续心输出量监测（PiCCO）、肺动脉楔压（PAWP）。

②液体治疗：药物包括多巴胺、多巴酚丁胺、去甲肾上腺素。

③消化系统：制酸治疗、黏膜保护、肠内营养支持。

④泌尿系统：监测每小时尿量、尿常规、肾功能；保证肾脏灌注及最低限度的肾小球滤过率；清除血中毒物、炎症介质、调整内环境 CRRT；减少肾毒性药物的使用。

⑤免疫系统：监测激素水平，控制血糖水平。

二、外伤出血及处理方法

（一）概述

外伤出血在任何创伤均可发生，失血量和失血速度是威胁生命的关键因素，若几分钟内急性失血1000mL，生命即会受到威胁。因此，必须采取有效、可靠的方法，分秒必争地止血 。

1.概念

出血是指血液从伤口流至组织间隙、体腔内或体外的现象。

2.分类

出血主要分为内出血和外出血两种。

（1）内出血：主要是体腔内出血，外观不易发现，只能从临床表现及体征排查来诊断，如胸、腹损伤后内脏器官破裂造成血胸、血腹等一般需手术止血。

（2）外出血：血自创口流出，很易辨别。现场紧急止血主要是针对外出血。

外出血根据出血血管不同可分为以下几种。

①动脉出血：血呈现鲜红色，压力高，故出血呈喷泉状，血柱有力，随心脏搏动向外射出，出血量大可危及生命。

②静脉出血：血呈现暗红色，不间断，均匀缓慢地流出，主要发生在远心端的静脉血管，危险性较动脉血管出血为小。

③毛细血管出血：是微小血管的出血，血液从整个创面渗出，创面上出现许多细小血滴，不易找到主要出血点，常可自行凝固，危险性小。

（二）外伤出血的止血方法

1.一般止血法（直接压迫止血法）

创口较小，出血量少，面部可用生理盐水冲洗干净，用无菌纱布覆盖再用绷带加压包扎即可达到止血目的，也可用创可贴贴覆止血。

2.指压止血法

用拇指压住出血的血管上端（近心端）以压闭血管、阻断血流。此法只适用于短时急救，压迫时间不宜过长，肢体大动脉出血常用的压迫点如下。

（1）面部出血：用拇指压迫下额角处的面动脉，面部的大出血往往需压住两侧才能止血。

（2）颞部出血：用拇指在耳前对着下颌关节上着力，可将颞动脉压住。

（3）颈部出血：在颈根部、气管外侧摸到搏动的血管即为颈动脉，用大拇指放在搏动处后向内压下。

（4）腋窝及肩部出血：在锁骨上凹处向下、向后摸到搏动的锁骨下动脉，用大拇指压住直至止血。

（5）前臂出血：上臂中段肱二头肌内侧用手指压住肱动脉能止住前臂出血。

（6）手掌、手背的出血：在腕关节掌侧以一手拇指压在腕关节内侧，通常摸脉搏处即为桡动脉，另一手拇指压在腕关节外侧即尺动脉处可止血。

（7）手指出血：把自己的手指屈入掌内，形成紧握拳头姿势可以止血。

（8）大腿出血：在大腿根部（腹股沟）中间处，稍屈大腿使肌肉松弛，以大拇指向后压住搏动的股动脉。此外，股动脉压力很大，大拇指极易疲劳，故可用手掌直压于其上（手臂伸直借助上身重量）可以达到止血目的。

（9）小腿出血：在腘窝处摸到搏动的腘动脉，用大拇指用力向后压迫即可止血。

（10）足部出血：用手紧握踝关节处及足背内侧，两手拇指紧压住颈动脉和足背动脉可以止血。

3.加压包扎止血法

适用于小动脉、静脉、毛细血管出血，关节脱位及伤口有碎骨存在时不用此法。用三角巾或者绷带加压止血。

4.填塞止血法

用消毒的急救包、棉垫或消毒纱布填塞在创口内，再用纱布绷带、三角巾或四头巾做适当的加压包扎，松紧度以能达到止血目的为准。

5.抬高肢体止血法

抬高出血的肢体为止血的临时应急措施，此法效果不可靠，尤其对动脉出血，往往达不到止血的目的，故不常用。

6.强曲关节止血法

在肢体关节弯曲处加垫子（纱布卷或棉垫卷）。如放在肘窝处或腘窝处，把肢体弯曲起来后用绷带包扎，可使用环形或“8”字形包扎以止血，此法对伤者痛苦较大，不宜作为首选。

7.止血带止血法

一般适用于四肢较大血管的出血，在采用加压包扎法不能有效止血的情况下，才适用止血带。

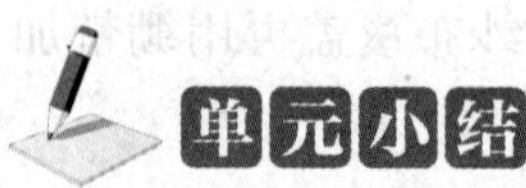

单元小结

老年人在日常生活中容易出现各种意外，应急救护就是当老年人发生意外事故时，在医护人员未到之前所应采取的力所能及的措施，以达到挽救生命、减轻伤害、控制病情的目的。本单元主要讲授创伤的处理方法和外伤出血及处理方法，重点介绍关于老年人外伤止血的应对，骨折后的固定、搬移，跌倒后处理等常见意外的应急处理操作，这些操作本应由医护人员执行，但在紧急情况下，护理员应及时进行简单应急处理，以拯救老年人生命，并立即报告，交由医护人员进行进一步处理。

思政课堂

思维导图

课程二　职业防护

课程资源

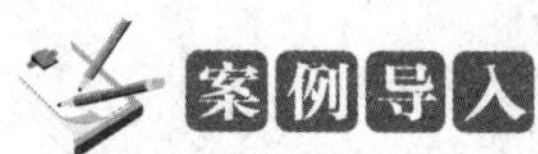

相对于其他朝九晚五的工作，一线养老护理员的工作强度不小。除了对护理技能有要求外，耐心和责任心更是养老护理员的重要品质。给老人穿衣、喂饭、洗澡是基本的工作，对完全失能的老人，不仅要换尿不湿、清理排泄物，还要昼夜不停地按时翻身以防压疮。养老护理员常常需要身兼数职——保姆、护士、陪护员、按摩师、心理辅导师，是名副其实的“多面手”，面对如此复杂多面的工作，如何做好自身的职业防护呢?

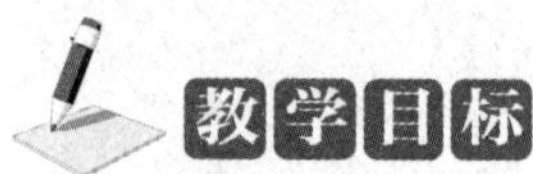

知识目标：

1.掌握养老护理员工作个人防护。

2.熟悉老年护理常见压力的处理方法。

3.了解养老护理员的工作安全防护。

能力目标：

1.能够对养老护理员工作个人防护进行评估。

2.能够熟悉老年护理常见压力的处理方法。

素质目标：

1.培养关心、尊重、护老的高尚情怀。

2.养成严谨的工作作风，具备良好的工作态度。

思政目标：

1.在为老年人服务过程中，谨记“以老年人为中心”的服务理念。

2.通过学习，掌握职业防护的安全措施。

一、养老护理工作常见压力和处理

（一）护理工作中常见压力的来源

1.社会

按照传统的观念，照料高龄、失智、失能老年人的责任，应该由子女承担，但是，日夜陪伴着老年人的却是养老护理员，他们为了照顾好老年人做了很多工作，但是社会上个别人对养老护理工作不理解，会给养老护理员带来一些压力。

2. 老年人

需要养老护理员照顾的老年人，大多数高龄、失智、失能、生活不能自理。老年人的日常生活需要和失智老年人的认知缺乏、性格古怪，以及老年人的衰老、疾病和死亡，均会给护理员带来压力。

3. 老年人家属

绝大多数家属对养老护理员给予老年人的照顾会表示感激。但是一旦遇到个别家属的颐指气使和吹毛求疵，也是造成养老护理员压力的一个方面。

4. 同事之间

如果养老机构出现组织涣散、人心浮动，甚至内部人员互相指责、斤斤计较，不但影响工作，还会让养老护理员产生心理压力。

（二）老年护理常见压力的处理方法

1. 正确认识护理工作的意义

在养老院里工作的养老护理员，作为新兴的职业，直接承担了“帮天下儿女尽孝、替世上父母解难、为党和政府分忧”，为构建社会主义和谐社会奉献爱心、贡献力量的神圣使命。正确认识护理工作的重要意义，是养老院护理员排解压力的首要前提。

2. 正确认识护理工作

工作是立身成事之本。热爱工作，就可保持积极向上的愉快心情。

3. 正确认识家属合作的重要性

在父母面临衰老、疾病和死亡的时候，痛苦的不仅仅是老年人，他们的儿女同样也在承受痛苦的煎熬。作为养老护理员，要体谅家属的难处及无奈，以自己的善良尽力争取家属的理解和合作。能够和家属建立和谐的关系，不仅能排解养老护理员的工作压力，而且还会使爱心护理工作顺利进行。

4. 正确认识团队协作的重要性

在养老院里，养老护理员之间、养老护理员和其他为老服务工作人员之间共同组成了一个团体。一个团队不仅强调个人的工作成果，更强调团队的整体业绩。只有团队的整体业绩良好，个人的工作成果才能得到落实。

5. 正确认识生命的自然规律

养老护理员面对的老年人，都是长辈，他们曾经是家庭和社会的功臣，如今，他们老了、病了，能够为他们服务，帮助他们减轻痛苦，提高他们生存质量，维护他们生命尊严，让老年人在养老护理员的呵护下安详地走完人生最后一步，这是养老护理员的神圣职责，身为养老护理员不要害怕更不要嫌弃。

二、养老护理员的自我照顾

加强养老院里养老护理员的自我照顾，是缓解护理工作压力的重要方面。养老护理员的工作是照顾老年人，但是首先要照顾好自己。因为只有保持自己的身体和心理都健康，才有可能把灿烂的笑容传递给他人，才有可能以充沛的精力和愉快的心情投入护理老年人的工作中。

三、养老护理员的工作安全防护

（一）预防跌跤

1.保持身体健康

养老护理员要注意营养、休息和运动，保持良好的身体素质和精神状态。

2.工作小心谨慎

养老护理员在工作中要稳重、细致、谨慎，完成工作任务前先排除安全隐患。

3.加强团队合作

高空取物、搬抬重物或者护理体重较重老年人时，要注意发挥团队作用，与同事配合协作，共同完成。

（二）预防腰扭伤

1.注意身体锻炼

养老护理员起居要有规律，经常保持适当的体育运动，以促进血液循环，使身体筋骨强健有力，预防腰部扭伤。

2.避免腰部受寒

寒冷是危害身体的一个因素，腰部是最易受凉的部位，如果受凉，即使是轻微的动作也会将腰部扭伤，造成腰痛。因此，养老护理员要经常开窗通风，及时更换潮湿的衣服，保持室内干燥温暖，避免腰部受寒，预防腰扭伤。

（三）预防肌肉拉伤

（1）合理安排运动。

（2）做好准备活动。

（3）注意局部保护。

（4）受伤后处理。

①休息：要注意身体的感受，在感觉疼痛和不适时，应立即停止运动，休息可避免更严重的伤痛。

②冷敷：受伤的区域运动时疼痛或肿胀，应在48~72小时内要冷敷，每两小时至少冷敷10分钟，以减轻肌肉痉挛，缓解疼痛，同时可收缩血管，限制伤处的血液供应，减轻肿胀。

③加压包扎：如果出现出血或皮下淤血，可以用弹性绷带加压包扎，以减轻疼痛和肿胀。

④抬高患肢：如四肢受伤，可以抬高患肢，以减少伤处的血液供应，减轻肿胀。

⑤热敷：一般在受伤的后期，通常在48~72小时后进行。热敷舒缓紧张的肌肉，可加速局部的血液供应，促进康复。

（四）预防流感

1.流感常见症状

流感病毒经口鼻入侵后，可出现高热、头痛、肌痛、眼球痛等全身不适的症状，体温可达39℃~40℃，一般3～5天后可自行消退。上呼吸道症状不明显，少数老年人有咽痛、咽干、咳嗽等，可伴有胃肠道症状等。

2.预防

（1）社会性预防措施：在流感流行季节，减少或暂停社会团体到养老机构组织的集会和集体活动；发现周围人群出现呼吸道疾病突然增加时，及时向有关人员报告。

（2）居室内预防措施：经常开窗通风换气，这是防治呼吸道传染病最简便易行且有很好效果的措施，这种措施虽不能杀灭病原体，但能使居室内病原体和病原微生物的数量下降。

（3）做好个人预防措施。

（五）预防胃肠炎

（1）胃肠炎表现。

一般在进食后几分钟或几个小时内发生，常有恶心、呕吐、腹痛、腹泻，有时伴有发热等症状。

（2）胃肠炎预防。

①良好的卫生习惯。

②食用安全食品。

③食品选料要新鲜。

④坚持规律饮食。

（六）预防与思维紊乱老年人发生冲突

1.加强防范

因为患有失智症或者存在心理障碍的老年人，在烦躁时可能发生摔东西，甚至打人等情况，养老护理员在护理这些老年人时，首先做好评估，加强防范，预防与思维紊乱老年人发生冲突，避免被误伤。

2.注意危险物品

发现老年人有摔东西或打人的现象时，注意不要在老年人房间存放热水瓶、玻璃制品、棍棒、金属制品及其他容易造成自伤或他伤的物品。

3.察言观色

在为老年人服务前，首先观察老年人情绪，如果发现有对抗现象，尽量避免激惹，加以好言相劝，争取老年人配合。如果老年人异常烦躁，可以暂时停止服务，报告医生处理，待老年人情绪稳定后再继续完成爱心护理工作。

4.安全制动

注意及时与家属沟通，必要时签署有关协议，对有打人习惯的老年人，适当进行手脚安全制动，制动后再进行有关的服务活动。

（七）预防与不理智的家属发生冲突

1.保持冷静

一旦与家属发生冲突，为了避免家属出口伤人或者出手伤人事件的发生，养老护理员要冷静应对，不要与家属争吵或发生肢体接触，与家属保持一定距离或暂时离开现场，预防事态扩大和被打伤的事情发生。

2.报告领导

迅速召集同事一起处理，并尽快报告有关负责人，由领导出面帮助解决。

3. 寻求公安人员帮助

如果家属不听劝阻，进行打架斗殴、损坏物品，养老护理员必要时要打“110”报警电话，向公安人员求助。打电话要注意讲清事故地点和求助人姓名等。

4. 保护现场

如果发生损害行为，养老护理员要保护好现场等候公安人员到来，并维持现场秩序，阻止其他人围观。

5. 如实反映问题

养老护理员要配合公安人员的工作，实事求是地回答与案情有关的问题，并向公安人员提供自己掌握的情况和线索，以合理解决冲突。

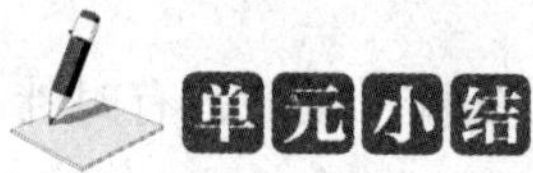

养老护理员的工作是光荣而艰巨的，为了更好地做好养老护理工作，在为老年人服务的同时必须加强自我防护。在心理方面，要掌握正确的交流沟通实用技巧和应对冲突的正确方式，要加强自我照顾，以缓解工作的压力，以轻松愉快的心情完成养老护理工作。

思政课堂

思维导图

课程资源

课程三　危重患者的管理

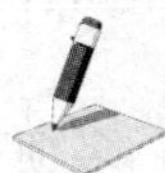

案例导入

患者，男，60岁，晨起半小时后突然昏迷，伴有喷射性呕吐，家人即刻将其送入医院。入院查体：浅昏迷，口唇、面色发绀，双侧瞳孔等大、等圆，对光反射迟钝，颈软。呼吸浅促，约5次/分钟，可闻及痰鸣音。心率120次/分钟，律不齐，心电监护示房颤。腹软，四肢肌张力低。请思考：

1. 患者入院后，需要为其提供哪些抢救措施？
2. 若在患者抢救过程中需使用呼吸机辅助呼吸，应如何操作？

教学目标

知识目标：

1. 掌握抢救工作管理。
2. 熟悉常用抢救技术。

能力目标：

1. 能够掌握抢救设备管理、抢救工作的组织管理。
2. 能够熟悉常用抢救技术及抢救措施。

素质目标：

1. 培养关心、尊重、护老的高尚情怀。
2. 养成严谨的工作作风，具备良好的工作态度。

思政目标：

1. 在为老服务过程中，谨记“以老年人为中心”的服务理念。
2. 通过学习，掌握危重老年人的抢救工作。

单元1　抢救工作的管理

一、抢救设备管理

1. 抢救室的准备

急诊科和病区应设抢救室，病区抢救室宜靠近医护办公室的单独房间内。

（1）抢救床：以能升降的活动床为宜，另备一块木板，以便心脏按压时使用。

（2）抢救车：抢救车内需备下列物品。

①急救药品：

a.中枢兴奋药：尼可刹米（可拉明）、山梗菜碱（洛贝林）等。

b.升压药：去甲肾上腺素、盐酸肾上腺素、异丙肾上腺素、间羟胺、多巴胺。

c.降压药：肼屈嗪、硫酸镁、硝普钠。

d.强心剂：去乙酰毛花苷（西地兰）、毒毛花苷K等。

e.抗心律失常药：利多卡因、维拉帕米（异搏定）、普鲁卡因胺。

f.血管扩张药：甲磺酸酚妥拉明、硝酸甘油、硝苯地平、地尔硫䓬等。

g.止血药：酚磺乙胺、维生素K_1、氨甲苯酸、垂体后叶素等。

h.止痛镇静药：哌替啶、苯巴比妥、氯丙嗪、吗啡等。

i.解毒药：阿托品、解磷定、氯解磷定、亚甲蓝、二巯基丙醇、硫代硫酸钠等。

j.抗过敏药：异丙嗪、苯海拉明、马来酸氯苯那敏。

k.抗惊厥药：地西泮、苯巴比妥钠、硫喷妥钠、苯妥英钠、硫酸镁。

l.脱水利尿药：20%的甘露醇、25%的山梨醇、尿素、呋塞米等。

m.溶栓药：尿激酶 、链激酶、阿尼普酶等。

n.碱性药：5%的碳酸氢钠、11.2%的乳酸钠。

o.其他：氢化可的松、地塞米松、氨茶碱、生理盐水、各种浓度的葡萄糖溶液、右旋糖酐40葡萄糖液、平衡液、10%的葡萄糖酸钙、氯化钾、氯化钙等。

②一般物品：血压计、听诊器、张口器、压舌板、舌钳、手电筒、止血带、多项电源插座、夹板、砂轮、碘酒、乙醇、棉签等。

③各种无菌急救包：各种注射器、各种型号针头、输液器、输血器、静脉切开包、气管切开包、导尿包、开胸包、中心静脉压测定包、各种穿刺包、各种无菌导管、无菌手套及各种无菌敷料。

（3）抢救器械：如供氧设备、电动吸引器、心电图机、电除颤、心脏起搏器、电动洗胃机、简易呼吸器、人工呼吸机等。

2.抢救室的管理

抢救室是抢救危重老年人的场所，应有严格的管理制度，做到随时投入抢救工作。

（1）专人负责，定时检查，保证药品器材供应及时与完善。一切急救器械、设备应保持齐全，各类急救药品应有醒目的标签，定量、定位分类存放，以便迅速拿取，便于检查和补充。

（2）每次抢救后应及时做好清洁、消毒、归位及补充等处理工作。

（3）严格执行交接班制度，每班清点，并有记录。

（4）无特殊情况，抢救室内的一切物品不外借，保证应急使用。

（5）一切非工作人员未经许可禁止进入抢救室。

二、抢救工作的组织管理

1.组成抢救小组

一般分为全院性和科室（病区）性的抢救。全院性抢救一般用于大型灾难等突发情况，由院长负责组织实施；科室（病区）性抢救一般由科主任、护士长负责组织实施。各级医护人员必须服从指挥，对危重老年人不得以任何借口推迟抢救，必须全力以赴，分秒必争，并做到严肃、认真、细致、准确，各种记录及时完整。护理员是抢救小组的重要成员，在医生未到之前，应根据危重老年人的病情需要，给予适当、及时的处理，如止血、吸氧、吸痰、测量生命体征、配血、人工呼吸、胸外心脏按压、建立静脉通道等。

2.制定抢救方案

参加危重老年人抢救的医护人员必须明确分工，紧密合作，各司其职。护理员应参与制定抢救方案，制订抢救护理计划，明确抢救措施与程序，使之在抢救过程中做到分工明确，密切配合。

3.做好查对和抢救记录

在抢救中各种急救药物须经两人核对，一切抢救工作均应做好记录。

4.参加查房、会诊和病例讨论

安排护理员参加危重老年人每次的查房、会诊和病例讨论，熟悉危重老年人的病情变化及监测重点，做到心中有数，配合恰当。

5.做好抢救用物的管理

抢救用物使用后应及时整理，物归原处或合理放置，保证应急使用。认真做好抢救用物的消毒处理工作，严格控制交叉感染。

6.做好交接工作

认真做好危重老年人的各项护理措施的交接工作，以保证抢救和护理措施的落实。重大抢救后要进行总结，以利改进。

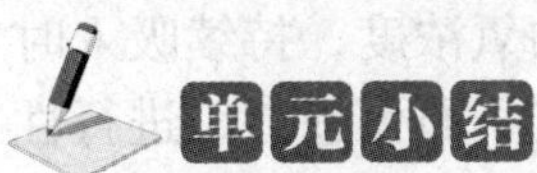

抢救工作的管理包括抢救设备管理和抢救工作的组织管理两部分，设备管理是确保抢救工作有序进行的基础，包含抢救室的准备和管理，保证抢救室内的床、抢救车、配备的药品、急救包、器械等齐全，做好日常存放、维护和保养，确保其状态良好；并严格管理制度，做到随时投入抢救工作。抢救工作的组织管理，需要通过组成抢救小组、制定抢救方案、做好查对和抢救记录、参加查房、会诊和病例讨论、做好抢救用物的管理、做好交接工作等规范的抢救流程来实现。

单元2　常用抢救技术概述

一、心肺复苏基本生命支持术

1.概述

心肺复苏基本生命支持术又称现场急救，是心肺复苏术的初始急救技术，是指专业或非专业人员进行现场徒手抢救，包括开放气道、人工呼吸、胸外心脏按压，即ABC三个步骤。

心肺复苏基本生命支持术是脑复苏的前提条件，对呼吸、心搏骤停老年人的抢救应在4分钟内进行基本生命支持，开始时间越早，成活率越高。养老护理员应熟练掌握这项技术，遇有紧急情况立即采取措施，为挽救老年人生命赢得时机。

2.实施过程

详见《老年人基础照护技术》。

二、氧气吸入法

概述

1.概念

氧气吸入法是常用的抢救措施之一，指通过给氧提高老年人的动脉血氧分压（PaO_2）和动脉血氧饱和度（SaO_2），预防和纠正各种原因引起的缺氧状态。

2.缺氧程度判断（见表3–3–1）

表3–3–1　缺氧程度判断

缺氧程度	PaO_2（mmHg）	SaO_2（%）	临床表现
轻度	50～70	＞80	无发绀或轻度发绀、神志清
中度	30～50	60～80	有发绀、呼吸困难、神志清或烦躁
重度	＜30	＜60	明显发绀、三凹征明显、嗜睡或昏迷

3.氧气成分、氧浓度和氧流量的换算方法

（1）氧气成分与吸氧浓度：氧气在空气中占20.95%。给氧时，浓度低于25%无治疗价值；在常压下吸入40%～60%的氧是安全的；高于60%的氧浓度，持续吸入时间超过1～2天，则会发生氧中毒，表现为眩晕、恶心、烦躁不安、面色苍白、进行性呼吸困难等。对慢性呼吸衰竭，缺氧和二氧化碳潴留并存者，应低流量、低浓度持续给氧。因此类老年人呼吸中枢兴奋性主要靠缺氧维持，对二氧化碳刺激已不敏感，若吸入高浓度氧，解除缺氧对呼吸中枢的刺激作用可使呼吸中枢兴奋性降低，甚至呼吸停止。

（2）氧浓度和氧流量的换算方法，公式如下：

$$吸氧浓度（\%）=21+4\times 氧流量（L/min）$$

氧浓度与氧流量对照见表3–3–2。

表3–3–2　氧浓度与氧流量对照

氧流量（L/min）	1	2	3	4	5	6	7	8	9
氧浓度（%）	25	29	33	37	41	45	49	53	57

（3）氧气筒内氧气可供时数计算公式。

$$\frac{氧气筒容积（L）\times［压力表所指压力（kg/cm^2）-应保留压力（5kg/cm^2）］}{氧流量（L/min）\times 60min\times 一个大气压（kg/cm^2）}$$

实施过程详见《老年人基础照护技术》。

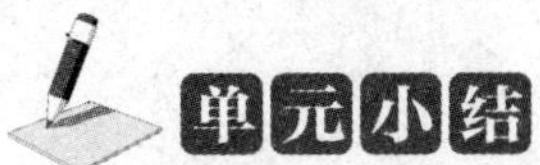

抢救技术对于保护人们的生命至关重要。抢救措施可以帮助人们在紧急情况下采取正确的行动，减少伤害和死亡的风险，并提高人们的自我保护意识。因此，我们学生应该积极学习抢救知识，了解和掌握抢救技能，以保护自己和他人的生命。

思政课堂

思维导图

模块四　护理协助

课程一　冷热疗法的概述及应用

单元1　冷热疗法概述

课程资源

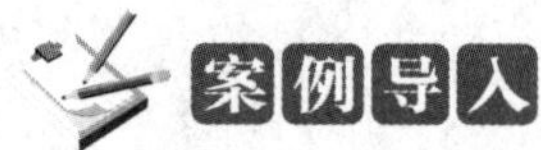

患者，男，73岁，入住养老中心1年余，今晨自感不适，护理员测量体温后示38.6℃，医生诊断为急性上呼吸道感染。请思考：

假如你是护理员小王，此时应该采取何种降温方式？该方式的目的是什么？有什么禁忌？

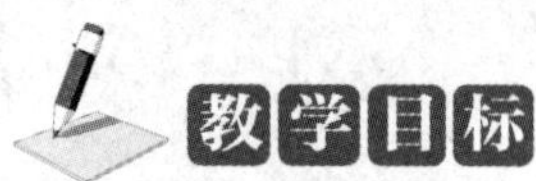

知识目标：

1.掌握冷热疗法的禁忌；热水袋、冰袋应用方法；乙醇拭浴。

2.熟悉冷热疗法的效应。

3.了解冷热疗法的影响因素及注意事项。

能力目标：

1.能熟知冷热疗法的禁忌证。

2.能为老年人解释冷热疗法的目的、作用及意义，并进行健康宣教。

素质目标：

具有严谨求实的工作态度，操作规范，关心体贴老年人，确保老年人安全。

思政目标：

关爱老年人，具有同理心。

一、冷热疗法的概念

冷热疗法是临床常用的物理治疗方法。护理员应掌握冷热疗法的正确方法，观察老年人反应，及时评价治疗效果，以确保老年人安全，满足其身心需要。

冷疗法和热疗法是利用低于或高于人体温度的物质作用于体表皮肤，通过神经传导引起皮肤和内脏器官血管的收缩或舒张，从而改变机体体液循环和新陈代谢，达到治疗目的的方法。

二、禁忌

（一）冷疗法的禁忌

1.血液循环障碍

常见于大面积组织受损、休克、周围血管病变、动脉硬化、糖尿病、神经病变、水肿等患者，因血液循环不良，组织营养不足，若使用冷疗法，会进一步使血管收缩，加重血液循环障碍，导致局部组织缺血缺氧而变性、坏死。

2.组织损伤、破裂

冷疗法可使血液循环不良，增加组织损伤，影响伤口愈合，尤其是大范围组织损伤，应禁止使用冷疗法。

3.慢性炎症或深部化脓病灶

冷疗使局部血管收缩，血流减少，妨碍炎症的吸收。

4.对冷过敏者

对冷过敏者使用冷疗可出现红斑、荨麻疹、关节疼痛、肌肉痉挛等过敏症状。

5.冷疗的禁忌部位

（1）枕后、耳郭、阴囊处：用冷易引起冻伤。

（2）心前区：用冷可导致反射性心率减慢、心房纤颤或心室纤颤，以及房室传导阻滞。

（3）腹部：用冷易引起腹泻。

（4）足底：用冷可导致反射性末梢血管收缩影响散热或引起一过性冠状动脉收缩。

（二）热疗法的禁忌

1.面部危险三角区的感染

该处血管丰富，无静脉瓣，且与颅内海绵窦相通，热疗可使血管扩张，血流增多，导致细菌和毒素进入血液循环，促进炎症扩散，易造成颅内感染和败血症。

2.未明确诊断的急性腹痛

对原因不明的急性腹痛患者用热疗时，可因疼痛被缓解而掩盖真实病情，贻误诊断和治疗，有引发腹膜炎的危险。

3.各种脏器出血或出血性疾病

热疗可使局部血管扩张，增加脏器的血流量和血管通透性而加重出血。

4.软组织损伤或扭伤的早期

热疗可促进血液循环，加重皮下出血、肿胀、疼痛。

5.其他

（1）心、肝、肾功能不全者：大面积热疗使皮肤血管扩张，减少对内脏器官的血液供应，加重病情。

（2）皮肤炎症：热疗可加重皮肤受损，同时增加患者痒感而不适。

（3）急性炎症：如牙龈炎、中耳炎、结膜炎等，热疗可使局部温度升高，从而使细菌快速繁殖，加重病情。

（4）孕妇：热疗可影响胎儿的生长。

（5）金属移植物部位：金属是热的良好导体，用热疗易造成烫伤。

（6）恶性病变部位：热疗有助于异常细胞的生长及新陈代谢，同时又促进血液循环，使肿瘤扩散、转移。

（7）麻痹、感觉异常者，婴幼儿及老年人慎用。

（8）睾丸：用热会抑制精子发育并破坏精子。

三、冷热疗法的效应

1. 生理效应

皮肤血管是由小动脉和小静脉交织的血管网组成。一般情况下，受交感神经的支配而处于轻微的收缩状态，当受到冷刺激时，可增加交感神经对血管收缩的冲动，使受冷部位的血管收缩；当受到热刺激时，则可抑制交感神经对血管收缩的冲动，使受热部位的血管扩张。血管的这种收缩或扩张状态的改变，可引起机体产生一系列生理效应（见表4–1–1）。

表4–1–1 冷热疗法的生理效应

生理指标	生理效应	
	用热	用冷
血管扩张/收缩	扩张	收缩
细胞代谢率	增加	减少
需氧量	增加	减少
毛细血管通透性	增加	减少
血液黏稠度	降低	增加
血液流动速度	增快	减慢
淋巴流动速度	增快	减慢
结缔组织伸展性	增强	减弱
神经传导速度	增快	减慢
体温	上升	下降

2. 继发效应

用冷或用热超过一定时间，产生与生理效应相反的作用，这种现象称为继发效应（secondary effect）。如热疗可使血管扩张，但持续用热30 ~ 45分钟后，会使血管收缩；同样持续用冷30 ~ 60分钟后，会使血管扩张。这是机体避免长时间用冷或用热后对组织的损伤而引起的防御反应。因此，冷热治疗应有适当的时间，以20 ~ 30分钟为宜，如需反复使用，中间须给予1小时的组织复原时间，防止产生继发效应而抵消生理效应。

四、影响冷热疗法效果的因素

1.方式

冷热疗法分为干、湿两种方式，方式不同，效果也不同。由于湿法（湿冷及湿热）的穿透力强（因为水是一种良好的导体，其传导能力及渗透力比空气强），所以，在同样的温度条件下，湿冷、湿热的效果优于干冷、干热。在临床应用中，护士应根据病变部位和病情特点选择合适的冷热疗法，同时注意防止冻伤、烫伤。

2.面积

冷热疗法的效果与应用的体表面积大小有关。应用面积越大，效果就越强；反之，则越弱。但应注意使用面积越大，患者的耐受性越差，越容易引起全身反应，如大面积热疗法，导致广泛性周围血管扩张，血压下降，若血压急剧下降，患者容易发生晕厥；而大面积冷疗法，导致血管收缩，并且周围皮肤的血液分流至内脏血管，使患者血压升高。

3.时间

冷热疗效应在一定时间内随着时间的增加而增强，以达到最大的治疗效果。但时间过长，则会产生继发效应而抵消治疗效应，甚至还可引起不良反应，如疼痛、皮肤苍白、冻伤、烫伤等。

4.温度

冷热疗法的温度与机体体表的温度相差越大，机体对冷热刺激的反应越强；反之，则越小。此外，冷热疗效应也受环境温度的影响，如环境温度高于或等于身体温度时用热，传导散热被抑制，热效应会增强；而在干燥冷环境中用冷疗，散热会增加，冷效应会增强。

5.部位

不同部位的皮肤对冷热反应的效果不同，皮肤较厚的区域，如脚底、手心，对冷热的耐受性大，冷热疗法效果比较差；而皮肤较薄的区域，如前臂内侧、颈部，对冷热的敏感性强，冷热疗法效果比较好。皮肤的不同深度对冷热反应也不同，皮肤浅层冷觉感受器较温觉感受器浅表且数量多，故浅层皮肤对冷较敏感。血液循环也能影响冷热疗法的效果，血液循环良好的部位，可增强冷热应用的效果。

6.个体差异

冷热疗效可受个体年龄、性别、身体状况、居住习惯、肤色、耐受性等个体差异的影响。老年人由于感觉功能减退，对冷热刺激的敏感性降低，反应比较迟钝。女性比男性对冷热刺激更为敏感。昏迷、血液循环障碍、血管硬化、感觉迟钝等患者，其对冷热的敏感性降低，用热或用冷时要慎重，防止烫伤与冻伤。长期居住在热带地区者对热的耐受性较高，而长期居住在寒冷地区者对冷的耐受性较高。浅肤色者比深肤色者对冷热的反应更强烈，而深肤色者对冷热刺激更为耐受。

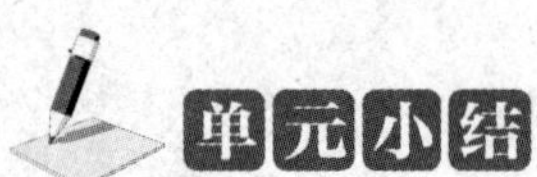

冷热疗法是利用低于或者高于人体温度的物质作用于局部或全身，通过神经传导引起皮肤和内脏器官血管的收缩和舒张，改变机体各系统体液循环和新陈代谢，达到止血、止痛、消炎、退热、保温或减轻症状等治疗目的的常用的物理疗法。对于老年人而言，由于其整体反应较差，对于冷热刺激感受不明显，需要护理员在操作过程中注意温度的控制，做到勤观察、早发现，以免烫伤或冻伤老人皮肤。

单元2　冷热疗法的应用

案例导入

患者，男，73岁，入住养老中心1年余，今晨自感不适，护理员测量体温后示38.6℃，医生诊断为急性上呼吸道感染。请思考：

假如你是护理员小王，根据医嘱需要为患者进行物理降温（温水拭浴），请简述温水拭浴的流程，并简要说明注意事项。

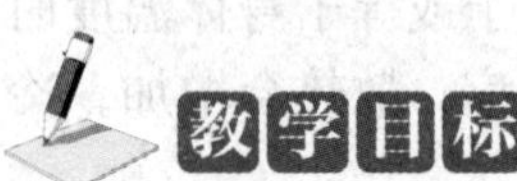

知识目标：

1. 掌握冷热疗法的具体方法。
2. 熟悉冷热疗法的具体应用目的、工作流程及注意事项。
3. 了解各类冷热疗法的健康教育内容。

能力目标：

1. 能运用所学知识，正确选择并熟练运用冷热疗法为老年人进行相关操作。
2. 能为老年人解释冷热疗法的目的、作用及意义，并进行健康宣教。

素质目标：

具有严谨求实的工作态度，操作规范，关心体贴老年人，确保老年人安全。

思政目标：

保护老年人隐私，做到感同身受。

一、冷疗法的应用

（一）目的

1. 控制炎症扩散

冷疗可使局部血管收缩，血流减慢，细胞的新陈代谢和细菌的活力降低，从而限制炎症的扩散。适用于炎症早期，如鼻部软组织炎症早期，可采用鼻部冰敷，以控制炎症扩散。

2.减轻局部充血或出血

冷疗可使局部血管收缩，毛细血管通透性降低，减轻局部充血；同时，冷疗还可使血流减慢，血液的黏稠度增加，有利于血液凝固而控制出血。适用于局部软组织损伤的初期、扁桃体摘除术后、鼻出血等。

3.减轻疼痛

冷疗可抑制组织细胞的活力，减慢神经冲动的传导，降低神经末梢的敏感性而减轻疼痛；同时冷疗使血管收缩，毛细血管的通透性降低，渗出减少，从而减轻由于组织肿胀压迫神经末梢所引起的疼痛。适用于急性损伤初期（48小时内）、牙痛、烫伤等。

4.降低体温

直接与皮肤接触，通过传导与蒸发的物理作用，使体温降低。适用于为高热、中暑患者降温。

（二）方法

冰袋的使用。

（1）目的：降温、止血、镇痛、消炎。

（2）操作程序：

①评估。

a.辨识患者。

b.患者的病情、治疗情况、局部皮肤状况及循环状况。

c.患者的意识状态、心理状态、活动能力及合作程度。

②准备。

a.护理员准备：衣帽整洁，修剪指甲，洗手，戴口罩。

b.患者准备：了解冰袋使用的目的、方法、注意事项及配合要点；体位舒适、愿意合作。

c.用物准备：治疗盘内备冰袋或冰囊（见图4-1-1）、布套、毛巾；治疗盘外备冰块、脸盆及冷水、漏勺，手消毒液。

d.环境准备：安静、整洁、温湿度适宜，酌情关闭门窗，避免对流风直吹患者。

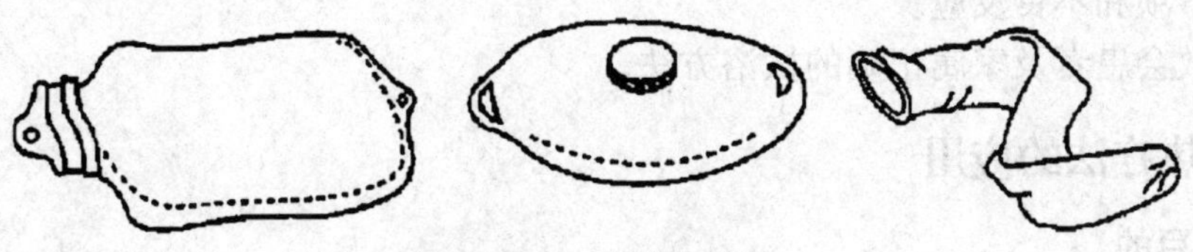

图 4-1-1 冰袋与冰囊

③实施过程详见《老年人基础照护技术》。

（3）健康教育：向患者及家属介绍冰袋使用的目的、作用、正确的使用方法。说明使用冰袋注意事项和不良反应，教会患者及家属观察用冷的不良反应。

（三）冷湿敷法

1.目的

降温、止血，组织扭伤早期消肿、止痛。

2.实施过程

详见《老年人基础照护技术》。

3.注意事项

（1）注意观察局部皮肤情况及患者反应。

（2）敷布湿度得当，以不滴水为宜，冷敷过程需及时更换敷布。

（3）若为降温，则使用冷湿敷30分钟后应测量体温，并将体温记录在体温单上。

（4）在伤口部位冷敷需执行无菌技术操作。

4.健康教育

（1）向患者及家属介绍冷湿敷的目的、作用、正确的使用方法，说明冷湿敷的注意事项和不良反应。

（2）教会患者及家属正确使用冷湿敷的方法。

（四）乙醇拭浴或温水拭浴法

乙醇是一种挥发性的液体，拭浴时在皮肤上迅速蒸发，吸收并带走机体大量的热，而且乙醇又具有刺激皮肤使血管扩张的作用，因而散热能力较强。

1.目的

通过全身用冷的方法，为高热患者降温。

2.实施过程

详见《老年人基础照护技术》。

3.注意事项

（1）擦浴过程中，注意观察局部皮肤情况及患者反应。

（2）胸前区、腹部、后颈、足底为拭浴的禁忌部位。新生儿及血液病高热患者禁用乙醇拭浴。

（3）拭浴时，以拍拭（轻拍）方式进行，避免用摩擦方式，因摩擦易生热。

（4）拭浴时在大血管处，如腋窝、肘窝、腹股沟、腘窝处可稍用力拍拭并适当延长拍拭时间，以促进散热。

4.健康教育

（1）向患者及家属介绍乙醇拭浴或温水拭浴的目的、作用、正确的使用方法，并说明注意事项和不良反应。

（2）教会患者及家属正确的拭浴方法。

二、热疗法的应用

（一）目的

1.促进炎症的消散或局限

热疗可使局部血管扩张，血液速度加快，促进组织中毒素、废物的排出；同时血量增多，白细胞数量增多，吞噬能力增强，新陈代谢增快。炎症早期用热疗，可促进炎性渗出物的吸收与消散；炎症后期用热疗，可促进白细胞释放蛋白溶解酶，使炎症局限。适用于睑腺炎、乳腺炎等患者。

2.减轻深部组织充血

热疗使皮肤血管扩张，使平时大量呈闭锁状态的动静脉吻合支开放，皮肤血流量增多。由于全身循环血量的重新分布，可减轻深部组织的充血。

3. 减轻疼痛

热疗可降低痛觉神经兴奋性，改善血液循环，加速致痛物质的排出和炎性渗出物的吸收，解除对神经末梢的刺激和压迫，因而可减轻疼痛。同时，热疗可使肌肉松弛，增强结缔组织伸展性，增加关节的活动范围，减轻肌肉痉挛、僵硬及关节强直所致的疼痛。适用于腰肌劳损、肾绞痛、胃肠痉挛、睑腺炎、乳腺炎等患者。

4. 保暖与舒适

热疗可使局部血管扩张，促进血液循环，将热度带至全身，使体温升高，患者感到舒适。适用于年老体弱、早产儿、危重、末梢循环不良患者。

（二）方法

1. 热水袋的使用

（1）目的：保暖、解痉、镇痛、促进舒适。

（2）操作程序。

①评估。

a. 辨识患者。

b. 患者的病情、治疗情况、局部皮肤状况。

c. 患者的意识状态、心理状态及合作程度。

②准备。

a. 护理员准备：衣帽整洁，修剪指甲，洗手，戴口罩。

b. 患者准备：了解热水袋使用的目的、方法、注意事项及配合要点；体位舒适、愿意合作。

c. 用物准备：治疗盘内备热水袋及布套、水温计、毛巾；治疗盘外备盛水容器、热水，手消毒液。

d. 环境准备：安静、整洁、温湿度适宜，酌情关闭门窗，避免对流风直吹患者。

③实施过程（见表4–1–2）。

表4–1–2 热水袋的使用方法

操作流程	操作步骤	要点说明
评估解释	· 评估患者的病情、治疗情况、局部皮肤状况。 · 向患者解释并取得合作。 · 用水温计测量水温，调节至60℃ ~ 70℃	· 操作前评估患者取得合作
备热水袋	· 放平热水袋，去塞，一手持袋口边缘，一手灌水（见图4–1–2），灌至1/2 ~ 2/3满。 · 热水袋缓慢放平，排出袋内空气并拧紧塞子。 · 用毛巾擦干热水袋，倒提，检查。 · 将热水袋装入布套	· 昏迷、老年人、婴幼儿、感觉迟钝，循环不良等患者，水温应低于50℃。 · 边灌边提高热水袋，使水不致溢出；灌水过多，会使热水袋膨胀变硬，柔软舒适感下降。 · 以防影响热的传导。 · 检查热水袋有无破损，以防漏水。 · 可避免热水袋与患者皮肤直接接触，增进舒适

续表

操作流程	操作步骤	要点说明
检查核对	·携用物至患者床旁，核对患者床号、姓名	·确认患者
置热水袋 严密观察	·放置热水袋至所需部位，袋口朝身体外侧。 ·观察局部皮肤颜色及患者的感受	·如皮肤出现潮红、疼痛，应停止使用，并在局部涂凡士林以保护皮肤
撤热水袋 整理用物	·30分钟后撤除热水袋。 ·协助患者取舒适体位，整理床单位。 ·热水倒空，倒挂，晾干，吹气，旋紧塞子，放阴凉处；布套清洁后晾干备用	·防止热水袋内面相互粘连
准确记录	·洗手、记录	·记录用热部位、时间、效果、患者的反应

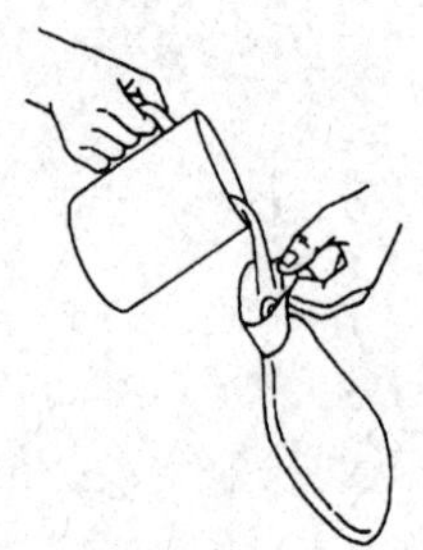
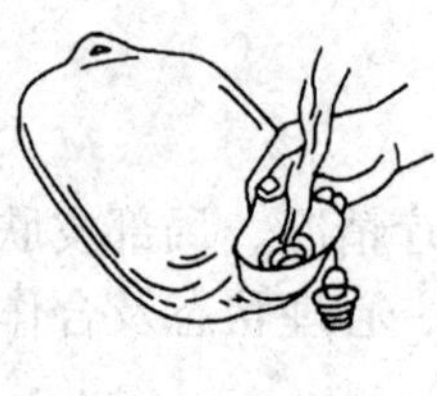

图 4-1-2　灌热水袋法

④护理评价。

a.患者感觉温暖、舒适，局部皮肤情况良好，无烫伤等不良反应，达到预期效果。

b.护理员能与患者或家属有效沟通，得到理解与配合。

c.患者或家属能正确使用热水袋。

（3）注意事项。

①经常检查热水袋有无破损，热水袋与塞子是否配套，以防漏水。

②炎症部位热敷，热水袋灌水1/3满，以免压迫局部引起疼痛。

③特殊患者使用热水袋，应再包一块大毛巾或放于两层毯子之间，以防烫伤。

④加强巡视，定期检查患者局部皮肤情况，必要时患者床边交班。

（4）健康教育。

①向患者及家属介绍热水袋使用的目的、作用、正确的使用方法，说明使用热水袋的注意事项和不良反应。

②教会患者及家属正确使用热水袋。

2.烤灯的使用

（1）目的：消炎、消肿、解痉、镇痛、促进创面干燥结痂和肉芽组织生长。

（2）操作程序。

①评估。

a.辨识患者。

b.患者的病情、治疗情况、局部皮肤状况。

c.患者的意识状态、心理状态及合作程度。

②准备。

a.护理员准备：衣帽整洁，修剪指甲，洗手，戴口罩。

b.患者准备：了解烤灯使用的目的、方法、注意事项及配合要点；体位舒适、愿意合作。

c.用物准备：红外线灯或鹅颈灯，手消毒液。必要时备有色眼镜、屏风。

d.环境准备：调节室温，酌情关闭门窗，必要时屏风或床帘遮挡。

③实施过程（见表4-1-3）。

表4-1-3　　烤灯的使用方法

操作流程	操作步骤	要点说明
评估解释	·患者的病情、治疗情况、局部皮肤状况。 ·向患者解释并取得合作	·操作前评估患者取得合作
准备用物 检查核对	·检查红外线灯或鹅颈灯性能。 ·携用物至患者床旁，核对患者床号、姓名	·确认烤灯性能良好。 ·确认患者
安置体位	·暴露患处，体位舒适，清洁局部治疗部位	·必要时屏风或床帘遮挡，以维护患者隐私；照射面部、颈部、前胸时应给患者戴有色眼镜或用湿纱布遮盖，以保护眼睛
放置烤灯	·将灯头移至治疗部位上方或侧方，有保护罩的灯头可垂直照射，灯距一般30～50cm（见图4-1-3），以患者感觉温热为宜，照射时间20～30分钟	·防止烫伤
严密观察	·观察局部皮肤及患者反应	·若患者出现发热、心慌、头晕及皮肤发红、疼痛等，立即停止照射，以皮肤出现红斑为宜
撤除烤灯 整理用物	·照射完毕，撤除烤灯。 ·协助患者取舒适体位，整理床单位。 ·整理用物	—
准确记录	·洗手、记录	·记录照射部位、时间、效果、患者的反应

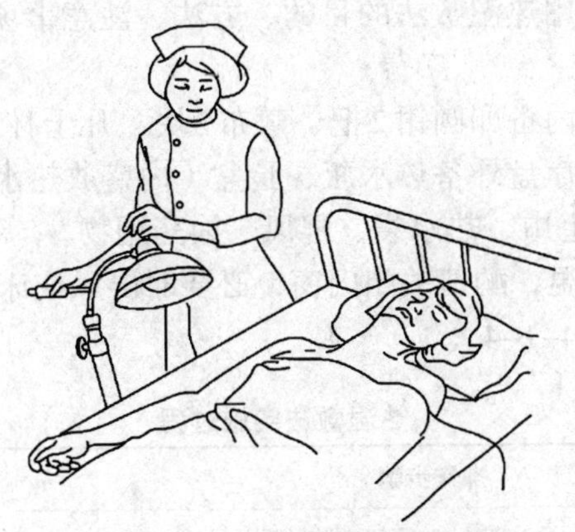

图4-1-3　烤灯的使用

④护理评价。

a.患者感觉温暖、舒适，局部皮肤情况良好，无烫伤等不良反应，达到预期效果。

b.护理员能与患者或家属有效沟通，得到理解与配合。

c.患者及家属能正确使用烤灯。

（3）注意事项。

①根据治疗部位选择不同功率灯泡，胸、腹、腰、背部为500～1000W，手、足部为250W（鹅颈灯40～60W）。

②意识不清、局部感觉障碍、血液循环障碍、瘢痕者，治疗时应加大灯距，防止烫伤。

③由于眼内含有较多的液体，对红外线吸收较强，一定强度的红外线直接照射可引发白内障。因此，照射面部、颈部、前胸部时，应给患者戴有色眼镜或用湿纱布遮盖双眼。

④治疗完毕，嘱患者在室内休息15分钟后方可外出，防止感冒。

（4）健康教育。

①向患者及家属介绍烤灯使用的目的、作用、正确的使用方法，说明使用烤灯的注意事项和不良反应。

②教会患者及家属正确使用烤灯的方法，学会观察不良反应。

（三）热湿敷法

1.目的

消炎、消肿、止痛、解痉。

2.操作程序

（1）评估。

①辨识患者。

②患者的病情、治疗情况、局部皮肤状况。

③患者的意识状态、心理状态及合作程度。

（2）准备。

①护理员准备：衣帽整洁，修剪指甲，洗手，戴口罩。

②患者准备：了解使用热湿敷法的目的、方法、注意事项及配合要点；体位舒适、愿意合作。

③用物准备：治疗盘内备卵圆钳2把、敷布2块、凡士林、纱布、棉签、一次性治疗巾、棉垫、水温计；治疗盘外备热水瓶、脸盆（内盛放热水）、手消毒液、医疗垃圾桶、治疗车。必要时备大毛巾、热水袋、屏风、换药用物。

④环境准备：调节室温，酌情关闭门窗，必要时屏风或床帘遮挡。

（3）实施过程（见表4–1–4）。

表4–1–4　　热湿敷法实施过程

操作流程	操作步骤	要点说明
评估解释	·患者的病情、治疗情况、局部皮肤状况。 ·向患者解释并取得合作	·操作前评估患者取得合作

续表

操作流程	操作步骤	要点说明
准备用物	·根据患者局部状况备齐所需用物	·开放性伤口应备无菌换药用物
检查核对	·携用物至患者床旁，核对患者床号、姓名	·确认患者
患处准备	·患者取舒适卧位，暴露患处，在受敷部位下垫一次性治疗巾，受敷部位涂凡士林，上盖一层纱布	·凡士林能减缓热传导，防止烫伤；纱布可防止凡士林粘在敷布上
热敷患处	·敷布浸入热水中，卵圆钳夹起拧至半干，抖开敷于患处，上盖棉垫	·水温为50℃～60℃，敷布须浸透，拧至不滴水为宜。 ·棉垫可维持热敷温度
严密观察	·每3～5分钟更换一次敷布，持续15～20分钟。 ·局部皮肤变化及患者的反应	·及时更换敷布，维持温度。 ·观察皮肤颜色、全身情况，若患者感觉过热，可掀起敷布一角散热
撤除敷布 整理用物	·用冷结束，撤除敷布，擦掉凡士林。 ·协助患者取舒适体位，整理床单位。 ·分类处理用物	—
准确记录	·洗手、记录	·记录热敷部位、时间、效果、患者的反应

（4）护理评价。

①患者无不适感，无不良反应，达到预期效果。

②护理员能与患者或家属有效沟通，得到理解与配合。

③患者及家属能正确使用热湿敷。

3.注意事项

若患者热敷部位不禁忌压力，可用热水袋放置在敷布上再盖以大毛巾以维持温度。面部热敷者，应间隔30分钟方可外出，以防感冒。

4.健康教育

（1）向患者及家属介绍热湿敷的目的、作用、正确的使用方法，说明热湿敷的注意事项和不良反应。

（2）教会患者及家属正确使用热湿敷。

（四）热水坐浴法

1.目的

消炎、消肿、止痛，用于会阴、肛门、外生殖器疾病及手术后。

2.操作程序

（1）评估。

①辨识患者。

②患者的病情、治疗情况、局部皮肤状况。

③患者的意识状态、心理状态及合作程度。

（2）准备。

①护理员准备：衣帽整洁，修剪指甲，洗手，戴口罩。

②患者准备：了解热水坐浴的目的、方法、注意事项及配合要点；体位舒适、愿意合作。

③用物准备：坐浴椅（见图4–1–4）、消毒坐浴盆、热水瓶、水温计、药液（遵医嘱配制）、毛巾、无菌纱布、手消毒液、医疗垃圾桶、治疗车。必要时备屏风、换药用物。

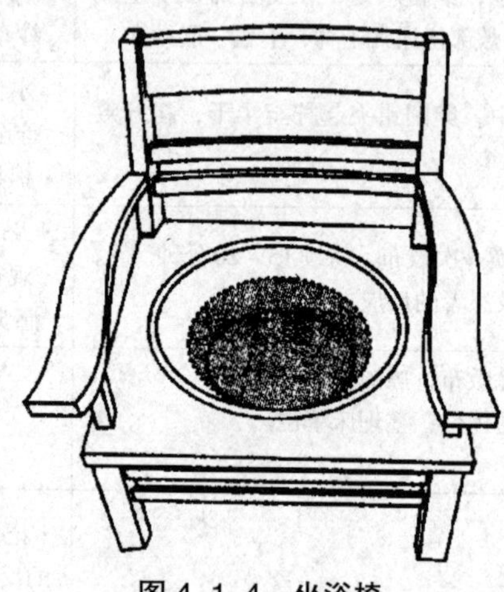

图 4–1–4　坐浴椅

④环境准备：调节室温，酌情关闭门窗，必要时屏风或床帘遮挡。

（3）实施过程（见表4–1–5）。

表 4–1–5　热水坐浴法实施过程

操作流程	操作步骤	要点说明
评估解释	·患者的病情、治疗情况、局部皮肤状况。 ·向患者解释并取得合作	·操作前评估患者取得合作
准备用物	·根据患者局部状况备齐所需用物，遵医嘱配制药液置坐浴盆内1/2满，调节水温40℃～45℃	·坐浴部位有伤口，备无菌坐浴盆，坐浴溶液及换药用物
检查核对	·携用物至患者床旁，核对患者床号、姓名	·确认患者
协助坐浴	·置浴盆于坐浴椅上。 ·协助患者脱裤至膝盖部后取坐姿	·床帘或屏风遮暴露部位，保护患者隐私
严密观察	·嘱患者用纱布蘸药液清洗外阴部皮肤。 ·待适应水温后，坐入浴盆中，持续15～20分钟。 ·局部皮肤变化及患者的反应	·随时添加热水和药液，维持温度。 ·若出现面色苍白、脉搏加快、晕眩、软弱无力，立即停止
整理用物	·坐浴毕，用纱布擦干臀部，协助穿裤，舒适体位。 ·整理床单位，用物处理	·用物消毒备用
准确记录	·洗手、记录	·记录坐浴的时间、药液、效果及患者的反应

（4）护理评价。

①患者无不适感，无不良反应，达到预期效果。

②护理员能与患者或家属有效沟通，得到理解与配合。

③患者能正确进行热水坐浴。

3.注意事项

热水坐浴前先排尿、排便，因热水可刺激肛门、会阴部易引起排尿、排便反射。坐浴部位若有伤口，坐浴盆、溶液及用物必须无菌；坐浴后应用无菌技术处理伤口。女性患者经期、妊娠后期、产后2周内、阴道出血和盆腔急性炎症不宜坐浴，以免引起感染。坐浴过程中，随时观察患者面色、脉搏、呼吸，倾听患者主诉，有异常时应停止坐浴。

4.健康教育

（1）向患者解释热水坐浴的目的、作用、正确的使用方法，说明热水坐浴的注意事项。

（2）教会其正确进行热水坐浴。

（五）温水浸泡法

1.目的

消炎、镇痛、清洁、消毒创口，用于手、足、前臂、小腿部感染。

2.操作程序

详见《老年人基础照护技术》。

3.注意事项

（1）浸泡部位若有伤口，浸泡盆、药液及用物必须无菌，浸泡后应用无菌技术处理伤口。

（2）浸泡过程中，注意观察局部皮肤，倾听患者主诉，随时调节水温。

（3）女性患者经期、妊娠后期、产后2周内、阴道出血和盆腔急性炎症等不宜坐浴，以免引起感染。

4.健康教育

（1）向患者及家属解释温水浸泡的目的、作用、正确的使用方法，说明温水浸泡的注意事项。

（2）教会患者正确进行温水浸泡。

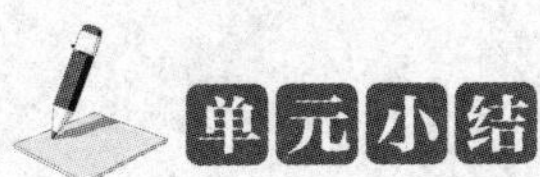

冷热疗法是常用的物理治疗方法。护理员应掌握冷热疗法的禁忌证、适应证以及正确的应用方法，观察反应及治疗效果，以确保老年人（患者）安全，满足其身心需要。

思政课堂

思维导图

课程二　管道护理协助概述

课程资源

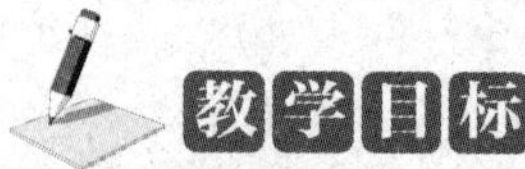

患者，男，80岁，入住养老中心1年余，属非自理老人，长期卧床。因老人不能自主进食、排尿，遵医嘱留置了胃管与尿管。今凌晨四点，患者突发呼吸困难，遂遵医嘱行气管切开。请思考：

目前老人的主要护理问题是什么？如何对有留置管道的老年人进行照护？

教学目标

知识目标：

1.掌握胃管、尿管、气管切开及肠造瘘口的照护方法。

2.熟悉胃管、尿管、气管切开及肠造瘘口常见异常情况的观察及处理。

能力目标：

1.能够观察识别各管道异常情况。

2.能够正确处理非计划拔管等突发情况。

素质目标：

1.具有细心谨慎的工作态度，操作规范，关心体贴老年人，确保老年人安全。

2.关心关注老年人，把老人安全放在首位。

思政目标：

审慎慎独，自律奉献。

一、观察留置胃管的异常情况

（1）判定胃管位置：胃管盘曲在咽部或误入气管会引起呛咳，严重时可导致呼吸困难甚至死亡，因此，正确无误地判定胃管是否在胃内至关重要。鼻饲前常采用抽吸胃液的方法验证胃管是否在胃内。

（2）胃管的固定：常规固定法是用胶布或一次性鼻贴固定鼻窦两侧及面颊部，胃管开口端反折，用纱布包好，用别针固定于枕旁或老年人衣领处。

（3）留置胃管的长度：常规置入胃管长度为45~55cm。置管长度与老年人的性别、身高、体型、疾病等均有密切关系，置管时要结合老年人的实际情况进行放置。

（4）保持胃管通畅：每次鼻饲前后应用温开水冲洗胃管，防止胃管因堵塞或胃液黏稠而引流不畅。

（5）胃管留置时间：长期鼻饲的老年人应定期更换胃管，普通胃管应每周更换1次，硅胶胃管每月更换1次。

（6）口腔清洁：老年人在留置胃管期间机体免疫力降低，导致口腔的自洁功能减弱。因此，留置胃管期间，对有意识障碍的老年人应每日进行口腔清洁2次，对清醒的老年人应叮嘱其定时刷牙。

（7）心理护理：对于清醒的老年人留置胃管时，护理员应多与其沟通，加强胃管照护知识的宣教，定时协助老年人翻身，推拿按摩背部、肩颈部，以减轻因头部制动及被动体位带来的不适。

二、观察留置尿管异常情况

（1）引流管是否通畅：留置导尿管应放置妥当，避免受压、扭曲、堵塞等造成的引流不畅以致尿路感染。护理员为老年人翻身、活动身体时，应注意导尿管固定的部位不要松脱。

（2）引流管和集尿袋固定是否妥善：引流管的长度要适宜，以老年人能自如翻身但引流管尾端又不会浸入尿液为度。集尿袋固定时不得超过膀胱高度并避免受压，防止尿液反流导致感染。老年人离床活动时，用胶布将导尿管远端固定在大腿上，以防导尿管脱出，集尿袋应妥善固定（见图4–2–1）。卧床时，集尿袋可固定在床旁易于检查但又较为隐蔽的适当位置（见图4–2–2）。

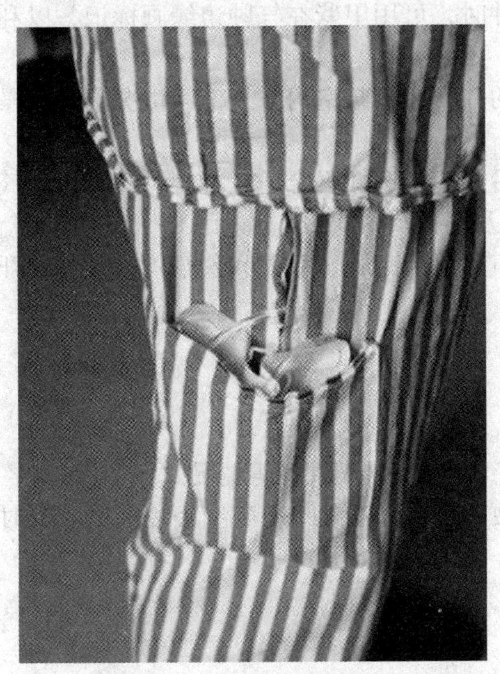

图 4–2–1　离床时固定尿袋

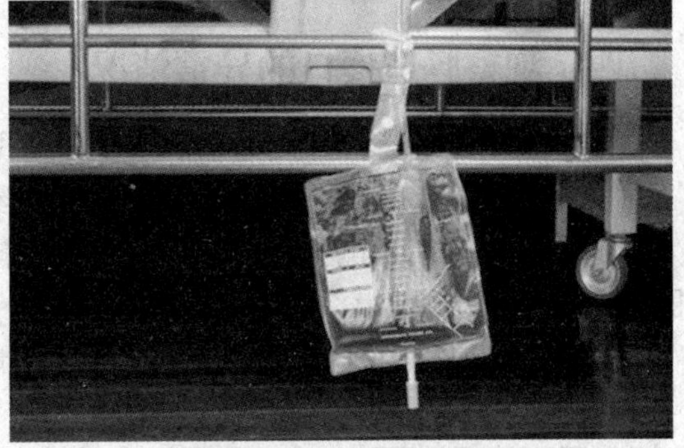

图 4–2–2　卧床时固定尿袋

（3）会阴部是否清洁：每日用温水擦拭会阴部，用消毒棉球擦拭尿道口及周围皮肤，每天1~2次，以防感染。

（4）老年人饮水量是否充足：鼓励老年人多饮水并进行适当的活动，以预防尿路感染和结石的形成。

（5）膀胱反射功能是否得到适当训练：定时夹闭或开放引流管，一般每4小时开放1次，以促进膀胱功能的恢复。

（6）排空膀胱及更换集尿袋是否及时，尿量是否有异常：更换集尿袋时，引流管应始终低于老年人会阴部，不可将引流管末端抬高，防止尿液反流。橡胶导尿管需每周更换1次，硅胶导尿管可酌情延长更换周期。

（7）倾听老年人有无不适主诉，并观察尿液情况：护理员发现老年人尿液混浊、沉淀、有结晶时，应及时报告医护人员，必要时每周进行1次尿常规检查。

（8）向老年人进行卫生宣教：让老年人认识到留置尿管的意义及预防尿路感染的重要性，并主动参与、配合护理。

三、观察气管切开异常情况

（1）有无脱管情况：脱管常因固定不牢所致，脱管是非常紧急而严重的情况，如不能及时处理，可迅速发生窒息。

（2）有无出血：出血可由气管切开时止血不彻底，或导管压迫、吸痰动作粗暴等损伤气管壁情况造成。老年人会感到胸骨柄处疼痛或痰中带血，一旦发生大出血，应立即联系医护人员进行气管插管，压迫止血。

（3）有无皮下气肿：皮下气肿为气管切开术比较常见的并发症，气肿部位多发生于颈部，偶可延及胸及头部。当发现皮下气肿时，可用甲紫在气肿边缘画标记，以利观察进展情况。

（4）有无感染：感染也为气管切开常见的并发症，与室内空气消毒情况、吸痰操作的污染及原有病情均有关系。

（5）有无气管壁溃疡及穿孔：气管切开后，套管选择不合适或置管时间较长、气囊未定时放气减压等原因均可导致气管壁溃疡及穿孔。

（6）有无声门下肉芽肿、瘢痕和狭窄：声门下肉芽肿、瘢痕和狭窄均为气管切开术的晚期并发症。

四、观察肠造瘘口的异常情况

（1）观察肠造瘘口有无回缩、出血及坏死。

（2）观察肠造瘘口周围皮肤有无皮肤发红、肿痛，甚至溃烂等情况。

（3）观察老年人的排便情况，如发现排便困难、肠造瘘口有狭窄等情况，应及时报告医护人员处理。

（4）观察粪袋内排泄物的颜色、性质和量。

单元小结

本单元讲解了护理员工作过程中常见的几种管道护理方式及注意事项。管道护理在我们的日常工作中非常重要，特别是非计划拔管的预判与处理，对于护理员的能力要求较高。在日常工作中希望同学们能够借助学习过的基础知识，勤于观察，善于发现，妥善固定各种管路，并对引流物进行观察与记录，对异常情况进行预判与处理，有效预防老年人非计划性拔管的发生。

思政课堂

思维导图

课程三　标本采集

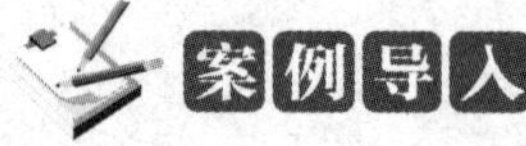

患者，男，82岁，有胃溃疡史十余年，神志清楚、面色苍白、易烦躁不安，晚间进食后出现中上腹有压痛。查体：T 37.0℃，P 90次/分，R 21次/分，BP 145/65mmHg。医嘱查血常规、尿常规、粪便常规。请思考：

如何采集血常规标本？如何留取尿常规和粪便常规标本？

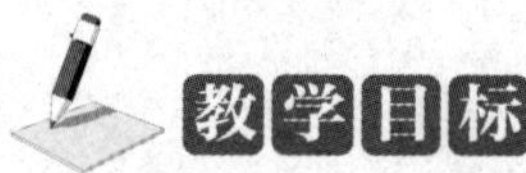

知识目标：

1. 掌握标本采集的原则及各种标本采集的注意事项。
2. 熟悉各种标本采集的目的。
3. 了解标本采集的意义。

能力目标：

能正确实施各种标本的采集方法。

素质目标：

1. 具有严谨求实的工作态度。
2. 操作规范、方法正确、动作轻巧。

思政目标：

审慎慎独，自律奉献。

标本采集是指收集患者少许的血液、体液（胸水、腹水等）、排泄物（尿、粪）、分泌物（痰、鼻咽分泌物）、呕吐物以及脱落细胞（食管、阴道）等样本，经过物理、化学、生物学的实验室技术和方法对其进行检验，作为判断患者机体的功能状态有无异常变化的依据。临床医生在为老年人诊治疾病过程中，可依据检验结果协助疾病的诊断、治疗及判断预后等。不同的检验目的其标本采集的方法各有不同，且与检验结果密切相关。因此，正确掌握采集标本的方法以及将标本及时送检或保管，是保证检验结果正确与否的重要环节，是护理员必须掌握的基本知识和技能。

一、标本采集的意义和原则

（一）标本采集的意义

（1）协助临床明确疾病诊断。

（2）观察病情变化。

（3）推测病情进展，进行疗效评价，判断预后。

（4）制定疾病治疗措施的参考依据。

（二）标本采集的原则

1.遵照医嘱

（1）医生开出标本采集的医嘱，填写检验申请单。要求项目填写完整，字迹清楚，目的明确，医生签全名。

（2）护理员根据医嘱核实检验单后进行采集，凡对医嘱、检验单有疑问者必须核实后方可执行。

2.充分准备

（1）采集标本前应明确检验项目、目的、采集方法、标本量以及注意事项。

（2）采集标本前应评估患者的病情、心理反应与合作程度，向患者做出耐心解释，取得合作。

（3）根据检验目的和标本量，准备物品，选择容器。容器外贴上标签，注明老人的姓名、科别、床号、住院号、检查目的和送检时间。

（4）护理员做好自身准备，着装整齐，修剪指甲，洗手，戴好口罩及手套。

3.严格查对

（1）采集前认真查对医嘱及检验单，核对申请项目、患者姓名、科室、床号、住院号等，如有疑问，核实后方可检验。

（2）采集完毕和送检前还须再次查对、核实一遍，无误后再送检。

4.正确采集

（1）掌握正确的标本采集方法，从而保证检验结果的准确性。

（2）标本采集要及时，采集量要准确。

（3）培养标本的采集应严格执行无菌操作技术，并将标本置于无菌容器内，防止污染。标本内不可混入防腐剂、消毒剂及其他药物。培养液应足量，无混浊、无变质。细菌培养标本应在使用抗生素之前采集，如已经使用抗生素，应按抗生素的半衰期计算，在血药浓度最低时采集，并在检验单上注明已使用的抗生素名称。

5.及时送检

（1）标本采集后不能放置时间过长，避免污染、变质影响检验结果。

（2）特殊标本需注明采集时间。

二、各种标本的采集

（一）血标本采集法

血液检查是判断机体各种功能及异常变化的重要指标之一，是临床最常用的检验项目，它不仅反映血液系统本身的病变，也可为诊断疾病、判定病情进展以及治疗疾病提供参考依据。临床采集的血液标本根据检验目的不同分为静脉采血与动脉采血。

1.静脉采血

（1）静脉血标本可分为三类。

①全血标本：全血标本常用作血细胞沉降率（简称血沉）、血常规检查、测定血液中某些物质的含量，如肌酐、血糖、尿素氮、尿酸、肌酸、血氨。

②血清标本：血清标本用于测定血清酶、脂类、电解质、肝功能等。

③血培养标本：血培养标本用于培养检测血液中的病原微生物。

血液标本采集方法有毛细血管采血法、静脉采血法和动脉采血法。毛细血管采血法主要用于血常规检查，一般由检验人员执行，临床护理员要求掌握静脉采血法及动脉采血法。

（2）目的：协助临床诊断疾病，为治疗疾病提供依据。

（3）注意事项。

①采集血标本应严格执行无菌技术操作，严禁在输液、输血的针头处抽取血标本，可选择对侧肢体采集。

②做生化检验，需要抽取空腹血时，应提前通知患者禁食禁饮，避免因进食影响检验结果。

③根据不同的检验目的选择标本容器及一次性注射器。采集血培养标本时，需用无菌培养瓶，防止污染，抽血前检查培养基是否符合要求，瓶塞是否干燥，培养液不宜太少，并计算所需的采血量。一般血培养采血5mL，对亚急性细菌性心内膜炎患者，为提高细菌阳性率，采血10～15mL；采集全血标本时，需用抗凝试管，血液注入后，立即轻轻旋动试管使血液和抗凝剂混匀，防止血液凝固；采集血清标本时，需用干燥试管。

④采血时止血带系扎时间不应过长，以免影响检验结果。

（4）健康教育。

①向老年人及家属介绍血标本采集的目的和注意事项。

②向老年人说明采集血液标本的配合要求，安慰老年人，减轻老年人的恐惧心理。

2.动脉采血

（1）目的：常用于进行血气分析，其目的是判断患者氧合情况，为治疗提供依据。

（2）注意事项。

①严格执行无菌操作原则，防止感染。

②有出血倾向者，谨慎采集动脉血标本。

③血气分析采血量一般为0.5～1mL。

④注射器内不可留有空气，以免影响检验结果。

（3）健康教育：同普通试管采集静脉血标本。

（二）痰标本采集法

痰液是气管、支气管、肺泡所产生的分泌物。正常情况下此种分泌物甚少，不会引起咳嗽和咳痰。病理情况下如肺部炎症、肺结核、肿瘤时，痰量增加，并有性状和成分的改变。通过检查痰液内细胞、细菌、寄生虫等，观察其性质、颜色、气味、量等，可协助诊断呼吸系统的某些疾病。

临床上常用的痰标本分为常规痰标本、痰培养标本、24小时痰标本三种。

1. 目的

（1）常规痰标本：检查痰液的一般性状；做痰细胞学检查，即涂片检查痰内有无细菌、虫卵或癌细胞等。

（2）痰培养标本：检查痰液中的致病菌，为选择抗生素提供依据。

（3）24小时痰标本：检查24小时的痰量，并观察痰液的性状，协助诊断。

2. 注意事项

（1）护理员应根据检验的目的选择适宜的容器。

（2）收集痰液时不可将唾液、漱口水、鼻涕等混入痰液中，以免影响检验结果。

（3）如查癌细胞，应用10%的甲醛溶液或95%的乙醇溶液固定痰液后立即送检。

（4）收集痰液时间宜选择在清晨，此时痰量较多，痰内细菌也较多，以提高阳性率。

3. 健康教育

（1）采集前向老年人及家属介绍留取痰标本的目的、方法和注意事项，说明正确留取痰标本对检验结果的重要性。

（2）教会老年人进行有效咳嗽，能用正确的方法将痰咳出。

（3）指导老年人配合，顺利完成标本的采集。

（三）咽拭子培养标本采集法

咽拭子培养是通过咽拭子标本进行细菌培养的检查方法，其标本的采集方法直接影响培养结果。因此，护理员要掌握正确的采集方法。

1. 目的

从咽部及扁桃体取分泌物做细菌培养或病毒分离，以协助诊断、治疗、护理。

2. 注意事项

（1）避免在老年人进食后2小时内采集标本，以防呕吐。

（2）注意棉签不要触及其他部位，防止污染标本，影响检验结果。

3. 健康教育

（1）向老年人及家属说明采集咽拭子培养标本的目的、方法和注意事项。

（2）教会老年人配合的方法，顺利完成标本的采集。

（3）指导老年人保持口腔卫生，预防上呼吸道感染。

（四）尿液标本采集法

尿液是由血液经肾小球滤过、肾小管和集合管的重吸收及排泌产生的终末代谢产物。尿液的组成和性状反映机体的代谢状况，不仅与泌尿系统疾病直接相关，而且受机体各系统功能状态的影响。临床上常采集尿液标本做物理、化学、细菌学等检查，以了解病情，协助疾病诊断和观察疗效。

尿标本分为三种：尿常规标本、尿培养标本、12小时或24小时尿标本。

1. 目的

（1）尿常规标本：检查尿液的颜色、透明度、比重、尿量，尿蛋白和尿糖定性检测，有无细胞和管型等。

（2）尿培养标本：取未被污染的尿液做细菌培养或细菌敏感试验，协助临床诊断和治疗。

（3）12小时或24小时尿标本：用于各种尿生化检查、尿浓缩结核分枝杆菌检查、尿蛋白和尿糖定量等检查。

2.注意事项

（1）不可将粪便混于尿液中，以防粪便中的微生物使尿液变质。

（2）昏迷或尿潴留患者可导尿留取标本。

（3）会阴部分泌物过多时，应先清洗或冲洗，再留尿标本。

（4）尿失禁患者可用尿袋、尿套或集尿器等协助收集。

（5）留取12小时或24小时尿标本，集尿瓶应置于阴凉处，按要求添加防腐剂（见表4-3-1）。

表4-3-1　常用防腐剂的作用和使用方法

名称	作用	用法	适用范围
甲醛	对蛋白有凝固作用，固定尿中有机成分，抑制细菌生长	每30 mL尿液加40%的甲醛1滴	爱迪计数（12小时尿细胞计数）
浓盐酸	保持尿液在酸性环境中，防止尿中激素被氧化，防腐	24小时尿中加5～10mL	内分泌系统的检验，如17-羟类固醇、17-酮类固醇等检查
甲苯	防止细菌污染和延缓尿液中化学成分分解	每100 mL尿液加0.5%～1%的甲苯2 mL（第一次尿液倒入后加，使之形成薄膜覆盖尿液表面）	尿蛋白定量、尿糖定量检查，尿中钾、钠、氯、肌酐、肌酸定量检查

3.健康教育

（1）根据检验目的不同向老年人及家属介绍采集尿标本的方法和注意事项。

（2）教会老年人正确留取尿标本的方法，确保检验结果的准确性。

（3）指导老年人多饮水，按时排尿，保持外阴清洁，预防泌尿系统感染。

（五）粪便标本采集法

正常粪便由已经消化的和消化不全的食物残渣、消化道分泌物、大量细菌及水分组成。临床上常通过粪便标本的检验结果来判断老年人的消化道有无炎症、出血、寄生虫感染、恶性肿瘤等情况，并根据粪便的性状和组成评估消化功能。粪便标本的留取方法视不同的检验目的而不同，并且与检验结果密切相关。

粪便标本分为四种：常规标本、培养标本、寄生虫或虫卵标本、隐血标本。

1.目的

（1）常规标本：检查粪便的颜色、性状、有无脓血等。

（2）培养标本：检查粪便中的致病菌。

（3）寄生虫或虫卵标本：检查粪便中的寄生虫、幼虫及虫卵。

（4）隐血标本：检查粪便中肉眼不能查见的微量血液。

2.注意事项

（1）留取培养标本时，注意防止污染。

（2）采集隐血标本时，嘱老年人前三天禁食肉类、动物肝、动物血以及含铁丰富的药物和其他食物等，三天后采集标本，以免造成假阳性结果。

（3）采集寄生虫标本时，老年人服驱虫药后，应排便于清洁便器中留取全部粪便。

（4）老年人如有腹泻，排水样便应盛于容器中送检。

3.健康教育

（1）依据检验目的的不同，向老年人及家属介绍采集粪便标本的方法和注意事项。

（2）教会老年人正确采集粪便标本的方法，确保检验结果的准确性。

（3）指导老年人注意饮食卫生与营养，防止消化系统疾病的发生。

单元小结

标本采集是指采取患者少许血液、排泄物、分泌物、体液等作为样品，经过物理、化学和生物学的实验技术和方法对其进行检验，作为判断患者身体有无异常的依据。标本采集能够协助明确疾病诊断，为后续治疗制定合理的措施，对于老年患者具有重要意义。

思政课堂

思维导图

课程四 陪同就医

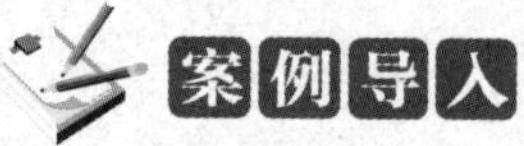

患者，男，87岁，有高血压病史三十余年，控制不良，今晨患者自述头晕、头痛，遵医嘱测量血压175/75mmHg，现患者需到某三甲医院就医，作为患者的护理员，请思考：

你如何陪同该患者就医？陪同就医过程的基本内容有哪些？

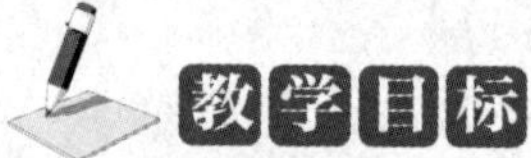

知识目标：

1. 掌握陪同老年人就医的基本内容。
2. 熟悉陪同老年人就医的流程。

能力目标：

能够正确陪同老年人就医。

素质目标：

1. 具有严谨求实的工作态度。
2. 陪同老人就医过程中应耐心、细心。
3. 学会和老年人沟通。

思政目标：

提升跟老年人沟通时的注意力，具有同理心。

一、陪同就医的重要性

据统计，老年人中同时患两种主要疾病者占85%，老年人呈现多病共存、衰弱、失能、失智等特点，这使得老年人就医需求大，而多数老年人不能独自完成就医，需要陪同，护理员应熟知陪同就医的基本内容和流程，更好地满足老年人的照护需求。

二、陪同就医的基本内容和流程

1.诊前准备

（1）联系老年人或其监护人，明确以下就医服务事项。

①了解老年人就需求，确认是否需要预约挂号。

②核对老年人住址，约定就医时间。

③确定接送方式，提前告知接送途中交通费用的承担主体。

④询问是否需要轮椅、拐杖等辅助服务设备、工具。

⑤其他需要确认的服务事项。

（2）经确认如需预约挂号，应遵照老年人意愿，选择合适的预约方式挂号预约。

2.接老年人就医

（1）按约定时间准时到达老年人住所，与老年人或其监护人签订本次陪同就医服务协议。

（2）提醒老年人携带以下就医资料和物品。

①身份证、医保卡、病历、过往检查资料。

②水杯、保暖或防暑用品、日常药品、必要的食品等。

③就医途中应主动搀扶老年人，帮其拿病历、大件衣物等随身物品，尽量减轻老年人就医途中的不适。

3.诊疗陪同

（1）排队取号。

代替老年人排队领取预约号，并协助办理挂号缴费事项，如建立诊疗卡、关联医保卡、预存储值金等。

（2）陪同就诊。

①搀扶并安排老年人选择合适位置等候就诊。

②征得同意后，陪同老年人到诊室就诊。

③视情况协助老年人陈述病情，并详细记录医嘱。

（3）陪同检查。

①协助老年人预约检查项目，缴纳检查费用，并确认相关项目检查时间、地点和注意事项。

②协助老年人取送检查结果。检查结果如能当天领取，应及时领取，并陪同老年人去医生科室就诊。检查结果如当天不能领取，应确定出检查结果的时间，告知老年人或其监护人。

（4）陪同治疗。

①协助老年人缴纳治疗费用，陪同老年人进行静脉（肌内）注射、理疗等治疗。

②关注老年人治疗进度，观察老年人治疗反应，治疗过程中如突发异常情况，应立即与医护人员联系，并及时告知老年人的监护人。

③帮助解决治疗过程中老年人的基本生理或生活需求，提醒老年人妥善保管证件及贵重财物。

4.送老年人回住所

（1）就医结束后按约定接送方式将老年人送回住所。

（2）将携带的就医资料、药品等当面点清，并放置在老年人或其监护人指定位置。

（3）向老年人或其监护人复述医嘱。在老年人不具备理解医嘱的能力且监护人不在现场的情况下，应将医嘱以语音或书面的方式告知老年人的监护人。

（4）由老年人或其监护人签字确认服务结束，并对本次服务做出评价。

单元小结

陪同就医是陪同老年人到医院进行系列诊疗的服务活动。陪同就医服务可以缓解老年人及其家属的就医焦虑，十分人性化。老年人在罹患或者疑似患病的情况下，其压力是十分大的，情绪受影响的可能性也极大。有人陪同就医在一定程度上可以缓解老年人的焦虑状态，如果有家人一同前往，自然比一个人前往更好，但有些老年人不具备家人陪同的条件，这时候陪同就医服务就可以很好地帮助老年人解除顾虑。

思政课堂

思维导图

模块五　感染及防控

课程一　医院感染的预防和控制

课程资源

单元1　医院感染概述

案例导入

患者，女，60岁，因急性阑尾炎而入院手术治疗。术后第5天，患者切口处发红，第6天，切口有少许脓血性分泌物，并伴有局部疼痛，医嘱给予抗感染治疗。治疗近10天，切口感染仍未控制，经检查确诊为非结核性分枝杆菌感染。后经调查发现，该事件属于医院感染。请思考：

如何预防医院感染？

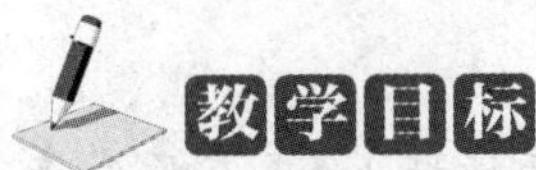

知识目标：

1. 掌握医院感染的概念、分类。
2. 熟悉医院感染的预防措施。
3. 了解医院感染的发生因素。

能力目标：

能采取有效的措施预防与控制医院感染。

素质目标：

具有慎独、严谨的工作作风。

思政目标：

健全公共卫生体系，提高重大疫情早发现能力 。

一、医院感染的概念及其分类

医院既是患者集中的场所，也是病原微生物集中的场所。医院感染与医院相依并存，随着医疗技术的飞速发展，介入性诊疗、侵入性诊疗的普遍应用及抗微生物药物的广泛应用，加之疾病谱的变化和人口老龄化等因素，这使医院感染的发生率逐年增加，医院感染已成为各国各级医院面临的严峻的公共卫生问题，引起了全社会的高度重视。

（一）概念

医院感染又称医院获得性感染，简称院感，是指患者、陪护人员、探视者和医院工作人员在医院内遭遇病原体侵袭而引起的诊断明确的感染和疾病。包括在住院期间发生的感染和在医院内获得出院后发生的感染；但不包括入院前已开始或入院时已存在的感染。医院工作人员在医院内获得的感染也属医院感染。

医院感染暴发是指在医疗机构或其科室的患者中，短时间内发生3例及3例以上同种同源感染病例的现象。

疑似医院感染暴发是指在医疗机构或其科室的患者中，短时间内出现3例以上临床症候群相似、怀疑有共同感染源的感染病例；或者3例以上怀疑有共同传染源或感染途径的感染病例现象。

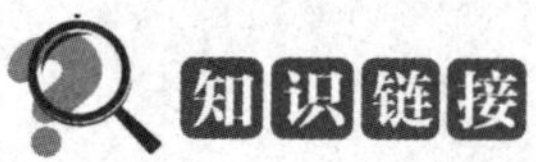

《医院感染诊断标准（试行）》对于医院感染的说明

在中华人民共和国原卫生部发布的《医院感染诊断标准（试行）》中明确指出，以下情况属于医院感染。

1. 无明确潜伏期的感染，规定入院48小时后发生的感染为医院感染；有明确潜伏期的感染，自入院时起超过平均潜伏期后发生的感染为医院感染。

2. 本次感染直接与上次住院有关。

3. 在原有感染基础上出现其他部位新的感染（除外脓毒血症迁徙灶），或在原感染已知病原体基础上又分离出新的病原体（排除污染和原来的混合感染）的感染。

4. 新生儿在分娩过程中和产后获得的感染。

5. 由于诊疗措施激活的潜在性感染，如疱疹病毒、结核分枝杆菌等的感染。

6. 医务人员在医院工作期间获得的感染。

以下情况不属于医院感染。

1. 皮肤黏膜开放性伤口只有细菌定植而无炎症表现。

2. 由于创伤或非生物性因子刺激而产生的炎症表现。

3. 新生儿经胎盘获得（出生后48小时内发病）的感染，如单纯疱疹、弓形体病、水痘等。

4. 患者原有的慢性感染在医院内急性发作。

医院感染按临床诊断报告，力求做出病原学诊断。

（二）医院感染的分类

1. 按获得病原体的来源不同划分

按获得病原体的来源不同，可将医院感染分为外源性感染和内源性感染。

（1）外源性感染又称交叉感染，是指病原体来自患者体外，通过直接或间接感染途径，传播给患者所引起的感染。如患者与患者之间、患者与医务人员之间或医院职工之间的直接感染，以及通过水、空气、医疗器械等的间接感染。

（2）内源性感染又称自身感染，是指病原体来自患者自身所引起的感染。如皮肤、口咽、泌尿生殖道、肠道的正常菌群或外来的定植菌，在正常情况下，它们对人体无感染力，也不会致病；但是当人体免疫功能下降、菌群失调或正常菌群发生移位，使它们成为机会致病菌时就可引起感染。

2. 根据感染发生的部位划分

可分为呼吸系统、心血管系统 、血液系统、腹部和消化系统 、中枢神经系统、泌尿系统、手术部位、皮肤和软组织、骨和关节、生殖道、口腔等感染。全身各个系统、各个部位都可能发生医院感染。

3. 根据病原体的种类不同划分

可将医院感染分为细菌感染、病毒感染、真菌感染、衣原体感染、支原体感染和原虫感染等。其中细菌感染最常见。

二、医院感染的形成

医院感染的形成必须具备三个条件，即感染源、传播途径和易感宿主，当三者同时存在并相互联系时就构成了感染链（见图5–1–1），导致感染。感染链的三个环节需同时存在并相互联系时才可能发生。因此，医务人员可通过控制传染源、切断传播途径、保护易感人群等措施来达到预防医院感染发生的目的。

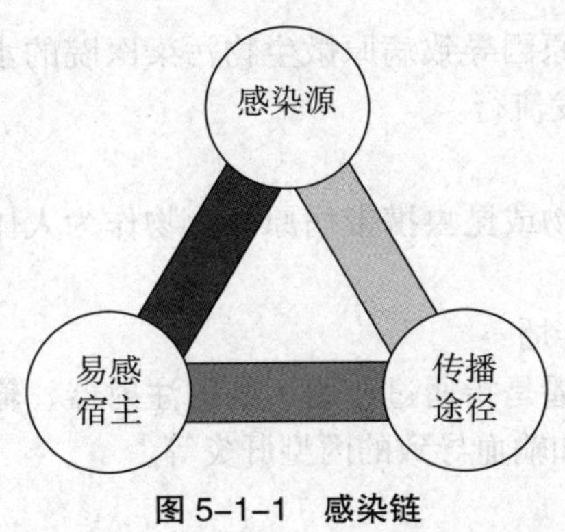

图 5–1–1　感染链

（一）感染源

感染源是指病原微生物生存、繁殖及排出的场所或宿主（人或动物）。医院感染的主要感染源：已感染的患者、病原携带者、患者自身、医院环境。

1. 已感染的患者

这是最重要的感染源。病原微生物从患者感染部位的脓液、分泌物中不断排出，这些病原微生物往往具有耐药性，而且容易在另一易感宿主体内生长和繁殖。

2. 病原携带者

体内的病原微生物不断生长、繁殖并排出体外，但自身无明显症状与体征，是另一主要的感染源。可见于患者、患者家属、探视者和医院工作人员。

3.患者自身

患者身体特定部位如皮肤、胃肠道、上呼吸道及口腔黏膜等处寄生的正常菌群，在一定条件下可引起患者自身感染或向外界传播。

4.医院环境

医院的环境、病房中的设施、食物、垃圾以及用于患者的器械、用物等，容易受各种病原微生物的污染而成为感染源。

（二）传播途径

传播途径是指病原微生物从感染源传播至易感宿主的途径和方式。主要的传播途径：接触传播，空气传播，消化道传播，生物媒介传播，注射、输液、输血传播，饮食传播等。

1.接触传播

接触是医院感染的主要传播途径。分为直接接触传播和间接接触传播。

（1）直接接触传播：已感染者与易感宿主直接接触，将病原微生物传递给易感宿主。如母婴间疱疹病毒、沙眼衣原体等的感染。

（2）间接接触传播：病原微生物通过传播媒介传递给易感宿主。最常见的传播媒介是医护人员的手，其次是医疗器械、水和食物等。

2.空气传播

空气传播是指以空气为媒介，病原微生物悬浮在空气污染的微粒中，随气流流动而进行的传播。

3.消化道传播

消化道传播是指各种原因导致病原微生物污染医院的水源或食物而造成疾病的传播，可导致医院感染的暴发流行。

4.生物媒介传播

生物媒介传播是指动物或昆虫携带病原微生物作为人体传播的中间宿主。如蚊子传播疟疾等。

5.注射、输液、输血传播

注射、输液、输血传播是指通过使用污染的注射器、输液器、输血器、药液、血制品等造成疾病的传播，如输血导致的丙型肝炎等。

（三）易感宿主

易感宿主是指对感染性疾病缺乏免疫力而易感染的人，将易感宿主作为一个总体，称为易感人群。当宿主免疫力下降时，比较容易引起感染。医院是易感人群相对集中的地方，容易发生感染和感染的流行。医院感染常见的易感人群主要有机体免疫功能严重受损者、婴幼儿及老年人、接受放化疗和免疫抑制剂治疗者、长期使用广谱抗菌药物者、接受各种侵袭性操作的患者、住院时间长者、手术时间长者、营养不良者等。

三、医院感染发生的主要原因

（一）个体抵抗力下降、免疫功能受损

医院感染的发生通常与个体抵抗力下降、免疫功能受损有关。影响个体抵抗力、免疫功能的主要因素如下。

1.生理因素

由于3岁以下小儿自身免疫系统发育不完善、60岁以上老年人脏器功能衰退，导致小儿和老年人防疫功能减弱，抵抗力下降；女性在特殊生理时期如月经、妊娠、哺乳期，个体比较敏感、抵抗力下降，是发生医院感染的高危时期。

2.病理因素

如恶性肿瘤、血液病、糖尿病等造成个体抵抗力下降；放疗、化疗皮质激素的应用等对个体免疫功能产生抑制或破坏作用；昏迷或半昏迷时易发生误吸而引起吸入性肺炎；皮肤或黏膜的损伤，伤口内有坏死组织、异物、渗出液积聚等有利于病原微生物的生长繁殖，易诱发感染。

3.心理因素

个体的情绪、主观能动性等在一定程度上可影响其免疫功能和抵抗力。患者心情愉快、开朗乐观可以提高自身的免疫功能，减少医院感染的发生机会。

（二）侵入性诊疗手段的广泛使用

如气管插管、血液净化、穿刺针、内镜等的使用，破坏了机体皮肤、黏膜的屏障功能，损害了机体的免疫系统，把病原微生物带入机体或为病原微生物侵入机体创造了条件，易导致医院感染的发生。

（三）滥用抗生素

在感染性疾病治疗期间，由于抗生素的滥用，如无适应证的预防性用药、术前用药时间过早、术后停药过晚、联合用药过多和用药剂量过大等，易致耐药菌株增加、菌群失调和二重感染。

（四）医院管理机制不完善

医院是各类患者聚集的地方，某些医院建筑布局不合理、卫生设施不完善等，使医院的空气中含有许多病原微生物，医院的设备、器械等物品易受细菌、病毒、真菌等病原微生物的污染，适合病原体的繁殖和变异。

另外，有些医院感染管理制度不健全，医院感染管理投入缺乏、资源不够，缺乏对消毒灭菌效果的监测或监测不合格。医院人员对医院感染的严重性认识不足、重视不够，不能严格执行无菌技术操作和消毒隔离制度等都会增加医院感染的发生。

四、医院感染的预防与控制

感控工作是复杂的系统工程，在实际工作中需要解决的问题很多，需要处理的关系也很复杂，需要有统一的认识、统一的意志、统一的协调。医院感染的防治系统由医院感染监测、医院感染管理、医院感染控制3个部分组成，并以监测为基础，以管理为手段，以控制为目标，以达到提高医疗质量、保证患者医疗安全的目的。其管理措施有以下几方面。

（一）完善医院感染管理体系

医院感染管理机构应有独立完整的体系，通常设置三级管理组织，即医院感染管理委员会、医院感染管理科、各科室医院感染管理小组。一级管理——科室护士长和兼职监控护士；二级管理——科室护士长；三级管理——护理部主任，担任医院感染管理委员会副主任，医院感染管理委员会主任委员由医院院长或主管医疗工作的副院长担任。

（二）健全各项规章制度，依法管理医院感染

依照国家卫生健康主管部门的法律法规，健全医院感染各项管理制度，并依照规定做好医院感染的预防、日常管理和处理。与医院感染管理有关的法律法规及国家标准主要有《医院感染管理办法》《医院消毒卫生标准》《医疗机构消毒技术规范》《医疗废物管理条例》等。

（三）建立监控制度与有效控制措施

医院感染监测是医院感染控制的先行步骤，其目的是控制医院感染的各种危险因素，降低医院感染的发生率。包括对医院内各种病原体、媒介因素、易感人群、感染状况、医院感染管理体系的检测。建立医院感染散发、流行、暴发的报告和有效控制制度；严格执行消毒、灭菌、隔离措施；建立特殊病原体医院感染的控制等。

（四）严格落实标准预防

医疗机构要严格落实标准预防，进入医疗机构的各类人员均应当正确选择和佩戴口罩、正确进行手卫生。要加强诊疗环境的清洁消毒处置，做好环境通风管理，落实分区管理要求，合理划分清洁区、潜在污染区和污染区，区别医务人员通道和患者通道。在标准预防的基础上，根据诊疗操作的风险高低进行额外防护。

（五）合理使用抗生素

根据药物敏感试验选择敏感抗生素，选择合适的剂量、合理的给药途径和疗程。严格掌握使用指征。一般不宜预防性使用抗生素。

（六）医院布局、设施合理

医院的建筑布局应符合消毒隔离规范的要求，布局合理，设施应有利于消毒、隔离，应有污水处理设备，对医院内产生的污水进行无害化处理，医疗废物集中专门处理，保护环境。如门诊部各功能科室的设置应符合患者就诊的流程，就诊患者单向流动，避免患者之间来回交叉接触；门诊和病区中设置足够的洗手设备，便于医务人员和患者随时洗手。

（七）提升基层机构、专职人员对感控工作的认知水平、胜任能力

在我国医疗卫生事业取得长足发展的同时，基层医疗机构的风险隐患仍是感控管理的难点。很多基层机构培训不足、能力缺失，不能有效开展医院感染管理相关监测，基础感控措施重视与落实不足。感控专职人员具有管理及业务双重职能，其岗位胜任力的高低直接影响感控工作是否能够顺利开展并且高效执行。要加强医院感染知识的教育，提高全体医务人员对医院感染的认识，增强预防和控制医院感染的自觉性。通过多种形式，提高医护人员预防和控制医院感染的专业知识，并增强职业道德教育，严把消毒、隔离关，严格执行无菌技术。

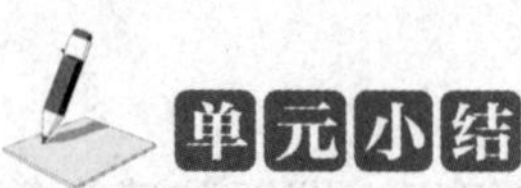

医院感染是各级医院面临的严峻的公共卫生问题，是指患者、陪护人员、探视者和医院工作人员在医院内遭遇病原体侵袭而引起的诊断明确的感染和疾病。当感染源、

传播途径和易感宿主三者同时存在并相互联系时就构成了感染链，导致感染。作为医院，要完善医院感染管理体系，依法管理医院感染，建立监控制度与有效控制措施，严格落实标准预防，合理使用抗生素等。

单元2 清洁、消毒、灭菌

案例导入

卫生监督员在对某医院进行监督检查时，发现该院口腔科采用戊二醛浸泡消毒灭菌的扩大针未完全浸没在消毒剂中，口腔科使用的压力灭菌生物监测指示剂未当场提供消毒剂生产企业卫生许可证和产品卫生许可批件等索证资料；该院清创室2个灭菌包内已消毒灭菌待使用的剪刀和血管钳轴节完全锁扣，灭菌包内均未放置包内化学指示物且包布中间均有缝线。请思考：

如何进行消毒灭菌？

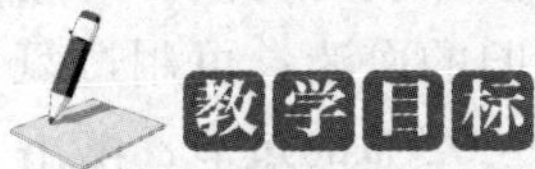

知识目标：

1. 掌握清洁、消毒、灭菌的概念及方法。
2. 熟悉各种物理、化学消毒灭菌方法。
3. 了解医院日常的清洁、消毒、灭菌工作。

能力目标：

学会使用消毒灭菌技术。

素质目标：

具有严谨求实的工作态度和崇高的职业道德。

思政目标：

加强重大疫情防控救治体系和应急能力建设，有效遏制重大传染性疾病传播。

一、清洁、消毒、灭菌的概念

（一）清洁

清洁的本质是物理去污的过程，清洁是指清除物体表面的污垢、尘埃和有机物，以去除和减少病原微生物，有效的清洁具有低水平消毒作用。通过清洁可以降低物品上的生物负荷，是医疗物品再处理的一个必要过程。

（二）消毒

消毒是指用物理、化学方法消除或杀灭环境中的病原微生物，使其数量减少到无害化的方法。根据消毒因子在适当浓度（剂量）或强度和作用时间下对微生物的杀灭能力，可分为以下几种：①高水平消毒法。这类消毒法应能杀灭一切细菌繁殖体（包括结核分枝杆菌）、病毒、真菌及其孢子和绝大多数细菌芽孢，常用高效消毒剂包括含氯制剂、二氧化氯、邻苯二甲醛、过氧乙酸、过氧化氢、臭氧、碘酊等。②中水平消毒法。这是可以杀灭和去除细菌芽孢以外的各种病原微生物的消毒方法，常用中效消毒剂包括碘类消毒剂（碘伏、氯己定碘等）、醇类和氯己定碘的复方、醇类和季铵盐类化合物的复方、酚类等消毒剂。③低水平消毒法。这是能杀灭细菌繁殖体（分枝杆菌除外）和亲脂病毒的消毒方法，常用低效消毒剂包括季铵盐类消毒剂（苯扎溴铵等）、双胍类消毒剂（氯己定）等。

（三）灭菌

灭菌是指用物理或化学的方法杀灭或消除所有微生物，包括致病和非致病微生物，也包括细菌芽孢和真菌孢子，使之达到无菌。用于需进入人体内部，包括进入血液、组织、体腔的医用器材，如手术器械、注射用具、一切置入体腔的引流管等，要求绝对无菌。

二、清洁、消毒、灭菌的方法

（一）清洗与清洁方法

常用的清洁方法有水洗、机械去污和去污剂去污等。特殊污渍如碘酊污渍，可用乙醇或维生素C溶液擦拭；甲紫污渍，可用乙醇或草酸擦拭；陈旧的血渍，可用过氧化氢溶液浸泡后清洗；高锰酸钾污渍，可用维生素C溶液或0.2%～0.5%的过氧乙酸溶液浸泡后洗净；治疗车、诊疗工作台、仪器设备台面、床头柜、新生儿暖箱等物体表面使用清洁布巾或消毒布巾擦拭。擦拭不同患者单元的物品之间应更换布巾，各种擦拭布巾及保洁手套应分区域使用，用后统一清洗消毒，干燥备用。进行清洗与清洁应注意以下几点：

（1）有管腔和表面不光滑的物品，应用清洁剂浸泡后手工仔细刷洗或超声清洗。能拆卸的复杂物品应拆开后清洗。

（2）应根据器械物品的自身特点选择合适的酸性、碱性清洗剂或酶清洗剂；器械清洗所用自来水水质应符合GB 5749—2022的规定；终末漂洗用水应用软化水或纯水。

（3）手工清洗工具如毛刷等，每天使用后应进行清洁、消毒。内镜、口腔器械的清洗应遵循国家的相应规定。

（4）用于清洁物体表面的布巾，应每次使用后进行清洗消毒，干燥备用。

（二）常用消毒与灭菌方法

1.物理消毒灭菌法

是利用物理因素，如热力、辐射、过滤等清除或杀灭病原微生物的方法。

（1）热力消毒灭菌法：主要是利用热力破坏微生物的蛋白质、细胞膜、核酸，促使其死亡。分干热消毒灭菌法和湿热消毒灭菌法两种。干热消毒灭菌法由空气导热，传导较慢，所需温度较高，时间较长；湿热消毒灭菌法由空气、水及蒸汽导热，传导快，穿透力强，所需温度较低，时间较短。

干热消毒灭菌法有焚烧、烧灼、干烤法。焚烧法常用于无保留价值的污染物品，如污纸、特殊感染的敷料处理，可直接在焚烧炉内焚毁；烧灼法中，烧灼灭菌温度高，效果可靠，但对物品破坏性大；干烤法主要利用特制的烤箱，通电升温后进行灭菌，其热力传播与穿透主要靠空气对流与介质的传导，灭菌效果可靠，适用于高温下不损坏、不变质、不蒸发的物品。

干热消毒灭菌法在使用时应注意：①器械应洗净、擦干后再干烤；②玻璃器皿干烤前应洗净并完全干燥，灭菌时勿与烤箱壁直接接触，灭菌结束后应等烤箱内部温度降至40℃以下再打开；③物品包不宜过大，物品摆放高度切勿超过烤箱内部高度的2/3，各物品之间应留有空隙；粉剂和油剂的包装也不宜太厚，以利于热的穿透；④灭菌时不宜中途打开烤箱或中途添加新的灭菌物品；⑤合成纤维、棉织品、导热性差的物品以及其他高温下容易损坏的物品，不可采用干烤法消毒灭菌；⑥消毒灭菌箱温维持的时间应从烤箱内温度达到要求时算起。

湿热消毒灭菌法：包括压力蒸汽灭菌法、煮沸消毒法、低温蒸汽消毒法。

压力蒸汽灭菌法是目前为止最安全、最有效、最广泛使用的灭菌方法，是利用高压下的高温饱和蒸汽所释放的热能杀灭所有微生物及其芽孢，主要用于耐高温、耐高压、耐潮湿物品，如各类器械、敷料、搪瓷、橡胶、耐高温玻璃用品及某些药品、溶液，又如细菌培养基等的灭菌。目前，医院使用的高压灭菌器可分为下排气式高压灭菌器和预真空压力蒸汽灭菌器两类，下排气式高压灭菌器又包括手提式（见图5–1–2）和卧式（见图5–1–3）。预真空压力蒸汽灭菌器：配有抽气机，在灭菌前先将内部抽成真空，形成负压，然后输入蒸汽，在负压吸引下蒸汽迅速透入物品而达到灭菌目的。

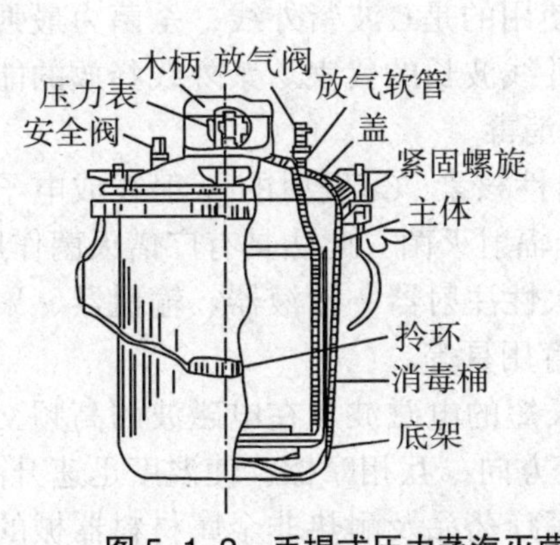

图5–1–2　手提式压力蒸汽灭菌器

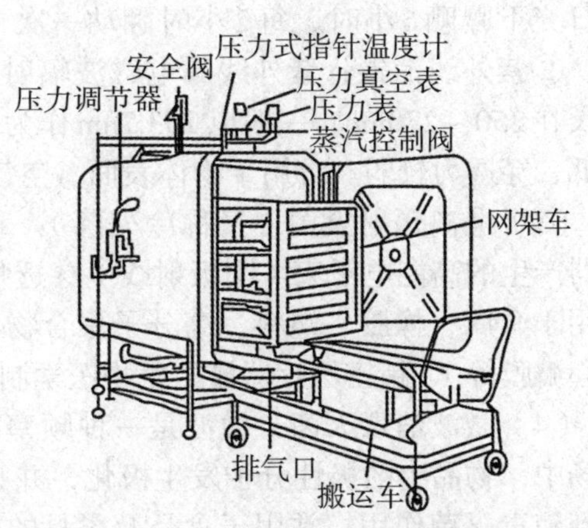

图5–1–3　卧式压力蒸汽灭菌器

使用湿热消毒灭菌法应注意：①物品灭菌前须洗净擦干或晾干。②灭菌包不宜过大、过紧。卧式压力蒸汽灭菌器物品包体积不大于30cm × 30cm × 25cm，灭菌器内物品放置总量不应超过灭菌器柜室容积的80%；预真空灭菌器物品包体积不超过30cm × 30cm × 50cm，总量亦不得超过90%。③灭菌物品放置合理，各包之间留有空隙，以利于蒸汽流通、渗入包裹中央，排气时蒸汽能迅速排出，保持物品干燥；灭菌包重量器械包不宜超过7kg，敷料包重量不宜超过5kg；布类物品放在金属、搪瓷类物品之上，以免蒸汽遇冷凝成水珠，使包布受潮，影响灭菌效果。④装物品的容器应有孔，灭菌前将孔打开，灭菌后关上。⑤灭菌时随时观察压力及温度情况。⑥灭菌物品干燥后方可取出备用。⑦定期监测灭菌效果。

煮沸消毒法适用于耐湿、耐高温物品的消毒，如金属、搪瓷、玻璃、橡胶类等物品，是家庭和部分基层单位常用的一种消毒方法，不能用于外科手术器械的灭菌。使用煮沸消毒法应先将物品刷洗干净，再将其全部浸没在水中，然后加热煮沸，水沸后计时，持续5～10分钟可杀灭细菌繁殖体，持续15分钟可将多数细菌芽孢杀灭，热抗力极强的需更长的时间（如破伤风梭状杆菌芽孢需煮沸60分钟才可杀灭）。在水中加入碳酸氢钠，配成浓度为1%～2%的溶液，可使沸点提高达到105℃，既可增强杀菌效果，又有去污防锈的作用。

使用煮沸消毒法应注意：①煮沸消毒前，物品必须刷洗干净，完全浸没在水中；②保证物品各面与水接触，空腔导管须先在腔内灌水，器械的轴节及容器的盖要打开，大小相同的碗、盆不能重叠；③橡胶类物品用纱布包好，待水沸后放入，3～5分钟后取出；④玻璃类物品用纱布包裹，于冷水或温水时放入；⑤物品不宜放置过多，一般不超过消毒容器容量的3/4；如中途加入物品，则在第二次水沸后重新计时；⑥高原地区由于气压低，沸点也低，应延长煮沸时间，一般海拔每增高300m，须延长煮沸时间2分钟。

低温蒸汽消毒法是将蒸汽输入预先抽空的压力蒸汽灭菌锅内，并控制温度在73℃～80℃，持续10～15分钟进行消毒。主要用于不耐高热的物品，如内镜、塑料制品和麻醉面罩等消毒，能杀灭细菌繁殖体，但不能杀死芽孢。

（2）照射消毒灭菌法：①日光曝晒法：被褥、床单、衣服、书籍、毛毯等物品放在日光下曝晒6小时，每2小时翻动一次，使物体各面均受到日光照射，可达消毒效果。②紫外线消毒：紫外线属电磁波辐射，消毒使用的是C波紫外线，杀菌力最强的波长在250～270nm，一般以253.7nm作为杀菌紫外线波长的代表。紫外线释放的能量较低，穿透力较弱。常用于物体表面、空气、水的消毒。

（3）电离辐射灭菌（又称冷灭菌）：利用放射性核素^{60}Co发射的γ射线或电子加速器产生的高能电子束（阴极射线）穿透物品进行辐射灭菌。此法具有广谱灭菌作用，常用于金属、橡胶、塑料、高分子聚合物（如一次性注射器、输液器、输血器、聚乙烯心瓣膜等）、精密医疗器械、生物医学制品及节育用具等。

（4）微波消毒灭菌：微波是一种频率高、波长短的电磁波。在电磁波的高频交流电场中，物品中的极性分子发生极化，并频繁改变方向，互相摩擦，使温度迅速升高，达到消毒灭菌作用。常用于食品及餐具的处理、医疗药品及耐热非金属材料器械的消毒灭菌。

（5）过氧化氢等离子灭菌：是一种消除不耐热产品污染的新型灭菌技术。灭菌过程中过氧化氢衍生出等离子体，能干预和破坏微生物的生成，而一旦灭菌工作停止，等离子气就转换成为无害的水汽和氧气，不会形成有毒产物。使用等离子灭菌可消除以往浸泡器械导致的手术室空气污染和腔镜器械上的有害物残留，对工作人员、环境和手术患者都更加安全。主要用于各种腔镜的消毒灭菌。

（6）空气净化法：包括开窗通风、过滤除菌。开窗通风换气，使大气中的新鲜空气替换室内的污浊空气，可降低室内空气含菌的密度。夏季应经常开放门窗以通风换气；冬季可选择清晨和晚间开窗，每日通风换气2次，每次20～30分钟。

过滤除菌主要使室外空气通过孔隙小于0.2μm的高效过滤器以垂直或水平两种气

流流入室内，过滤掉空气中的微生物，达到洁净空气的目的。主要用于手术室、器官移植病房等。

2.化学消毒灭菌法

使用化学药物杀灭微生物的方法称为化学消毒灭菌法。其原理是通过药物渗透到细菌体内，使菌体蛋白凝固变性，酶蛋白失去活性，导致微生物代谢障碍而死亡；或破坏细菌细胞膜的结构，改变其通透性，使细胞膜破裂、溶解，从而达到消毒灭菌的目的。凡不宜使用物理消毒灭菌而耐潮湿的物品，如锐利的金属、刀、剪、缝针和光学仪器（胃镜、膀胱镜等）及皮肤、黏膜、患者的分泌物、排泄物、病室空气等均可采用此法消毒灭菌。能杀灭繁殖体的化学药物称为消毒剂。能杀灭芽孢，达到灭菌效果的化学药物，称为灭菌剂。

理想的化学消毒剂应具备的条件：杀菌谱广；有效浓度低，作用速度快，性质稳定，作用时间长，易溶于水，可在低温下使用，不易受有机物、酸、碱及其他物理、化学因素的影响，无刺激性、腐蚀性、不引起过敏反应，无色、无味，且用后易于除去残留药物，毒性低，不易燃烧、爆炸，使用无危险性，用法简便，价格低廉。

化学消毒剂的使用原则：根据物品的性能及不同微生物的特性，选择合适的消毒剂；待消毒的物品要洗净、擦干；严格掌握消毒剂的有效浓度、消毒时间及使用方法；消毒液中一般不放置纱布、棉花等物品，因这类物品可吸附消毒剂从而降低消毒效力；消毒物品应全部浸没在消毒液内，器械轴节应打开、套盖应掀开，管腔内要灌满消毒液；浸泡中途添加物品，需重新计时；浸泡消毒后的物品，使用前应用无菌0.9%的氯化钠溶液或无菌蒸馏水冲洗；气体消毒后的物品，应待气体散发后再使用，以免刺激组织。

以下是化学消毒剂的使用方法。

（1）浸泡法：将洗净、擦干需消毒的物品完全浸没在消毒液中，按被消毒物品和消毒液的种类不同，确定消毒溶液浓度与浸泡时间，在标准浓度和有效时间内即可达到消毒灭菌的效果。适用于耐湿、不耐热的物品，如锐利器械、精密器材等。

（2）擦拭法：用标准浓度的消毒剂擦拭物体表面以达消毒的目的。应选用易溶于水、穿透性强、无显著刺激性的消毒剂。常用于皮肤、黏膜、地面、墙壁、家具等的消毒。

（3）喷雾法：用喷雾器将标准浓度的消毒剂均匀喷洒在空气中和物体表面，在有效时间内达到消毒的目的。常用于空气和物品表面（如墙壁、地面）的消毒。

（4）熏蒸法：将消毒剂加热或加入氧化剂使之汽化，在标准浓度和有效时间内达到消毒的目的。常用于换药室、病室的空气消毒；也可用熏蒸法在消毒间或密闭的容器内对被污染的物品进行消毒灭菌，如环氧乙烷气体密闭消毒灭菌（少量物品可用丁基橡胶袋，大量物品需使用专用的灭菌容器，时间为6小时。操作者需专业培训上岗）。

三、医院常见的清洁、消毒、灭菌工作

（一）医院物品的危险性分类

依据医院诊疗器械与人体接触部位的不同和污染后可造成的危害程度分为三类。

（1）高度危险性物品：是指穿过皮肤或黏膜而进入无菌组织或器官内部的器材和用品或与破损的组织、皮肤或黏膜密切接触的器材和用品。如手术器械、注射器、血液和血液制品、脏器移植物等。

（2）中度危险性物品：是指仅和皮肤或黏膜相接触，而不进入无菌组织内的物品。如体温计、血压计袖带、压舌板、胃肠道内镜、便器等。

（3）低度危险性物品：指仅直接或间接地和健康无损的皮肤、黏膜相接触的一类物品。如口罩、衣被、毛巾等。

（二）消毒、灭菌方法的原则

（1）重复使用的诊疗器械、器具等，使用后先清洁，再消毒灭菌。

（2）被朊病毒、气性坏疽及突发不明原因的传染病病原体污染的诊疗器械、器具和物品，按照“消毒—清洗—消毒/灭菌”的流程处理。

（3）耐热、耐湿的手术器械，应首选压力蒸汽灭菌，不应采用化学消毒剂浸泡灭菌。

（4）环境与物体表面，一般情况下先清洁，再消毒；当受到患者的血液、体液等污染时，先去除污染物，再清洁与消毒。

（5）根据物品污染后导致感染的风险高低选择相应的消毒或灭菌方法：高度危险性物品，应采用灭菌方法处理；中度危险性物品，应采用达到中水平消毒以上效果的消毒方法；低度危险性物品，宜采用低水平消毒方法，或做清洁处理；遇有病原微生物污染时，针对所污染病原微生物的种类选择有效的消毒方法。

（6）根据物品上污染微生物的种类、数量选择消毒或灭菌方法：对受到致病菌芽孢、真菌孢子、分枝杆菌和经血传播病原体（乙肝病毒、丙肝病毒、艾滋病病毒等）污染的物品，应采用高水平消毒或灭菌；对受到真菌、亲水病毒、螺旋体、支原体、衣原体等病原微生物污染的物品，应采用中水平以上的消毒方法；对受到一般细菌和亲脂病毒等污染的物品，应采用达到中水平或低水平的消毒方法；杀灭被有机物保护的微生物时，应加大消毒剂的使用剂量和（或）延长消毒时间；消毒物品上微生物污染特别严重时，应加大消毒剂的使用剂量和（或）延长消毒时间。

（7）根据消毒物品的性质选择消毒或灭菌方法：耐热、耐湿的诊疗器械、器具和物品，应首选压力蒸汽灭菌；耐热的油剂类和干粉类等应采用干热灭菌；不耐热、不耐湿的物品，宜采用低温灭菌方法如环氧乙烷灭菌、过氧化氢低温等离子体灭菌或低温甲醛蒸汽灭菌等；物体表面消毒，宜考虑表面性质，光滑表面宜选择合适的消毒剂擦拭或紫外线消毒器近距离照射；多孔材料表面宜采用浸泡或喷雾消毒法。

（三）医院日常的清洁、消毒、灭菌

1. 医院环境

医院环境会因被患者、隐性感染者或带菌者排出的病原微生物所污染，而成为感染的媒介。因此，医院环境的清洁与消毒是控制医院感染的基础。医院门诊、病房建筑物外的环境要清洁，消灭低洼积水、蚊蝇滋生地，清除垃圾，遇到特殊污染的局部地面及空间，可用化学消毒剂喷洒。医院门诊、候诊室、诊室、走廊、病室等要搞好清洁卫生并进行必要的消毒，做到无灰尘、无蛛网、无蚊蝇，窗明几净，地面、门窗、家具用消毒液湿扫或湿擦。

2.空气净化

用物理、化学及生物等方法，使室内空气中的含菌量尽量减少到无尘、无菌状态，称为空气净化。常用措施：控制感染源，减少陪同人员，湿式清扫，定时通风换气，合理安排清洁卫生时间和诊疗时间，紫外线空气消毒。如遇传染病或严重感染性疾病患者，可采用化学消毒剂喷雾或熏蒸进行空气消毒；手术室、器官移植室、无菌药物配制室内的空气可采用层流净化法（过滤除菌）使空气净化。

3.预防性和疫源性消毒

（1）预防性消毒：是指在未发现感染性疾病的情况下，对可能被病原微生物污染的环境、物品、人体等进行消毒及对粪便和污染物的无害化处理。

（2）疫源性消毒：是指在有感染源的情况下进行的消毒，其消毒措施有随时消毒和终末消毒。

4.被服类消毒

各科患者用过的被服可集中送到被服室，经环氧乙烷灭菌后，再送洗衣房清洗备用；如无条件设置环氧乙烷灭菌间，可根据不同的物品采用不同的方法：棉织品如患者的床单、病员服一般洗涤后再高温消毒；毯子、棉胎、枕芯、床垫可用日光曝晒或紫外线消毒；感染患者的被服应与普通患者的被服分开清洗和消毒；工作人员的工作服及值班室被服应与患者的被服分开清洗和消毒。

5.器械物品的清洁、消毒、灭菌

医疗器械及其他物品是导致医院感染的重要途径之一，必须根据医院用品的危险性分类及其消毒、灭菌的原则进行妥善的清洁、消毒、灭菌。

6.皮肤和黏膜的消毒

皮肤和黏膜是人体的防御屏障，其表面有一定数量的微生物，其中一些是致病性微生物。患者皮肤、黏膜的消毒应根据不同的部位选择消毒剂。医务人员应加强手的清洗、消毒，以有效避免交叉感染的发生。

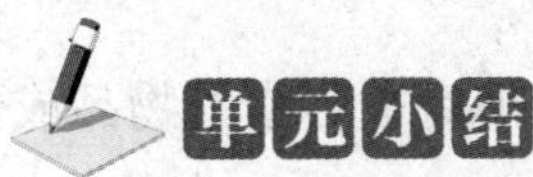

清洁、消毒和灭菌是预防与控制医院感染的关键措施之一。常用的清洁方法有水洗、机械去污和去污剂去污等；常用消毒与灭菌方法有物理消毒灭菌法、化学消毒灭菌法。医院日常的清洁、消毒及灭菌包括医院环境清洁、空气净化、预防性和疫源性消毒、被服类消毒等。

单元3 无菌技术

案例导入

护士小李要为一位手臂烫伤的老年人进行伤口换药，发现烫伤部位呈现周围轻度红肿，被烫局部的皮肤已破损，有少量脓性分泌物。小李为老年人准备了一个无菌换药包，遵医嘱备好烫伤膏。请思考：

小李如何操作才能确保无菌物品不被污染？

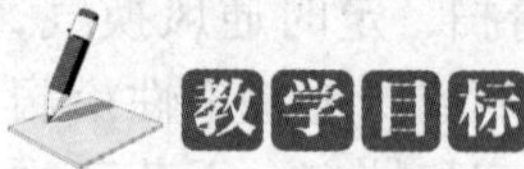

知识目标：

掌握无菌技术基本概念、无菌原则；六项无菌技术使用时的注意事项。

能力目标：

能运用所学知识和技能进行无菌操作。

素质目标：

具有严谨求实的工作态度和崇高的职业道德，操作规范、方法正确。

思政目标：

健全公共卫生体系，提高重大疫情早发现能力，加强重大疫情防控救治体系和应急能力建设，有效遏制重大传染性疾病传播。

无菌技术是防止发生感染和交叉感染的一项重要的基本操作，广泛应用于医疗和护理实践中，其基本操作方法根据科学原则制定，任何一个环节都不得违反，每位医务人员都必须熟练掌握并严格遵守，以保证患者安全。

一、概念

无菌技术是指在执行医疗、护理操作过程中，防止一切微生物侵入人体和防止无菌物品、无菌区域被污染的技术。

无菌物品是指经过灭菌处理后未被污染的物品。包括进入血液、组织、体腔的医疗器材和用品，如手术器械、注射用具、一切置入体腔的引流管等，要求绝对无菌。

无菌区域是指经过灭菌处理后未被污染的区域。

非无菌物品或非无菌区域是指未经过灭菌处理或经过灭菌处理后被污染的物品或区域。

二、无菌技术原则

1.操作前准备

（1）操作环境要清洁、宽敞，定期进行消毒。操作前30分钟停止清扫及更换床单等工作，减少人员走动，避免尘土飞扬，以降低空气中的尘埃。

（2）操作者着装符合无菌操作要求。应衣帽整洁，修剪指甲，洗手，戴口罩，必要时穿无菌衣，戴无菌手套。

2.操作中保持无菌

首先明确划分无菌区和非无菌区。

（1）操作者应面向无菌区，身体与无菌区保持一定距离；手臂须保持在腰部水平以上或操作台面以上；不可跨越无菌区，不可触及无菌物品，不可面对无菌区讲话、咳嗽、打喷嚏。

（2）取用无菌物品须使用无菌持物钳（镊），无菌物品一经取出，即使未使用，也不可放回无菌容器内；无菌物品不可在空气中暴露过久；无菌物品疑有污染或已被污染不可再用，应予更换或重新灭菌；一套无菌物品，仅供一位患者使用，以防止交叉感染。

3.物品保管

（1）无菌物品和非无菌物品应分别放置，并有明显标志。

（2）无菌物品必须存放在无菌包或无菌容器内，无菌包或无菌容器外要注明物品名称、灭菌日期，按有效期先后顺序排放在清洁、干燥、固定的地方。

（3）定期检查无菌物品保存情况，无菌包在干燥、未污染的情况下，有效期为7天，过期或受潮均须重新灭菌。

4.其他

一套无菌物品只供一位患者使用，以防止交叉感染。

三、无菌技术操作注意事项

1.无菌持物钳

（1）无菌持物钳只能用于夹取无菌物品，不能夹取油纱布，以免油沾于钳端，影响消毒效果。不可使用无菌持物钳进行换药或消毒皮肤，以防无菌持物钳被污染。

（2）取放无菌持物钳时，手指不可触及其浸泡部位；使用无菌持物钳时始终保持钳端向下，前端不可高举；如需到远处夹取无菌物品，应将无菌持物钳放入容器一同搬移，就地取出使用；使用无菌持物钳后，应立即将其放回容器内，防止持物钳在空气中暴露过久而污染；持物钳污染或疑有污染时，应重新消毒灭菌。

（3）无菌持物钳和存放容器应定期消毒灭菌。湿式保存，无菌持物钳及容器每周清洁消毒2次，同时更换消毒液；使用频率较高的部门如手术室、门诊注射室、换药室等则每天更换消毒液。干燥保存，应4～6小时更换一次。取放无菌持物钳时其钳端不可触及液面以上部分的容器内壁。放入无菌持物钳时需松开轴节，以利于其与消毒液充分接触。

2.无菌容器

（1）手指不可触及无菌容器边缘及内面。

（2）无菌容器应定期消毒灭菌，一般有效期为7天。一经打开使用时间不超过24小时。

3.无菌包

（1）制作无菌包的布料通常选择质厚、致密、未脱脂的棉布。

（2）无菌包的有效期为7天，过期或受潮湿时，应重新灭菌。

（3）开无菌包时应选择清洁、干燥处，包内物品被污染或无菌包被浸湿，需重新灭菌。

（4）打开无菌包时手只能接触包布四角的外面，不可触及包布内面，不可跨越无菌区。

（5）无菌包呈“一”字形系带包扎，表示此包已开过，所剩物品未受潮湿、未被污染时有效期为24小时。

4. 铺无菌盘

（1）严格遵守无菌技术操作规程。铺好的无菌盘应尽快使用，有效期不得超过4小时。

（2）铺无菌盘的区域必须清洁、干燥，无菌巾避免潮湿。

（3）操作时，非无菌物品和身体应与无菌盘保持适当距离，身体部位不可触及无菌面，不可跨越无菌区。

5. 无菌溶液取用法

（1）检查溶液质量时要倒转瓶体，对光检查，瓶身有无裂缝；溶液有无沉淀、浑浊或变色。

（2）翻、盖瓶塞时，手不可触及瓶口及瓶塞的塞入部分。

（3）倒溶液时，瓶口不可触及无菌容器，亦不能将无菌敷料堵塞瓶口或伸入瓶内蘸取溶液。瓶签应握在掌心以防沾湿瓶签，影响查对。已倒出的溶液，虽未使用也不可倒回瓶内。

（4）已开启的溶液瓶内的溶液，可保存24小时。

6. 戴无菌手套法

（1）戴手套时，防止手套外面（无菌面）触及任何非无菌的物品。

（2）戴手套后，手臂不可下垂，应保持在腰以上、肩以下范围内活动。如发现手套破损或不慎污染，应立即更换。

（3）脱手套时，应翻转脱下，不可强拉，以免损坏。

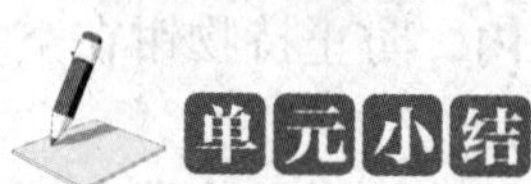

无菌技术是防止发生感染和交叉感染的一项重要的基本操作，是在医疗护理操作过程中，保持无菌物品、无菌区域不被污染、防止病原微生物入侵人体的一系列操作技术，医护人员必须正确熟练地掌握，在技术操作中严守操作规程，以确保患者安全，防止医源性感染的发生。

单元4　隔离技术

案例导入

传染病是由各种病原体所引起的一组具有传染性的疾病。某养老中心因老年人聚集特点，一旦有传染患者存在，极易造成传播流行，危害老年人身心健康，影响养老机构正常生活秩序，甚至引起社会的强烈反响。某养老中心的老年人做口腔护理没有口护包，做会阴冲洗未做到一人一把冲洗钳，造成性病的传播。请思考：

如何对患者进行护理？

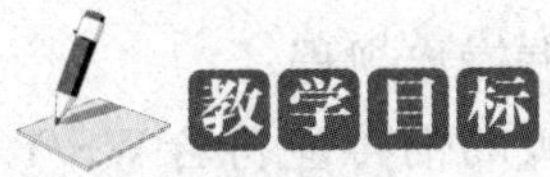

知识目标：

1. 掌握隔离基本概念；隔离技术操作原则。

2. 了解隔离区域的划分。

能力目标：

能运用所学知识，正确实施隔离技术。

素质目标：

具有隔离观念以及自我防护意识。

思政目标：

弘扬民族精神和时代精神，特别是具有医学特征的伟大抗疫精神。

一、隔离相关定义与术语

（1）隔离：将传染源传播者和高度易感人群安置在指定的地点和特殊环境中，暂时避免和周围人群接触，对前者采取传染源隔离，防止传染病病原体向外传播，对后者需采取保护性隔离，保护其免受感染。隔离是预防医院感染的重要措施之一，医护人员应自觉遵守隔离制度，熟练地应用相关隔离技术。

（2）感染链：是指感染在医院内传播的三个环节，即感染源、传播途径和易感人群。

（3）感染源：是指病原体自然生存、繁殖并排出的宿主或场所。

（4）易感人群：是指对某种疾病或传染病缺乏免疫力的人群。

（5）传播途径：是指病原体从感染源传播到易感者的途径，主要有三种：空气传播、飞沫传播、接触传播。

①空气传播：带有病原微生物的微粒子（≤5μm）通过空气流动导致的疾病传播。

②飞沫传播：带有病原微生物的飞沫核（>5μm），在空气中短距离（1m内）移动到易感人群的口、鼻黏膜或眼结膜等导致的传播。

③接触传播：病原体通过手、媒介物直接或间接接触导致的传播。

二、隔离的管理要求

（1）在新建、改建与扩建时，建筑布局应符合医院卫生学要求，并应具备隔离预防的功能，区域划分应明确、标识清楚。

（2）应根据国家的有关法规，结合本医院的实际情况，制定隔离预防制度并实施。

（3）隔离的实施应遵循标准预防和基于疾病传播途径的预防的原则。

（4）应加强传染病患者的管理包括隔离患者，严格执行探视制度。

（5）应采取有效措施，控制传染源、切断传播途径和保护易感人群。

（6）应加强医务人员医药与防护知识的培训，为其提供合适、必要的防护用品，正确掌握常见传染病的传播途径、隔离方式和防护技术，熟练掌握操作规程。

（7）医务人员的手卫生应符合WS/T 313—2019，隔离区域的消毒应符合WS/T 367—2012及国家有关规定。

三、建筑布局与隔离要求

（一）建筑分区与隔离要求

1.建筑分区

根据患者获得感染危险性的程度对医院建筑区域划分，可以分为4个区域。低危险区域：包括行政管理区、教学区、图书馆、生活服务区等；中等危险区域：包括普通门诊、普通病房等；高危险区域：包括感染疾病科（门诊、病房）等；极高危险区域：包括手术室、重症监护病房、器官移植病房等。

2.隔离要求

（1）应明确服务流程，保证洁、污分开，防止因人员流程、物品流程交叉导致污染。

（2）根据建筑分区的要求，同一等级分区的科室宜相对集中，高危险区的科室宜相对独立，宜与普通病区和生活区分开。

（3）通风系统应区域化，防止区域间空气交叉污染。

（4）应按照WS/T 313—2019的要求，配备合适的手卫生设施。

（5）受条件限制的医院，同种疾病患者可安置于一室，两病床之间距离不少于1.1m。

（二）呼吸道传染病病区的建筑布局与隔离要求

1.呼吸道传染病病区的建筑布局

呼吸道传染病病区的建筑布局适用于经呼吸道传播疾病患者的隔离。对于建筑布局应设在医院相对独立的医城分为清洁区、潜在污染区和污染区，设立两通道和三区之间的缓冲间。缓冲间两侧的门不应同时开启，以减少区域之间空气流通。经空气传播疾病的隔离病区，应设置负压病室，病室的气压宜为–30Pa，缓冲间的气压宜为–15Pa。

2.隔离要求

（1）应严格服务流程和三区（清洁区、潜在污染区和污染区）的管理，各区之间界线清楚，标识明显。

（2）病室内应有良好的通风设施。

（3）各区应安装适量的非手触式开关的流动水洗手池。

（4）不同种类传染病患者应分室安置。

（5）疑似患者应单独安置。

（三）负压病室的建筑布局与隔离要求

1.负压病室的建筑布局

负压病室的建筑布局适用于经空气传播疾病患者的隔离。在建筑布局上应设病室及缓冲间，通过缓冲间与病区走廊相连。病室采用负压通风，上送风、下排风；病室内送风口应远离排风口，排风口应置于病床床头附近，排风口下缘靠近地面但应高于地面10cm。门窗应保持关闭。病室送风和排风管道上宜设置压力开关型的定风量阀，使病室的送风量、排风量不受风管压力波动的影响。负压病室内应设置独立卫生间，有流动水洗手和卫浴设施。配备室内对讲设备。

2.隔离要求

（1）送风应经过初、中效过滤，排风应经过高效过滤处理，每小时换气6次以上。

（2）应设置压差传感器，用来检测负压值，或用来自动调节不设定风量阀的通风系统的送、排风量。病室的气压宜为-30Pa，缓冲间的气压宜为-15Pa。

（3）应保障通风系统正常运转，做好设备日常保养。

（4）一间负压病室宜安排一个患者，无条件时可安排同种呼吸道感染疾病患者，并限制患者到本病室外活动。

（5）患者出院所带物品应消毒处理。

（四）感染性疾病病区的建筑布局与隔离要求

1.感染性疾病病区的建筑布局

感染性疾病病区的建筑布局适用于主要经接触传播疾病患者的隔离。建筑布局应设在医院相对独立的区域，远离儿科病房、重症监护病房和生活区。设单独入、出口和入、出院处理室。中小型医院可在建筑物的一端设立感染性疾病病区。

2.隔离要求

（1）应分区明确，标识清楚。

（2）不同种类的感染性疾病患者应分室安置；每间病室不应超过4人，病床间距应不少于1.1m。

（3）病房应通风良好，自然通风或安装通风设施，以保证病房内空气清新。

（4）应配备适量非手触式开关的流动水洗手设施。

（五）普通病区的建筑布局与隔离要求

1.普通病区的建筑布局

在病区的末端，应设一间或多间隔离病室。

2.隔离要求

（1）感染性疾病患者与非感染性疾病患者宜分室安置。

（2）受条件限制的医院，同种感染性疾病、同种病原体感染患者可安置于一室，病床间距宜大于0.8m。

（3）病情较重的患者宜安置单人间。

（4）病室床位数单排不应超过3床；双排不应超过6床。

（六）门诊的建筑布局与隔离要求

1.门诊的建筑布局

普通门诊应单独设立出入口，设置问询、预检分诊、挂号、候诊、诊断、检查、治疗、交费、取药等区域，流程清楚，路径便捷。儿科门诊应自成一区，出入方便；开设预检分诊、隔离诊查室等。感染疾病科门诊应符合国家有关规定。

2.隔离要求

（1）普通门诊、儿科门诊、感染疾病科门诊宜分开挂号、候诊。

（2）诊室应通风良好，应配备适量的流动水洗手设施和/或配备速干手消毒剂。

（3）建立预检分诊制度，发现传染病患者或疑似传染病患者，应到专用隔离诊室或引导至感染疾病科门诊诊治，可能污染的区域应及时消毒。

（七）急诊科（室）的建筑布局与隔离要求

1.建筑布局

急诊科（室）应设单独出入口、预检分诊、诊查室、隔离诊查室、抢救室、治疗室、观察室等。有条件的医院宜设挂号、收费、取药、化验、X线检查、手术室等。急诊观察室床间距应不小于1.2m。

2.隔离要求

（1）应严格预检分诊制度，及时发现传染病患者及疑似患者，及时采取隔离措施。

（2）各诊室内应配备非手触式开关的流动水洗手设施和/或配备速干手消毒剂。

（3）急诊观察室应按病房要求进行管理。

四、隔离消毒原则

（一）一般消毒隔离

1.隔离准备

根据隔离种类，病室门口和病床应悬挂隔离标志。门口备有浸消毒液的脚垫、泡手的消毒液、挂隔离衣的壁柜或悬挂架。

2.进入隔离单位

工作人员进入隔离单位须戴口罩、帽子，穿隔离衣。穿隔离衣前，备齐所需物品，各种护理操作应有计划并集中操作。穿隔离衣后，只能在规定范围内活动，一切操作要严格遵守隔离规程。接触患者或污染物品后必须消毒双手。

3.消毒处理

病室及空气每日用紫外线照射消毒一次，或用消毒液喷雾。每日晨间护理后，用消毒液擦拭床及床旁桌椅。患者接触过的医疗器械如血压计、体温计等，按规定消毒；患者的用物、信件、票证等均须严格消毒后，才能带出病室；患者的呕吐物、分泌物、排泄物及各种引流液按规定消毒处理后方可排放。需送出病室处理的污染物品，污物袋外应有明显标志。

4.病区管理

严格执行探视和陪伴制度，做好患者及探视者的宣传教育及解释工作。了解患者的心理状况，尽量满足患者的心理需要，解除患者的恐惧感和因被隔离而产生的孤独、悲观等不良心理反应。患者的传染性分泌物三次培养结果均为阴性或确已度过隔离期，经医生开出医嘱后，方可解除隔离。

（二）终末消毒

终末消毒是指传染源离开疫源地后，对疫源地进行一次彻底消毒。患者或死者是传染病感染者，不存在正常情况。

1.患者的终末消毒处理

①患者转科或出院前沐浴，更换清洁衣服后方可离开，个人用物消毒后方能带出。②死亡的患者，需用消毒液擦拭遗体，并用消毒液浸湿的棉球填塞口、鼻、耳、阴道、肛门等孔道，伤口处更换敷料，并用一次性尸单包裹遗体，送传染科太平间。

2.患者单位的终末消毒处理

①被服类放入污物袋，注明隔离用物，先消毒再清洗。②病室消毒时关闭门窗，打开床旁桌抽屉，摊开棉被，竖起床垫，用消毒液熏蒸或喷雾消毒，消毒完毕，开窗通风，用消毒液擦拭家具、地面，温度计用消毒液浸泡，血压计及听诊器放熏蒸箱消毒，床垫、棉被和枕芯等也可用日光曝晒或送消毒室处理。

（三）隔离种类及措施

1.基于切断传播途径的隔离预防

确认的感染性病原微生物的传播途径主要有三种：接触传播、空气传播和飞沫传播。通过多种传播途径传播的感染性疾病应联合应用多种隔离预防措施。

（1）接触传播的隔离与预防：是对确诊或可疑感染了经接触传播的疾病如肠道感染、多重耐药菌感染、皮肤感染等采取的隔离与预防；在标准预防的基础上，隔离措施还有：隔离病室使用蓝色隔离标志。限制患者的活动范围，根据感染疾病类型确定入住单人隔离室，还是同病种感染者同室隔离；原则上禁止探陪，探视者需要进入隔离室时应采取相应的隔离措施。减少患者的转运，如需要转运时，应采取有效措施，减少对其他患者、医务人员和环境表面的污染。进入隔离室前必须戴好口罩、帽子，从事可能污染工作服的操作时，应穿隔离衣；离开病室前，脱下隔离衣按要求悬挂，每天更换清洗与消毒；或使用一次性隔离衣，用后按医疗废物管理要求进行处置；接触甲类传染病应按要求穿脱、处置防护服。接触隔离患者的血液、体液、分泌物、排泄物等物质时，应戴手套；离开隔离病室前、接触污染物品后应脱下手套，洗手和（或）手消毒；手上有伤口时应戴双层手套。患者接触过的一切物品，如被单、衣物、换药器械等均应先灭菌，然后再进行清洁、消毒、灭菌；被患者污染的敷料应装袋标记后送焚烧处理。

（2）空气传播的隔离与预防：是对经空气传播的呼吸道传染疾病如肺结核、水痘等采取的隔离与预防；在标准预防的基础上，隔离措施还有以下一些。

①隔离病室使用黄色隔离标志。相同病原引起感染的患者可同居一室，通向走道的门窗须关闭；有条件时尽量使隔离病室远离其他病室或使用负压病室；无条件收治时，应尽快转送至有条件收治呼吸道传染病的医疗机构进行治疗，并注意转运过程中医务人员的防护。

当患者病情容许时，应戴外科口罩，定期更换，并限制其活动范围；同时为患者准备专用的痰杯，口鼻分泌物须经消毒处理后方可丢弃；被患者污染的敷料应装袋标记后焚烧或做消毒—清洁—消毒处理。

②严格空气消毒。医务人员严格按照区域流程，在不同的区域穿戴不同的防护用品，离开时按要求摘脱，并正确处理使用后物品。

进入确诊或可疑传染病患者房间时，应戴帽子、医用防护口罩；进行可能产生喷溅的诊疗操作时，应戴防护目镜或防护面罩，穿防护服；当接触患者及其血液、体液、分泌物、排泄物等物质时应戴手套。

（3）飞沫传播的隔离与预防：是对经飞沫传播的疾病如百日咳、流行性感冒、病毒性腮腺炎等采取的隔离与预防；在标准预防的基础上，隔离措施还有：

①隔离病室使用粉色隔离标志。患者之间，患者与探视者之间相隔距离在1m以

上，探视者应戴外科口罩。

②加强通风或进行空气消毒。医务人员严格按照区域流程，在不同的区域穿戴不同的防护用品，离开时按要求摘脱，并正确处理使用后物品。与患者近距离（1m以内）接触时，应戴帽子、医用防护口罩；进行可能产生喷溅的诊疗操作时，应戴护目镜或防护面罩，穿防护服；当接触患者及其血液、体液、分泌物、排泄物等物质时应戴手套。

（4）其他传播途径：疾病的隔离与预防应根据疾病的特性，采取相应的隔离与防护措施。

2. 基于保护易感人群的隔离预防

保护性隔离以保护易感人群作为制定措施的主要依据而采取的隔离，也称反向隔离，适用于抵抗力低下或极易感染的患者，如严重烧伤、早产儿、白血病、脏器移植及免疫缺陷等患者。其隔离的主要措施如下。

（1）设专用隔离室：患者应住单间病室隔离，室外悬挂明显的隔离标志。病室内空气应保持正压通风，定时换气；地面、家具等均应每天严格消毒。

（2）进出隔离室要求：凡进入病室内人员应穿戴灭菌后的隔离衣、帽子、口罩、手套及拖鞋；未经消毒处理的物品不可带入隔离区域；接触患者前、后及护理另一位患者前均应洗手。

（3）污物处理：患者的引流物、排泄物、被其血液及体液污染的物品，应及时分装密闭，标记后送指定地点。

（4）探陪要求：凡患呼吸道疾病者或咽部带菌者，包括工作人员均应避免接触患者；原则上不予探视，探视者需要进入隔离室时应采取相应的隔离措施。

五、医务人员防护用品的使用

防护用品应符合国家相关标准，在有效期内使用。

1. 口罩的使用

应根据不同的操作要求选用不同种类的口罩。一般诊疗活动，可佩戴纱布口罩或外科口罩；手术室工作或护理免疫功能低下患者、进行体腔穿刺等操作时应戴外科口罩；接触经空气传播或近距离接触经飞沫传播的呼吸道传染病患者时，应戴医用防护口罩。纱布口罩应保持清洁，每天更换、清洁与消毒，遇污染时及时更换。

2. 护目镜、防护面罩的使用

下列情况应使用护目镜或防护面罩：在进行诊疗、护理操作，可能发生患者血液、体液、分泌物等喷溅时；近距离接触经飞沫传播的传染病患者时；为呼吸道传染病患者进行气管切开、气管插管等近距离操作，可能发生患者血液、体液、分泌物喷溅时，应使用全面型防护面罩。佩戴前应检查有无破损，佩戴装置有无松懈。每次使用后应清洁与消毒。

3. 手套的使用

应根据不同操作的需要，选择合适种类和规格的手套。接触患者的血液、体液、分泌物、排泄物、呕吐物及污染物品时，应戴清洁手套；进行手术等无菌操作、接触患者破损皮肤、黏膜时，应戴无菌手套。一次性手套应一次性使用。

4.隔离衣与防护服的使用

应根据诊疗工作的需要，选用隔离衣或防护服。防护服应符合GB 19082—2009的规定。隔离衣应后开口，能遮盖住全部衣服和外露的皮肤。

下列情况应穿隔离衣：接触经接触传播的感染性疾病患者，如传染病患者、多重耐药菌感染患者等时；对患者实行保护性隔离时，如大面积烧伤、骨髓移植等患者的诊疗、护理时；可能受到患者血液、体液、分泌物、排泄物喷溅时。

下列情况应穿防护服：临床医务人员在接触甲类或按甲类传染病管理的传染病患者时；接触经空气传播或飞沫传播的传染病患者，可能受到患者血液、体液、分泌物、排泄物喷溅时。

5.鞋套的使用

鞋套应具有良好的防水性能，并一次性应用。从潜在污染区进入污染区时和从缓冲间进入负压病室时应穿鞋套，应在规定区域内穿鞋套，离开该区域时应及时脱掉，发现破损应及时更换。

6.防水围裙的使用

防水围裙分为重复使用的围裙和一次性使用的围裙。可能受到患者的血液、体液、分泌物及其他污染物质喷溅、进行复用医疗器械的清洗时，应穿防水围裙。重复使用的围裙，每班使用后应及时清洗与消毒。遇有破损或渗透时，应及时更换。一次性使用围裙应一次性使用，受到明显污染时应及时更换。

7.帽子的使用

帽子分为布制帽子和一次性帽子。进入污染区和洁净环境前、进行无菌操作等时应戴帽子，被患者血液、体液污染时，应立即更换。布制帽子应保持清洁，每次或每天更换与清洁。一次性帽子应一次性使用。

单元小结

隔离技术是指将传染源传播者和高度易感人群安置在指定地点和特殊环境中，暂时避免和周围人群接触。对传染患者采取传染源隔离，切断传染途径；对易感人群采取保护性隔离。

单元5　医疗废物的分类及管理

案例导入

患者，女，65岁，在某医院门诊就诊，在通过扶手电梯时，其右脚大脚趾被一个已经使用过且带血的废弃输液针头穿透。在上述案例中，废弃输液针头作为损伤性医疗垃圾，是医疗机构常见的医疗废物。该事件暴露出医院在医疗废物管理方面存在的问题。请思考：

医疗废物应当如何管理？

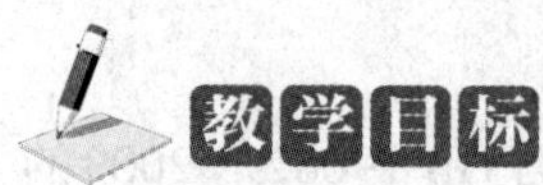

知识目标：

1. 熟悉医疗废物的分类。

2. 了解医疗废物的管理。

能力目标：

能对医疗废物进行分类处理。

素质目标：

具有严谨求实的职业操守以及精益求精的职业精神。

思政目标：

形成学法、尊法、守法、用法的法治思维。

一、医疗废物的分类

在《医疗废物管理条例》中明确指出，医疗废物是指医疗卫生机构在医疗、预防、保健以及其他相关活动中产生的具有直接或者间接感染性、毒性以及其他危害性的废物。医疗废物分类目录见表5-1-1。

表5-1-1 医疗废物分类目录

类别	特征	常见组分或废物名称	收集方式
感染性废物	携带病原微生物具有引发感染性疾病传播危险的医疗废物	1.被患者血液、体液、排泄物等污染的除锐器以外的废物； 2.使用后废弃的一次性使用医疗器械，如注射器、输液器、透析器等； 3.病原微生物实验室废弃的病原体培养基、标本，菌种和毒种保存液及其容器；其他实验室及科室废弃的血液、血清、分泌物等标本和容器； 4.隔离传染病患者或者疑似传染病患者产生的废弃物	1.收集符合《医疗废物专用包装袋、容器和警示标志标准》（HJ421）的医疗废物包装袋中； 2.病原微生物实验室废弃的病原体培养基、标本，菌种和毒种保存液及其容器，应在产生地点进行压力蒸汽灭菌或者使用其他方式消毒，然后按感染性废物收集处理； 3.隔离传染病患者或者疑似传染病患者产生的医疗废物应当使用双层医疗废物包装袋盛装
损伤性废物	能够刺伤或者割伤人体的废弃的医用锐器	1.废弃的金属类锐器，如针头、缝合针、针灸针、探针、穿刺针、解剖刀、手术刀、手术锯、备皮刀、钢钉和导丝等； 2.废弃的玻璃类锐器，如盖玻片、载玻片、玻璃安瓿等； 3.废弃的其他材质类锐器	1.收集符合《医疗废物专用包装袋、容器和警示标志标准》（HJ421）的利器盒中； 2.利器盒达到3/4满时，应当封闭严密，按流程运送、储存
病理性废物	诊疗过程中产生的人体废弃物和医学实验动物尸体等	1.手术及其他医学服务过程中产生的废弃的人体组织、器官； 2.病理切片后废弃的人体组织、病理蜡块； 3.废弃的医学实验动物的组织和尸体； 4.16周胎龄以下或重量不足500克的胚胎组织等； 5.确诊、疑似传染病或携带传染病病原体的产妇的胎盘	1.收集于符合《医疗废物专用包装袋、容器和警示标志标准》（HJ421）的医疗废物包装袋中； 2.确诊、疑似传染病产妇或携带传染病病原体的产妇的胎盘应使用双层医疗废物包装袋盛装； 3.可进行防腐或者低温保存

续表

类别	特征	常见组分或废物名称	收集方式
药物性废物	过期、淘汰、变质或者被污染的废弃的药物	1.废弃的一般性药物； 2.废弃的细胞毒性药物和遗传毒性药物； 3.废弃的疫苗及血液制品	1.少量的药物性废物可以并入感染性废物中，但应在标签中注明； 2.批量废弃的药物性废物，收集后应交由具备相应资质的医疗废物处置单位或者危险废物处置单位等进行处置
化学性废物	具有毒性、腐蚀性、易燃性、反应性的废弃的化学物品	列入《国家危险废物名录》中的废弃危险化学品，如甲醛、二甲苯等；非特定行业来源的危险废物，如含汞血压计、含汞体温计，废弃的牙科汞合金材料及其残余物等	1.收集于容器中，粘贴标签并注明主要成分； 2.收集后应交由具备相应资质的医疗废物处置单位或者危险废物处置单位等进行处置

二、医疗废物的管理

（一）医疗废物的收集

（1）设置三种颜色的污物袋：黑色袋装生活垃圾，黄色袋装医用垃圾（感染性废弃物），红色袋装放射性废弃物；要求垃圾袋坚韧耐用，不漏水，并建立严格的废物入袋制度。传染区的废物须经消毒处理并标记后才能送出集中处理。

（2）设置锐器盒：针头、手术刀、玻璃安瓿等锐器废弃时应放入防渗漏、耐刺的容器内，进行无害化处理。

（二）医疗废物管理的一般规定

医疗卫生机构和医疗废物集中处置单位，应当建立、健全医疗废物管理责任制，其法定代表人为第一责任人，切实履行职责，防止因医疗废物导致传染病传播和环境污染事故；应当制订与医疗废物安全处置有关的规章制度和在发生意外事故时的应急方案；对本单位从事医疗废物收集、运送、储存、处置等工作的人员和管理人员，进行相关法律和专业技术、安全防护以及紧急处理等知识的培训；应当采取有效的职业卫生防护措施，为从事医疗废物收集、运送、储存、处置等工作的人员和管理人员，配备必要的防护用品，定期进行健康检查；必要时，对有关人员进行免疫接种，防止其受到健康损害等。

（三）医疗卫生机构对医疗废物的管理

1.医疗卫生机构分类收集医疗废物基本要求

根据医疗废物的类别，将医疗废物分置于符合《医疗废物专用包装袋、容器和警示标志标准》的包装物或者容器内；在盛装医疗废物前，应当对医疗废物包装物或者容器进行认真检查，确保无破损、渗漏和其他缺陷；感染性废物、病理性废物、损伤性废物、药物性废物及化学性废物不能混合收集。少量的药物性废物可以混入感染性废物，但应当在标签上注明；废弃的麻醉、精神、放射性、毒性等药品及其相关的废物的管理，依照有关法律、行政法规和国家有关规定、标准执行；化学性废物中批量的废化学试剂、废消毒剂应当交由专门机构处置；批量的含有汞的体温计、血压计等医疗器具报废时，应当交由专门机构处置；医疗废物中病原体的培养基、标本和菌种、毒种保存液等高危险废物，应当首先在产生地点进行压力蒸汽灭菌或者化学消毒处理，然后按感染性废物收集处理；隔离的传染病患者或者疑似传染病患者产生的具有传染性的排泄物，应当按照国家规定严格消毒，达到国家规定的排放标准后方可排入污水处理系统；隔离的传染病患者或者疑似传染病患者产生的医疗废物应当使用双层包装物，并及时密封；放入包装物或者容器内的感染性废物、病理性废物、损伤性废物不得取出。

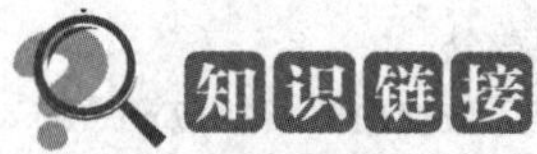

《医疗废物专用包装袋、容器和警示标志标准》(环发［2003］188号)(节选)

第二条　包装袋标准

1.包装袋不得使用聚氯乙烯（PVC）塑料为制造原料；

2.聚乙烯（PE）包装袋正常使用时不得渗漏、破裂、穿孔；

3.最大容积为0.1m^3，大小和形状适中，便于搬运和配合周转箱（桶）盛装；

4.如果使用线型低密度聚乙烯（LLDPE）或低密度聚乙烯与线型低密度聚乙烯共混（LLDPE+LDPE）为原料，其最小公称厚度应为150μm；如果使用中密度或高密度聚乙烯（MDPE，HDPE），其最小公称厚度应为80μm；

5.包装袋的颜色为黄色，并有盛装医疗废物类型的文字说明，如盛装感染性废物，应在包装袋上加注“感染性废物”字样；

6.包装袋上应印制本规定第五条确定的医疗废物警示标识。

第三条　利器盒标准

1.利器盒整体为硬制材料制成，密封，以保证利器盒在正常使用的情况下，盒内盛装的锐利器具不洒漏，利器盒一旦被封口，则无法在不破坏的情况下被再次打开；

2.利器盒能防刺穿，其盛装的注射器针头、破碎玻璃片等锐利器具不能刺穿利器盒；

3.满盛装量的利器盒从1.5m高处垂直跌落至水泥地面，连续3次，利器盒不会出现破裂、被刺穿等情况；

4.利器盒易于焚烧，不得使用聚氯乙烯（PVC）塑料作为制造原材料；

5.利器盒整体颜色为黄色，在盒体侧面注明“损伤性废物”；

6.利器盒上应印制本规定第五条确定的医疗废物警示标识等。

第四条　周转箱（桶）标准

1.周转箱整体为硬制材料，防液体渗漏，可一次性或多次重复使用；

2.多次重复使用的周转箱（桶）应能被快速消毒或清洗，并参照周转箱性能要求制造；

3.周转箱（桶）整体为黄色，外表面应印（喷）制本规定第五条确定的医疗废物警示标识和文字说明。

第五条　医疗废物专用警示标识（图5-1-4）

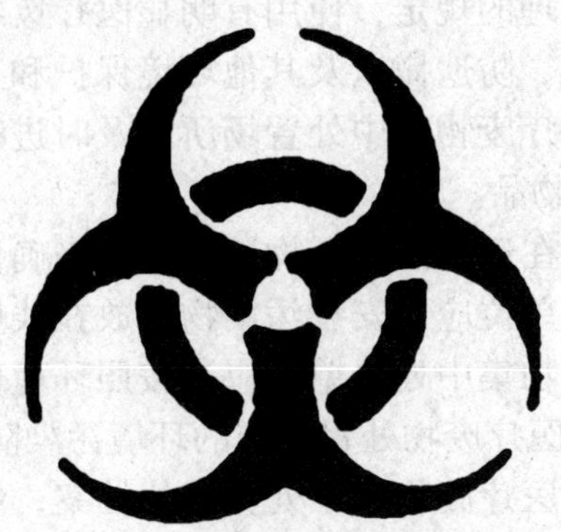

图5-1-4　医疗废物专用警示标识

2.医疗卫生机构暂时储存基本要求

（1）医疗卫生机构应当建立医疗废物的暂时储存设施、设备，不得露天存放医疗废物；医疗废物暂时储存的时间不得超过2天。

（2）医疗废物的暂时储存设施、设备，应当远离医疗区、食品加工区和人员活动区以及生活垃圾存放场所，并设置明显的警示标识和防渗漏、防鼠、防蚊蝇、防蟑螂、防盗以及预防儿童接触等安全措施。医疗废物的暂时储存设施、设备应当定期消毒和清洁。

3.医疗卫生机构运送基本要求

（1）医疗卫生机构应当使用防渗漏、防遗撒的专用运送工具，按照本单位确定的内部医疗废物运送时间、路线，将医疗废物收集、运送至暂时储存地点。运送工具使用后应当在医疗卫生机构内指定的地点及时消毒和清洁。

（2）医疗卫生机构应当根据就近集中处置的原则，及时将医疗废物交由医疗废物集中处置单位处置。医疗废物中病原体的培养基、标本和菌种、毒种保存液等高危险废物，在交医疗废物集中处置单位处置前应当就地消毒。

4.其他要求

医疗卫生机构产生的污水、传染病患者或者疑似传染病患者的排泄物，应当按照国家规定严格消毒；达到国家规定的排放标准后，方可排入污水处理系统。对于不具备集中处置医疗废物条件的农村，医疗卫生机构应当按照县级人民政府卫生行政主管部门、环境保护行政主管部门的要求，自行就地处置其产生的医疗废物。如果进行自行处置医疗废物，应符合以下要求：使用后的一次性医疗器具和容易致人损伤的医疗废物，应当消毒并作毁形处理；能够焚烧的，应当及时焚烧；不能焚烧的，消毒后集中填埋。

（四）医疗废物的集中处置单位对医疗废物的管理

医疗废物集中处置单位的储存、处置设施，应当远离居（村）民居住区、水源保护区和交通干道，与工厂、企业等工作场所有适当的安全防护距离，并符合国务院环境保护行政主管部门的规定。医疗废物集中处置单位应当至少每2天到医疗卫生机构收集、运送一次医疗废物，并负责医疗废物的储存、处置。在运送医疗废物时，应当遵守国家有关危险货物运输管理的规定，使用有明显医疗废物标识的专用车辆，医疗废物专用车辆应当达到防渗漏、防遗撒以及其他环境保护和卫生要求。运送医疗废物的专用车辆使用后，应当在医疗废物集中处置场所内及时进行消毒和清洁。运送医疗废物的专用车辆不得运送其他物品。

医疗废物集中处置单位在运送医疗废物过程中应当确保安全，不得丢弃、遗撒医疗废物。医疗废物集中处置单位应当安装污染物排放在线监控装置，并确保监控装置处于正常运行状态。医疗废物集中处置单位应当按照环境保护行政主管部门和卫生行政主管部门的规定，定期对医疗废物处置设施的环境污染防治和卫生学效果进行检测、评价，检测、评价结果存入医疗废物集中处置单位档案，每半年向所在地环境保护行政主管部门和卫生行政主管部门报告一次。医疗废物集中处置单位处置医疗废物，按照国家有关规定向医疗卫生机构收取医疗废物处置费用。医疗卫生机构按照规定支付的医疗废物处置费用，可以纳入医疗成本。

（五）监督管理

县级以上地方人民政府卫生行政主管部门，应当对医疗卫生机构和医疗废物集中处置单位从事医疗废物的收集、运送、储存、处置中的疾病防治工作，以及工作人员的卫生防护等情况进行定期监督检查或者不定期的抽查。县级以上地方人民政府环境保护行政主管部门，应当对医疗卫生机构和医疗废物集中处置单位从事医疗废物收集、运送、储存、处置中的环境污染防治工作进行定期监督检查或者不定期的抽查。卫生行政主管部门、环境保护行政主管部门应当定期交换监督检查和抽查结果。卫生行政主管部门、环境保护行政主管部门接到对医疗卫生机构、医疗废物集中处置单位和监督管理部门及其工作人员违反本条例行为的举报、投诉、检举和控告后，应当及时核实，依法作出处理，并将处理结果予以公布。

卫生行政主管部门、环境保护行政主管部门履行监督检查职责时，有权采取下列措施：对有关单位进行实地检查，了解情况，现场监测，调查取证；查阅或者复制医疗废物管理的有关资料，采集样品；责令违反《医疗废物管理条例》规定的单位和个人停止违法行为；查封或者暂扣涉嫌违反本条例规定的场所、设备、运输工具和物品；对违反本条例规定的行为进行查处。

发生因医疗废物管理不当导致传染病传播或者环境污染事故，或者有证据证明传染病传播或者环境污染的事故有可能发生时，卫生行政主管部门、环境保护行政主管部门应当采取临时控制措施，疏散人员，控制现场，并根据需要责令暂停导致或者可能导致传染病传播或者环境污染事故的作业。医疗卫生机构和医疗废物集中处置单位，对有关部门的检查、监测、调查取证，应当予以配合，不得拒绝和阻碍，不得提供虚假材料。

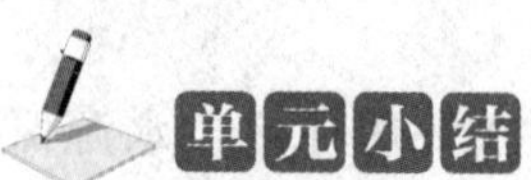

医疗废物处置和管理，是公共卫生与健康的重要防线。医疗废物是指医疗卫生机

构在医疗、预防、保健以及其他相关活动中产生的具有直接或者间接感染性、毒性以及其他危害性的废物。医疗废物分为感染性废物、损伤性废物、病理性废物、药物性废物和化学性废物。

思政课堂

思维导图

课程二　感染性疾病的预防及护理

课程资源

单元1　疥疮患者的护理

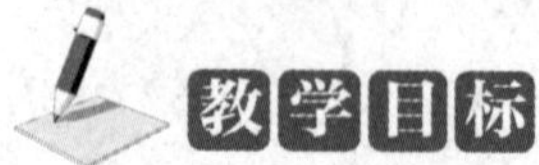

患者，男，65岁，诉腋窝、腹股沟、会阴部出现米粒大小的丘疹，夜间阵发性剧烈瘙痒，皮肤有抓痕和血痂。患者2周前跟随家人外出游玩曾在一旅店居住。现前来就诊。请思考：

1. 患者出现皮疹最可能的原因有哪些？
2. 应对患者采取哪些护理措施？

教学目标

知识目标：

1. 熟悉疥疮的症状、病因、诊断、就医情形、治疗及预防。
2. 掌握疥疮的护理方法。

能力目标：

能对疥疮患者进行护理。

素质目标：

1. 具有严谨求实的工作态度和崇高的职业道德。
2. 具备维护患者的尊严和权利的职业理念。

思政目标：

具有尊重、爱护患者以及公正平等对待患者的职业道德。

一、疥疮概述

疥疮是由疥螨在人体皮肤表皮层内引起的接触性传染性皮肤病，主要累及皮肤，尤其是皮肤薄嫩处，所有年龄均发，易在家庭和集体中流行。传染源主要为疥疮患者，动物身上的疥螨也可感染给人类，其传播与密切接触有关，共同居住生活、共用生活物品，甚至握手等行为，都可传播。

疥疮于秋冬季节高发，全世界每年大约有3亿疥疮病例的报道，发达国家疥疮的流行主要发生在一些公共机构，比如监狱、医院及护理院等；疥疮在发展中国家的发病率更高，自然灾害、战争及贫穷会加速疥疮的传播速率。1960年左右我国北方各大城市几乎看不到疥疮，步入二十一世纪后，疥疮患者明显增多，且易复发，病程迁延，为治疗增加难度，也给患者身心带来极大痛苦。

（一）症状

疥螨常寄生于皮肤较薄而柔软的部位，如指缝及其两侧、腕屈面、肘窝、腋窝、脐周、腰部、下腹部、生殖器、腹股沟及股上部内侧。头面部不累及，但儿童例外。皮损为针尖大小的丘疱疹和疱疹。指缝处常可发现由疥虫掘出的隧道，在隧道口可用针尖挑出雌虫，这是疥疮特有症状。常伴有夜间剧痒。皮损若经久不愈，常出现继发性变化，如抓痕、血痂、点状色素沉着、湿疹样变和脓疱。部分患者可在阴囊、阴茎等处可出现淡色或红褐色，绿豆至黄豆大半球炎性硬结节，有剧痒，称为疥疮结节。其中，一种罕见型为挪威疥疮，这是一种严重的疥疮，多发生于身体虚弱或免疫功能低下者，该型皮疹广泛且有特殊臭味。婴幼儿、儿童的皮肤角质层薄，皮损具有特殊性，皮损表现为多形性，可类似丘疹性荨麻疹、湿疹等，常累及头面部、掌跖，而这些部位成人等不易受累。

（二）病因

疥疮为传播性皮肤疾病。主要是由于疥螨感染引起，感染方式主要为接触传播，疥疮可在家庭及集体宿舍内流行，与患有疥疮的患者共同生活，同睡床铺、共用衣物等可导致感染，甚至与疥疮患者握手也可能导致疥螨感染。与动物密切接触，动物身上的疥螨也会感染给人类，但人感染后症状较轻，有自限性。对于卫生条件差、抵抗力低、群居生活的人群更易发生。病因主要如下。

（1）卫生条件差：生活条件差，周围环境较脏，容易导致疥螨寄居。

（2）群居生活：如工厂宿舍、工地宿舍等集体生活的地方，可能共用一些物品如毛巾，容易引起疥螨感染。

（3）抵抗力低下：如婴幼儿、老年人，患自身免疫性疾病的人群，感染疥螨后容易导致疥疮，且皮损范围更广。

（三）诊断

根据传染病接触史和好发部位，皮肤薄嫩处，如指缝、外阴、腋下等出现丘疹、丘疱疹、灰白色或浅黑色细条线纹、结节等情况，伴有剧烈瘙痒，家中或集体单位常有同样患者，不难诊断，找到疥螨即可确诊。当怀疑是疥疮时，一般会通过询问病史、体格检查、刮取组织进行显微镜观察、病理检查等来确诊。

（1）询问病史：目的是判断是否具有引起本病的高危因素，以及病变变化是否符合本病。

（2）体格检查：目的是观察患者的皮肤改变是否属于该病。医生会对患者的皮损部位仔细观察。

（3）涂片镜检：目的是寻找是否存在引起本病的疥螨，用于确诊本病。

（4）病理检查：目的是寻找是否存在引起本病的疥螨，用于确诊本病。

（四）就医情形

（1）皮肤改变：患者皮肤出现丘疹、丘疱疹、灰白色或浅黑色细条线纹，男性阴囊、阴茎、龟头等部位出现结节，或有些本身患有感觉障碍、体弱的患者出现皮肤大量鳞屑、结痂、皮肤发红等，应及时就医。

（2）瘙痒：患者明显瘙痒，并且夜间加重时，应及时就医。

（3）同寝室或家中有类似患者时，应及时就医。

（五）治疗

1.一般治疗

疥疮以外用杀疥虫的制剂为主。凡集体发生或家庭成员患者应同时治疗。治疗程序如下：涂抹药物之前，最好用热水、肥皂洗澡，涂药时应从颈部以下向全身涂抹药物，皮疹集中的部位应反复涂药并加压摩擦。疗程结束时再用热水、肥皂洗澡。及时更换衣被，并将换下衣被用水煮沸消毒或烫洗曝晒。

2.药物治疗

（1）常用抗疥疮的外用药物：①10%的硫黄（儿童5%硫黄）、3%的水杨酸软膏。②1%的γ-666乳剂或软膏，注意神经毒性。③10%～25%的苯甲酸苄酯洗剂或乳剂。④扑灭司林霜，外用。⑤40%的硫代硫酸钠溶液和4%的稀盐酸溶液，先涂前者2次，待干后再涂后者2次。每日早晚各1次，连用3～4天。⑥10%的克罗米通乳剂或搽剂，每日早、晚各涂1次，连用3天。

凡上述外用药物治疗后，应观察2周，如无新皮损出现，方可认为痊愈。因疥虫卵在7~10天后才能发育为成虫。愈后无新发皮疹仍有痒者，可外涂复方炉甘石洗剂。

（2）疥疮结节的治疗：①焦油凝胶每晚涂搽，2～3周。②皮损内注射糖皮质激素（曲安奈德）。③曲安奈德新霉素贴膏局部外贴。④冷冻治疗。

（3）内用药物：瘙痒严重者酌情选用抗组胺药，继发感染者加用抗生素。

3.手术治疗

采用结节切除术，目的是切除阴囊等部位的疥疮结节。主要适用于药物治疗后结节难以消退的患者。

4.其他治疗

如液氮冷冻，目的是消除阴囊等部位的疥疮结节。主要适用于药物治疗后结节难以消退的患者。

（六）预防

疥疮是通过接触传染的皮肤病，通过及时诊断和治疗可以切断传染源，保持良好的个人和环境卫生能有效预防发病。对易感人群，尤其是群体生活者要有高度的警惕性。

个人应注意卫生，做到“三勤”：勤洗澡、勤换衣、勤晒衣被。不与患者同居、握手，不能和患者的衣服放在一起。发现患者及时治疗，换下的衣服要煮沸灭虫，不能煮烫者用塑料包包扎1周后，待疥螨饿死后清洗。

可以通过改变自己的行为或生活方式来避免得病或复发：改变居住环境，注意居住环境的整洁和卫生，尽可能不聚集性地和他人居住在一起，定期对居住环境进行消毒。另外，一些因素虽然很难改变，但注意如下事项，也有助于避免复发或远离疾病：对于抵抗力低下人群，如婴幼儿、老年人、免疫系统疾病患者等抵抗力低下人群，应注意环境卫生，避免到人群密集的环境居住，出现皮肤问题随时就医。

二、疥疮的护理

（一）皮肤护理

由于患者皮肤瘙痒剧烈，均出现大力搔抓皮肤痕迹，容易造成皮肤感染而出现脓疥。因此要勤给患者剪指甲，并保持床铺、衣服干净整洁。及时沐浴，用温水和肥皂将身上的皮屑、污垢和痂皮彻底清洗干净。严格按照医嘱用药，使用林旦乳膏自颈部向下全身涂抹，每天2次或3次，涂药时要大力反复涂搽，使药物能充分渗入皮肤，尤其是皱褶处和皮疹处。由于疥螨常在夜间活动，夜间剧痒，因此睡前要全身涂药1次。如果患者长期卧床，必须定时给予翻身，防止局部皮肤长期受压形成压疮，及局部形成潮湿温暖的环境有助于疥螨的生长。

（二）生活护理

因疥螨易在温暖、潮湿的地方滋生，患者要避免在这样的环境中休息。患者的病室、居住环境应保持清洁、干燥、通风，保持室内空气新鲜，衣、被、床单定期晾晒。治愈后的患者，为防止再次感染，应勤换衣服勤洗浴，保持皮肤清洁，外出就寝时做好自我保护等。给予患者正性信息的传递，促使患者拥有积极的生活态度和乐观的情绪，鼓励其进行适宜的锻炼。

（三）药物治疗护理

正确合理用药既是治疗疥疮的关键环节，也是使患者改善心理症状的快捷途径。要向患者讲解药物治疗疥疮的临床意义以及用药方法。①1% γ-666霜有毒性，孕妇或哺乳妇女慎用，成人用量不超过30g，12~24h后温水洗去。②擦药前用温水洗澡，擦药时先将好发部位及皮损密集处擦药1次，稍微用力揉擦以利于药物吸收，然后从颈部（婴儿包括头面）到足部涂擦全身，不要遗漏皮肤皱襞处、肛门周围和指甲的边缘及甲襞。③用药期间不洗澡，不更衣，以保持药效。④注意外用药物的刺激反应，及时调整药物配方浓度。⑤因疥卵发育为成虫需要1周的时间，故治愈后观察1周，未复发才为治愈。用药2周后出现新皮疹者要重复1个疗程。

（四）消毒隔离

严格执行床边隔离，限制活动范围，避免扩大传播。疥疮的传播途径为接触性传播，因此，医护人员在接触患者或为患者做治疗时均戴一次性橡胶手套，袖口束在手套里。患者的生活垃圾及医疗垃圾均按传染性污物焚烧处理。患者用过的衣服、床单、被套与其他患者的衣物分开，装在专用的袋子进行高压蒸汽消毒。

（五）饮食

指导患者进食高蛋白、高维生素、高纤维饮食，避免辛辣等刺激性食物。

（六）心理护理

疥疮所引起的剧烈瘙痒及强烈的传染性易导致患者出现焦虑、羞愧的心理。因此要向患者说明引起本病的原因，向患者说明本病经系统的治疗是完全可以治愈的，增强患者治疗的信心。此外需要悉心护理患者，关心体贴患者，消除患者的羞愧、孤单心理。协同措施主要包括认真听取患者倾诉，耐心解答疑虑，取得患者的信任；讲解疥疮的相关知识，提高患者对自身疾病的了解，降低自卑、抑郁、焦虑；引导和暗示其科学理智地对待自己的社会角色，提高人际沟通自信；主动与患者及其亲属保持联系，取得配合和支持；建立信息互通渠道，接受患者咨询，并及时电话随访。

（七）健康指导

应注意个人卫生，勤洗澡、勤更衣；疥疮患者自觉遵守公共场所规定，不去公共泳池，以免传染他人；在患病期间禁止性生活，以防传播；人与动物的疥疮可互相传染，家里如有宠物发病，及时治疗。

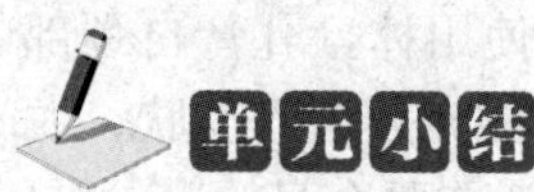

单元小结

疥疮是由疥螨在人体皮肤表皮层内引起的接触性传染性皮肤病，主要累及皮肤，尤其是皮肤薄嫩处，所有年龄均可发病，易在家庭和集体中流行，在秋冬季节高发，护理是疥疮治疗最重要的一步，患者要想治好疥疮，做好疥疮护理是关键，在日常生活中，应保护好皮肤，避免皮肤感染，加重病情。

单元2　病毒性肝炎患者的护理

案例导入

患者，男，65岁，最近食欲较差，饭后腹胀，面色发黄，皮肤出现红色斑点。查体：生命体征无异常，上腹部轻压痛，精神状态欠佳，巩膜黄染，有蜘蛛痣及肝掌表现。实验室检查示：ALT 845.2U/L，AST 756.3U/L，乙肝二对半：HBsAg（+），HBeAg（+），抗-HBs（+），初步诊断为：乙型病毒性肝炎。请思考：

1. 什么是病毒性肝炎，病毒性肝炎的病原体有哪些？
2. 针对该患者，我们可以采取哪些护理措施？

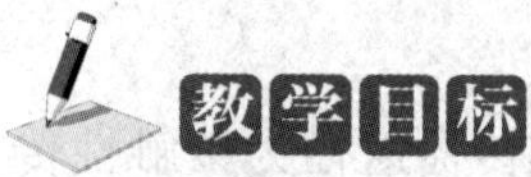

教学目标

知识目标：

1. 掌握病毒性肝炎常见的临床表现及护理措施。
2. 熟悉病毒性肝炎的治疗要点与常见护理诊断/问题。
3. 了解病毒性肝炎流行病学特征。

能力目标：

能对病毒性肝炎患者正确实施整体护理，能为病毒性肝炎老年人提供健康指导及预防知识。

素质目标：

能关心、理解老年患者疾苦，尊重传染病患者的身心需求。

思政目标：

1. 在服务过程中，谨记“以老年人为中心”的服务理念。
2. 通过学习，树立科学传染病防范意识。

病毒性肝炎是由肝炎病毒引起的以肝脏炎症和坏死病变为主的传染性疾病。

一、病毒性肝炎的分型及流行病学特征

病毒性肝炎按照感染病原体不同，可以分为甲型病毒性肝炎、乙型病毒性肝炎、丙型病毒性肝炎、丁型病毒性肝炎、戊型病毒性肝炎五种类型。

（一）甲型病毒性肝炎

（1）传染源：急性期患者和隐性感染者是甲型病毒性肝炎的主要传染源。

（2）传播途径：主要传播途径是粪-口途径。水源、食物、玩具等被甲型病毒性肝炎病毒污染后，经消化道进行传播，可以导致流行。

（3）易感人群：主要发生于儿童及青少年。

（二）乙型病毒性肝炎

（1）传染源：包括急性乙型病毒性肝炎、慢性乙型病毒性肝炎患者及无症状病毒携带者。

（2）传播途径：主要传播途径包括血液传播、性传播和母婴传播等。

（3）易感人群：多为机体免疫力较差者、医护人员、儿童、孕妇及老年人。

（三）丙型病毒性肝炎

（1）传染源：主要为丙型病毒性肝炎病毒的感染者，病毒存在于患者的血液及体液中。

（2）传播途径：体液接触传播、性接触传播、母婴垂直传播、输血及血制品传播等。

（3）易感人群：不同性别、年龄、种族人群均对丙型病毒性肝炎病毒易感。

（四）丁型病毒性肝炎

（1）传染源：急性丁型病毒性肝炎、慢性丁型病毒性肝炎患者及病毒携带者。

（2）传播途径：与乙型病毒性肝炎相同，主要包括血液传播、性传播、母婴传播及血制品传播等。

（3）易感人群：HBsAg阳性的急、慢性肝炎及无症状携带者。

（五）戊型病毒性肝炎

（1）传染源：急性及亚急性临床型患者。

（2）传播途径：主要传播途径是粪-口途径。

（3）易感人群：普遍易感，感染后具有一定的免疫力。

二、病毒性肝炎的临床表现及治疗要点

病毒性肝炎是由多种肝炎病毒引起的，以肝脏功能受损为主要表现的一组传染性疾病，感染后有一定的潜伏期，各型病毒性肝炎的潜伏期长短不一，起病可缓可急，临床表现以消化道症状和肝脏损害为主。

（一）临床表现

1.症状

胃肠道反应是病毒性肝炎最常见的症状，常表现为乏力、食欲缺乏、恶心、呕吐、腹胀、厌油腻、肝区疼痛等症状，病毒性肝炎可以进展到慢性病毒性肝炎、肝硬化，重症肝炎患者可表现为极度乏力、食欲减退、腹胀等症状。

2.体征

患者可出现黄疸，有尿黄、眼黄、皮肤黄、皮肤瘙痒、大便颜色变浅等胆汁淤积的表现。慢性病毒性肝炎的患者可出现面色发暗、蜘蛛痣、肝掌、脾大、腹水等体征。发展到肝硬化失代偿期时，患者可以出现各种严重的并发症，如低蛋白血症、脾功能亢进、门静脉高压、腹水、食管胃底静脉曲张或曲张破裂出血、肝性脑病、肝肾综合征、自发性腹膜炎等。

3.辅助检查

（1）血常规检查：白细胞总数正常或稍低，淋巴细胞相对增多，偶有异常淋巴细胞出现。重症肝炎患者的白细胞总数及中性粒细胞均可增高。血小板在部分慢性肝炎患者中可减少。

（2）尿常规检查：胆红素、尿胆原及尿胆素均增加。

（3）肝功能检查：血清转氨酶（ALT、AST）在肝炎潜伏期、发病初期及隐性感染者体内均可升高，黄疸型肝炎患者黄疸指数、胆红素定量试验均可升高。

（4）血清蛋白质及氨基酸测定：慢性活动性肝炎时蛋白电泳示γ-球蛋白常>26%，肝硬化时γ-球蛋白可>30%。但在血吸虫病肝硬化、自身免疫性疾病、骨髓瘤、结节病等情况下，γ-球蛋白百分比均可出现增高现象。

（5）血清免疫学检查：肝炎病毒血清学及病毒基因检测对慢性病毒性肝炎的诊断以及估价病情和指导治疗有着重要的意义。测定抗HAV-IgM对甲型病毒性肝炎有早期诊断价值，HBV标志（HBsAg、HBeAg、HBcAg、抗-HBs、抗-HBe、抗-HBc）对判断有无乙型病毒性肝炎感染有重大意义。丙型病毒性肝炎血清抗HCV-IgM或/和HCV-RNA阳性。丁型病毒性肝炎的血清学诊断有赖于血清抗HDV-IgM阳性或HDAg或HDV cDNA杂交阳性；肝细胞中HDAg阳性或HDV cDNA杂交阳性可确诊。抗HEV-IgM阳性是近期戊型病毒性肝炎病毒感染的标志。

（6）肝穿刺病理检查：对各型病毒性肝炎的诊断有很大价值，有利于临床诊断和鉴别诊断。

知识链接

乙型病毒性肝炎病毒标志物阳性结果及临床意义

1. HBsAg（+）、HBeAg（+）和抗-HBc（+）：即大三阳，见于急性乙肝早期、慢性乙肝、慢性乙肝病毒携带者，但HBV有复制，传染性强的标志。

2. HBsAg（+）、抗-HBe（+）和抗-HBc（+）：即小三阳，见于急性乙肝恢复期，传染性较小。

3. 抗-HBs（+）、抗-HBc（+）：慢性乙肝恢复期或既往感染过HBV，目前已有免疫力。

4. 抗-HBc（+）：既往感染过HBV。

5. 抗-HBs（+）：HBV感染后康复产生保护性抗体或注射乙肝疫苗获得保护性

抗体。

6.治疗后HBV-DNA和HBeAg阴转，并出现抗-HBe，提示抗病毒治疗有效。

（二）治疗要点

目前，尚无治疗病毒性肝炎特效药物，临床多采用以饮食、休息调节及营养支持为主，辅以药物治疗的综合性治疗方案，严重者可考虑肝移植。

1.急性肝炎

（1）一般治疗：注意休息及补充营养，避免饮酒及食用损害肝脏的药物。

（2）对症支持治疗。

2.慢性肝炎

（1）一般治疗：适当休息，合理饮食，避免饮酒、过劳。

（2）药物治疗：包括改善和恢复肝功能的药物、免疫调节药物、抗肝纤维化药物及抗病毒药物治疗等。

（3）避免使用损害肝脏的药物。

3.重型肝炎

（1）一般和支持疗法：绝对卧床休息，重症监护，预防感染，尽量减少蛋白质供应，维持水、电解质、酸碱平衡，禁用对肝、肾有损害的药物。

（2）促进肝细胞再生：如肝细胞生长因子。

（3）预防和治疗并发症：如肝性脑病、上消化道出血、肝肾综合征等。

（4）肝移植。

三、病毒性肝炎的护理

（一）常见护理诊断/问题

（1）活动无耐力。与肝脏功能受损、能力代谢障碍有关。

（2）营养失调：低于机体需要量。与食欲下降、呕吐、腹泻及消化吸收功能障碍有关。

（3）疼痛：肝区腹痛。与肝脏损坏有关。

（4）有皮肤完整性受损的危险。与胆盐沉积刺激皮肤引起瘙痒有关。

（5）知识缺乏。缺乏疾病防治的相关知识。

（6）潜在并发症。上消化道出血、肝性脑病、肝肾综合征、感染等。

（二）护理措施

1.一般护理

（1）休息与活动：急性病毒性肝炎及慢性病毒性肝炎活动期，需注意卧床休息，保持安静的环境，并给予充足睡眠。慢性病毒性肝炎静止期，可适度运动及工作，重型病毒性肝炎要绝对卧床。

（2）饮食：注意饮食规律与卫生，宜进清淡、易消化、富含维生素的流质饮食，禁食油腻食品，少食多餐，避免暴饮暴食，戒除烟酒。

2.病情观察

密切观察患者生命体征及意识状态；观察黄疸加深或减退的情况；观察有无出现并发症情况，并定期复查肝功能、血常规、肝功能及病毒血清学指标等，了解病毒性肝炎患者恢复情况。

3.对症护理

（1）全身乏力：督促患者多卧床休息。

（2）恶心、呕吐：嘱患者做深呼吸，针刺足三里、内关或遵医嘱给止吐药物，待症状缓解后可进食清淡易消化饮食，必要时加强静脉营养补充。

（3）肝性脑病：注意患者意识状态的观察，做好安全防护，防止坠床等意外发生。

（4）皮肤瘙痒：修剪患者指甲，加强皮肤观察护理。

4.用药护理

严格按照医生指导口服药物，避免自行加减药量，若出现药物不良反应应及时送往医院治疗。

5.心理护理

在生活中，多了解患者内心想法，及时进行心理疏导，鼓励患者说出其不适感以对症治疗。护理员应适当给予解释与安慰，多与患者沟通以减少负面情绪，同时告知患者发病的原因及通过自我护理和保健减少复发的次数。

（三）健康指导

（1）生活方式指导：指导患者养成良好的饮食卫生习惯，按时进餐，多食新鲜的蔬果，避免进食刺激性食物，如过热、过冷、粗糙、辛辣的食物及咖啡、浓茶等饮料，戒烟酒；注意劳逸结合，生活规律，心情愉快，避免紧张劳累。

（2）疾病知识指导：向患者及家属介绍病毒性肝炎的相关知识、预防方法以及自我护理措施，根据病因及具体病情进行针对性指导，如避免使用损伤肝脏的药物。告知患者及家属如有病情变化应及时就诊。

（3）积极引导普遍接种疫苗，降低发病率，现已列入我国计划免疫。

（4）严格掌握输血及血制品的适应证，对各种医疗器械和用具应实行严格消毒，提倡使用一次性的注射器、检查和治疗用具，防止医源性传播。

（5）服务行业所用的理发、刮脸、修脚、穿刺和文身等器具也应严格消毒。不和任何人共用剃须刀和牙具等用品。

（6）对乙型病毒性肝炎表面抗原阳性的孕妇，应避免羊膜腔穿刺，并缩短分娩时间，保证胎盘的完整性，尽量减少新生儿暴露于母血的机会。

（7）定期复查。

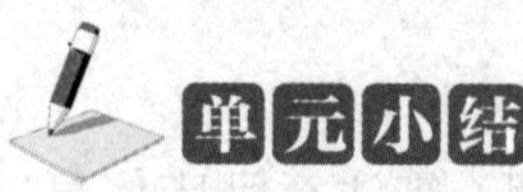

单元小结

病毒性肝炎是由多种肝炎病毒引起的，以肝脏功能受损为主要表现的一组传染性疾病。常表现为乏力、食欲缺乏、恶心、呕吐、腹胀、厌油腻、肝区疼痛等症状。病毒性肝炎可以进展到慢性病毒性肝炎、肝硬化，重症肝炎患者可表现为极度乏力、食欲减退、腹胀等症状，可并发肝性脑病、肝肾综合征等。病毒性肝炎重在预防，接种疫苗是降低发病率的重要措施之一。针对病毒性肝炎患者，应做好用药指导、心理护理及健康宣教等工作。

单元3　浅部软组织化脓性感染患者的护理

案例导入

患者，男，70岁。因“鼻部生疖，头疼、发热2天”入院。请思考：

1.什么是疖？患者为何出现头疼？

2.针对该患者，我们可以采取哪些护理措施？

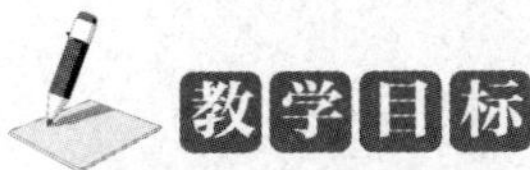

教学目标

知识目标：

1.掌握常见的浅部软组织化脓性感染的临床表现及护理措施。

2.熟悉浅部软组织化脓性感染的治疗要点与常见护理诊断/问题。

3.了解浅部软组织化脓性感染的病因。

能力目标：

能对浅部软组织化脓性感染患者正确实施整体护理，能为浅部软组织化脓性感染老年人提供健康指导及预防知识。

素质目标：

能关心、理解老年患者疾苦，尊重患者的身心需求。

思政目标：

1.在为老服务过程中，谨记“以老年人为中心”的服务理念。

2.通过学习，树立科学的浅部软组织化脓性感染防范意识。

病原体侵入人体后生长繁殖所致的机体局部或全身性炎性反应，称为感染。发生于皮肤、皮下组织、淋巴管、淋巴结、肌间隙及周围疏松结缔组织处的感染，称为浅部软组织化脓性感染，多由化脓性致病菌引起。常见的浅部软组织化脓性感染包括疖、痈、急性蜂窝织炎、丹毒（网状淋巴管炎）、急性淋巴管炎和淋巴结炎等。

一、病因

（一）致病菌

疖和痈的致病菌以金黄色葡萄球菌为主；急性蜂窝织炎、丹毒、急性淋巴管炎及急性淋巴结炎的主要致病菌为溶血性链球菌、金黄色葡萄球菌等。

（二）人体抵抗力

（1）局部因素：患者常先有皮肤损伤、足癣、口腔溃疡、鼻窦炎等皮肤或黏膜的某种病损。

（2）全身因素：免疫力较低的小儿或糖尿病患者更容易发生浅部软组织化脓性感染。

二、临床表现

浅部软组织化脓性感染局部出现红、肿、热、痛等炎性肿块，中央部位逐渐坏死、化脓，最终脓肿破溃。若病灶部位较深、感染扩散、脓液引流不畅，则可出现乏力、寒战、高热、头痛、食欲减退、精神不振等全身表现。

（一）疖

疖俗称疥疮，是单个毛囊及其所属皮脂腺的急性化脓性感染。致病菌多为金黄色葡萄球菌。好发于毛囊和皮脂腺丰富的部位，如头、面、颈、背、腋窝、腹股沟等部位。与皮肤不洁、擦伤、局部摩擦、环境温度过高或人体抗感染能力下降有关。不同部位同时发生多处疖，或在一段时间内反复发生疖，称为疖病。多发生于免疫力较低的小儿或糖尿病患者。

（二）痈

痈是指邻近的多个毛囊及其所属周围组织的急性化脓性感染，可由多个疖融合而成。好发于皮肤厚而韧的部位，如颈背部。与皮肤不洁、擦伤、人体抵抗力低下有关。致病菌主要为金黄色葡萄球菌，多见于免疫力低下的老年人与糖尿病患者。感染从一个毛囊底部开始，沿皮下深筋膜向四周扩散，再向上侵入周围的毛囊群，形成多个“脓头”。

（三）急性蜂窝织炎

急性蜂窝织炎是皮下、筋膜下、肌间隙或深部疏松结缔组织的急性、弥漫性、化脓性感染。常见致病菌为溶血性链球菌和金黄葡萄球菌，少数由厌氧菌和大肠埃希菌引起。任何部位的皮肤均可感染，且病变不易局限，扩散迅速，病变组织与正常组织无明显界线，全身中毒症状明显。

（四）丹毒（网状淋巴管炎）

丹毒是指皮肤网状淋巴管的急性炎症感染。好发于下肢和面部。致病菌为乙型溶血性链球菌，患者常先有皮肤和黏膜的某种破损，如皮肤损伤、足癣、口腔溃疡等，发病后淋巴管网分布的区域皮肤出现炎症反应，病变蔓延很快，全身反应较剧，但很少有组织坏死或化脓。治愈后易复发。

（五）急性淋巴管炎和淋巴结炎

1.急性淋巴管炎

急性淋巴管炎多数是由溶血性链球菌通过皮肤破损处或其他感染源蔓延到邻近淋巴管所引起，其主要病理变化为淋巴管壁和周围组织充血、水肿、增厚，淋巴管腔内充满细菌，凝固的淋巴液及脱落的内皮细胞。本病多见于四肢，往往有一条或数条红色的线向近侧延伸，沿行程有压痛，所属淋巴结可肿大、疼痛。严重者常伴有发热、头痛、全身不适、食欲缺乏及白细胞计数增多。

2.淋巴结炎

淋巴结炎是由淋巴结所属引流区域的急、慢性炎症累及淋巴结所引起的非特异性炎症，如上肢、乳腺、胸壁、背部和脐以上腹壁的感染引起腋部淋巴结炎；下肢、脐以下腹壁、会阴和臀部的感染，可以发生腹股沟部淋巴结炎：头、面、口腔、颈部和肩部感染，引起颌下及颈部的淋巴结炎。根据起病缓急、病程长短，淋巴结炎可分为急性和慢性。

（六）脓肿

脓肿是急性感染过程中，组织、器官或体腔内，因病变组织坏死、液化而出现的局限性脓液积聚，四周有一完整的脓壁。

三、辅助检查

（1）血常规检查：有全身感染症状者，血常规检查结果中白细胞计数和中性粒细胞比例增高。

（2）血液、脓液细菌培养：细菌培养和药物敏感试验可确诊病原菌。

（3）影像学检查：B超、CT、MRI检查可早期发现深部脓肿。

四、治疗要点

（1）预防原则：增强抵抗力，减少病菌进入机体的机会，如实施患者术前准备、皮肤准备和消毒、严格遵循无菌原则、正确处理伤口、增强抵抗力、合理使用抗生素等。

（2）治疗原则：消除感染因素和毒性物质（如脓液和坏死组织），积极控制感染，促进提高人体抗感染和组织修复能力。

（3）对症处理：正确使用抗生素抗感染治疗，如有体温升高，可给予物理降温或遵医嘱使用降温的药物；如有脓肿形成，应予以切开引流。

五、常见护理诊断/问题

（1）体温过高：与感染有关。

（2）急性疼痛：与炎症刺激有关。

（3）知识缺乏：缺乏疾病防治的相关知识。

（4）潜在并发症：颅内化脓性海绵状静脉窦炎、脓毒血症、休克、窒息等。

六、护理措施

1.一般护理

（1）休息与活动：应注意生活规律，保障良好休息。

（2）饮食：注意饮食规律与卫生，高蛋白饮食，戒除烟酒。

2.病情观察

观察患者局部红、肿、热、痛的表现，以及有无乏力、寒战、发热、头痛等全身性表现，注意观察实验室检查结果，尤其是血常规里的白细胞计数检查结果。

3.控制感染

（1）创面护理：早期热敷、药敷、理疗；切开引流者，每日更换敷料。

（2）合理使用抗生素。

4.高热护理

体温超过38.5℃者采用物理/药物降温，多喝水。

5.疼痛护理

抬高患肢、局部制动，疼痛严重者给予镇痛剂。

6. 心理护理

疼痛、寒战、发热等可引起患者焦虑。女性患者常担忧面部感染影响容颜，应给予解释与安慰，多与患者沟通以减少负性情绪，同时告知患者发病的原因及通过自我护理和保健减少复发。

七、健康指导

注意个人卫生，避免挤压未成熟的疖，尤其是位于“危险三角区”内的疖；保持皮肤清洁，积极治疗足癣、溃疡、鼻窦炎等疾病，与丹毒患者要进行接触隔离，接触患者后要洗手，防止传染。

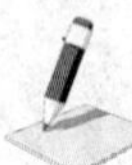

单元小结

浅部软组织化脓性感染是指发生于皮肤、皮下组织、淋巴管、淋巴结、肌间隙及周围疏松结缔组织处的感染，多由化脓性致病菌引起。常见的浅部软组织化脓性感染包括疖、痈、急性蜂窝织炎、丹毒（网状淋巴管炎）、急性淋巴管炎和淋巴结炎等。浅部软组织化脓性感染局部出现红、肿、热、痛等炎性肿块，若病灶部位较深、感染扩散、脓液引流不畅，则可出现乏力、寒战、高热、头痛、食欲减退、精神不振等全身表现。消除感染因素和毒性物质（如脓液和坏死组织），积极控制感染，促进提高人体抗感染和组织修复能力是治疗的关键。

单元4　全身性感染患者的护理

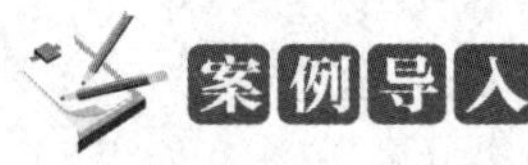

案例导入

患者，男，74岁，因高热、寒战2小时入院。患者长期卧床，有脑血栓、高血压、糖尿病病史，居家照护过程中局部皮肤有压力性损伤，未曾住院治疗，在家用碘伏消毒后包扎处理，今晨突然出现发热、寒战。查体：T 40 ℃，R 20次/分，P 65次/分，BP 156/96mmHg，皮肤暗红，神志淡漠。请思考：

1. 该患者可能罹患什么疾病？可能的病因是什么？

2. 针对该患者，我们可以采取哪些护理措施。

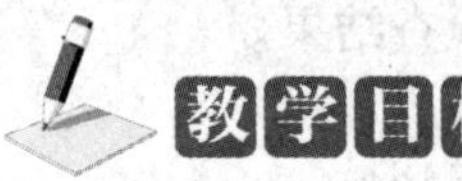

教学目标

知识目标：

1. 掌握全身性感染的临床表现及护理措施。

2. 熟悉全身性感染的治疗要点与常见护理诊断/问题。

3. 了解全身性感染的常见病因及发病机制。

能力目标：

能对全身性感染患者正确实施整体护理，能为全身性感染老年人提供健康指导及预防知识。

素质目标：

能关心、理解老年患者疾苦，尊重患者的身心需求。

思政目标：

1. 在服务过程中，谨记“以老年人为中心”的服务理念。

2. 通过学习，学生能树立科学防范全身性感染的意识。

全身性感染是指致病菌经局部感染病灶进入血液循环，并在体内生长繁殖，产生毒素而引起的严重的全身性感染症状，通常指脓毒症和菌血症。脓毒症是指因感染引起的全身性炎症反应，患者的体温、循环、呼吸有明显的改变的外科感染的总称。菌血症是指细菌经由体表的入口或感染的入口进入血液系统后，在人体血液内繁殖并随血流在全身播散的一种全身性感染。

一、病因及发病机制

导致全身性外科感染的原因是致病菌数量多、毒力强和（或）机体抗感染能力低下。常继发于严重创伤后的感染和各种化脓性感染，如大面积烧伤创面感染、开放性骨折合并感染、急性弥漫性腹膜炎、急性梗阻性化脓性胆管炎等。一些潜在的感染途径也值得注意，如静脉导管感染。

二、病理生理

病原菌、内毒素、外毒素以及感染过程中产生的多种炎症介质和细胞因子作用于机体，导致全身性组织损害及多脏器功能障碍，严重者可致感染性休克、MODS。

三、临床表现

（1）生命体征变化：起病急，骤起寒战，继而高热，体温可达40℃～41℃，病情重，进展迅速；出现头痛、头晕、出冷汗、恶心、呕吐、腹胀、面色苍白或潮红；神志淡漠或烦躁、谵妄和昏迷；心率加快、脉搏细速、呼吸急促或困难。

（2）重要脏器变化：肝、脾肿大，严重者出现黄疸或皮下瘀斑；有肾损害现象。

（3）感染性休克：可出现感染性休克及MODS。

四、辅助检查

（1）血常规检查：有全身感染症状者，血常规检查结果中白细胞计数和中性粒细胞比例增高。白细胞计数明显增高，一般可达（20～30）$\times 10^9$/L以上；或白细胞计数降低，核左移、幼稚型增多，出现中毒颗粒。

（2）血液、脓液细菌培养：细菌培养和药物敏感试验可确诊病原菌。

（3）影像学检查：B超、CT、MRI检查可早期发现深部脓肿。

五、治疗要点

治疗多采取综合性治疗措施，及时处理原发病灶，应用大剂量抗生素控制感染，加强支持疗法，给予对症处理。

1.局部处理

寻找原发病灶，并彻底处理，包括清除坏死组织和异物、消灭无效腔、脓肿引流等，尽早解除相关的病因，如血流障碍、梗阻等因素，对于找不到原发灶的应进行全面的检查，特别应注意一些潜在的感染源和感染途径，如静脉导管感染时，应首要拔出导管，并做细菌或真菌培养。

2.控制感染

在未获得培养结果前，根据原发感染灶的性质及早联合应用抗菌药物，并应用足够剂量，再根据细菌培养及抗生素敏感试验，调整抗菌药物。对真菌性脓毒症，应尽量停用广谱抗生素或改用必须的窄谱抗生素，并全身应用抗真菌药物。

3.全身支持疗法

补充血容量、输注新鲜血、纠正低蛋白血症等。

4.对症治疗

如控制高热、纠正电解质紊乱、维持酸碱平衡等，对受累的心、肺、肝、肾等重要脏器，以及原有的糖尿病、肝硬化、尿毒症等，同时给予相应的处理。

六、常见护理诊断/问题

（1）体温过高：与感染性中毒反应有关。

（2）营养失调：低于机体需要量。与机体分解代谢升高有关。

（3）知识缺乏：缺乏疾病防治的相关知识。

（4）焦虑/恐惧：与突发寒战、高热、头痛及心率、呼吸等的改变有关。

（5）潜在并发症：感染性休克、器官衰竭、体液失调等。

七、护理措施

护理措施除一般护理外，应密切观察病情变化，注意有无并发症的发生；协助医师处理原发病灶，加强非手术及手术疗法的护理；有感染性休克时应首先纠正休克；保持呼吸道通畅；维持水、电解质及酸碱平衡；对病情严重的患者，应少量多次输新鲜血浆，必要时给予血浆清蛋白。

（一）一般护理

（1）休息与活动：患者卧床休息，提供安静、舒适的环境，保证患者充分休息和睡眠。

（2）饮食：营养支持，可通过肠内或肠外途径提供足够的营养。

（3）无菌操作：严格执行无菌技术，注意避免并发其他感染。

（二）病情观察

注意观察患者局部情况以及面色、神志等全身表现，严密监测体温、脉搏、血压、呼吸等生命体征，及时发现和处理全身性感染。

（三）控制感染

了解患者药物过敏史，及时、准确地应用抗生素，并根据细菌培养、药敏试验结果及创面变化，及时调整用药。根据医嘱，及时、准确地执行静脉输液和药物治疗，以维持正常血压、心排血量及控制感染。

（四）高热处理

对于高热患者，给予物理或药物降温，以降低代谢消耗；在患者寒战、高热发作时，进行血液细菌或真菌培养，以确定致病菌，为治疗提供可靠依据。

（五）营养支持

鼓励患者进食高蛋白、高热量，含丰富维生素、高碳水化合物的低脂肪食物，对无法进食的患者可通过肠内或肠外途径提供足够的营养。

（六）心理护理

应主动与患者沟通，并向其讲解有关本病的相关知识、治疗措施及预后等，减轻患者焦虑和恐惧，给予患者及家属心理安慰和支持，使其积极配合治疗。

八、健康指导

注意个人卫生，保持皮肤清洁，积极治疗局部感染性疾病，避免挤压未成熟的疖，尤其是位于“危险三角区”的疖；加强饮食卫生，避免肠炎性感染；发现身体局部感染病灶应及早就诊，以免延误治疗。

单元小结

全身性感染是指致病菌经局部感染病灶进入血液循环，并在体内生长繁殖，产生毒素而引起的严重的全身性感染症状，通常指脓毒症和菌血症。全身性感染起病急，常出现寒战、高热、心率加快、脉搏细速、呼吸急促或困难，严重者可出现感染性休克及MODS。治疗多采取综合性治疗措施，及时处理原发病灶，应用大剂量抗生素控制感染，加强支持疗法，给予对症处理。照护全身性感染的患者时应主动与患者沟通，并向其讲解有关本病的相关知识、治疗措施及预后等，减轻患者焦虑和恐惧，给予患者及家属心理安慰和支持，使其积极配合治疗。

单元5　特异性感染患者的护理

案例导入

患者，男，60岁，因“口齿不利，下肢无力，行走困难5天”入院。10天前，患者不慎将左足拇指指甲压伤，甲未脱落，未经医生处理，自行包扎。7天后晚上张嘴后感觉下颌关节不利，曾在一诊所肌肉注射青霉素治疗，后下肢走路不稳，病情加重，前来就诊。请思考：

1. 该患者可能罹患什么疾病？可能的病因是什么？

2. 针对该患者，我们可以采取哪些护理措施。

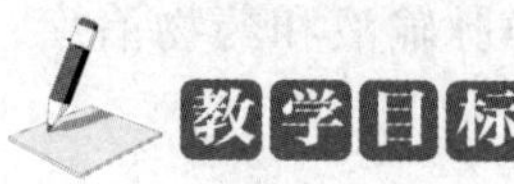

知识目标：

1. 掌握破伤风、气性坏疽的临床表现及护理措施。

2. 熟悉破伤风、气性坏疽的治疗要点与常见护理诊断/问题。

3. 了解破伤风、气性坏疽的病因。

能力目标：

能对破伤风、气性坏疽患者正确实施整体护理，能为破伤风、气性坏疽老年人提供健康指导及预防知识。

素质目标：

能关心、理解老年患者疾苦，尊重患者的身心需求。

思政目标：

1. 在服务过程中，谨记“以老年人为中心”的服务理念。

2. 通过学习，树立科学防范意识。

一、破伤风

破伤风是由破伤风杆菌经皮肤或黏膜伤口侵入人体并生长繁殖，产生毒素而引起的一种以局部和全身肌肉强直、痉挛和抽搐为特征的急性特异性感染。

（一）病因

破伤风是由破伤风杆菌感染引起，常因伤口处理不当，局部存在缺氧环境，破伤风杆菌出现繁殖，破伤风的发病须具备三个条件。

（1）破伤风杆菌直接侵入开放性伤口。

（2）伤口内具有缺氧环境。

（3）机体抵抗力低下。

（二）临床表现

1. 潜伏期

1天至数月之久，平均潜伏期为6~12天（7天左右）。潜伏期越短，症状越重，预后越差。新生儿破伤风一般在断脐后七天发生，故俗称“七日风”。

2. 前驱期

一般持续1~2天，表现为乏力、头痛、头晕、咀嚼肌酸胀、紧张、烦躁不安等。

3. 发作期

（1）阵发性痉挛：典型症状是肌肉紧张性收缩、阵发性痉挛，病程一般3～4周。轻微的刺激（光线、声音、动作等）会诱发强烈的阵发性痉挛，每次发病持续数分钟或数十分钟，间歇期长短不一，发病时患者神志清楚。可先后累及咀嚼肌、面肌、颈项肌、背腹肌、四肢肌、膈肌、肋间肌。患者表现为咀嚼不便、张口困难，苦笑面容

（皱眉、口角下缩、咧嘴），颈项强直、头后仰，角弓反张，严重者可出现呼吸困难、窒息而死亡。

（2）伴随症状：破伤风患者发作时，可出现面色苍白、呼吸急促、大汗淋漓、口吐白沫、手足抽搐、颈项强直、头后仰等表现。

（3）并发症：强烈的肌痉挛可致肌肉断裂甚至骨折、尿潴留、呼吸停止、窒息、肺部感染、酸中毒、循环衰竭等。

（三）预防和治疗

加强劳动保护是预防破伤风发生的关键措施。创伤后早期彻底清创，改善局部血液循环是预防破伤风发生的关键环节，还可采用人工免疫，包括接种破伤风类毒素（小儿百白破）的主动免疫法和使用破伤风抗毒素（潜伏期）或人体破伤风免疫球蛋白的被动免疫法。

破伤风的治疗主要包括清除毒素来源、中和游离毒素、控制和解除痉挛、防治并发症四个方面。

1.清除毒素来源

创伤后早期彻底清创，改善局部血液循环是预防破伤风的关键。彻底清除伤口内的异物和坏死组织，完全开放伤口，3%的H_2O_2冲洗和湿敷。

2.中和游离毒素

被动免疫注射，早期（24小时内）给予破伤风抗毒素（TAT）和破伤风人体免疫球蛋白（TIG），中和血液中尚未和神经组织结合的毒素（不中和已和神经组织结合的部分毒素，故要早期使用）。

3.控制和解除痉挛

治疗破伤风的中心环节。

（1）隔离：防光声刺激，治疗护理应该集中进行。

（2）镇静：轻者可用安定、水合氯醛、苯巴比妥钠；重者可用氯丙嗪、哌替啶、异丙嗪。抽搐者用硫喷妥钠或肌松剂。

4.防治并发症

（1）保持呼吸道通畅，早期气管切开。

（2）注意保持水、电解质平衡和营养支持。

（3）预防继发感染，如肺炎、肺不张，预防并发症。

（四）常见护理诊断/问题

（1）有窒息的危险：与呼吸肌和喉肌痉挛、呼吸道分泌物阻塞有关。

（2）有受伤的危险：与强烈的肌肉抽搐，造成肌肉撕裂或骨折有关。

（3）有体液不足的危险：与水分摄入不足及大量出汗有关。

（4）焦虑/恐惧：与担心发作及治疗疗效有关。

（5）潜在并发症：尿潴留、肺部及泌尿系感染等。

（五）护理措施

1.一般护理

（1）保持室内清洁安静，调节合适的温度和湿度，避免声、光、寒冷及精神刺激。

（2）医护人员操作要轻柔，减少探视，尽量不要搬动患者。

（3）用过的物品和排泄物应做消毒处理，更换的伤口敷料予以焚烧，防止交叉感染。

2.加强基础护理

（1）协助患者翻身、叩背，以利于排痰，必要时吸痰，防止痰液堵塞气道，以保持呼吸道通畅。

（2）配合医生做好气管切开的术前准备工作。

（3）保持会阴部清洁，防止泌尿道逆行感染；患者汗多应及时擦拭，保持舒适，清洁干燥；使用牙垫以防止抽搐时咬伤舌头，保持口腔清洁。

3.病情观察

注意观察患者生命体征的变化，观察并记录痉挛、抽搐发作的次数、持续时间、有无损伤，发现异常及时报告医生，并做协助处理。

4.保护患者，防止受伤

使用带护栏的病床，防止患者坠床；必要时使用约束带固定患者，防止痉挛发作时患者坠床和自我伤害；选择合适的牙垫，防止舌咬伤。

5.用药护理

（1）病情发作时，遵医嘱使用镇静药、解痉药，对症处理。

（2）注意检查静脉通路，防止因抽搐导致静脉通路堵塞、脱落的情况。

6.心理护理

破伤风患者突然发病及频繁抽搐，常会造成心理恐慌，从而加重抽搐，造成恶性循环。因此，护理员应及时做好相关心理护理，缓解焦虑、恐惧等不良心理。

（六）健康指导

（1）加强劳动保护：防止木刺、锈钉刺伤及其他可能引起破伤风的损伤，一旦发生损伤，应及时就医做好伤口处理，视病情选用破伤风抗毒素或人体破伤风免疫球蛋白。

（2）注重主动免疫，小儿主动接种百白破三联疫苗。

二、气性坏疽

气性坏疽是由梭状芽孢杆菌所引起的一种严重急性特异性感染。

（一）病因

气性坏疽由厌氧菌感染引起，发病急剧，预后差，已知的梭状芽孢杆菌有多种，引起本病的主要病原菌为产气荚膜梭菌，感染发生时，往往不是单一细菌，而是几种细菌的混合。气性坏疽的发病须具备以下三个条件。

（1）伤口污染：细菌在人体内生长繁殖需要缺氧环境，通常数种细菌混合感染更为常见。

（2）组织失活：伤口内有失活的或有血液循环障碍的组织，尤其是肌肉组织。

（3）局部缺氧：组织缺血性坏死以后，周围形成了适合厌氧菌生长的缺氧环境。

（二）临床表现

1.全身症状

（1）早期表现：患者可出现神情不安、口唇皮肤苍白、脉快，在数小时内变为忧虑、恐惧或精神欣快。

（2）进展期表现：患者可出现表情淡漠、面色灰白，体温升高，大汗淋漓，体温与脉搏不成比例，脉搏增快，细弱无力，节律不规整。随着感染的发展，毒血症加重，体温可高达41℃左右，并伴有血红蛋白下降、白细胞计数增高。

（3）晚期表现：晚期有严重贫血、脱水和血压下降，有时有黄疸，导致循环衰竭。

2.局部症状

（1）早期表现：伤口局部明显肿胀，疼痛剧烈，有胀裂感，周围皮肤水肿、苍白、紧张发亮，稍后转为紫红或紫黑色，并出现大小不等的水疱。伤口内肌肉呈暗红色或土灰色，无弹性，切割时不出血，无收缩反应。挤压患部有稀薄、恶臭和浆液性血性分泌物溢出，并可见气泡逸出，轻触伤口周围皮肤有捻发音。

（2）晚期表现：肢体高度肿胀，皮肤出现水疱，皮肤呈棕色或黑色。

（三）预防和治疗

彻底清创是预防创伤后发生气性坏疽的最可靠方法，包括早期彻底清创、早期注射青霉素和加强全身支持疗法。

（1）急症清创：清创是气性坏疽最关键的治疗措施。清创范围应达到正常的组织，切除已无生活力的组织，不用止血带，伤口敞开，不予缝合，用氧化剂冲洗、湿敷。治疗越早越好，必要时可行截肢术，以挽救生命。

（2）高压氧疗：提高局部组织间隙氧含量，纠正缺氧环境，控制气性坏疽杆菌的生长繁殖。

（3）应用抗生素：首选青霉素，常见的产气荚膜梭菌大多对青霉素敏感，但剂量需大，每天应在1000万U以上。

（4）全身支持疗法：少量多次输血，纠正水、电解质代谢失调，营养和对症治疗。

（四）常见护理诊断/问题

（1）疼痛：与创伤、感染及局部肿胀有关。

（2）组织完整性受损：与组织感染坏死有关。

（3）自我形象紊乱：与组织缺损或截肢等致残性治疗有关。

（4）知识缺乏：缺乏疾病防治的相关知识。

（5）焦虑/恐惧：与担心治疗疗效及预后有关。

（五）护理措施

1.一般护理

（1）隔离处理：立即严格执行接触隔离。

（2）休息与活动：注意生活规律，需卧床休息。

（3）饮食：注意饮食规律与卫生，戒除烟酒，进食高蛋白、高热量、高维生素饮食，合理应用抗生素，注意水、电解质、酸碱平衡。

（4）积极配合医生做好术前准备，手术用过的手术室应经严格的消毒，用过的敷料要做焚毁处理。

2.病情观察

观察血压、脉搏、体温及意识变化，高热患者及时降温，谵妄、昏迷患者防止坠床，同时按医嘱观察和记录尿量，警惕肾功能衰竭发生；对已彻底清创、敞开的伤口，观察伤口周围皮肤颜色、肿胀程度、气性坏疽蔓延情况。

3.用药护理

（1）遵医嘱应用抗生素，配合完成高压氧治疗及支持疗法等护理工作。

（2）疼痛剧烈者，遵医嘱给予麻醉镇痛剂或采用自控镇痛泵对症处理。

（3）高热者，遵医嘱给予物理降温或药物降温对症处理。

4.心理护理

耐心解释各项治疗的必要性，取得配合，关心患者的心理反应，认真做好心理护理，解除恐惧与悲观。

（六）健康指导

（1）注意劳动保护，避免劳动过程中受伤，一旦发生损伤，应及时就医做好伤口处理。

（2）身体有伤口、皮肤有破损的人员避免接触气性坏疽患者。

（3）指导患者自我按摩及功能锻炼，以便尽快恢复患肢的功能。

（4）截肢者，应做好使用假肢和功能锻炼的健康指导，同时做好心理疏导。

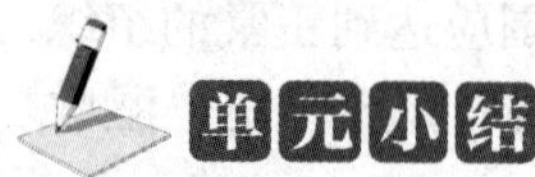

破伤风和气性坏疽是临床上常见的两种特异性感染。破伤风是由破伤风杆菌经皮肤或黏膜伤口侵入人体并生长繁殖，产生毒素而引起的一种以局部和全身肌肉强直、痉挛和抽搐为特征的急性特异性感染。气性坏疽是由梭状芽孢杆菌所引起的一种严重急性特异性感染。破伤风和气性坏疽均有一定的潜伏期，破伤风的典型症状是肌肉紧张性收缩、阵发性痉挛；气性坏疽的典型表现为局部组织坏死、发黑、恶臭，出现大小不等的水疱，轻触伤口周围皮肤有捻发音。做好劳动保护和受伤后伤口处理是预防破伤风和气性坏疽发生的关键。治疗多采取综合性治疗措施，及时处理原发病灶，应用大剂量抗生素控制感染，加强支持疗法，给予对症处理。照护破伤风或气性坏疽患者时，应根据病情需要采取适当的、综合性护理措施，给予患者及家属心理安慰和支持，减轻患者焦虑和恐惧，使其积极配合治疗。

思政课堂

思维导图

模块六　特殊照护

课程一　死亡教育

课程资源

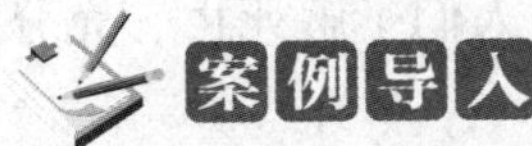

患者，男，87岁，肺癌晚期保守治疗，新入院1周，精神不济。总是不经意地问儿女们自己是不是活不了几天了。儿女们不知道该如何回答老人，总是以沉默回复老人，老人也因此越来越沉默，儿女们只好求助于安宁服务人员。请思考：

假如你是护理员，这时应该如何做?

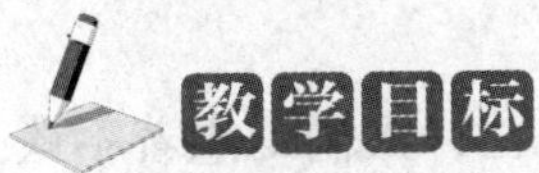

知识目标：

掌握死亡教育的定义；老年人应对死亡的不同心理类型。

能力目标：

1.能简述老年人死亡教育的作用和内容。

2.能掌握死亡教育的意义。

素质目标：

1.具有比较老年人对待死亡的不同心理类型能力，并说明异同点。

2.能为临终老年人家属提供心理慰藉，协助完成临终老年人家属的护理工作。

思政目标：

培养学生敬畏生命，正确面对死亡的观念。

一、死亡教育的定义

死亡教育是指引导人们科学地、艺术地认识死亡、对待死亡，以期利用死亡学的知识服务于医疗实践和社会的教育。其目的是帮助临终老人树立正确的生死观，正确对待和接受死亡，消除对死亡的恐惧心理。死亡教育面对的是整个开放社会和全人类，是每个人从小就应该接受的基本教育，也是人一生中任何时期都可以接受的教育。

二、死亡教育的意义

死亡教育是一个探讨生死关系的教学历程，这个历程包含了文化、宗教对死亡及濒死的看法与态度，希望借着对死亡课题的讨论，使人们更加珍惜生命、欣赏生命，并将这种态度反映在日常生活中。

（一）意义

死亡教育不仅让人们懂得如何活得健康、活得有价值、活得无痛苦，而且还要死得有尊严。通过死亡教育，人们认识到死亡是不可抗拒的自然规律。它既强化人们的权利意识，又有利于促进医学科学的发展。我国已进入老年型社会，人口老龄化问题已经引起社会的广泛关注。工作的丧失、生理机能的减退和社会关系的变化均使得老年人承受着沉重的心理负担，很多老年人感受不到生活的意义。死亡教育让他们学会调适不健康、趋向死亡的心理，重新认识生命的意义，可从容地面对死亡。死亡教育是破除迷信和提高素养的教育，既是社会精神文明发展的需要，也是人生观教育的组成部分。面对生死问题逐渐增多的这样的一个社会，死亡教育对人们了解死亡、充分认识生命的本质是非常必要的。

（二）作用

1. 帮助人们正确面对死亡

死亡教育可促进人们树立正确的人生观、价值观，“不知死，焉知生”，死亡教育虽名为谈死，实乃谈生。死亡会使人对人生的价值及意义作深刻的检讨，从而珍惜生命的每一天，积极处理内在的冲突和对死亡的恐惧。

2. 提升人们对死亡的认识

由于受传统文化的影响，通常人们在日常生活中忌讳谈论死亡，人们幻想着不谈论它、不去想它死亡就不会来临。良好的死亡教育可以破除这种幻想，使人们正视这些冲突的信息，以健康的观点来谈论生死，提升人类文明水平，提高人口素质。死亡文明有三个基本要求，即文明终（临终抢救要科学和适度）、文明死（要从容、有尊严地去死）和文明葬（丧葬的文明化改革）。文明死是死亡文明中的中心环节部分，尚存在盲目和愚昧，只有进行普遍的、健康的生死观和死亡文明教育，才能促进社会崇尚科学文明死亡的良好风尚。

3. 帮助患者正确理解死亡和迎接死亡

死亡表明了一个人生命的结束，通过对死亡的思考，可以帮助人们正确评价自己的生活，进而鼓励人们提升自己的生活状态；可以帮助临终患者，可缓解患者恐惧、焦虑的心理。死亡教育针对患者的心理特点，致力于提高患者对生命质量和生命价值的认识。通过死亡教育，使患者可以真实地表达内心的感受，得到家属的支持，认识到自己的价值意义，保持平衡的状态及健全的人格。

4. 给予临终患者的家属及护理员情绪支持和安慰

因为亲人的离世，死者亲属会难以接受死亡的事实。有些人会悲痛欲绝，精神痛苦强烈且持续很长时间。而良好的死亡教育可使死者亲友的心理得以平衡，给予家属以慰藉、关怀，疏导悲痛过程，减轻由于死亡引起的一系列问题。

5. 帮助患者安然接受死亡的现实

当经过医生诊断确认患者疾病为不可治愈时，应对患者进行死亡教育及临终关怀护理，使患者对死亡有正确的认识。理解生与死是人类自然生命里的必然组成部分，是不可抵抗的自然规律。直言不讳地谈论有关死亡的问题，一方面有利于患者积极配合治疗，另一方面可帮助患者为其后事做妥善安排，如立遗嘱、说明自己希望选择什么样的丧葬仪式、遗体如何处理等。自始至终保持患者的尊严，从而提高生命最后阶段的质量。

6.提高临终关怀工作人员的素质

临终关怀工作人员接受死亡教育，提高自身对死亡科学认识的同时，还能够提高对临终者及家属身心整体照护的能力。针对死亡不同阶段的心理特点，帮助临终者有尊严、安宁的死去，同时也可帮助丧亲者度过最困难的哀伤阶段。

7.预防不合理的自杀

由于社会的发展、生活的压力、情感的困惑、疾病的折磨等造成一些人不能很好地调节心理状态，容易采取极端的手段结束生命。特别是一些临终患者不堪忍受病痛折磨，在他们以死亡解除痛苦的要求得不到医生及家属同意的情况下，也会采用自杀的手段结束自己的生命。死亡教育可使人们树立科学文明的死亡观念，可以预防不合理的自杀行为。建立自身的责任感和义务感，正确对待荣辱得失，珍惜生命，从而避免自杀行为。

三、老年人对待死亡的心理类型

老年人对待死亡的态度受到许多因素的影响，如文化程度、社会地位、宗教信仰、心理成熟程度、年龄、性格、身体状况、经济情况和身边重要人物的态度等。老年人对待死亡的心理类型主要有以下几种。

1.理智型

理智型老年人当意识到死亡即将来临时，能从容地面对死亡，并在临终前安排好自己的工作、家庭事务及后事。这类老年人一般文化程度和心理成熟程度比较高，他们能够比较镇定地对待死亡，能意识到死亡对配偶、孩子和朋友是最大的生活事件，因而总是尽量避免自己的死亡给亲友带来太多的痛苦和影响。他们往往在精神还好时，就已经认真地写好了遗嘱，交代自己死后的财产分配、遗体的处理或器官捐赠等事宜。

2.积极应对型

积极应对型老年人有强烈的生存意识，他们能从人的自然属性认识到死亡首先取决于生物学因素，也能意识到意志对死亡的作用。因此，能用顽强的意志与病魔作斗争，如忍受着病痛的折磨和诊治带来的痛苦，寻找各种治疗方法以赢得生机。这类老年人大多是低龄老年人，并且有很强的斗志。

3.接受型

接受型老年人分为两种：一种是无可奈何地接受死亡的事实，如在农村，有些老年人一到60岁，子女就开始为其准备后事，做寿衣、做棺木、修坟墓等。对此，老年人常私下议论说："儿女们已开始准备送我们下世了。"但老年人也只能沉默，无可奈何地接受。另一种老年人把此事看得很正常，多数是属于信仰某一种宗教的，认为死亡是到另一个世界去。因此，自己要亲自过问后事准备，甚至做棺木的寿材要亲自看着买、坟地也要亲自看着修，担心别人办不好。

4.恐惧型

恐惧型老年人极端害怕死亡，十分留恋人生。他们一般都有较好的社会地位、经济条件和良好的家庭关系，期望能在老年阶段享受天伦之乐，看到儿女成家立业、兴旺发达。这类型老年人往往表现为不惜代价地寻找起死回生的药方，十分关注自身的身体机能，喜欢服用一些滋补保健药品，千方百计延长生命。

5.解脱型

解脱型老年人大多有着极大的生理、心理问题。可能是家境贫苦、饥寒交迫、衣食无着，缺乏子女的关爱，或者身患绝症、疾病缠身，极度痛苦。他们对生活已毫无兴趣，觉得活着是一种痛苦，因而希望早些了结人生。

6.无所谓型

无所谓型老年人不理会死亡，对死亡持无所谓的态度。

四、死亡教育的内容

1.正确的生死观的教育

（1）求生是人的本能。凡有生命者，都会经过孕育期，然后出生、成长，再进入衰老期，最后死去。生与死虽然截然不同，但生的瞬间就蕴含着死的因素，两者是互渗且浑然一体的。在人们的眼中，“生”是盈满着生机的，充溢着温暖、活力、光明、拥有；而“死”则是生机尽失，是冰冷、枯竭、黑暗和丧失。

（2）死亡是生物的客观必然现象。人是一种生物，必然逃脱不了死亡的命运，无论接受与否，死亡都会来临。面对现实，承认治疗不能绝对阻挡死亡，只有在这个前提下，安宁服务才可以具体实施。

（3）惧怕死亡的心理护理。虽然人们都明白“人生自古谁无死”的道理，但是要做到很安定地对待死亡，从心理上接受死亡、战胜死亡，并不是容易的事。古希腊的圣哲指出，死是人无法体验的对象。当人还活着时，死非常遥远；当死来临时，人们已毫无感觉和思虑了。人们对死的害怕、焦虑和恐惧等，无不都是一种活着时才有的感觉，而死亡一旦降临，人所有的知觉、心理的反应都不复存在。所以，我们活着时就没有必要去恐惧死亡。

2.死亡概念的教育

死亡是生命活动和新陈代谢的终止。死亡过程可分为临床死亡和生物学死亡。

3.对濒死者及其亲属的教育

要为其创造一个恬静、安谧和尽可能舒适的环境；尽可能满足其各种合理的要求，不让其抱憾而去；教育其正确地面对死亡，或许还会产生生命的奇迹，甚至战胜病魔。要帮助亲属克服对死亡的恐惧，尽快走出悲痛。

五、对临终老年人进行死亡教育的要点

1.科学地认识死亡

（1）死亡的存在及我们对死亡的沉思。生命的有限性能使我们更加珍惜生命中的每一分每一秒。让生命的每一刻都充实起来，都能够留下不可磨灭的印迹。而“死”的存在不是使“生”毫无意义，而是更凸显了“生”的价值。

（2）死亡的存在使我们能够拥有更健康的人生观。为了生存，我们要去谋生，要去赚钱，但不能以赚钱作为人生的唯一目标，不能以聚财为全部生活中的兴奋点。要明白一个深刻的生死之理：人世间的物质拥有不是人生的一切，人活着时最重要的除了创造，还有一个“情”字，是温馨的亲情和友情。所以，我们要看淡物质性的东西，追求人生中最值得追求的东西。

（3）死亡的存在使我们更加理解珍爱生命的意义。死亡的存在让我们时刻意识到生命的可贵与脆弱。人虽是万物之灵，但也非常的脆弱，人的生命只有一次，不仅要在有限的时间里充分利用，更要爱惜身体，珍惜生活，尤其不能采取自杀等一些过激行为；同时也要尊重别人的生命。

2. 正确地对待死亡

正确的生死观：敬畏生命、尊重生命，正确认识死亡。

（1）疾病的折磨是痛苦的，知道自己不久于人世也是痛苦的，从某种意义上讲，不如把死亡看作对这些痛苦的自然解脱方式。

（2）死亡本身并不痛苦。

（3）死亡是人生发展的必然结果，任何人都不能避免。

（4）既然死亡是人生发展的必然规律，就要顺其自然，不要惋惜，更无须忧虑身后事，亲人自会平安生活，未竟事业也会后继有人。

3. 协助临终老年人减轻焦虑、恐惧情绪

美国精神病学家伊丽莎白·库布勒–罗斯，根据临床发现认为，多数临终者存在5个心理阶段：难以承受事实（否认）；焦躁不安（愤怒）；向医生、亲友、上帝许诺生活（协议）；失败后消沉（忧郁）；挣扎后正视死亡（接受）。由此发现，人们对死亡还具有一种由无知而引发的恐惧感、焦灼感及生死之间的距离感。这个过程因人而异，或长或短，但绝大多数患者需要一根“拐杖”才能走到最后，平静地面对死亡。这根“拐杖”通常是他（她）的亲友及医护人员。通过死亡教育，让医务工作者对临终者进行人性化关怀，而不是见惯不怪，漠视麻木，这是对生命的尊重。

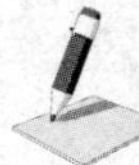

单元小结

随着社会的进步和养老事业的发展，安宁服务在整个卫生保健体系中的地位日益凸显，它和预防、治疗一起成为当代卫生保健系统的三大基本组成部分。安宁服务事业的发生及发展反映了人类对自身和社会环境认识的提高，是社会文明进步的标志。在人口老龄化日趋加剧的背景下，探索和完善老年人的临终护理，有深刻的社会意义。

思政课堂

思维导图

课程二　安宁服务

单元1　安宁服务概述

案例导入

患者，男，70岁，农民。3年前有哽咽感，到医院检查，诊断为食管癌。经治疗后恢复，尚能从事部分田间工作。半年前感到呼吸困难，情绪烦躁不安，到医院检查，发现已经有胸腔积液，癌肿发生了肺转移，住院后医生进行了抗感染等治疗。老人感觉好转，不愿意继续住在医院，吵闹着要求回家，老人的五个儿女，有的认为该让老人住院继续化疗，以延长寿命；有的则怕化疗会加快老人死亡，觉得老人应该回家，但又怕回家后照顾不周。儿女们都不知该如何做，才对老人最好。请思考：

你认为该患者的孩子应该如何实施安宁服务？

试分析影响老人临终关怀工作的因素有哪些？

教学目标

知识目标：

1.掌握安宁服务的基本内容。

2.了解安宁服务相关概念、发展、意义。

能力目标：

1.能熟知老年人安宁服务的意义。

2.能熟知影响我国安宁服务工作开展的主要因素。

素质目标：

1.具有严谨求实的工作态度和崇高的职业道德，操作规范、方法正确。

2.具备为老年人开展安宁服务的能力。

思政目标：

培养学生敬畏生命，尊重生命的观念。

一、安宁服务的相关概念

1.临终

临终又称濒死，一般指由于各种疾病或损伤而造成人体主要器官功能趋于衰竭，经积极治疗后仍无生存希望，各种迹象显示生命活动即将终结的状态。

2. 安宁服务

安宁服务也可称“善终服务”“临终关怀”等，是指一种专业的支持性卫生保健服务，是对临终者及其家属所提供的一种全面整体的照护，包括医疗、护理、心理支持等各个方面，其目标是使临终者的生命质量得到提高，能够少痛苦，甚至无痛苦地走完人生的最后旅程，并使其家属的身心健康得到维护和增强。

3. 姑息照护

姑息照护是在临终关怀的基础上发展起来的一种新的医疗照护模式，2002年WHO将其定义为，对那些患有无法治愈性疾病的患者提供积极的整体照护，该照护模式从疾病诊断开始，主要通过预防、评估和有效控制疼痛及治疗其他躯体痛苦症状，处理心理、社会、精神和宗教方面的一系列问题，最大限度地提高患者及其家属的生活质量，直至患者死亡。姑息照护是一个动态的治疗护理过程，随着患者病情的变化而变化。

4. 死亡

死亡是生命活动不可逆的终止，是人的本质特征的永久消失，是机体完整性的破坏和新陈代谢的停止。

二、安宁服务的发展

安宁服务的历史，在西方可追溯到中世纪的西欧，当时修道院等宗教团体在其机构附近设置场所为长途跋涉的朝圣者和旅游者无偿提供中途休息和食物等服务，并精心照顾患者，替死者祈祷和安葬。

现代意义上的临终关怀运动始于1967年英国桑德斯博士在伦敦创办的世界上第一所现代临终关怀院“圣克里斯多弗临终关怀医院”，被誉为“点燃了临终关怀运动的灯塔”。在其影响和带动下，临终关怀服务首先在英国得到了快速发展。随后，美国、法国、加拿大、澳大利亚、新西兰、芬兰、德国、日本等国相继开展安宁服务。1988年7月，在美籍华人黄天中博士的支持和原天津医学院崔以泰教授等专家学者的努力下，在原天津医学院成立了我国第一个临终关怀研究中心，并于1990年建立了临终关怀病房。中国心理卫生协会临终关怀专业委员会和临终关怀基金也相继成立，1987年我国首家临终关怀院——北京松堂关怀医院成立。1992年北京朝阳门医院临终关怀病区等相继建立。2010年9月，中国内地首个社区临终关怀科室在上海闸北临汾路街道社区卫生服务中心成立。

三、老年人安宁服务的意义

随着人口老龄化程度的不断加剧和人口预期寿命延长，传统的家庭安宁服务资源也因家庭小型化和空巢化而变得日益匮乏。老年人的照护，尤其是安宁服务问题日益凸显。社会对安宁服务需求也越来越强烈，对优化临终末端生命质量的呼声也越发高涨。因此，发展老年人安宁服务事业，对个人、家庭及社会具有重要的意义。

1. 维护尊严，提高老年临终者生存质量

目前，较多的临终老年人需要通过症状控制、舒适照护，提供心理支持和人文关怀等服务，来提高生命质量。安宁服务为临终老年人及家属提供心理上的关怀与安慰，缓解心理上的恐惧，维护尊严、提高生命质量，使逝者平静、安宁、舒适地抵达人生的终点。因此，安宁服务是满足老年人“老能善终”的最好举措。

2.安抚亲友，解决老年人家庭照料困难

安宁服务将家庭成员的工作转移到社会，社会化的老年人照顾，尤其是对临终老年人的照顾，不仅是老年人自身的需要，同时也是临终家属和子女的需要。对于一些家庭，特别是低收入的家庭，临终关怀可以让老年人走得安详，让临终家属摆脱沉重的医疗负担和心理的枷锁，使他们更好地投身到自己的事业中，免受社会的谴责。因此，临终关怀是解决临终老年人家庭照料困难的一个重要途径。

3.节约费用，优化利用医疗资源

临终关怀不追求猛烈的、可能给患者增添痛苦的或无意义的治疗，但要求医护人员以熟练的业务和良好的服务来控制患者的症状。对于那些身患不治之症且救治无效的患者来说，接受安宁服务可以减少大量的甚至是巨额的医疗费用，如果将这些高额费用转移到其他有希望救助的患者身上，将发挥更大的价值。同时建立附设的临终关怀机构，即综合医院内的专科病房或病区，不仅可以解决目前大多数医院利用率不足从而造成资源浪费的问题，又可以综合利用医院现有的医护人员和仪器设备。因此，临终关怀为节约医疗资源、有效利用有限的资源提供了可能。

4.转变观念，真正体现人道主义精神

推广安宁服务是一场观念上的革命。一方面，教育人们要转变死亡的传统观念，无论是临终者、家属及医护人员都要坚持唯物主义，面对现实，承认死亡。另一方面，承认过度医疗对某些濒死患者来说是无效的客观现实，通过临终关怀来替代卫生资源的无谓消耗，合理分配、利用有限的卫生资源，以保证卫生服务的公平性和可及性，从实质上体现了对患者及大多数人真正的人道主义精神。因此，安宁服务不仅是社会发展与人口老龄化的需要，也是人类文明发展的标志。

5.安宁疾病苦痛，疗护生命尊严

2016年4月21日，全国政协在北京召开主题为“推进安宁疗护工作”的双周协商座谈会。在明确安宁疗护的观念认知的同时，与会委员认为，政府需要加强安宁疗护工作的服务供给。在分级诊疗基础上做好场所建设，以基层社区医院为重点，建立大医院、社区医院和家庭医生的分工负责和联系协作机制，并改进筹资方式，解决社保对安宁疗护作为特殊病种的支付方式。加强对安宁疗护医生和护士的培训，建立科学合理的安宁疗护的规范、标准、路径和流程，同时建立跨部门的协调机制，明确牵头单位，注意发挥专业协会的作用。目前，我国的安宁疗护还处于起步阶段，伴随我国老龄化进程的加速，安宁疗护的民生需求必将不断增长。该次关于安宁疗护工作的全国政协会议，是一次推动国家和社会完善相关制度政策发展的促进会。随着社会认知的深入，以及制度和服务的完善，中国在安宁护理这条道路上的前进步伐会越来越坚定，越来越从容。

四、安宁服务的基本原则

安宁服务是从生理、心理、社会等方面对临终者进行综合的全方位的关怀服务，帮助其走完人生旅途的最后历程，并对其家属给予安慰和关怀，因此具有有别于一般医护服务的基本原则。

1. 护理为主的原则

安宁服务的服务对象主要是晚期患者，疾病治愈无望，生命即将结束，因此对此类患者，应采用对症为主的照护（care），而非以康复为目的的治疗（cure）。通过全人全程的身心护理，减轻患者的病痛，增进其舒适度，以此提高临终者终末阶段的生命质量，维护患者死亡的尊严。

2. 适度治疗的原则

安宁服务不主张以延长晚期患者的生命过程为目的，使用昂贵的药物以及各种积极的治疗方法，给患者带来许多躯体和心理痛苦，并给家属增加巨大的医疗费用负担，而是主张提供以控制症状、减轻或解除患者痛苦为目标的支持性、综合性姑息服务，更符合人道主义精神的医疗护理救助行为。

3. 注重心理的原则

临终者由于疾病的折磨，对生的依恋、对死的恐惧以及对亲人的牵挂等，使其临终心理状态和行为反应极其复杂多变。因此，注重心理护理是临终关怀的重要特点和基本原则之一。通过心理治疗，使患者接受即将到来的死亡的现实，从而缓解或消除患者的焦虑和痛苦，使临终者能安详、平静、达观地等待死亡的来临。

4. 伦理关怀的原则

由于生物医学技术的进展，现代医学可以运用各种仪器维持临终者的生理生命，甚至可以使其长久处于植物性生存状态，但生命质量已经退化，生命已经失去了本质的意义。这未必是临终者本人的意愿，甚至是违背其意愿的。临终者应该得到的是符合生命伦理原则的关怀与照顾。安宁服务人员应将生理“关怀”和心理“关怀”结合起来，尊重老人的人格，尊重老人选择死亡的权利并维护其死亡的尊严。

5. 社会化原则

安宁服务是一个社会化的系统工程，需要全社会的共同参与。坚持社会化的原则，首先，必须大力开展安宁服务知识普及、宣传教育，使人们以科学的态度正确地对待死亡，让全社会了解、支持安宁服务事业。其次，必须在立足安宁服务专业人员和专门机构的基础上，动员其他社会组织共同关心、参与和建设安宁服务事业。

五、安宁服务的对象与内容

1. 安宁服务的对象

安宁服务的对象既包括临终老年人，也包括临终老年人家属。对于临终老年人，安宁服务不仅可以为其提供内容充实的姑息照护，有效地控制和缓解其疼痛等各种不适症状，同时可以为他们提供临终生活护理、心理护理等全面的照护，提高老人的生活质量。安宁服务不仅是关怀临终者，同样也关怀临终者家属，帮助他们适应“丧亲”现实，缩短悲痛的过程，维护身心健康。

2. 安宁服务的内容

安宁服务由安宁服务团队为临终老年人及家属提供包括姑息治疗、临终护理、心理咨询辅导、死亡教育、精神和社会支持、居丧照护等多学科、多方面的综合性服务。通常，安宁服务人员根据临终者及其家属的实际需求，和团队成员讨论制订临终关怀计划，并负责实施。此外，社会工作者、志愿者等帮助临终者及家属提供社会资源，帮助他们建立社会支持系统，并积极寻求社会支援。在国外，宗教服务人员也是临终关怀服务团队中比较活跃的成员，他们与其他成员一起为临终者及家属提供精神和心理的支持。

六、安宁服务的组织形式

安宁服务组织形式经历了一个不断适应各自国家和地区社会发展需求的多元化发展过程，目前主要由多学科的安宁服务团队成员为临终老年人和家属提供两种形式的临终关怀服务。

1. 机构型安宁服务

机构型安宁服务是指临终老年人在专业的安宁服务机构（包括独立的安宁服务医院和附设的安宁服务机构）内接受安宁服务。安宁服务医院是指不隶属于任何医疗、护理或其他医疗保健服务机构的安宁服务机构，可承担多种形式的安宁服务项目，包括住院安宁服务和日间安宁服务等。附设的安宁服务是指在医院、护理院、养老院、社区卫生中心等机构内设置的“安宁服务病区”“安宁服务病房”“安宁服务科”“安宁服务单元”等，是最常见的一种临终服务机构类型。

2. 居家型安宁服务

居家型安宁服务也称社区家庭型安宁服务，是以社区为基础，以家庭为单位，开展安宁服务，一般由临终老年人家属为临终老年人在家中提供基本的日常照护，由安宁服务机构的人员（如社区全科团队成员）常规、定期地到老人家中为临终老年人及家属提供所需要的各种安宁服务。开展居家型安宁服务应是我国推动安宁服务的最佳途径，具有广阔的发展前景。

七、我国安宁服务工作开展的制约因素

安宁服务是一项特殊的卫生保健服务。它的出现曾一度给中国医学界及社会带来轰动，但安宁服务在中国的发展却没有像人们期望的那样一帆风顺。

1. 固有死亡观念的影响

受传统文化思想的影响，中国人普遍认为死亡是不祥和恐惧的象征，于是对死亡常采取极力否认、视而不见的态度，在言谈话语中都会尽可能避免涉及，不能坦然地面对死亡。

2. 伦理孝道观念的制约

赡养和孝敬老人是中华民族的传统美德，为老人竭尽全力送终是儿女应尽的义务，生命不息，治疗不止。许多面临生命结束的重症患者不了解自己的病情，生活在亲人善意的谎言之中。家属出于对亲人的关爱，明知治疗无望，还要四处求医，这是影响安宁服务的原因之一。而正确地认识和尊重临终老年人生命的价值，为其提供安适、有意义、有尊严的安宁服务，才是家属对临终老年人最好的“孝道”。

3. 经济条件的制约及保障机制的缺陷

许多患者在治疗期间花光了所有的积蓄，安宁服务费用没有被社会医疗保障机构纳入保障范围内，费用需自己承担，很多人无支付安宁服务费的能力。

4. 传统医学理念的影响

对临终老年人使用高技术的抢救设备，只能延长其死亡过程，增加痛苦。因此，要开展安宁服务就要求人们必须进行理念的更新。在现行的医疗制度下，对于治疗无望的老人，只要家属或患者坚持医治，医生将竭尽全力挽救患者生命。

5. 死亡教育尚未普及

目前，我国的死亡专业教育仍很匮乏，尚没有临终关怀专科医生和专科护士的训练和认证。

6. 缺乏安宁服务法律、法规及发展规划

安宁服务需要全社会的共同参与和支持。如长期护理保险、医疗保险要应用于安宁服务机构，要完善安宁服务的法律、法规及发展规划。只要电视媒体积极介入宣传，政府、保险公司投入，安宁服务事业一定能得到更好的发展。

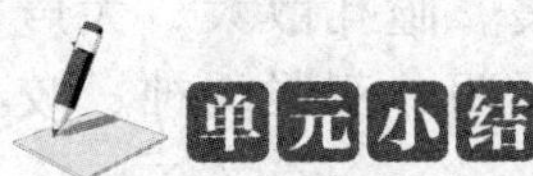

生老病死是人生的自然规律，出生是生命的第一站，给人带来生机与活力，临终则是生命的最后阶段，是构成完整生命历程不可缺少的组成部分。每个人都要经历临终状态。因此，对处于临终状态的老年人，适时给予必要的临终关怀，缓解其痛苦、焦虑情绪，树立正确的人生观和死亡观，使他们有尊严地、宁静安然地走完人生的最后旅程，至关重要。

单元2 老年人临终护理

案例导入

患者，女，83岁，脑肿瘤支持治疗，入住养老院2个月，今日精神不济。假如你是护理员小李，这时应该如何做？随后出现深度昏迷，叹气样呼吸。需要为患者家属提供精神慰藉支持，作为护理员又该如何应对？

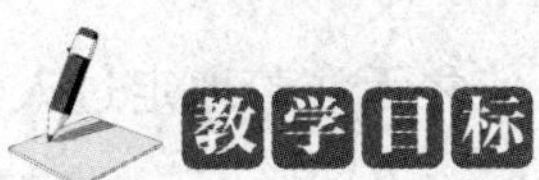

知识目标：

1. 掌握临终老年人生理、心理变化及对应护理。
2. 了解临终老年人家属及丧亲者的护理。

能力目标：

1. 能为临终老年人提供沟通和陪伴，完成临终老年人的陪伴工作。
2. 能熟知临终老年人的生理和心理需求特点，完成临终老年人的照护工作。

3.能协助为临终老年人家属提供心理慰藉，完成临终老年人家属的护理工作。

素质目标：

1.具有严谨求实的工作态度和崇高的职业道德，操作规范、方法正确。

2.具备维护老年人及家属的尊严和权利的职业理念。

思政目标：

培养学生敬畏生命、尊重生命的观念。

一、陪伴临终老年人

（一）临终老年人的生理变化及需求

1.生理变化

（1）疼痛：是肿瘤患者临终常见的主要症状。大部分此类临终者主诉全身不适或疼痛，表现为烦躁不安，血压及心率改变。呼吸变快或变慢，瞳孔散大，大声呻吟，出现疼痛面容，即五官扭曲、眉头紧锁、眼睛睁大或紧闭、双眼无神、咬牙等。

（2）呼吸功能减退：表现为呼吸频率不规则，呼吸深度由深变浅，出现鼻翼呼吸、经口呼吸、潮式呼吸，由于分泌物无法或无力咳出，出现痰鸣音或鼾声呼吸。

（3）循环功能减退：表现为皮肤苍白、湿冷，大量出汗，体表发凉，四肢发绀、斑点，脉搏弱而快、不规则或测不出，血压降低或测不出，心律出现紊乱。

（4）意识改变：若病变侵犯中枢神经系统，患者可始终保持神志清醒；若病变在脑部，则很快出现嗜睡、意识模糊、昏睡或昏迷等，有的患者表现为谵妄及定向障碍。

（5）胃肠道蠕动减慢：表现为恶心、呕吐、食欲减退、腹胀、便秘或腹泻、口干、脱水、体重减轻。

（6）肌肉张力丧失：表现为大小便失禁，吞咽困难，无法维持良好、舒适的功能体位。肢体软弱无力，不能进行自主躯体活动，呈希氏面容，即面肌消瘦、面部呈铅灰色、下颌下垂、嘴微张、眼眶凹陷、双眼半睁、目光呆滞。

（7）知觉改变：表现为视觉逐渐减退，由视物模糊发展到只有光感，最后视力消失。眼睑干燥，分泌物增多。听觉常是人体最后消失的一个感觉。

2.生理需求照护

（1）帮助临终老年人减轻疼痛：帮助临终老年人减轻疼痛，使之无痛苦地走过人生的最后阶段，是临终照护的主要内容之一。

①疼痛评估：鼓励老年人说出自己的不适及疼痛，及时并准确地了解疼痛的特点、部位、诱因，进行疼痛分级。

②非药物缓解疼痛：可采取心理治疗、音乐疗法、针灸疗法、按摩和放松疗法、冷敷或热敷，转移注意力。

③药物缓解疼痛：遵医嘱给予镇痛药，世界卫生组织（WHO）建议癌痛治疗选用镇痛药必须遵循从弱到强3个阶梯进行。对于轻度疼痛的老年人，选用第1阶梯非阿片

类解热消炎镇痛类药物，中度疼痛应用第2 阶梯弱阿片类药物，重度疼痛选用第3阶梯强阿片类药物（见图6–2–1）。

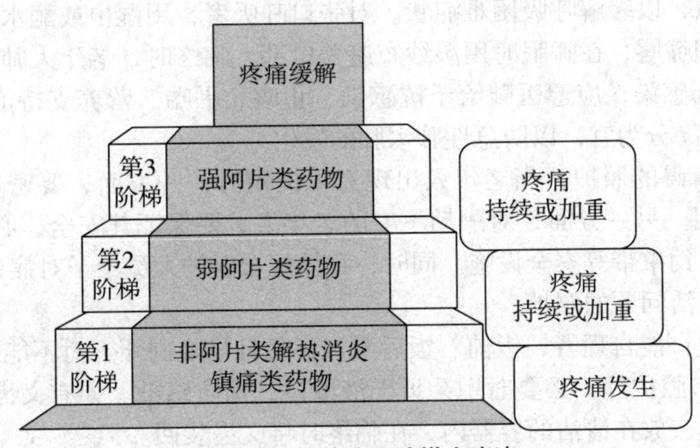

图 6–2–1　癌症三阶梯止痛法

④温馨护理：关心、体贴老年人，热情、周到地做好解释工作，给予生活帮助。

⑤配合医生给予姑息性治疗：如造瘘术、梗死短路解除术等，减少病痛带来的焦虑和痛楚。

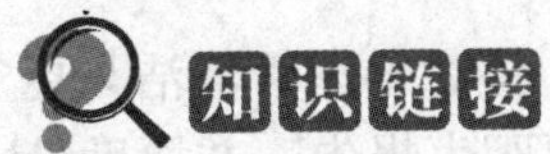

止痛具体方案

1. 第1阶梯：轻度疼痛给予非阿片类解热消炎镇痛类药物。注意：非阿片类解热消炎镇痛类药物存在最大有效剂量（天花板效应）的问题。常用药物包括对乙酰氨基酚、阿司匹林、布洛芬等。

2. 第2阶梯：中度持续性疼痛给予弱阿片类药物。弱阿片类药物也存在天花板效应，常用药物有可待因、美沙酮等。

3. 第3阶梯：疼痛进一步加剧者给予强阿片类药物。强阿片类药物无天花板效应，常用药物有吗啡、哌替啶等。

癌性疼痛给药遵循口服、按时(非按需)、按阶梯、个体化给药的原则。镇痛药物剂量根据患者的疼痛程度和需要由小到大直至患者疼痛消失为止，不应对药物限制过严，导致用药不足。

1986年世界卫生组织推荐的癌症三阶梯止痛法，已将临床疼痛治疗列入世界范围内解决肿瘤问题四个重点之一。按时用癌痛药治疗，90%以上的癌症患者可以得到缓解，且部分患者由于疼痛的消失，信心倍增，得以改善生存质量，延长生命。

（2）改善呼吸功能：痰液堵塞导致呼吸困难是临终老年人出现的另一常见症状，主要是因呼吸衰竭、清除分泌物的能力丧失，使痰液堵塞呼吸道所致。因而，当老年人病情允许时，为保持呼吸道通畅，尽可能开窗通风，适当取半卧位或抬高头与肩，以改善呼吸。痰多而黏稠时，可给予翻身、拍背，多喝温开水，也可使用雾化吸入，将痰液变稀。无力咳痰时，可给予电动吸痰处理。当呼吸表浅、急促、困难或有潮式呼吸时，及时吸氧，以缓解呼吸困难症状。对张口呼吸者，用湿巾或蘸水棉签湿润口腔，或用护唇膏湿润嘴唇，在睡眠时用湿纱布遮盖口部。临终时，老年人肺通气功能下降，易反复发生肺部感染，应遵医嘱给予抗感染、止咳、平喘、营养支持治疗，静脉输液滴速以25~30滴/分为宜，以防急性肺水肿的发生。

（3）意识障碍的照护：当老年人出现意识模糊时，一方面，要密切观察、评估，找出可能的原因。另一方面，对躁动不安的老年人，要保证其安全，必要时可使用保护具，如床挡、约束带等安全设施。同时，积极配合医护人员给予对症处理。

（4）日常生活问题的照护。

①口腔护理：能自理者，饭前、饭后漱口，每日早晚刷牙。对不能自理或昏迷者，每日给予2次口腔护理。必要时用朵贝氏液漱口，预防感染。如有义齿，平时取出并注意义齿的保养，放在清洁的容器内，在临终时将义齿装回。

②饮食：对于意识清楚者，可提供少量多次的软质或流质饮食，要提供富含热量、维生素和适量蛋白质的饮食。不要强迫其进食。必要时，可采用鼻饲法或肠道外营养法支持。因临终老年人肠道蠕动减慢，常感觉恶心，易发生水、电解质代谢紊乱，导致营养摄入减少。因而应注意观察水、电解质代谢和营养状况的变化，必要时通过静脉补充。

③排尿与排便：尿潴留时，留置导尿管，每4小时放尿1次，注意导尿管清洁与更换频率，观察尿的颜色，有无混浊、异味，如发现异常，及时向医生报告，并协助处理。尿失禁时，男性使用保鲜袋或接尿袋接尿，女性可使用尿布或护垫，垫塑料中单，同时注意清洗肛周皮肤，保持会阴部清洁、干爽、无异味及完整。便秘者，如病情许可，尽可能下床活动，养成定时如厕的习惯。平时要注意膳食，食物要含适量纤维素，多吃新鲜蔬菜、水果，根据身体情况，鼓励多饮水。既可做腹部环形按摩，还可给予轻泻药，也可行灌肠。必要时人工取便，保持大便通畅。

④皮肤：保持老年人面部、颈部、手、足等的清洁，经常擦拭身体，如眼睛有分泌物，可使用生理盐水冲洗，或以棉签蘸取生理盐水，轻轻拭去分泌物，避免干燥不适，并增加湿润感，眼睛不能闭合者，予以湿纱布覆盖眼睛。要注意保持床单元的清洁、干燥，预防压疮的发生。给予气垫床，每2小时翻身及拍背1次，随时观察老年人体位是否舒适，检查受压部位有无红、肿、变黑，按摩背突出部位，热敷四肢，增加舒适感。

⑤护理员还要密切观察老年人病情变化，及时做好预后估测和抢救准备，同时，让家属做好心理准备，安排善后事宜。

（二）临终心理表现及需求

1.临终心理表现

美国精神病学家伊丽莎白·库布勒–罗斯通过观察并提出临终者大多要经历否认、愤怒、协议、忧郁、接受这一系列复杂的心理变化过程。

（1）否认期：在临床观察中发现，临终老年人的否认期比较短，往往表现得不明显。

（2）愤怒期：当衰老进展迅速或病情逐渐恶化时，否认心理难以维持。临终老年人常表现出气愤与激怒、绝望，甚至将愤怒的情绪向亲人、朋友、医护人员等接近他的人发泄，或对医院的制度、治疗百般挑剔。

（3）协议期：当生命垂危时，临终老年人反而出现了求生欲望，愿意努力配合治疗，以换取生命的延续。

（4）忧郁期：临终老年人默认生命即将走到尽头，任何努力都无济于事，表现出明显的忧郁和深深的悲哀，情绪低落，甚至有轻生的念头，想见到亲人、朋友，交代后事，喜欢由自己喜爱的人陪伴和照顾。

（5）接受期：濒临死亡前夕，临终老年人似从极度疲劳中挣脱出来，表情坦然，内心平静，对外界反应淡漠，有的呈嗜睡状态，静等死亡的到来。

伊丽莎白·库布勒–罗斯认为，临终者心理发展过程的五个阶段并非完全按顺序发生和发展，有的可以提前，有的可以推后，甚至有的可以重合，各阶段持续时间长短也不同，这个心理发展过程有着较大的个体差异性。除有以上各期的心理体验之外，还具有个性的心理特征，临终老年人的心理变化十分复杂，在实际工作中，需要认真细致地观察及应对。

2. 临终心理需求

临终老年人的心理变化各个过程无明显界限，但各个过程都包含了“求生”的希望。他们真正需要的是脱离痛苦和恐惧，以及精神上的舒适和放松。因此，及时了解临终老年人的心理状态，满足临终老年人的身心需要，使老年人在安静、舒适的环境中以平静的心情告别人生，是临终老年人心理照护的关键。

（1）亲情照护：像亲人一样重视和问候，发自内心的关心与安慰是关键。耐心倾听老年人诉说，鼓励其说出自己的恐慌与不安，可以给予触摸、适当解释和诱导。

（2）宽容与理解：不要把老年人的发怒看成针对某个人，对于老年人盛怒之下的批评，充分表示理解，关心其痛苦，多进行床边交谈和倾听，包容老年人的批评。将老年人最喜欢的人或最喜欢的物品展示出来，转移其情绪，因势利导，创造温馨场面，共同克服心理障碍。

（3）信仰支持：对有宗教信仰者，可安排宗教人士，借由宗教力量，给予老年人心灵上的安慰及支持。尊重老年人的民族习惯和宗教信仰，根据老年人不同的职业、心理反应、性格等，在适当的时机，用婉转的方法解释：人的生命都要经历从生到死的自然过程，死亡是不可抗拒的自然规律。帮助老年人正确认识和对待生命，从对死亡的恐惧与不安中解脱出来，坦然接受，平静地面对。

（4）尊严维护：给予老年人清洁皮肤、会阴部时，先征求老年人的意见，在尽可能保护老年人隐私的情况下，小心护理，增加其舒适感。与其亲属商量如何安排和照顾老年人。协助老年人完成未尽事宜，向亲朋好友道别。尽可能保持居室空气新鲜、光线适宜，房间布置符合老年人平日的喜好，将老年人打扮得体，播放优雅、轻松的音乐等，让老年人享有安全感和心理上的平静，使其在安详中有尊严地死亡。

3. 安慰临终老年人的常用方法

（1）聆听：与老年人交谈时认真聆听，表示支持和理解。疏导老年人情绪，让其倾诉内心的忧虑和恐惧。谅解、宽容老年人的过激情绪及行为。

（2）延长护理时间：经常出现在老年人的身边，让他感到没有被抛弃，时刻受到人们的关怀，并尽量满足老年人的各种合理需求。

（3）语言关怀：用鼓励与支持的语言增加老年人与疾病作斗争的信心和勇气，多给予老年人关怀，多与老年人交谈他们感兴趣的话题。

（4）肢体关怀：通过握住老年人的手或是抚摸老年人肩膀，传递对于他们的关心。

二、临终老年人家属的照护

（一）临终老年人家属的心理反应

在临终关怀中，临终老年人家属不仅承担着照顾老年人的角色，也是护理员的服务对象，在做好临终老年人护理的同时，也要做好对临终老年人家属的关怀照顾工作。

临终老年人家属一般都很难接受亲人濒临死亡的事实，家属从老年人生病到濒死阶段直至死亡，也有着非常复杂的心理反应，他们也和老年人一样会经历否认、愤怒、协议、忧郁等阶段。临终老年人常给家属带来生理、心理和社会方面的压力。家属在情感上难以接受即将失去亲人的现实，可能会出现以下心理及行为方面的改变。

1. 个人需要的推迟或放弃

一人生病，牵动全家，尤其是临终老年人的治疗支出，更会造成家庭经济条件的改变、平静生活的冲击、精神支柱的倒塌等。家庭成员在考虑整个家庭的状况后，会对自我角色和承担的责任进行调整，如面临的升学、就业等。

2. 家庭中角色与职务的调整与再适应

家庭重新调整有关成员的角色，如慈母兼严父（也可对调）、长姐如母、长兄如父等以保持家庭的相对稳定。

3. 压力增加，社会交往减少

家属在照料临终老年人期间，因精神的悲伤，体力、财力的消耗，而感到心力交瘁，可能对老年人产生矛盾心理，这也常引起家属的内疚与罪恶感。长期照料老年人减少了与其他亲人和朋友的社会交往，再加上传统文化的影响、大多数人倾向于对老年人隐瞒病情，避免其知晓后产生不良后果而加速其病情的发展，因此既要压抑自我的悲伤，又要努力地隐瞒病情，此时家属的心理压力会更大。他们不能与老年人分享内心的悲伤感受，谈论有关死亡的感觉或彼此安慰鼓励，反而要在老年人面前掩饰自己内心真实的情感，抑制自己的悲伤，加重了老年人家属的身心压力。

（二）临终老年人家属的护理

1. 满足家属照顾老年人的需要

1986年，费尔斯特和霍克提出临终老年人家属主要有以下七个方面的需要。

（1）了解老年人病情、照护等相关问题的发展。

（2）了解临终关怀医疗小组中哪些人擅长照护老年人。

（3）参与老年人的日常照护。

（4）确认老年人受到临终关怀医疗小组良好照护。

（5）被关怀与支持。

（6）了解老年人死后的相关事宜（后事的处理）。

（7）了解有关资源，如经济补助、社会资源、义工团体等。

2. 鼓励家属表达感情

护理员要注意与家属沟通，建立良好的关系，取得家属的信任。与家属交流时，尽量提供安静、隐私的环境，耐心倾听，鼓励家属说出内心的感受及遇到的困难，积极解释临终老年人生理、心理变化的原因和治疗护理情况，减少家属疑虑。对家属过激的言行给予容忍和谅解，避免纠纷的发生。

3. 指导家属对老年人进行生活照护

鼓励家属参与老年人的照护活动，如计划制订、生活护理等。护理员对老年人家属应耐心指导、解释、示范有关的护理技术，使其在照料亲人的过程中获得心理慰藉，同时也减轻老年人的孤独情绪。

4. 协助维持家庭的完整性

协助家属在医院环境中，安排日常的家庭活动，以增进老年人的心理调适，保持家庭完整性，如共进晚餐、看电视等。

5. 满足家属生理、心理和社会方面的需求

护理员对家属要多关心体贴，帮助安排陪伴期间的生活，尽量解决其实际困难。

三、遗体护理

遗体护理是对临终者实施完整临终护理的最后步骤，是临终关怀和整体护理的重要内容。做好遗体护理不仅是对死者的尊重，更是对死者家属心灵上的安慰，体现了人道主义精神和护理职业道德的高尚。患者经抢救无效，由医生下达死亡诊断书后方能进行遗体护理，而且遗体护理必须立即进行，同时避免对其他患者产生不良影响。在实施遗体护理时，护士应以唯物主义死亡观和严肃认真的态度做好每一步骤，尊重死者的遗愿，满足家属的合理要求。

1. 目的

（1）维持良好的遗体外观，易于识别。

（2）安慰家属，减轻哀痛。

2. 准备

（1）护士准备：衣帽整洁、洗手、戴口罩、手套。

（2）用物准备：治疗盘内备血管钳、剪刀、衣裤、尸单、遗体识别卡3张（见表6-2-1和图6-2-2）、别针3枚、不脱脂棉花适量、梳子、绷带、大单、擦洗用具。

另备：平车、脸盆、毛巾等，有伤口者准备敷料，必要时备隔离衣和手套、屏风、消毒液。

（3）环境准备：安静、肃穆，必要时屏风遮挡。

3.实施

表6-2-1 遗体护理实施过程

操作步骤	注意点与说明
1.洗手、戴口罩，备齐用物携至床旁，劝家属暂离病室，拉上隔帘或用屏风遮挡，撤去治疗用物，将床放平，使遗体仰卧，脱去衣裤，头下垫一枕，双臂放于身体两侧，用大单遮盖遗体	·若死者为传染病患者，护士必须穿隔离衣，戴手套，按隔离消毒原则进行遗体护理； ·头下垫枕，防止面部淤血变色； ·维护死者隐私权
2.洗脸、闭合眼睑及嘴，可按摩、热湿敷眼周及下颌关节，如有义齿代为装上，必要时用多头绷带托住下颌，维持良好遗容	·尊重传统习俗，且死者遗容整洁，对家属也是一种心理安慰
3.依次擦净上肢、胸、腹、背、臀及下肢；如有胶布痕迹用松节油擦净；有伤口者更换敷料；有引流管者将管拔出后缝合伤口，或用蝶形胶布封闭并包扎	·传染病患者的遗体应用5000mg/L含氯消毒剂或过氧乙酸溶液清洁
4.用血管钳将不脱脂棉花塞入死者口、鼻、耳、阴道、肛门等孔道，防止体液外流，棉花勿外露，保持遗体整洁，无渗液。	·如死者为传染病患者，应用浸有5000mg/L含氯消毒剂或过氧乙酸溶液的棉花填塞孔道
5.穿上衣裤，系第1张遗体识别卡在死者右手腕部，撤去大单	·以避免认错遗体
6.将尸单放于平车上，移遗体于尸单上；先将尸单两端遮盖遗体的头和脚，再将尸单左右两边整齐包好，再用绷带将胸、腰及踝部固定，系第2张遗体识别卡在腰部的尸单上	·传染病患者遗体应用浸泡过上述消毒液的布单严密包裹，装入塑料袋内密封，外面做传染标记
7.盖上大单，将遗体送太平间，置于停尸屉内，系第3张遗体识别卡于停尸屉外；取回大单，连死者其他被服一并消毒、清洗	—
8.清洁、消毒、处理床单位和用物	·严格执行消毒隔离制度，如死者为传染病患者，应按传染病终末消毒处理。原则上传染病死者衣物一律焚烧
9.洗手，完成记录，将死亡时间填写在当日体温单40℃~42℃相应时间栏内；停止一切医嘱，注销各种执行单（包括药物、治疗及饮食卡等）；按出院手续办理结账	—
10.清点遗物交给家属，若家属不在时，应由两人共同清点，将贵重物品列出清单，交护士长保存	—

姓名：____________ 住院号：__________ 年龄：______________

性别：____________ 病室：__________ 床号：______________

籍贯：__________________________ 诊断：______________

住址：____

死亡时间：______年______月______日______时______分

服务人员签名：____________________

______________________________医院

图 6-2-2 遗体识别卡

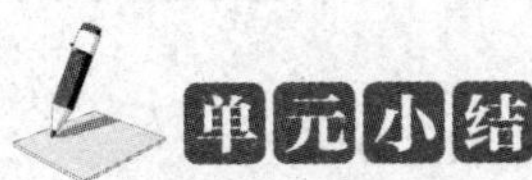

在临终阶段，老年人及其家属的生理、心理都会承受巨大的压力，护理员应用责任心、爱心、耐心、细心、同情心来了解老年人和家属的需求并给予满足，减轻其压力，提高其生活质量，尊重和维护老年人的尊严和权利，为其营造安详和谐的环境，使老年人及其家属感受到来自护理员对生命的尊重和支持，期望他（她）能够舒适地、有尊严地离开人世，真正实现“生如夏花之绚烂，死如秋叶之静美”。

思政课堂

思维导图

参考文献

［1］化前珍.老年护理学[M].北京：人民卫生出版社，2000.

［2］姜安丽,钱晓路.新编护理学基础[M].3版.北京：人民卫生出版社，2018.

［3］史俊萍.老年护理[M].北京：科学出版社，2016.

［4］王燕.老年护理[M].北京：北京大学医学出版社，2020.

［5］人力资源社会保障部教材办公室.养老护理员（初级、中级）[M].北京：中国人力资源和社会保障出版集团，2020.

［6］熊云新，叶国英.外科护理学[M].3版.北京：人民卫生出版社,2014.

［7］郭丽红，杨志丽.内科护理[M].北京：北京大学医学出版社，2019.

［8］尤黎明，吴瑛.内科护理学[M].7版.北京：人民卫生出版社，2022.

［9］葛均波，徐永健，王辰.内科学[M].9版.北京：人民卫生出版社，2018.

［10］李乐之，路潜.外科护理学[M].7版.北京：人民卫生出版社，2021.

［11］陈孝平，汪建平，赵继宗.外科学[M].9版.北京：人民卫生出版社，2018.

［12］王长智，杨鹏.健康评估[M].北京：中国协和医科大学出版社，2014.

［13］万学红，卢雪峰.诊断学[M].9版.北京：人民卫生出版社,2018.

［14］刘成玉.健康评估[M].4版.北京：人民卫生出版社,2018.

［15］李小寒，尚少梅.基础护理学[M].7版.北京：人民卫生出版社，2022.

［16］张连辉，邓翠珍.基础护理学[M].4版.北京：人民卫生出版社，2019.

［17］李玲，蒙雅萍.护理学基础[M].3版.北京：人民卫生出版社，2015.

［18］朱大年，王庭槐.生理学[M].8版.北京：人民卫生出版社，2013.

［19］崔慧先，李瑞锡.局部解剖学[M].9版.北京：人民卫生出版社，2018.

［20］张绍祥，张雅芳.局部解剖学[M].3版.北京：人民卫生出版社，2015.

［21］丁文龙，刘学政.系统解剖学[M].9版.北京：人民卫生出版社，2018.

［22］丁文龙，王海杰.系统解剖学[M].3版.北京：人民卫生出版社，2015.

［23］张光主.基础医学概论[M].2版.北京：高等教育出版社，2015.

［24］于普林.老年医学[M].北京：人民卫生出版社，2019.

［25］中国营养学会.中国居民膳食指南（2022）[M].北京：人民卫生出版社，2022.

附 录

附录一

老年人护理记录方法

1.老年人健康情况评估表

老年人健康情况评估表用于老年人入院评估和阶段评估。

老年人健康情况评估表

姓名:		性别:		年龄:		房间:		床号:	
序号	项目	评估内容							
1	体温	正常	高	低温					
2	脉搏	正常	过速	过缓	不齐				
3	呼吸	正常	急速	缓慢	不规则				
4	血压	正常	高	低					
5	发育	良好	中等	不良					
6	意识	模糊	谵妄	昏睡	昏迷				
7	面容	急性	慢性	贫血	甲亢	水肿	面具	病危	
8	营养	良好	中等	不良					
9	视力	正常	降低	失明					
10	听力	正常	降低	失聪					
11	语言	正常	不清	失语					
12	体位	自主	仰卧位	俯卧位	侧卧位	坐位	变换位		
13	姿势	自主	弯背	捧腹					
14	步态	正常	蹒跚	醉酒	慌张	跨域	失调		
15	皮肤	正常	脱屑	抓痕	皮疹	水肿	紫癜	压疮	
16	四肢	正常	偏瘫	全瘫	截瘫	震颤	强直	骨折	
17	体味	正常	酒味	烂苹果味	尿味				

备注及其他:

主任签字: 年 月 日	家属签字: 年 月 日

2. 老年人阅历情况评估表

老年人阅历情况评估表用于老年人入院时填写。

老年人阅历情况评估表

姓名：　　性别：　　年龄：　　房间：　　床号：

序号	项目	评估内容						
1	家庭出身	干部	军人	工人	农民			
2	教育程度	大学以上	大专	高中	初中	小学	无	
3	职业	干部	军人	工人	农民	自由	无	
4	婚姻	已婚	丧偶	再婚	独居			
5	个人爱好	音乐	绘画	读书	球类	旅游	其他	
6	子女情况	多子女	独子女	无子女				
7	子女探视情况	常探视	不常探视					
8	经济状况	良好	一般	困难				
9	家庭氛围	融洽	一般	对抗				

备注及其他：

3. 老年人心理活动评估表

老年人心理活动评估表用于入院评估和阶段评估。

老年人心理活动评估表

姓名：　　性别：　　年龄：　　房间：　　床号：

项 目	评估内容								
心理状态	正常	失落	孤独	抑郁	焦虑	恐惧	敌对	健忘	失智

备注及其他：

主任签字： 年　月　日	家属签字： 年　月　日

4.老年人生活能力评估表

老年人生活能力评估表用于老年人入院评估和阶段评估填写。

老年人生活能力评估表

姓名：　　性别：　　年龄：　　房间：　　床号：

序号	项目	评估内容		
		能自主	协 助	不自主
1	饮食			
2	睡眠			
3	行走			
4	穿衣			
5	梳洗			
6	如厕			
7	洗澡			
8	铺床			
9	服药			
10	打电话			
11	上下楼			
12	户外活动			
13	购物			
14	会客			

备注及其他：

主任签字： 年 月 日	家属签字： 年 月 日

5.老年人生活护理计划

老年人生活护理计划是老年人入院时根据其身体状况制订的护理计划。住院期间，可以根据其具体需求进行重新修订。

老年人生活护理计划

姓名：　　性别：　　年龄：　　房间：　　床号：

<table>
<tr><th>序号</th><th>项目</th><th colspan="6">评估内容</th></tr>
<tr><td>1</td><td>饮食</td><td>普食</td><td>软食</td><td colspan="2">半流质</td><td>流质</td><td>其他</td></tr>
<tr><td>2</td><td>睡眠</td><td>自主</td><td>协助</td><td colspan="2">床挡辅助</td><td>安全带辅助</td><td>其他</td></tr>
<tr><td>3</td><td>行走</td><td>自主</td><td>搀扶</td><td colspan="2">依靠拐杖助行器</td><td>依靠轮椅</td><td>其他</td></tr>
<tr><td>4</td><td>换洗衣服</td><td>自主</td><td>协助</td><td colspan="4">帮助更换衣服</td></tr>
<tr><td>5</td><td>洗漱</td><td>自主</td><td>协助</td><td>面部清洁</td><td>手脚清洁</td><td>口腔清洁</td><td>会阴清洁</td></tr>
<tr><td>6</td><td>大便</td><td>自主</td><td>协助</td><td colspan="2">用尿垫</td><td>用尿布</td><td>人工排便</td></tr>
<tr><td>7</td><td>小便</td><td>自主</td><td>协助</td><td>用尿垫</td><td>用尿布</td><td>用尿袋</td><td>导尿</td></tr>
<tr><td>8</td><td>洗澡</td><td>自主</td><td>协助</td><td colspan="2">床上擦澡</td><td colspan="2">洗澡间洗澡</td></tr>
<tr><td>9</td><td>床单位卫生</td><td>自主</td><td>协助</td><td colspan="4">依靠他人整理床铺、床头柜、更衣橱</td></tr>
<tr><td>10</td><td>服药</td><td>自主</td><td>协助</td><td colspan="2">床边帮助服药</td><td colspan="2">研磨后鼻饲</td></tr>
<tr><td>11</td><td>打电话</td><td>自主</td><td>协助</td><td colspan="4">帮助打电话进行外界联系</td></tr>
<tr><td>12</td><td>上下楼</td><td>自主</td><td>协助</td><td colspan="2">不能上下楼</td><td colspan="2">必要时用担架</td></tr>
<tr><td>13</td><td>户外活动</td><td>自主</td><td>协助</td><td colspan="2">不能进行户外活动</td><td colspan="2">必要时用轮椅</td></tr>
<tr><td>14</td><td>购物</td><td>自主</td><td>协助</td><td colspan="2">家属购物</td><td colspan="2">其他</td></tr>
<tr><td>15</td><td>会客</td><td>自主</td><td>协助</td><td colspan="2">家属会客</td><td colspan="2">其他</td></tr>
<tr><td>16</td><td>输液</td><td>自主</td><td>协助</td><td colspan="2">家属陪床</td><td colspan="2">养老护理员陪床</td></tr>
</table>

备注及其他：

主任签字： 年　月　日	家属签字： 年　月　日

6. 老年人日常护理记录

（1）饮食护理记录：饮食护理记录是老年人入院时，根据其进食状况制订的护理计划。在住院期间，可以根据其具体需求，进行重新修订。

饮食护理记录

姓名：		性别：		年龄：		房间：		床号：
饮食种类：普食 软食 半流质 流质				进餐次数：3 4 5 6 7 8				
序号	日期	进餐数量						
		早餐（ ）	加餐（ ）	午餐（ ）	加餐（ ）	晚餐（ ）	加餐（ ）	加餐（ ）
1								
2								
3								
4								
5								
⋮								
主任签字： 年 月 日				责任人签字： 年 月 日				

（2）翻身护理记录：翻身护理记录适用于瘫痪老年人的护理记录。

翻身护理记录

姓名：			性别：			年龄：			房间：		床号：		
序号	日期	1点左	3点右	5点平	7点左	9点右	11点平	13点左	15点右	17点平	19点左	21点右	23点平
1													
2													
3													
4													
⋮													
主任签字： 年 月 日								责任人签字： 年 月 日					

（3）大便护理记录：大便护理记录是老年人日常大便排泄情况的记录，每人每月一张。

大便护理记录

姓名：　　　　性别：　　　　年龄：　　　　房间：　　　　床号：

序号	日期	正常	稀便	失禁	干结	人工排便	次数
1							
2							
3							
4							
⋮							

主任签字： 年　月　日	责任人签字： 年　月　日

（4）小便护理记录：小便护理记录是老年人的日常卫生护理记录，每人每月一张。

小便护理记录

姓名：　　　　性别：　　　　年龄：　　　　房间：　　　　床号：

序号	日期	正常	混浊	浓尿	脓尿	导尿	按摩排尿	次数
1								
2								
3								
4								
⋮								

主任签字： 年　月　日	责任人签字： 年　月　日

（5）个人卫生护理记录：个人卫生护理记录是老年人的日常卫生护理记录，每人每月一张。

个人卫生护理记录

姓名： 性别： 年龄： 房间： 床号：

序号	日期	洗头	洗脸	洗手	洗脚	口腔	腋窝	会阴	擦澡	洗澡	洗衣	枕套	被罩	床单	晒被
1															
2															
3															
4															
⋮															

主任签字： 年 月 日	责任人签字： 年 月 日

（6）特殊护理记录：特殊护理记录是需要特殊护理老年人的护理记录，每人每月一张。

特殊护理记录

姓名： 性别： 年龄： 房间： 床号：

序号	日期	吸氧	吸痰	鼻饲	换尿管	压疮护理	换药	输液陪护	其他
1									
2									
3									
4									
⋮									

主任签字： 年 月 日	责任人签字： 年 月 日

（7）交接班护理记录：交接班护理记录是养老护理员的日常交接班记录，每区域每天一张。

交接班护理记录

序号	项目	完成情况		异常情况备注
1	饮食	正常	异常	
2	服药	正常	异常	
3	睡眠	正常	异常	
4	大小便	正常	异常	
5	洗发	正常	异常	
6	洗澡	正常	异常	
7	颜面部卫生	正常	异常	
8	腋窝卫生	正常	异常	
9	会阴卫生	正常	异常	
10	四肢卫生	正常	异常	
11	压疮	正常	异常	
12	床铺卫生	正常	异常	
13	床头柜卫生	正常	异常	
14	更衣橱卫生	正常	异常	
15	房间卫生	正常	异常	
16	卫生间卫生	正常	异常	
17	洗碗间卫生	正常	异常	
18	环境卫生	正常	异常	
19	打电话联系家属	正常	异常	
20	老年人购物	正常	异常	
21	老年人请假			

其他注意事项：

交班人签字： 年　月　日	接班人签字： 年　月　日

（8）家属知情告知护理记录：家属知情告知护理记录是记录老年人的特殊需要、特殊要求和特殊表现，需要通知家属的，需要填写本知情告知护理记录。例如，老年人近期想要的东西、想见的人，老年人近期的生理变化、心理变化、表情变化等，需要家属怎样配合等。

家属知情告知护理记录

存根联

姓名：	**性别：**	**年龄：**	**房间及床号：**
老年人近期特殊要求			
希望家属知情并做到			
老年人近期特殊表现			
希望家属知情并做到			
生活部主任签字： 年 月 日		家属签字： 年 月 日	

家属保存联

姓名：	**性别：**	**年龄：**	**房间及床号：**
老年人近期特殊要求			
希望家属知情并做到			
老年人近期特殊表现			
希望家属知情并做到			
生活部主任签字： 年 月 日		家属签字： 年 月 日	

附录二

跌倒预防：社区老年人的风险评估与管理指南（2021）

老年人跌倒风险评估表

项目		权重	得分	项目		权重	得分
运动	步态异常/假肢	3		用药史	新药	1	
	行走需要辅助设施	3			心血管药物	1	
	行走需要旁人帮助	3			降压药	1	
跌倒史	有跌倒史	2			镇静、催眠药	1	
	因跌倒住院	3			戒断治疗	1	
精神不稳定状态	谵妄	3			糖尿病用药	1	
	痴呆	3			抗癫痫药	1	
	兴奋/行为异常	2			麻醉药	1	
	意识恍惚	3			其他	1	
自控能力	大便/小便失禁	1		相关病史	精神科疾病	1	
	频率增加	1			骨质疏松症	1	
	保留导尿	1			骨折史	1	
感觉障碍	视觉受损	1			低血压	1	
	听觉受损	1			药物/乙醇戒断	1	
	感觉性失语	1			缺氧症	1	
	其他情况	1			年龄80岁及以上	3	
睡眠情况	多醒	1					
	失眠	1					
	夜游症	1					

Morse跌倒危险因素评估量表

序号	评估内容	评分标准
1	近3个月内有无跌倒	无=0，有=15
2	患者有两个或两个以上诊断	无=0，有=15
3	使用行走辅助用具	无/卧床休息/护士辅助=0，拐杖/手杖/助行器=15，依扶家具行走=30
4	静脉输液	无=0，有=20
5	步态	正常/卧床不能移动=0，虚弱乏力=10，功能障碍/残疾=20
6	认知状态	量力而行=0，高估自己的能力/忘记自己受限制=15
总 分		

附录三

养老机构传染病应急预案

一、预案目的

提高职工和老人对传染病的自我防护意识和能力，普及传染病防控知识，完善疫情信息监测报告网络，能在养老机构发生传染病时，使传染病得到及时发现、及时控制、及时处理，最大限度保障养老机构老年人及其他人员的健康和安全。

二、参照依据

按《中华人民共和国传染病防治法》《突发公共卫生事件应急条例》《新型冠状病毒肺炎防控方案（第九版）》等法律法规和文件要求制定应急预案。

三、防控要求

控制传染源，切断传播途径，保护易感人群。

四、组织管理

（1）成立预防与控制传染病领导小组。研究制定养老机构防控工作的制度、措施，检查、督导院内各部门防控工作的开展和落实；负责养老机构传染病的组织管理和协调指挥，以有效应对传染病，维护院内稳定，保护入住老人及院内职工的身体健康和生命安全。

（2）强化监测预警，做好老人健康情况统计、健康监控和日常检查；储备好传染病防控所需口罩、医用手套、消毒物品、体温计、医用防护服装、洗涤用品等物资，做好全院清洁卫生、全面消毒等工作；定期开展养老机构隐患排查。

（3）制订传染病防控日常学习、普及宣讲、日常督查工作方案计划，提高养老机构传染病防控意识。

五、应急处置

（一）一般突发事件

发生属于一般突发事件的疫情，启动应急预案。

一般突发事件

启动报告和零报告制度

进入应急准备状态

无疫情发生

有疫情发生

根据上级行政部门及卫生主管部门要求进行管理

根据疫情防控指南，按照上级行政部门及卫生主管部门要求进行管理

（二）重大突发事件

发生属于重大突发事件的疫情，启动应急预案。

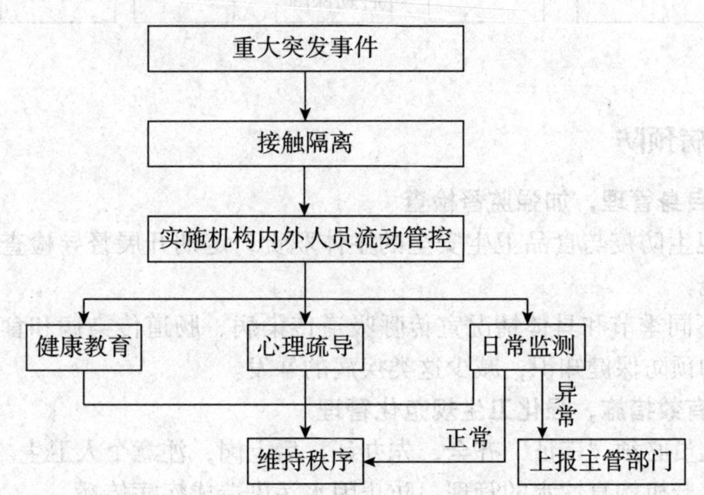

（三）养老机构疫情处置

一旦发生传染病流行，应在卫生部门的指导下，启动传染病流行应急预案。

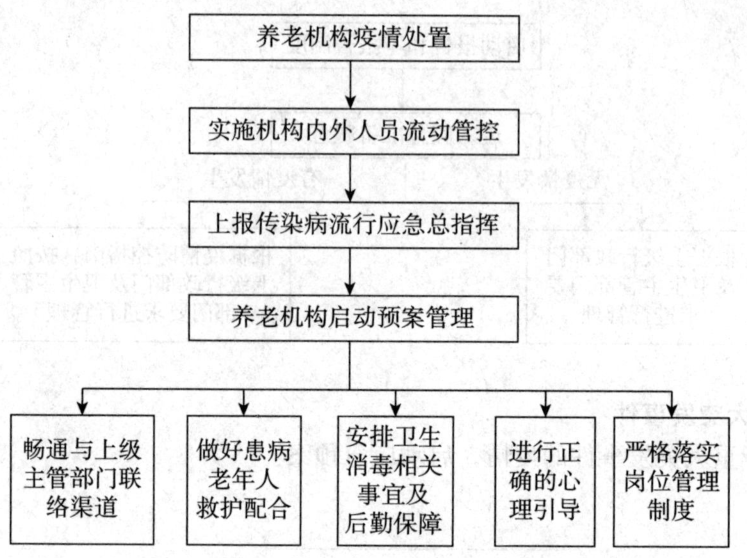

六、传染病预防

（一）强化自身管理，加强监督检查

（1）落实卫生防疫与食品卫生安全的主体职责，定期开展督导检查，发现问题及时提出整改措施。

（2）根据不同季节和具体情况宣传呼吸道传染病、肠道传染病和食物中毒等突发公共卫生事件的预防保健知识，减少这类疾病的暴发。

（二）采取有效措施，强化卫生规范化管理

（1）从业人员必须“三证”齐全，先办证，后上岗，注意个人卫生。

（2）加强养老机构直饮水的管理，防止因水污染造成疾病传播。

（3）加强厕所卫生管理，防止污染环境和水源。

（三）加强健康教育，提高养老机构人员防控能力

（1）做好健康教育，普及公共卫生知识，引导老人树立良好的卫生意识，养成良好的卫生习惯和生活方式。

（2）结合季节性、突发性传染病的预防，通过板报，宣传橱窗、院内广播等宣传途径，大力宣传、普及公共卫生的相关知识，提高公共卫生意识。

（3）督促和组织职工和老人加强体育锻炼，养成良好的生活习惯，提倡合理营养，不断增强体质。